# EFT FOR CANCER

암 환자와 가족을 위한 EFT 실전 가이드

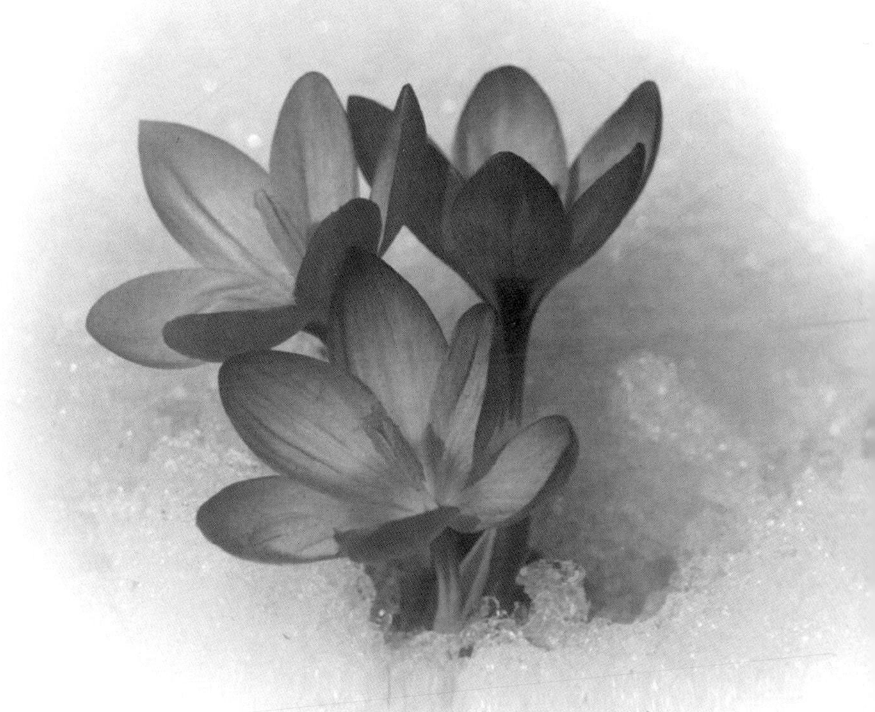

# 암을 치유하는 두드림 : 감정자유기법

지은이 Deborah D. Miller, Stephanie Marohn

옮긴이 이정환 · 박종훈 · 권대호

# 암을 치유하는 두드림:
## 감정자유기법

첫째판 1쇄 인쇄 | 2025년 12월 10일
첫째판 1쇄 발행 | 2025년 12월 22일

지 은 이 Deborah D. Miller, Stephanie Marohn
옮 긴 이 이정환, 박종훈, 권대호
발 행 인 장주연
출판기획 김도성
책임편집 이민지, 이은혜
편집디자인 김영준
표지디자인 김재욱
일러스트 김경열
발 행 처 군자출판사(주)
등록 제4-139호(1991. 6. 24)
본사 (10881) 파주출판단지 경기도 파주시 회동길 338(서패동 474-1)
전화 (031) 943-1888 팩스 (031) 955-9545
홈페이지 | www.koonja.co.kr



ISBN 979-11-7068-386-5
정가 30,000원

# 한국어판 서문

어린 시절, 제 가족과 가깝게 지내던 지인 몇 분이 암 진단을 받은 일이 있었습니다. 어른들은 '암'이라는 단어를 입에 올릴 때마다 말을 멈추고, 목소리를 낮추고, 서로 불안한 눈빛을 주고받곤 했습니다. 어린아이였던 저조차도 두려움이 방 안을 가로질러 퍼져 나가는 것을 느낄 수 있었습니다. 그 두려움은 어깨가 굳어지고 숨이 가빠지고 마음이 움츠러들게 만들었습니다. 무서웠던 것은 단지 질병 자체뿐만 아니라, 그 단어가 지닌 상징적 무게였습니다. 그것은 마치 공포, 불확실성, 무력감으로 가득 찬 하나의 우주를 짊어진 듯했습니다.

수십 년이 흘러 연구자이자 교육자가 된 지금, 어린 시절 어렴풋이 느꼈던 사실을 훨씬 더 명확하게 이해하게 되었습니다. 두려움은 마음속에만 머무르지 않습니다. 그것은 몸 전체로 확산되며 호흡, 면역 기능, 염증 수준, 수면의 질까지 변화시킵니다. 그리고 궁극적으로는 암을 진단받은 이후 환자가 어떻게 적응하는지를 결정하는 가장 중요한 심리적 요인인 회복탄력성에도 영향을 미칩니다.

암 환자들은 종종 역설적인 경험을 이야기합니다. 사랑하는 사람들에게 둘러싸여 있어도 두려움 속에서 깊은 고립감을 느낀다는 것입니다. 암 진단은 신체뿐만 아니라 정체성, 안정감, 삶의 의미까지 뒤흔들 수 있습니다. 이 책의 한국어판 번역자들은 그들의 서문에서 이러한 정서적 단절의 순간을 통찰력 있게 다루고 있습니다. 《암을 치유하는 두드림: 감정자유기법》은 바로 그 지점, 즉 두려움과 충격과 혼란이 '삶의 통제력을 되찾고자 하는 마음'과 교차하는 곳에서 깊이 개입하는 책입니다.

## 한국EFT협회에 보내는 헌사

이 책의 내용을 이야기하기 전에, 먼저 한국EFT협회에 깊은 존경과 감사의 마음을 전하고 싶습니다. 지난 20여 년 동안 한국EFT협회는 엄격하고 근거 중심적인 EFT 교육의 전통을 세워왔습니다. EFT를 병원, 의원, 상담 센터, 학교, 지역사회 프로그램 등 곳곳에 도입했고, 국내 연구를 지원했으며 숙련된 전문가들을 양성해왔습니다.

여러분의 꾸준한 헌신은 역사적인 성과로 이어졌습니다. 2019년, EFT는 한국의 건강보험 체계 내에서 공식적인 의료기술로 인정받았습니다. 이는 매우 놀라운 업적이며, 여러분의 전문성과 고통받는 이들에 대한 깊은 연민을 보여주는 결과입니다.

또한, 이 세심한 번역 작업에 1년이 넘는 기간 동안 정성을 다해 참여해 주신 세 분의 한의사 선생님들께도 깊이 감사드립니다. 이 번역본에는 인생의 가장 어려운 시기를 헤쳐 나가고 있을 한국의 독자들을 향한 역자들의 진심과 헌신이 담겨 있습니다.

## 암 치료에서 감정자유기법이 중요한 이유

현대 종양학은 놀라운 발전을 이루어 왔습니다. 그러나 암이 만들어내는 두려움, 피로, 불확실성, 슬픔과 같은 정서는 의료 체계 안에서 충분히 다뤄지지 못하고 있으며, 많은 환자들에게 감당하기 어려운 부담으로 남아 있습니다. 이러한 상황은 치료적으로 중요한 기회를 놓치는 일입니다. 왜냐하면 정서적인 회복탄력성이 점점 더 핵심적인 보호 요인으로 인식되고 있기 때문입니다. 연구에 따르면 회복탄력성이 높을수록 다음과 같은 결과와 연관이 있습니다.

- 삶의 질 향상
- 심리적 고통 감소

- 피로와 통증 감소
- 낮은 우울과 불안 수준
- 치료 순응도 향상
- 스트레스 대처 능력 강화
- 문제 해결 및 사회적 지지 접근성 증가
- 긍정적 치료 결과의 가능성 증가

이러한 연구 결과는 임상 현장에서 매일 확인되는 사실과도 일치하며, 두려움이 줄어들수록 치유의 자원은 늘어난다는 것을 입증합니다.

최근에 동료 연구자들과 함께 관해 상태의 흑색종 생존자들을 대상으로 무작위 대조군 연구(RCT)를 진행했습니다. 〈흑색종 관해기 환자를 위한 감정자유기법의 단체 및 개인 훈련의 효과〉라는 연구였으며, 개인과 단체 모두에서 EFT를 사용할 경우 정서적 고통이 큰 폭으로 감소하는 결과가 나타났습니다. 고통의 감소는 빠르고 일관되게 나타났으며, 이는 EFT가 암 생존자들의 두려움과 정서적 중압감을 조절하는 데 효과적이라는 것을 보여주는 명확한 근거입니다.

두려움을 신속하게 낮추는 역량은 결코 사소한 것이 아닙니다. 두려움은 수면을 방해하고, 면역을 혼란스럽게 하며, 코티솔과 같은 스트레스 호르몬을 증가시키고, 치료 과정에 대응하는 것을 어렵게 만듭니다. EFT는 환자들이 감정적 고통이 일어나는 그 순간, 언제 어디서나 즉시 사용할 수 있는 정서 조절 도구라는 점에서 특별합니다.

## 이 책이 안내하는 다양한 치유의 길

《암을 치유하는 두드림: 감정자유기법》은 암의 정서적 측면을 다루는 종합 안내서입니다. 데보라 D. 밀러(Deborah D. Miller) 박사와 스테파니 마론(Stephanie Marohn)은 과학적 근거, 임상적 통찰, 사례, 그리고 암 치료의 거의 모든 단계에 적용할 수 있는 실제 두드리기 절차를 조화롭게 엮어냈습니다.

이 책에서 다루는 내용은 다음과 같습니다.

- 진단 충격: "당신은 암에 걸렸습니다."라는 말을 들은 뒤 닥쳐오는 감정적 혼란.
- 일반적인 감정 반응: 두려움, 분노, 슬픔, 외로움, 죄책감, 중압감 등.
- 치료에 대한 두려움: 화학요법, 방사선 치료, 수술, 약물 치료의 부작용에 대한 두려움.
- 신체적 통증: 정서적인 긴장이 통증을 악화시키는 것을 포함.
- 의료적 의사결정: 불확실성이 높은 시기에 명확함과 중심을 찾는 방법.
- 신체 이미지의 변화: 수술을 받거나 호르몬이 변화한 후 정체성의 재건.
- 사랑하는 이들과의 관계: 경계 설정, 지지 요청, 필요 사항의 의사소통 등.
- 소아암 환자: EFT 문헌 중 가장 다정하고 실용적인 지침 포함.
- 간병인의 스트레스: 보이지 않는 감정적 짐을 지고 있는 보호자들에 대한 인정.
- 임종 관리: 깊은 연민과 겸허함이 요구되는 시기.
- 치유를 방해하는 잠재의식과 감정의 장애물 제거: 환자가 내면의 힘과 삶의 목적에 다시 연결되도록 돕기.

이처럼 폭넓은 접근이 필요한 이유는, 암이라는 것이 단일한 경험이 아니라 며칠, 몇 주, 몇 달에 걸쳐 변화하는 수많은 경험의 연속이기 때문입니다. EFT는 이러한 모든 단계에서 활용될 수 있으며, 환자들이 삶의 주도권을 되찾고 자신의 핵심적 강점들과 다시 연결될 수 있도록 돕습니다.

## 평생 활용할 수 있는 회복탄력성

EFT의 가장 큰 선물 중 하나는 단지 고통을 줄여주는 데 그치지 않고 회복탄력성을 길러준다는 점입니다. 두려움이 누그러지면, 오래된 스트레스 속에 묻혀 있던 용기, 존재감, 희망, 결단력, 감사, 연대감, 의미 같은 내적 역량이 다시 떠오릅니다.

회복탄력성이 고통을 없애주지는 않습니다. 그러나 고통과의 관계를 변화시켜주며, 치유가 일어날 수 있는 여지를 넓혀줍니다.

이 책은 기적적인 치료를 약속하지 않습니다. 대신 훨씬 더 현실적이고 더 강력한 것을 제안합니다. 바로 삶에서 가장 어려운 여정을 용기 있고 존엄하게, 그리고 정서적으로 자유롭게 헤쳐 나갈 수 있는 일상의 실천 방법입니다.

이 책을 펼치는 한국의 독자 여러분께. 이 책이 고통의 순간뿐 아니라 회복, 통찰, 용기, 새로움의 순간에도 함께하는 동반자가 되기를 진심으로 바랍니다. 여러분 안에는 두려움보다 훨씬 더 큰 치유의 잠재력이 있습니다. 경혈점을 부드럽게 손끝으로 두드리는 그 순간, 여러분은 단순히 마음을 진정시키는 것을 넘어서 다시 자신에게 돌아가는 문을 열고 있는 것입니다.

《EFT for Cancer》의 한국어판을 소개할 수 있어 영광입니다. 이 책이 여러분께 위로와 용기, 그리고 희망을 전하기를 진심으로 기원합니다.

저술가, 연구자, EFT Universe 창립자<br>

**도슨 처치**(Dawson Church) **박사**[1]

---

1 역주) 도슨 처치(Dawson Church) 박사는 EFT(감정자유기법) 연구의 세계적인 권위자입니다. 그는 Energy Psychology Press의 총괄매니저이며, 통합의료(Integrative Healthcare)와 에너지심리학(Energy Psychology)을 전문 분야로 하는 베스트셀러 저자이기도 합니다. 그는 2007년에 설립한 비영리기관 National Institute for Integrative Healthcare (NIIH)를 통해 외상 후 스트레스 장애(PTSD) 치료에 EFT를 적용해 온 선도적 연구자이며, 2010년부터 EFT Universe를 설립하여 EFT를 대중과 전문가에게 교육해 오고 있습니다.

## 참고문헌

Bonanno, G. A. (2004). Loss, trauma, and human resilience. American Psychologist, 59(1), 20-28.

Min, J. A., Yoon, S., Lee, C. U., Chae, J. H., Lee, C., Song, K. Y., & Kim, T. S. (2013). Psychological resilience contributes to low emotional distress in cancer patients. Supportive Care in Cancer, 21(9), 2469-2476.

Ristevska-Dimitrovska, G., Stefanovski, P., Smilkov, K., Raleva, M., & Dejanova, B. (2015). Depression and resilience in breast cancer patients. Open Access Macedonian Journal of Medical Sciences, 3(4), 661-665.

Wu, Z., Liu, Y., Li, X., & Li, X. (2020). Relationship between resilience, anxiety, and depression in cancer patients. Frontiers in Psychology, 11, 208.

Lazarov, A., Church, D., Shidlo, N., & Benyamini, Y. (2025). The effectiveness of group and individual training in Emotional Freedom Techniques for patients in remission from melanoma: A randomized controlled trial. Healthcare, 13, 1420.

# 추천사

암이라는 병을 치료할 때는 단순히 내과적인 진료와 외과적인 처치에 한정된 것이 아니다. 종합병원의 협진 체계가 필요한 이유이며, 계속해서 변화하는 신체적인 변화뿐 아니라 마음과 정서의 변화를 따라가야 한다. 여기에 주위 환경 역시 영향을 미치며 삶과 죽음의 경계에서는 종교의 도움 또한 필요할 수 있다. 이처럼 암은 WHO에서 정의하고 있는 건강의 조건인 신체적, 정신적, 사회적, 그리고 영적 문제를 모두 아우르는 질환이다. 이러한 질환에 어울리는 치료법이 바로 EFT다. EFT의 시작은 정서 조절로부터 시작하지만, 거기에만 한정된 것이 아니다. 신체 증상을 완화하는 데 도움이 될 뿐만 아니라 인간관계를 개선하는 데도 기여한다. 나아가 죽음과 임종의 순간에도 의미 있는 역할을 할 수 있다. 암을 처음 진단받았을 때부터 시작하여 치료의 여정, 암을 극복하면서 일상생활을 살아가는 매 순간, 그리고 죽음 앞에서도 EFT를 활용할 수 있다.

이 책을 추천하며 한의과대학 교수의 입장에서 의미 있게 여기는 점은 EFT가 한국 한의학에서 신의료로 등록되어 한의학 임상에서 활용되고 있는 한의치료 방법 중 하나라는 사실이다. 또한 본서의 번역이 한의사에 의해 이루어진 점에 감사하게 생각한다. 임상 의료 현장에서 직접 이 치료법을 활용하고 있는 분들이 번역에 참여했기에 책 곳곳에 생생한 경험과 통찰이 묻어나 있다.

EFT는 명상과도 깊은 관련이 있다고 본다. EFT를 실행하면서 명상을 함께 적용한다는 것은 자신이 겪는 고통과 괴로움을 보다 여유로운 마음으로 관찰할 수 있도록 도와주는 것이다. EFT를 진행하는 과정에서 필요한 태도는 고통에 휩싸이지 않고 관찰할 수 있는 여유를 가지도록 돕는 것인데, 명상이 그 역할을 한다.

한의학정신건강센터의 책임자로서 EFT는 정서 조절에 있어 가장 앞서 있는 방법으로 추천한다. "정서로부터의 자유"라는 것은 정말 멋진 작업이다. 이는 정서에 휩싸이지 않고, 정서를 느끼고, 관찰하고, 조절하고, 주도하는 작업인 것이다. EFT는 암의 진단 시의 충격으로부터 시작하여 두려움, 분노의 정서를 명확하게 다루고 있기에 정신요법의 하나로서 충분한 가치를 가진다.

이 책은 암 환자의 전 과정의 경험과 사례를 실증적으로 다루고 있다. 더구나 각각의 상황에서 진행된 EFT의 임상 현장을 그대로 옮겨 놓았고, 그때 활용하는 문구들을 정리해 두었다. 그러기에, 이 책은 환자가 직접 활용할 수도 있으며, EFT를 배우고 익힌 환자나 보호자라면 자신의 상황에 맞춰 적용할 수도 있다. 그렇지만, 보다 깊이 있는 효과를 원한다면 임상적 경험을 가진 전문가와 함께 여정을 밟아가기를 권한다. EFT는 현재 한의 의료로 정착이 되어 있기에 한의사 전문가를 찾는다면 이 방법이 최고의 효과를 얻을 수 있을 것이다.

EFT와 암은 서로 멀리 떨어져 있는 것 같지만, 이 책을 통하여 두 영역이 연결되기를 바라며 암으로 고통받는 많은 환자와 의료인에게도 도움이 되길 바란다.

경희대학교 한의과대학 교수

사)한국명상학회 이사장

한의학정신건강센터장

**김종우**

# 역자 서문

**겪고 있는 고통은 진짜입니다.**

*Your pain is real,*

**그렇지만 계속 고통스러워야 하는 것은 아닙니다.**

*but you don't have to stay in it.*

삶을 살아가다 보면 누구나 크고 작은 고통을 마주합니다. 어떤 고통은 갑작스럽고, 또 어떤 고통은 오래도록 사라지지 않으며, 때로는 질병이 되어 삶 전체를 흔들기도 합니다. 암은 우리가 겪는 고통 가운데 가장 크고 본질적인 질문을 던지는 질병입니다. "왜 나에게 이런 일이 생겼을까?", "어떻게 견뎌야 할까?", "어디까지 버텨야 할까?", "이후의 삶은 과연 가능할까?" 암은 단지 신체에 생긴 질병이 아닙니다. 암 진단을 받는 순간 삶의 모든 것이 달라집니다. 몸뿐만 아니라 마음과의 관계, 삶의 의미에 이르기까지 모든 영역에서 충격과 혼란이 찾아옵니다. 말로 다 표현할 수 없는 두려움, 슬픔, 분노, 외로움, 무력감이 파도처럼 밀려옵니다.

《암을 치유하는 두드림(EFT for Cancer)》은 바로 이 지점에서 시작합니다. 이 책은 단순한 암 정보에 머물지 않고, 암이라는 위기 상황에서 감정과 신체가 얼마나 밀접하게 연결되어 있는지를 알려주며, 고통을 다루는 새로운 방식으로 EFT(감정자유기법)를 제시합니다. EFT는 다양한 고통을 보다 근원적으로 다루고, 암의 원인이 된 과거를 정리하며, 새로운 삶에 대한 희망을 열어 줍니다. 이 과정에서 삶의 통제력을 회복하는 것은 물론 신체적 고통이 완화되는 것을 수많은 실제 사례를 통해 확인할 수 있습니다. EFT는 힘든 감정을 억누르거나 떨쳐내려 하지 않습니다. 오히려 있는 그대로 인정하면서, 손끝으로 특정 경혈을 두드려 그 감정이 진정되고 흘러가도록 도와줍니다. 쉽고 안전하며 누구나 혼자서도 할 수 있는 방법이어서, 고통의 한가운데 홀로 있을 때에도 스스로를 돌보고 회복시킬 수 있습니다.

EFT는 단순히 심리 치료 기법에 머물지 않습니다. 심리적 안정뿐 아니라 신체적 증상까지 함께 완화하는 심신 통합 치유법으로 이미 전 세계 수많은 임상과 연구를 통해 그 효과가 입증되었습니다. 특히 암과 같이 정서적 고통과 신체 증상이 깊이 연결된 질환에서 EFT는 독보적인 자가 치유 도구가 될 수 있습니다.

한국EFT협회는 지난 20여 년간 체계적 교육 프로그램을 운영하며, 의료인, 상담가, 교육자는 물론 일반인에 이르기까지 EFT를 폭넓게 보급해 왔습니다. EFT의 치료적 효과를 과학적으로 검증하고자 국내 연구를 다수 지원하였고, 임상 현장과 교육을 통해 실전 기반을 다져왔습니다. 그 결과 2019년에는 EFT가 한의학 분야의 신의료기술로 공식 등재되었습니다.

협회는 오랜 경험과 연구를 바탕으로 EFT가 절실하게 필요한 분들을 위한 전문 도서를 기획해 왔습니다. 그 과정에서 가장 먼저 떠오른 대상은 암 환자와 가족이었습니다. 《암을 치유하는 두드림》은 바로 그 고민 속에서 만난 책입니다. 이 책은 암으로 인한 고통 속에서 감정을 돌볼 수 있게 하고, 치유의 여정에 함께하는 든든한 길잡이가 되어 줄 것입니다. EFT를 통해 자신과 삶을 다시 이어가는 과정이 이 책에 잘 담겨 있습니다.

세 명의 협회 소속 한의사가 1년이 넘는 시간 동안 공동으로 번역하면서 단어 하나, 쉼표 하나에도 주의를 기울이며, 이 책의 메시지가 한국 독자의 마음에도 온전히 전달되기를 바라는 마음으로 정성을 다했습니다. 처음부터 차례대로 정독해도 좋지만, 마음에 가장 와닿는 장을 골라 그 부분부터 읽어도 무방합니다. 각 장에는 EFT를 직접 실습할 수 있는 실용적인 두드리기 어구 예시가 함께 실려 있어, 읽기만 해도 위로를 얻을 수 있고, 직접 따라 하며 감정의 해소를 경험할 수도 있습니다. 필요한 것은 오직 이 책과 손끝, 그리고 마음을 여는 작은 용기뿐입니다.

저희는 독자 여러분이 이 책을 통해 단지 EFT라는 기술을 배우는 데 그치지 않고, 스스로를 돌보는 새로운 방법과 감정을 대하는 태도, 그리고 더 나아가 자신의 삶을 바라보는 시각을 새롭게 발견하시기를 바랍니다. 이 책은 암이라는 특정 주제를 다루고 있지만, 고통을 겪는 모든 이를 위한 책이기도 합니다. 삶 속에서 외면해 온 감정을 마주하고, 그것을 온전히 받아들이며 부드럽게 다루는 과정 속에서, 다시 앞으로 나아갈 힘을 찾고자 하는 모든 분들에게 이 책은 다정한 동반자가 되어줄 것입니다.

이 책을 손에 든 지금 이 순간이, 새로운 치유의 여정을 시작하는 첫걸음이 되기를 바랍니다. 감정을 이해하고 돌볼 때 우리는 치유로 나아갑니다. 그리고 이제 그 치유의 문이 여러분의 손끝에서 열릴 것입니다.

2025년 겨울

한국EFT협회 번역자 일동

# 중요 안내문

EFT(감정자유기법)는 주목할 만한 임상적 성과를 보여주었으나, 여전히 실험적인 단계로 간주되어야 하며, 따라서 이를 사용하는 전문가와 일반 대중은 그 사용에 대한 모든 책임을 스스로 져야 합니다. 또한 저자들은 면허를 소지한 의료 전문가가 아닙니다. 독자 여러분께서는 이 책에 실린 정보를 활용하기 전에 반드시 의사, 한의사, 심리학자, 정신건강의학과 전문의, 한방신경정신과 전문의 또는 기타 면허를 가진 보건 전문가와 상담할 것을 강력히 권고합니다. 이 책의 정보는 신뢰할 수 있고 정확한 것으로 여겨지는 자료에 근거하여 작성되었으며, 가능한 완전하고 정확한 정보를 제공하고자 모든 합리적인 노력을 기울였지만, 그 완전성과 정확성을 보장할 수 없고, 보장하지도 않습니다.

이 책의 저자, 출판사, 기고자 및 그들의 승계인, 양수인, 사용권자, 직원, 임원, 이사, 변호사, 대리인 및 관련 당사자들은 다음과 같은 점을 명확히 밝힙니다. ㉮ 이 책에 담긴 정보가 어떤 특정한 의학적, 심리적, 신체적 또는 정서적 결과를 초래할 것이라는 진술, 보증 또는 보장을 하지 않습니다. ㉯ 의학적, 심리적 또는 기타 조언이나 서비스를 제공하는 행위를 하지 않습니다. ㉰ 개인에 대한 진단, 치료, 간호 또는 재활 서비스를 제공하지 않습니다. ㉱ 정보에 담긴 견해나 의견이 저자나 관련자들의 생각과 반드시 일치하는 것은 아닙니다. 또한, 이 정보는 미국 식품의약국이나 기타 국가의 유사 기관에 의해 평가나 검증을 거친 것이 아니며, 질병의 진단, 치료, 예방, 완화 또는 치유를 목적으로 제공되는 것이 아닙니다. 그러한 검증을 통해 밝혀질 수 있는 위험 요소에 대해서는 알려진 바가 없습니다. 독자가 이 책의 정보를 바탕으로 제품이나 서비스를 구매할 경우, 독자 또는 사용자가 충분한 정보를 바탕으로 한 동의에 따라 스스로 결정하여 행한 것으로 간주합니다. 이 정보는 사용 가능성, 상품성, 특정 목적에의 적합성 등 어떠한 종류의 명시적 또는 묵시적 보증 없이, "있는 그대로"로 제공됩니다.

이 책의 저자, 출판사, 기고자 및 그들의 승계인, 양수인, 사용권자, 직원, 임원, 이사, 변호사, 대리인 및 관련 당사자들은 다음 사항에 대해 명시적으로 책임을 부인하며, 이에 따른 어떠한 책임도 지지 않습니다. ㉮ 이 책의 정보 사용으로 인해 발생할 수 있는 모든 손해 또는 피해에 대해 책임지지 않으며, ㉯ 직접적이든 간접적이든 보상적 손해, 특별 손해, 우발적 손해, 결과적 손해 또는 기타 어떠한 형태의 비용에 대해서도 책임지지 않으며, ㉰ 이 책에 언급되었거나 포함된 당사자 또는 그 외의 어떤 제3자의 행위나 부작위에 대해서도 책임지지 않으며, ㉱ 이 책에 언급되었거나 포함된 당사자의 자료나 정보에 대해 보증하거나 지원하지 않으며, ㉲ 어떠한 청구로 인해 발생하는 손해나 비용에 대해서도 책임을 지지 않습니다. 이러한 책임 제한 조항은 특정 주나 국가의 법률에 따라 제한적일 수 있으므로 주마다 다른 권리를 가질 수 있는 독자에게는 일부 조항이 적용되지 않을 수 있습니다. 만약 독자나 사용자가 위의 조항 중 어느 하나라도 동의하지 않는다면, 이 책의 정보를 사용하거나 계속 읽어서는 안 됩니다. 이 책을 계속 읽는 독자는 이 면책 조항에 동의한 것으로 간주합니다.

*EFT 사용에 관련하여 반드시 자격을 갖춘 의료 전문가와 상담하시기 바랍니다.*

# 목차

Chapter 01. 1

# 왜 암에 EFT인가?

Why EFT for Cancer?

암 진단을 곧 사망 선고로 받아들이던 시절이 있었지만, 이제는 그렇지 않다. 암이 다양한 요인의 복합적 질환이라는 이해가 자리 잡으면서, 통합의학과 자기 관리를 통해 예후를 긍정적으로 바꿀 수 있다는 사실이 알려지고 있다. 이 책을 읽고 있다면 이미 암에 대한 자기 관리에 관심이 있다는 뜻이다. 최근에는 자기 관리가 본인이나 사랑하는 이의 암 예후에 어떤 영향을 미칠 수 있는지에 대한 관심이 더욱 커지고 있다.

오늘날에는 자신에게 적합한 의학적 치료와 더불어 자기 관리를 실천할 경우, 암으로부터 회복될 가능성도 충분하다. 자기 관리에는 생활습관을 건강하게 바꾸는 것뿐 아니라, 스트레스를 관리하고 과거 트라우마가 남긴 에너지적·신체적 영향을 해소하며, 제한적 신념과 부정적 사고를 줄이고, 불편한 감정을 다스리며 긍정적인 감정을 키워가는 과정이 포함된다.

흔히 "두드리기(tapping)"라고 불리는 감정자유기법(Emotional Freedom Techniques, EFT)은 경혈점을 두드리는 간단한 자기 관리 방법으로서, 이 모든 과정들을 가능하게 해준다. EFT는 암 진단을 받아들이고, 신체적 통증을 완화하며, 치료 옵션을 탐색하고, 화학요법이나 기타 치료의 부작용을 줄이는 등 건강을 향한 여정의 모든 측면에 도움을 준다. 또한 자아상과 에너지 수준, 인간관계, 업무 등 암 진단 후 삶에서 일어나는 모든 변화들에 대처하는 데 도움을 줄 수 있다.

이 책 전반에 걸쳐 소개된 사례들은 암이 삶에 끼친 다양한 영향에 대해 사람들이 EFT를 어떻게 활용했는지 보여준다. 3장부터는 각 장의 주제와 상황에 맞게 EFT를 적용할 수 있도록 두드리기 어구 예시를 제공한다.

손 끝을 사용하여 암으로 인한 통증 또는 암 치료 부작용으로 발생하는 통증을 완화시키는 방법이 있다는 것은 삶의 질을 높이는 데 분명 큰 도움이 된다. 수많은 임상 연구에서 EFT는 통증을 줄이는 데 효과적인 것으로 밝혀졌으며, 한 연구에서는 통증이 57%나 감소한 것으로 나타났다(Bach 외, 2019). 이 장의 마지막 부분에서 현재 느끼고 있는 통증이나 신체적 불편함에 대해 직접 두드려보고 그 효과를 체험할 수 있는 기회가 주어진다. 그에 앞서 암 진단은 수많은 혼란스러운 감정을 불러일으키고 그 감정적 동요가 신체적 통증을 더욱 악화시킬 수 있다는 점에서 우선 감정이 암에 미치는 영향을 살펴보고자 한다.

## 감정이 암에 미치는 영향

암은 단순히 신체적인 질병이 아니다. 암의 발생과 진행은 우리가 일상적으로 느끼는 감정, 인생에서 겪은 트라우마 그리고 타인이나 세상, 우리 자신에 대해 품고 있는 신념과 깊은 관련이 있다.

EFT를 사용하여 불쾌한 감정을 해소하면 암 치료의 여정에서 힘을 얻게 된다. 왜 그럴까? 감정이 신체 생리의 기반을 형성하기 때문이다. 예를 들어, 분노는 싸움-도피-얼어붙기(fight-flight-freeze, FFF) 또는 스트레스 반응의 일부로서 면역 체계를 억제한다고 알려져 있다. 이 반응은 긴급 상황에서 신체를 즉각적인 행동에 대비시키는 한편, 긴급 상황에 필요 없는 신체 기능은 억제한다. 두려움이나 슬픔과 같은 감정 또한 도피나 얼어붙기 반응을 유발해 면역 반응에 영향을 미친다. 문제는 우리 몸이 FFF 반응 상태에 오래 머물도록 설계되어 있지 않다는 점이다. 이 반응은 원래 위기 상황에서 생존을 유지하기 위해 에너지를 폭발적으로 분출하고 위협이 끝나면 가라앉도록 설계되어 있다.

그러나 현대 사회에서는 많은 사람들이 현대 생활의 스트레스로 인해 하루 대부분을 FFF 반응 상태로 보내고 있다. 아침을 서두르며 시작하고, 교통 체증 속에서 출퇴근하며, 직장에서의 압박과 가정의 요구 사항들을 해결해야 한다. 물론 암은 완전히 다른 수준의 스트레스를 부가한다. 만성 스트레스 상태, 즉 지속적으로 FFF가 활성화된 상태는 FFF의 반대에 해당하는 회복과 재생 상태로 전환할 수 없기 때문에, 신체에 해로운 영향을 미친다.

스트레스와 관련된 호르몬, 특히 코티솔이 만성적으로 과도하게 활성화되면 신체의 거의 모든 과정에 영향을 미친다. 면역 기능과 골밀도가 감소하고 체중, 콜레스테롤, 혈압, 심장 질환이 증가할 수 있다(Mayo Clinic, 2019). 따라서 코티솔과 만성 스트레스의 증가는 건강 위험을 높이고 심지어 수명을 단축시킬 수도 있다. 인간을 포함한 어떤 생명체도 장시간 비상 상태로 생활하는 것을 견딜 수 없기 때문이다.

또한 글루코코티코이드(glucocorticoid)라는 스트레스 호르몬은 실제로 후성유전학적 변화, 즉 유전자 기능의 변화를 일으킬 수 있다. 한 연구에 따르면 코티코스테론(corticosterone, 쥐의 주요 스트레스 호르몬)에 만성적으로 노출된 결과, 쥐의 뇌에서 유전자 발현에 영향을 미쳤으며, 이는 생리적, 행동적 변화를 통해 입증되었다(Lee 외, 2010).

신경 발생 또는 뇌 가소성이라는 현상은 인간의 경험이 유전자 발현에 영향을 미쳐 뇌에 변화를 일으킬 수 있음을 나타낸다(Maharaj, 2016). 환경과 경험 모두 뇌의 신경 회로를 변화시킬 수 있다는 사실이 연구를 통해 증명되었다(Anderson 외, 2004; Erk 외, 2010; Hölzel 외, 2011). 즉, 스트레스 호르몬이 수반되는 장기적 스트레스는 유전자 발현에 변화를 일으켜 정신적, 신체적 건강에 악영향을 미칠 수 있다.

이제 좋은 소식을 말하겠다. 더이상 코티솔 과다 분비와 그로 인한 유전자 조절 이상에 시달리지 않아도 된다. 연구에 따르면 EFT가 유전자 발현에 영향을 줄 수 있다. 한 무작위 대조 연구에서는 재향 군인을 대상으로 10회의 EFT 세션을 실시한 후 유전자 발현의 변화를 분석했는데, 염증과 관련된 유전자는 하향 조절되었고, 면역과 관련된 유전자는 상향 조절된 것으로 나타났다(Church, Yount 외, 2016). 또한 외상 후 스트레스 장애(posttraumatic stress disorder, PTSD)의 심리적 증상이 53% 감소했다. 결론적으로 연구진은 이렇게 밝혔다. "EFT는 후성유전학(epigenetics)적 중재로서, 분자생물학의 가장 기본적 수준인 DNA에 영향을 미친다."

또 다른 연구에서는 EFT 전후로 메신저 리보핵산(mRNA) 및 유전자 발현을 대조군과 비교했다(Maharaj, 2016). 두 그룹은 면역과 뇌의 신경전달 과정에 관여하는 유전자뿐만 아니라 전반적인 건강과 관련된 많은 유전자에 서로 차이가 있음을 보여주었다. 저자들은 "EFT는 심리적 건강뿐만 아니라 생리적 건강도 조절하는 후성유전학적 개입"이라고 결론지었다.

외부 스트레스 요인과 마찬가지로 생각과 감정도 신체에 스트레스 반응을 일으킬 수 있다. 뇌는 스트레스가 실제 위협이든 단순한 생각이든 상관없이 코티솔 분비 신호를 보낸다. 예를 들어, 암 진단을 받은 것을 생각만 해도 심장이 두근거리고 손바닥에 땀이 나며 호흡이 빨라질 수 있다. 우리가 느끼는 각 감정은 좋든 나쁘든 건강에 영향을 미친다. 앞서 언급했듯이 부정적인 감정은 면역 반응을 저하시킨다. 반대로 긍정적인 감정은 면역 반응을 높일 수 있다. 암과 싸우고 있을 때 부정적인 감정을 버리고 긍정적인 감정을 키울수록 건강에 더 많은 도움이 된다.

부정적인 감정을 해소한다는 것이 부정적인 감정을 느끼는 것 자체를 부인하거나 긍정 확언이나 웃는 얼굴로 덮어버리는 것을 의미하지 않는다는 점에 유의해야 한다. 우리는 모두 '긍정적으로 생각해야 한다', '긍정적인 사고가 건강에 필수적이다', 심지어 '긍정 확언이 삶을 바꿀 수 있다'는 말을 들어 왔다. 하지만 종종 우리 마음속에서 그런 긍정적인 말들을 믿지 않는 경우가 많다. 암에 걸린 사람이 "나는 암으로부터 자유로워질 것이다"라고 확언하더라도, 그 말이 전혀 와닿지 않거나 의심스럽게 느껴질 수 있다. 왜 그럴까? 긍정적인 진술의 밑바탕에는 그것을 의심하게 만드는 신념, 감정, 경험이 있기 때문이다. 긍정적인 사고를 효과적으로 사용하려면 먼저 부정적 사고와 그 사고를 강화하는 제한적 신념을 정리해야 한다. 이것이 EFT의 기본 원칙 중 하나이다.

암이라는 현실에서는 수많은 어려운 감정이 나타난다. EFT는 자신이 느끼는 감정을 인지하고, 그 감정의 핵심을 파악하며 관련 스트레스 반응을 해소하도록 돕는다. 이 모든 것은 두드리기를 통해 이루어진다. 그 과정에서 어려운 감정들이 자연스럽게 해소된다.

이 책에서는 암을 비롯한 질병과 관련하여 사람들이 흔히 경험하는 생각과 감정들을 다루고, 이를 완화하기 위한 EFT 활용 방법을 소개한다. 특히 EFT가 감정적 건강을 증진시키는 부분을 중점적으로 기술하고, 이러한 감정적 건강이 궁극적으로 신체적 건강을 만들어가는 데 어떤 역할을 하는지 설명한다.

요컨대, EFT는 암을 진단받은 시점부터 치료받는 과정과 그 이후까지 발생하는 모든 신체적, 정신적, 감정적 양상에 도움을 줄 수 있다. 이 책의 저자들이 소개하는 상세한 사례들을 통해 이를 확인하게 될 것이다.

## 유방암 경험의 모든 단계에서의 EFT 두드리기

**by 데보라 D. 밀러(Deborah D. Miller)**

나의 친한 친구인 엘리아(Elia)는 2004년, 58세의 나이로 유방암에 걸렸다. 그녀는 어느 날 팔걸이가 있는 의자에 앉은 상태에서 바닥에 떨어뜨린 물건을 주우려고 허리를 굽혔는데, 그 순간 처음으로 오른쪽 유방에서 통증을 느꼈다. 그녀는 다음 날 바로 병원에 갔고, 2주에 걸쳐 검사가 이루어졌다. 엘리아는 유관암(ductal carcinoma)이라는 유방암 진단을 받았다. 종양의 크기는 3.8×3×3 cm로 중간 크기의 종양이었다.

엘리아는 이 소식에 큰 충격을 받았다. 그녀는 즉시 유방 절제술을 받기로 결정했다. 우리는 유방암과 관련된 감정적 문제를 다루기 위해 EFT를 활용했다. 이 사례에서 EFT가 얼마나 도움이 되었는지 보여줄 수 있는 몇 가지 상황을 소개하고자 한다.

우리는 그녀가 가진 두려움부터 다루기 시작했다. 암을 가졌다는 두려움, 죽음에 대한 두려움, 수술에 대한 두려움 그리고 암이 삶에 미칠 영향에 대한 두려움이었다. 살아남을 수 있을까? 수술비와 치료비는 어떻게 감당할까? 건강보험이 적용될까? 화학요법을 받아야 할까? 가족들은 어떻게 반응할까? 유방 절제술 후 남편은 어떨까? 외모에 손상을 입게 될까? 여전히 여성으로 느껴질까? 다시 일할 수 있을까? 사람들은 뭐라고 말할까? 모두에게 암에 대해 어떻게 설명해야 할까? 이것은 우리가 다뤘던 많은 주제 중 일부에 불과하다.

우리는 『*치유: 있는 그대로의 나를 사랑하라*(You Can Heal Your Life)』의 저자 루이스 헤이(Louise L. Hay)가 제시한 상징적 의미들을 공유하는 시간을 가졌다. 유방은 양육과 영양 공급, 생명, 모성, 여성성 및 성을 상징하며, 유방에 문제가 생긴다는 것은 타인을 지나치게 우선시하거나, 과잉 양육, 과잉 보호, 자신을 제대로 돌보지 않는 것과 관련된다고 본다. 암은 깊은 상처와 오래된 원한 또는 자아를 갉아먹는 오래된 슬픔이나 비밀, 증오심 등과 연관되며, 종양은 과거의 상처를 품고 후회를 쌓아가는 것과 연결된다고 한다.

그런 다음 엘리아의 삶을 살펴보며 앞서 언급한 내용들이 그녀에게 얼마나 해당하는지 살폈다.

엘리아는 인생의 대부분을 가족에게 헌신하며 살아왔으나, 어느 순간 가족들이 그것을 당연하게 여기고 진심으로 감사하거나 인정해 주지 않는다고 느꼈다. 가족들은 자발적으로 그녀를 도와 집안일을 하겠다고 한 적이 거의 없었다. 그녀는 아주 사소한 집안일도 일일이 부탁해야 했고, 그녀는 부탁하는 것을 좋아하지 않았다. 그녀는 대가를 기대하지 않고 베풀었지만, 마음 한편으로는 그 보답을 바라고 있었다. 이제 남편과 함께 운영하는 사업에 대한 걱정과 자녀들이 암 소식을 어떻게 받아들일지에 대한 걱정이 앞섰다. 우리는 수술 전과 수술 후에 걸쳐 이러한 모든 감정과 상황에 대해 두드렸다.

수술 후, 우리는 그녀의 회복 과정이 빠르고 순조롭게 진행되도록 EFT를 활용했다. 우리는 회복 과정에서 나타날 수 있는 다양한 두려움에 대해 두드렸고, 암이 가족 전체의 삶에 미친 영향에 대해서도 두드렸다. 그녀의 변화된 신체상에 대해서도 두드렸는데, 특히 우연히 거울을 보다가 여전히 붉게 부어 있는 수술 흉터를 처음 보았을 때의 감정을 다루었다. 우리는 다음과 같은 어구를 사용했다.

- 나는 비록 유방암으로 수술을 받아야 했지만, 이런 나 자신을 사랑합니다.
- 나는 비록 회복되지 못할까 봐, 암이 재발할까 봐 두려웠지만 이런 나 자신을 사랑하고 받아들입니다.
- 비록 이 모든 것이 나와 가족에게 충격이었지만, 우리는 회복할 것입니다.
- 가족에게 짐이 되고 싶지 않다.
- 나는 가족을 돌보는 데 익숙하지만, 가족들이 나를 돌보는 것은 어색하다.
- 나 때문에 가족들이 고통받는 것을 원치 않는다.
- 암에 걸리는 것이 너무 두렵다.
- 때때로 두려움이 나를 짓누른다.
- 하지만 주변에는 나를 사랑하는 많은 사람들이 있다.
- 그들은 할 수 있는 모든 방법으로 나를 돕고 싶어 한다.
- 이제 나는 그들의 지원을 받아들이고 심지어 부탁하기도 한다.
- 이것은 가족이 나에게 베풀 수 있는 기회이다.
- 나는 나 자신을 돌볼 수 있는 기회를 가지게 되었다.
- 이것은 우리 모두에게 새로운 여정이며 우리는 함께 해낼 것이다.
- 우리는 함께 이겨낼 것이다.
- 수술 후 처음으로 거울을 통해 내 모습을 본 순간이 떠오른다.
- 흉터는 붉고 성난 듯한 모습이었다.
- 내 모습을 보고 충격을 받았다.
- 나는 온전하지 않다고 느꼈다.
- 내 일부가 사라진 것 같았다.
- 그 부분이 없어진 채로 남아 있는 기분이었다.
- 그것은 내가 유방암에 걸렸다는 사실을 다시 상기시켰다.
- 지금은 내 몸을 예전처럼 생각하지 않는다.

- 내 일부가 사라졌다.
- 하지만 그렇게 생각하고 싶지 않다.
- 그것은 내 건강에 도움이 되지 않는다.
- 나는 이 상황을 다르게 바라보기로 선택한다.
- 나를 결핍된 존재로 볼 수도 있지만, 나는 믿기지 않을 만큼 강한 생존자이기도 하다.
- 과거만 쳐다보고 머무를 수도 있겠지만, 나는 새로운 나를 받아들일 수 있다.
- 진실은 내가 생존자라는 것이고, 거울에 비친 모습이 그 증거다.
- 나는 이미 일어난 일에만 집착하지 않고 지금 이 순간에 집중한다.
- 거울은 내가 살아 남았다는 것을 보여준다.
- 살아있다는 것이 행복하다.
- 나는 계속 살아가기로 선택한다.
- 지금의 내 몸을 사랑하기로 선택한다.
- 수술은 끝났고, 이제 회복과 새로운 선택의 시간이다.
- 이제는 현재를 살아야 할 때다.
- 암이 재발하고 몸이 회복되지 않을 것이라는 두려움을 내려놓는다.
- 대신 나는 회복과 건강 유지에 집중한다.
- 내 몸은 치유되도록 설계되어 있다.
- 내 몸의 선천적인 기전은 치유를 위해 설정되어 있지 병을 앓도록 설정된 것이 아니다.
- 내 세포들은 나를 도와 치유의 방향으로 작동하고 있다.
- 나는 나 자신과 내 몸을 사랑하는 것에 집중한다.
- 나는 내게 주어진 모든 순간에 감사하기로 선택한다.
- 나는 나 자신과 삶을 사랑하기로 선택한다.



의사들은 예방 조치로 엘리아의 오른쪽 겨드랑이 힘줄과 인대, 신경절을 제거했고 이로 인해 팔의 가동성이 저하되었다. 우리는 엘리아의 오른팔의 가동성 회복을 돕기 위해 두드리기를 시작했다. 팔이 호전되고 가동성이 향상되었다. 자신감이 향상되고 활력이 좋아졌다. 이제 그녀의 가동 범위는 거의 완전하게 회복되었다.

엘리아는 전통적인 화학요법이나 방사선 치료를 받지 않았지만 예방 차원에서 호르몬 치료를 받았다. 호르몬 주사는 폐경과 유사한 상황을 만들어 종양이 재발하는 것을 방지하기 위해 사용되었다. 매달 배꼽 아래 복부에 주사를 맞았는데 통증이 심했다. 엘리아는 주사를 맞으러 갈 때마다 두려움과 고통을 느꼈다. 이후 치료를 받으며 그녀의 신체는 지칠 대로 지쳤다. 이 치료는 6개월 동안 계속되었다. 매달 우리는 감정적, 신체적 증상들을 두드려서 해소해 주었다. 그녀는 매번 안도감을 느꼈다.

그녀는 뼈에서 칼슘이 방출되는 것을 막기 위해 졸레드론산(zoledronic acid)이라는 새로운 치료를 시작했다. 처음 치료를 받으러 갔을 때, 그녀는 사전에 EFT를 하지 않고 치료를 받았다. 치료 후 이틀 동안 열이 나고 메스꺼움과 두통을 겪었다. 전반적으로 끔찍한 이틀을 보냈다. 다음 치료를 받기 전에, 엘리아가 전화를 걸어왔다. 도움을 요청하는 것을 어려워하던 그녀가 이렇게 한 것은 장족의 발전이었다. 내가 볼 때 그녀의 몸은 분명 긴장되고 뻣뻣해 보였지만, 그녀는 괜찮다고만 말했다. 차분하고 편안하게 느낀다며, 특별히 신경 쓰이는 일도 없다고 했다.

그래서 우리는 병원에 가서 치료를 받아야 하는 상황을 생각하면서 두드리기를 시작했다.

- 나는 비록 이 주사를 맞고 나면 기분이 나빠지기에 맞고 싶지 않지만, 이런 나 자신을 사랑합니다.
- 나는 비록 지난 일들이 떠올라 병원에 다시 가고 싶지 않지만, 이런 나 자신을 사랑합니다.
- 나는 비록 차분하고 아무 문제가 없는 것처럼 느껴지지만, 감춰진 무언가 있음을 받아들입니다. 내가 보거나 느끼고 싶지 않은 무언가 있음을 이해합니다.

그녀의 눈에 눈물이 맺혔다. 눈물의 원인이 무엇인지 모른 채 우리는 계속해서 두드리며 그녀의 두려움을 풀어주었다. 나는 본능적으로, 그녀가 걱정하는 것은 의사들이 무엇을 발견할지 모른다는 것이라고 말했다. 의사들이 그녀에게 아직 건강하다고 말해줄지, 아니면 암이 재발했다고 말할지 하는 두려움이었다.

- 병원에 가는 것에 대한 모든 두려움
- 나는 치료 후 기분이 끔찍해서 이런 치료가 싫다.
- 나는 메스꺼움, 두통, 열 나는 것이 싫다.
- 나는 진료 예약을 하기 전부터 두렵다.
- 나는 며칠 전부터 걱정하고 있다.
- 의사들이 무엇을 발견할지 알 수 없다.
- 의사들이 어떤 말을 할지 걱정된다.
- 내 건강에 대해 의사가 하는 말이 무엇일지 그 감정 자체를 피하고 싶다.
- 의사들이 또 암이 생겼다고 말할까 봐 걱정된다.
- 실은 치료가 두려운 게 아니라 의사가 무슨 말을 할까 봐 무섭다.
- 나는 의사가 괜찮다고 말해주기를 기다리고 있다.

두드리기가 끝난 후 그녀는 "당신 말이 맞아요. 저는 의사에게 진찰받을 때 항상 긴장하고 불안했어요. 모든 것이 괜찮다는 말을 듣기 전까지는 계속 긴장되고 불안한 것 같아요". 그것이 그녀의 두려움이었다. 우리는 다음과 같이 두드렸다.

- 나는 이러한 두려움을 내려놓기로 선택한다.
- 나는 숨을 쉬고 차분함을 유지하기로 선택한다.
- 진료는 단지 의사들이 내 상태를 확인하는 절차일 뿐이다.
- 그들이 내가 건강한지 아닌지를 결정하는 게 아니다.
- 그들은 그저 내 몸이 어떤 상태인지 알려줄 뿐이다.
- 나는 그동안 내 상태를 이 권위자들이 말해주기를 기다려 왔다.
- 그들은 단지 내 몸이 이미 어떤 상태인지 확인해 주고 있을 뿐이다.
- 내 건강은 의사에게 달린 것이 아니라 나 자신에게 달려 있다.

- 내 몸은 이미 건강하거나 건강하지 않다.
- 의사들이 그렇게 만드는 것이 아니다.
- 그들은 내 건강 상태를 보고하고 있을 뿐이다.
- 의사는 나의 건강한 상태를 단지 확인해 줄 뿐이다.
- 나는 이미 건강하다.
- 내 몸은 건강하다.
- 나는 진료 전에도, 진료 중에도, 진료 후에도 항상 편안할 수 있다.
- 나는 진료가 내가 이미 건강하다는 것을 의사들이 확인해주는 시간이라는 사실을 기쁘게 받아들인다.
- 그것은 단지 내 건강에 대한 의사로부터의 확인일 뿐이다.
- 나는 건강하다.
- 그것은 나의 선택이다.
- 나는 건강하기로 선택한다.

그 후 그녀는 엄청난 안도감을 느꼈다. 그녀는 치료받으러 갔고 별다른 문제가 없었다. 그녀는 완전히 괜찮았다.

그녀가 어머니의 80세 생일을 맞아 고향에 가려고 할 때 두드려서 해결해야 할 다른 일이 생겼다. 그녀가 암에 걸렸다는 사실을 모두가 알기 때문에 그녀는 고향에 가는 것이 당혹스러웠다. 그녀는 무슨 말을 해야 할지, 어떻게 행동해야 할지 고민됐다. 우리는 그 모든 두려움에 대해 두드렸다. 나도 참석했던 그 생일 파티에서, 그녀가 사람들과 교류하는 모습을 즐겁게 지켜볼 수 있었다. 사람들은 그녀의 건강한 모습에 놀라는 표정을 보였다. 가기 전에 우리는 이렇게 두드렸었다.

- 나는 비록 어머니의 생일 파티에 가고 싶지만, 누구에게도 암에 대해 설명하고 싶지 않습니다.
- 나는 비록 내가 어떻게 행동해야 할지, 사람들이 나를 어떻게 대할지 몰라 당혹스럽지만, 이런 나 자신을 온전히 이해하고 사랑합니다.

- 나는 비록 파티에 가는 것이 두렵지만, 이 두려움을 내려놓기로 선택합니다.
- 가족들이 내가 유방암에 걸렸다는 사실을 알고 있기 때문에, 나를 어떻게 볼지 걱정된다.
- 그들의 반응이 두렵다.
- 그들이 나를 바라볼 때 어떤 표정을 지을지 궁금하다.
- 가족들이 불편하거나 미안할까 봐 자세한 내용을 말하기가 두렵다.
- 사람들의 반응에 내가 어떤 반응을 하게 될지도 두렵다.
- 나는 내게 무슨 일이 일어났는지 그들에게 설명하고 싶지 않다.
- 그것은 매우 감정적이고 개인적인 경험이다.
- 진실은 내가 여전히 나 자신이라는 사실이다.
- 나는 여전히 멋진 여성이다.
- 나는 암 생존자이며 여전히 나 자신이다.
- 나는 가족을 사랑하고 가족도 나를 사랑한다.
- 나는 여전히 가족과 함께 있는 것을 좋아하는, 재미있고 행복하고 쾌활한 사람이다.
- 어머니를 즐겁게 하고 그녀를 축하하는 것은 좋은 일이다.
- 내가 가족과 함께 있는 것을 즐기는 것은 멋진 일이다.
- 무슨 일이 있어도 가족은 나를 사랑한다는 사실을 깨닫는다.
- 나는 어머니를 축하하고 가족들과 함께 멋진 시간을 보내기로 선택한다.

유방암 생존자의 1주년이라는 또 다른 중요한 시점이 찾아왔다. 그녀는 자신이 유방암을 이겨낸 이 날에 대해 이야기하고 인정받고 싶었지만, 가족 중 누구도 그 이야기를 꺼내고 싶어 하지 않았다. 그 사실을 말로 표현하고 인정받는 과정을 통해 그녀의 성취를 스스로 인식하는 것이 그녀에게는 매우 필요한 일이었다. 반면, 가족들은 두려움 때문에 그 이야기를 꺼낼 수 없었다. 그들은 '그 일'을 과거에 묻어두고 잊고 싶어 했다. 그녀는 아무도 자신의 이야기를 들어주지 않는다는 사실에 좌절감과 상처를 느꼈다.

우리는 이에 대한 이야기를 나눴고, 나는 그녀의 건강을 축하하며 꽃다발을 선물했다. 엘리아는 자신의 삶을 계속 살아갈 준비가 되어 있었다. 우리는 다음과 같이 두드렸다.



- 나는 비록 1년이 지났다는 사실이 잘 와닿지 않았지만, 한 해를 잘 견뎌냈다는 사실에 행복함을 선택합니다.
- 비록 가족들이 작년에 유방암에 걸린 이야기를 꺼내고 싶어 하지 않더라도, 나는 이 성취를 스스로 축하하기로 선택합니다.
- 나는 비록 마음 한구석에서 가족들이 나를 축하해 주기를 바라지만, 가족들이 작년에 있었던 일을 기억하는 것에 대해 불편해한다는 사실을 잘 이해하고, 어쨌든 나는 내 삶을 축하하기로 선택합니다.
- 나는 인생을, 내 삶을 축하하기로 선택한다.
- 그것이 나의 성공이다.
- 나는 1년을 온전히 버텨냈다.
- 1년이 지났고, 나는 여전히 잘 지내고 있다.
- 이 1년이라는 생존의 이정표를 기념한다.
- 나는 생존자다!
- 나는 계속 살아가기로 선택한다.
- 여기 이 자리에 있다는 것은 정말 축복이다.
- 나는 삶의 매 순간을 즐기기로 선택한다.

2006년, 그녀는 유방암 생존자로서 2주년을 맞이했다. 때때로 두려움이 다시 고개를 들었지만, 그녀는 EFT를 통해 두려움에서 벗어날 수 있음을 잘 알고 있었다. 그녀는 스스로 건강하다고 느끼며, 자신의 삶에서 EFT가 한 역할에 대해 감사함을 느꼈다.

## 2년 후

엘리아는 암이 재발하는 것에 대한 두려움 때문에 EFT를 할 수 있는지 문의했다. 며칠 전부터 왼쪽 유방(2년 전 암으로 잃었던 유방은 오른쪽임)에 불편함을 느꼈기 때문이었다. 그녀는 의사를 찾았고 의사가 압통 부위를 만졌을 때 그곳에 무언가 있다고 말했다. 이 말에 엘리아는 즉시 공포와 공황 상태에 빠졌다. 앞으로 3개월 후에 방사선 검사가 예약되어 있었지만, 그녀는 가능한 빨리 방사선 촬영을 해달라고 요청했다.

검진 당일 아침, 우리는 함께 모여 EFT를 했다. 나는 그녀에게 내면 아이 기법을 시도해 보기로 했다. 나는 엘리아에게 꼬마 엘리아를 초대하여 우리와 함께 두드리기를 하면서 자신의 걱정과 바람을 나누고, EFT가 자신을 위한 것이라고 느끼게 하자고 제안했다. 우리는 두드리기를 시작했다. 엘리아는 꼬마 엘리아가 인형을 가져본 적이 없었다고 말하며 즉시 울기 시작했다. 그녀는 항상 두려움과 외로움을 느꼈다. 엘리아는 어렸을 때 부모님이 가족을 부양할 돈이 충분하지 않아서 멀리 보내졌다. 당시 엘리아는 겨우 7살이었다.

이모와 삼촌과 함께 살았지만 그녀는 외로움을 느꼈다. 그녀는 자신이 왜 집에서 멀리 보내졌는지 이해할 수 없었고, 아무도 그 이유를 설명해 주지 않았다. 그녀는 늘 "강해야 한다"는 말과 함께 모든 일을 스스로 해내야 했던 기억을 갖고 있었다. 그녀는 울 수 없었다. 그녀는 첫 월경(9세)을 부끄러워서 숨겼던 기억이 있는데, 그 누구도 월경이 무엇이라고, 그것은 질병이 아니라고 설명해주지 않았기 때문이었다.

게다가 그녀는 아버지가 사고를 당했다는 소식을 들었는데, 사실은 돌아가신 것이었다. 그녀는 아버지가 편찮은가 걱정하며 집에 왔더니, 관 속에 누워 있는 아버지를 보게 되었다(설명도 없이 이런 상황을 겪는 것은 아이에게 너무나 끔찍한 일이다). 우리는 엘리아가 이 이야기를 하는 동안 내내 두드렸다.

계속 두드리면서, 나는 꼬마 엘리아가 무엇을 느꼈고, 어떤 생각을 했는지 그녀에게 물었다. 그녀는 그녀의 가슴에서, 그리고 꼬마 엘리아의 가슴에서 무거운 두려움을 느꼈다고 했다. 그녀는 잃어버린 가슴 안쪽 깊은 곳에 통증과 상처가 있다고 느꼈다.

유방암, 그것은 바로 그녀의 가슴에 저장된 두려움 같았다.

우리는 계속 두드렸다.

그러다 예전에 남자친구가 그녀의 어머니에게 결혼 허락을 구하는 전화를 하겠다고 했을 때, 그녀가 어머니에게 이야기했던 기억을 떠올렸다. 어머니는 유방 높이의 그녀 가슴을 때렸고(어느 쪽인지는 기억나지 않음), 그녀는 어머니가 기뻐하지 않았다는 사실에 충격을 받았다고 했다.

우리는 더 두드렸다. 나는 그녀의 가슴에 무거운 느낌이 남아있는지 물었다. 그녀는 여전히 오른쪽 가슴이 있던 곳에 찌르는 듯한 통증이 남아 있다고 했다. 나는 그것이 무엇을 생각나게 하는지 물었다. 그녀는 첫사랑이었던, 사고로 세상을 떠난 어린 소년이 떠올랐다고 말했다. 우리는 계속 두드렸다.

나는 그 두려움이 무엇을 의미하는지 물었다. 그녀는 상실에 대한 두려움이라고 답했다. 그녀의 인생은 온통 상실에 관한 것들이었다. 처음에는 집을 떠나야 했고, 그 다음에는 아버지를, 그리고 첫 남자친구까지 잃었다.

이 시점에서, 그녀의 통증은 완전히 사라져 있었다.

나는 엘리아에게 꼬마 엘리아가 갖고 싶었지만 결국 받지 못한 것이 무엇이었는지 물었다. 꼬마 엘리아는 인형을 갖고 싶어 했고, 학교 퍼레이드에 참가하고 싶어 했다. 하지만 교복이 없어서 참가하지 못했다. 그녀는 12살 때부터 일을 시작해 자신의 모든 비용을 직접 감당해야 했고, 14살에 졸업했다. 뜻밖에도 졸업할 때 삼촌, 어머니 등 가족들이 그녀를 위해 파티를 열어주었다. 모두가 춤을 추었지만, 정작 그녀는 춤을 출 수 없었다. 아직 15살이 되지 않았다는 이유로 가족들이 허락하지 않았다. 그녀는 춤을 추고 싶었다. 꼬마 엘리아는 분홍색 장미도 갖고 싶었다.

나는 엘리아에게 "꼬마 엘리아가 지금 마법의 나라에 왔으니 원하는 것은 무엇이든 가질 수 있어"라고 말했다. 학교 퍼레이드에 참가하고, 인형도 가지고, 춤도 마음껏 출 수 있다고 말했다. 엘리아는 미소를 지었다.

엘리아는 자신의 인생 대부분이 자신이 어린 시절에 받았던 대우를 아이들에게는 절대 물려주지 않겠다고 애쓰며 살아온 시간이었다고 느꼈다. 그녀는 어머니가 해야 할 일을 하셨고 자녀가 너무 많아서 쉽지 않았다는 것을 이해하면서도 자신은 평생 무언가를 요구하지 못한 채 베풀기만 하며 살아왔다고 생각했다.

꼬마 엘리아가 이 시점에서 편안함을 느끼는 것을 확인한 뒤, 우리는 모든 EFT 타점을 두드리면서 탈감작 기법인 빠른 안구 운동 기법(Rapid Eye Technology)을 사용했다. 암 예방과 암 진단에 관한 몇 가지 어구들을 말하면서 계속 두드렸다. 엘리아는 가슴 속 부정적인 문장을 떠올리면서도 긍정적 확언이 그녀를 자유롭게 하는 것을 느낄 수 있었다.

세션이 끝날 무렵에는 가슴과 복부의 모든 통증(소염진통제로 인한 메스꺼움)이 사라졌다. 의사가 "무언가 있다"고 했던 곳에는 더 이상 아무것도 느껴지지 않았다. 그녀는 계속 그 자리를 더듬어 보았지만, 이미 사라지고 없었다. 그녀는 행복하고 가벼운 기분으로 기쁘게 돌아갔다.

그날 오후 방사선 검사 예약이 잡혀 있었고, 이틀 뒤 결과를 들으러 병원에 다시 가야 했다. 엘리아가 의사를 만나 결과를 들은 직후 나는 그녀를 만났다. 그녀의 얼굴은 무척이나 빛났다. 검사 결과 아무 이상이 없었다. 암은 없었다. 약간의 부기가 있었지만 유방이 아닌 갈비뼈를 따라 부어 있었으며 의사는 누구에게나 있을 수 있는 정상적인 현상이라고 말했다.

그녀는 나를 꼭 껴안았다. 그리고 꼬마 엘리아와 함께 작업하는 것이 얼마나 즐거웠는지 내게 말해 주었다. 꼬마 엘리아가 원하는 것을 요청하고 그것을 빠르게 받은 것, 그것은 대단한 일이었다고 웃으며 말했다. 그녀는 분홍색 장미를 원한다고 했었다. 그런데 바로 다음 날 아들이 분홍색 장미를 들고 집으로 돌아왔다고 했다. 엘리아의 눈에 기쁨의 눈물이 맺혀 있었다.

## 2020년 추적 관찰

엘리아가 유방암 진단을 받은 지 16년이 지났다. 그녀는 건강하게 지내고 있다. 그녀는 긍정적인 태도를 유지하고 감정을 관리하기 위해 계속해서 EFT를 해 왔다. 그 사이 그녀의 삶이 평탄했던 것만은 아니다. 언니가 세상을 떠났고, 사위는 신장 이식을 받았으며, 조카는 사고로 사망하는 등 일상에서 많은 어려움을 겪었다.

긍정적인 점은 유방암에 걸린 이후 자녀와 남편이 그녀를 더욱 지지해 준다는 점이다. 그들은 설거지를 하거나 병원에 함께 가는 간단한 일부터 그녀가 친구들을 만나러 나갈 때 기뻐해 주는 것까지, 다양한 방식으로 그녀를 돕고 있었다.

그녀에게 암은 생활 방식을 변화시키고 더 좋은 선택을 만들어낸 기회였다. 원하는 것을 말하고 요구하는 법을 배우고 그녀가 그럴 만한 자격이 있다는 것을 느끼는 기회이기도 했다. 또한 EFT의 도움으로, 그녀는 자신의 삶을 방해하고 신체에 부정적인 영향을 미쳤던 숨겨진 신념으로부터 벗어날 수 있었다. EFT는 엘리아에게 축복이었다.

* * *

일부 사례에서 트라우마가 암 발병의 요인이 될 수 있다는 가능성을 시사하지만, 그 연관성을 명확하게 밝히기 위해서는 추가적인 연구가 필요할 것이다. 하지만 적어도 트라우마와 관련된 불안한 감정은 건강과 치유에 도움이 되지 않는다고 분명하게 말할 수 있다. PTSD가 신체적, 정신적, 감정적으로 미치는 해로운 영향은 잘 알려져 있다. 다행스러운 점은 기억을 다루는 것에 저항을 느끼더라도 EFT를 사용하여 오래된 트라우마의 영향을 치유할 수 있다. 다음 사례는 그러한 과정을 잘 보여준다.

## EFT 3개월 후 3기 자궁암이 사라지다

**by 버니스 베르구(Bernice Vergou)**

나는 개인적으로 또는 전문적으로 EFT를 약 5년간 활용해 왔다. 2년 전 독일에서, 알고 지내던 의사의 자연요법 암 클리닉에서 일하면서 EFT를 적용할 수 있는 특별한 기회를 가졌다. 그곳에서 많은 경험을 쌓았다. 그곳에서 쌓은 경험의 영향으로 현재 내가 돌보는 환자 대부분은 중증 질환을 앓고 있는 환자들이다. 이 분야에서 EFT의 활용은 정말 놀라울 정도이다. EFT를 사용하여 암이 완전히 회복된 사례도 여러 번 경험했다.

38세의 주디스(Judith, 가명)는 자궁암 3기 진단을 받고 몇 주 후에 나를 찾아왔다. 심한 출혈이 있어서 의사에게 진료를 받았고, 의사는 자궁 적출술을 즉시 시행할 것을 권유했다. 주디스는 3개월 동안 수술을 연기하고 다른 대안을 찾아보기로 했다. 그녀의 주치의는 마지못해 수술 전까지 3개월의 시간을 허락해 주었다.

주디스는 6주 동안 유기농 주스와 허브티만 마시는 브로이스 주스 단식(Breuss juice fast)을 시작했다. 하지만 출혈은 계속되었고, 걱정이 끊이지 않았다.

그녀는 9세부터 15세까지의 네 자녀를 두고 있었고, 둘째 아이를 출산한 후 산후 우울증을 앓은 병력이 있었다. 막내 아이는 심각한 피하 혈관종을 가지고 태어나 지속적인 치료가 필요했다.

첫 상담에서 나는 막내 아이와 관련된 트라우마가 그녀의 자궁암 원인 중 하나일 수 있음을 설명했다. 2년 전 독일에서 대체요법 암 클리닉에서 일하면서 얻은 경험을 바탕으로 한 소견이었다. 당시 나는 런던에서 열린 "의사들이 말하지 않는 것(What Doctors Don't Tell You)" 컨퍼런스에 참석한 적이 있다. 그곳에서 나는 모든 암의 기저에는 해결되지 않은 감정적 트라우마가 있다고 주장하는 라이크 게어트 하머 박사(Dr. Ryke Geerd Hamer)의 연구를 접했다.

주디스는 암이 막내 아이에 대한 트라우마와 관련이 있을 수 있다는 사실을 인정하며 고개를 끄덕였지만, 동시에 방어하듯 두 손을 얼굴 앞에 올리고 고개를 저으며 "저는 생각하기도 싫어요!"라고 단호하게 말했다.

즉, 그 사건은 생각만 하는 것도 힘들 정도로 그녀에게 여전히 고통스럽고 충격적인 사건이었던 것이다(그녀가 나중에 말하길, 한 병원의 사회 복지사가 그녀에게 그 상황에 대해 이야기할 필요가 있다고 제안했을 때 감정적으로 무너진 경험이 있었다고 했다. 그녀는 그런 상황을 반복하고 싶지 않았다).

그래서 나는 그녀에게 일주일 동안 매일 *"나는 비록 생각하기도 싫지만(그녀가 말한 그대로의 표현), 나는 있는 그대로 이런 나 자신을 온전히 이해하고 사랑합니다"* 라는 확언을 사용하여 두드리도록 제안했다. 그녀는 여전히 심한 출혈을 겪고 있었고, 그로 인해 극도로 지쳐 있었다. 그래서 나는 다른 수용확언도 함께 제안했다. *"나는 비록 이 출혈을 멈출 수 없고 내 생명이 쏟아져 나올 것처럼 느끼지만,*

*나는 내 몸을 사랑하고 내 몸이 지혜롭게 출혈을 멈출 것임을 받아들입니다."*

다음날이 되자 출혈이 멈췄다!

일주일 후, 주디스는 "여전히 그것을 생각하기 힘들다"고 말했다.

나는 괜찮다고 말했다. 그리고, '나는 비록 여전히 생각조차 하기 힘들지만…,' 이라는 수용확언으로 두드려 보라고 했다. 그녀는 그대로 따라 했다.

다음 주에 그녀는 조심스럽게 말했다. "이번 주에는 울지 않고 그것에 대해 생각할 수 있었어요."

나는 답했다. "좋아요, 이제 그것에 대해 생각하면서 두드려 봅시다."

마사지 테이블에 누워 자석 요법을 받고 있던 그녀는 즉시 주체할 수 없이 울기 시작했고, 나는 허락을 구한 뒤 그녀를 두드렸다. 감정이 바로 그곳에 있었기 때문에 확언이 필요하지 않았다. 몇 라운드를 두드린 후 그녀가 진정되는 듯했으나 이번에는 위기 상황에서 지원을 받지 못한 것에 대해 다시 울기 시작했다.

네 번째 아이가 태어났을 당시에는 다른 어린 자녀가 세 명 더 있었고, 남편은 경제적으로 가족을 부양하기 위해 헬리콥터 조종사로 일을 하러 멀리 떠나 있었다. 이 이야기를 들으면서 계속 그녀를 두드렸다. 그녀는 아기와 함께 병원에 머무르는 동안 친구들에게 나머지 아이들을 맡겨야 했고, 그들에게 짐이 된다고 느끼며 외로움에 시달렸다. 몇 분간 두드리면서 이 감정들은 해소되었다. 그렇게 트라우마를 풀어낸 이후, 그녀와 가족들의 관계는 매우 가까워졌다.

그녀는 이후에도 집에서 EFT를 꾸준히 했고, 건강한 식단 및 해독 요법을 병행했다. 우리가 함께 작업을 시작한 지 4개월 후, 그녀는 자궁벽 조직검사를 받기 위해 지역 병원에 갔고 암이 없어졌다는 진단을 받았다. 그녀는 크게 기뻐했고, 수술이 필요하다고 확신했던 의사들도 놀라움을 감추지 못했다.

한 달 후, 주디스는 수술, 화학요법 또는 방사선 치료 없이도 완전한 회복이 가능하다는 확신이 필요한 다른 사람들에게 자신의 이야기를 공유해도 좋다고 허락하며, 이 보고서를 확인하고 서명했다.

## 후속 이야기

주디스가 의사로부터 "완치 판정"을 받았다는 소식을 들은 후, 나는 그녀에게 무료 세션 몇 회를 제안했다. 한 세션에서, 그녀는 "버니스가 나를 꼬셔서 아들 이야기를 하게 만들고 EFT를 하게 했어요!"라고 주변 사람들에게 이야기했다고 웃으며 내게 말했다. 그녀는 과거 세 번째 세션을 받으러 내 클리닉으로 운전하고 오던 중, 아들과 관련된 기억이 너무 고통스러워 절대 두드리지 않겠다고 마음먹은 적이 있었다고 고백했다. 하지만 지금은 정말 잘했다고 생각한다고 했다.

이 이야기가 있은 지 벌써 2년이 흘렀다. 한 달 전 주디스에게 연락이 왔는데, 그녀는 여전히 아주 건강하다고 소식을 전했다.

* * *

## EFT의 과학

많은 연구 결과, 만성 스트레스, 트라우마, 지속적으로 부정적인 감정이 건강에 좋지 않다는 것은 이제 상식처럼 여겨지고 있다. 스트레스 호르몬인 코티솔의 해로운 영향은 잘 알려져 있다(예: Belanoff 외, 2001). 획기적인 연구로 알려진 부정적 아동기 경험(adverse childhood experience, ACE) 연구에서, 카이저 퍼머넌트 병원 환자 17,421명을 대상으로 조사한 결과, 어린 시절의 충격적인 경험이 암, 심장병, 고혈압, 우울증, 흡연, 자살, 당뇨병, 심지어 골절을 포함한 모든 주요 성인 건강 위험 또는 질병과 관련이 있는 것으로 밝혀졌다(Felitti 외, 1998). 다른 많은 연구에서도 심리적 고통과 생리적 기능 저하 사이의 연관성을 발견했다(예: Belanoff 외, 2001; Ford & Erlinger, 2004). 정신적인 면에서 낙관주의자가 비관주의자보다 더 오래 산다는 연구 결과가 있다(Maruta 외, 2000).

EFT는 스트레스, 트라우마, 불안한 감정을 줄이기 위한 쉽고 효과적인 방법이다. EFT의 효과에는 세 가지 핵심 원리가 있으며, 이 세 가지가 통합적으로 작용한다. 첫째는 EFT가 스트레스를 줄여준다는 것이다. 두 번째는 EFT가 감정적 외상의 강도를 감소시킨다는 것이다. 세 번째는 EFT가 뇌의 감정 정보 처리 방식을 수정한다는 것이다. 두드린 후에도 사람들은 여전히 충격적인 삶의 사건을 떠올릴 수 있지만, 그러한 사건은 더 이상 강한 감정과 연관되지 않는다. 뇌는 더 이상 그 사건을 위협으로 해석하지 않는다. 이 세 가지 영역을 다루는 것은 암 환자에게 필수적인 자기 관리의 요소이다.

EFT의 신체적, 심리적 상태에 대한 효능은 연구를 통해 검증되었다. EFT는 암 치료 과정에서 흔히 경험하는 불안, 우울, 통증에 효과가 있는 것으로 보고되었다(Bach 외, 2019; Brattberg, 2008; Chatwin 외, 2016; Church, 2013, 2014; Church & Brooks, 2010; Clond, 2016; Geronilla 외, 2016; Nelms & Castel, 2016; Sebastian & Nelms, 2016).

EFT가 암에 미치는 직접적인 영향을 검증하기는 어렵다. 일반적으로 여러 가지 치료법이 병행되기 때문이다. 다시 말하지만, EFT를 한 후 병세가 호전되었다는 일화적인 사례가 있어도, 과학적으로 EFT 덕분이라고 단정할 수는 없다. 그러나 유방암 여성의 타목시펜(tamoxifen) 및 아로마타제(aromatase) 억제제 사용과 관련된 부작용을 줄이는 데 EFT의 효능을 조사한 연구가 있으며, 이 연구에서는 통계적으로 유의미한 개선 효과를 보고했다(Baker & Hoffman, 2014). 또 다른 연구에서는 EFT가 수술을 받는 여성의 불안감을 현저히 감소시킨다는 사실을 검증했다(Thomas 외, 2017).

더 많은 연구가 진행 중이다. EFT 연구자이자 교육자인 페타 스테이플턴(Peta Stapleton) 박사의 선행 연구에서는 32명의 암 환자를 대상으로 표준 평가 척도를 사용하여 불안, 우울, PTSD, 삶의 질 및 기타 요인에 대해 평가했다. 그런 다음 두 그룹으로 나누었다. EFT 그룹과 TAU (treatment as usual, EFT를 하지 않음) 그룹이다. EFT 그룹은 4주 동안 8번의 세션을 받았다. EFT 그룹에서는 불안이 통계적으로 유의미하게 개선되었고 다른 요인에서는 개선되는 경향이 보이기는 했으나 통계적으로 유의하지는 않았다. 또한 스테이플턴 박사는 다음과 같이 보고했다. "모든 환자가 모든 세션에서 코티솔 수치의 감소를 보였다. TAU 그룹의 환자들은 어떤 측정치에서도 변화가 없었다."(Stapleton, 2021)

EFT가 어떻게 이런 결과를 만들어낼까? 연구에 따르면 경혈(침술 경락 또는 신체의 에너지 통로)을 자극하면 뇌, 특히 변연계와 공포 반응에 관여하는 기타 구조에 신호를 보내는 것으로 나타났다(Fang 외, 2009; Hui 외, 2005; Napadow 외, 2007). MRI 연구들은 경혈 자극이 이러한 공포 반응을 조절할 수 있음을 입증했으며, 지난 10년간 수행된 EFT 연구에 따르면 EFT는 다양한 심리적, 신체적 증상의 스트레스를 완화하는 것을 보여주었다(Feinstein, 2012; Gilomen & Lee, 2015). 세계보건기구(WHO)부터 미국 국립보건원(NIH)에 이르기까지 다양한 과학 기관에서 침술이 효과적이라고 입증된 신체 증상의 목록을 점점 확대하고 있다.

경혈을 두드리며 고통을 완화하는 데 중점을 두는 EFT는 경락 기반의 에너지 심리학 치료법이다. 에너지는 치유의 중심 요소이다. 그것이 서양의학에서 사용되는 기능자기공명영상(functional MRI, fMRI) 및 뇌파계(electroencephalogram, EEG)로 측정되는 전자기 에너지 흐름이든, 동양의학의 경락 에너지이든 모두 마찬가지다.

어느 한 연구에서는 세포 배양에 레이키[1](Reiki, 靈氣)나 침술과 유사한 에너지 치료를 적용한 뒤, X선에 노출되기 전후의 영향을 실험했다. 그 결과를 바탕으로 연구진은 "전자기 교란(electromagnetic perturbations)"을 포함하는 치료 기법이 세포의 전리 방사선 반응을 변화시킬 수 있다고 결론지었다. 그들은 이렇게 밝혔다. "이는 방사선으로부터 보호하고 방사선 치료의 효과를 최적화하기 위한 새로운 목표를 제공할 수도 있다."(Mothersill 외, 2013)

뉴욕 세인트 조셉 칼리지의 사회학 교수인 빌 벵스턴(Bill Bengston) 박사는 에너지장의 치유 잠재력을 검증하는 실험을 수행했다(Bengston, 2010). 그는 회의적인 입장이었지만, 쥐를 대상으로 한 연구를 위해 안수(按手, laying-on-of-hands) 기법을 배웠다(Bengston & Krinsley, 2000). 다섯 마리의 실험용 쥐에게 14일에서 27일 사이 100% 치사율이 예상되는 유방 선암이 주입되었다. 벵스턴은 한 달 동안 매일 한 시간씩 쥐를 손으로 안아주었다. 종양에서는 궤양이 생겼다가 사라졌고

1 역자 주: 레이키는 일본에서 개발된 에너지 치유 요법으로, 손을 이용한 치료 기법이다. 'Reiki'라는 단어는 일본어에서 유래했으며, 'Rei'(霊, 영적인/우주적인)+'Ki'(気, 생명 에너지)를 의미한다. 즉, 우주적 생명 에너지를 활용한 치유법이라고 볼 수 있다.

쥐는 정상적인 수명을 살았다. 반면, 대조군 쥐는 예상 시간 내에 사망했다. 회의적인 지원자를 활용한 세 번의 반복 실험 결과, 총 33마리의 생쥐에서 87.9%의 완치율을 기록했다. 나중에 벵스턴은 사람에게 에너지 치유를 제공하고 직접 치유 작업을 한 결과, 양성 종양과 악성 종양이 사라지는 경우를 종종 경험했다.

벵스턴의 연구에 따르면 다음과 같다. ① 에너지 기술 치유 작업을 위해 꼭 믿음이 필요한 것은 아니며, ② 에너지장 치유는 암에 유익한 결과를 가져올 수 있다.

## 쉽게 해보는 EFT: 초간단 가이드

EFT를 처음 해보는 사람도 쉽게 따라할 수 있는 아주 간단한 방법을 소개한다. 이를 통해 EFT의 잠재력을 느낄 수 있다. 10분도 걸리지 않으며, EFT가 실제 효과가 있는지 확인할 수 있는 실용적인 방법도 알게 될 것이다.

먼저 지금 이 순간 통증이나 불편함을 느끼는 신체 부위를 선택하라. 선택한 지점의 정확한 위치를 적는다.

다음으로 통증이나 불편함이 얼마나 심한지 0에서 10점 척도로 평가하라. 0은 통증이 없는 상태, 10은 상상할 수 있는 최악의 통증이다. 그 숫자를 적는다.

내 몸의 위치: ____________________

통증 정도: ____________ (0-10)

다음 그림을 참조하여 손의 측면에 있는 첫 번째 두드리기 타점을 찾는다. 다른 손의 손가락 끝으로 이 타점을 가볍게 두드리면서 다음과 같이 말한다.

- 나는 비록 내 ______ [정확한 신체 부위 이름]에 통증이 있지만, 이런 나 자신을 온전히 이해하고 받아들입니다.

계속 두드리면서 두 번 더 말한다. EFT는 믿음의 정도에 따라 달라지지 않으므로 이 말을 꼭 믿어야 할 필요는 없다. 두드리는 동안 어구를 말하기만 하면 된다.

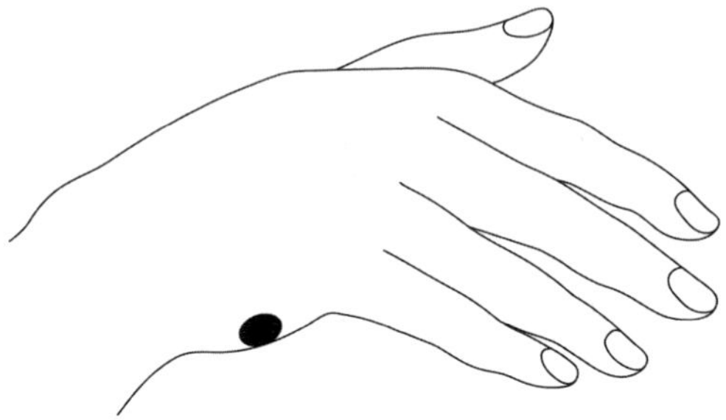

**손날(SH) 타점**

이제 나머지 주요 타점에 대한 그림을 보자. 눈썹처럼 한 쌍으로 이루어진 타점의 경우 두 타점 중 하나만 두드리거나(어느 쪽이든 괜찮다) 양손을 사용하여 두 타점을 동시에 두드려도 좋다. 양손의 두 손가락 끝으로 각 타점을 7-10회 두드린다. 두드리는 동안 "*내 _____의 통증*"이라고 말하며 통증에 집중하라. 모든 혈자리를 두드리는 동안 이 어구를 계속 반복한다.

TH=정수리(top of the head)

EB=눈썹(beginning of the eyebrow)

SE=눈 옆(side of eye)

UE=눈 아래(Under the eye)

UN=코 아래(Under the nose)

Ch=턱(chin)

CB=쇄골(beginning of the collarbone)

UA=팔 아래(under the arm)

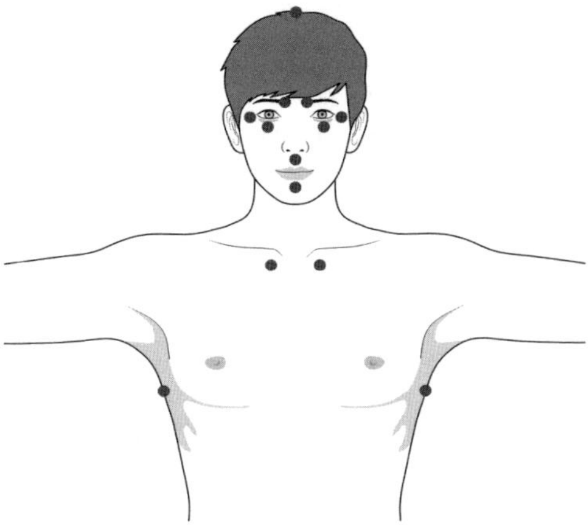

TH, EB, SE, UE, UN, Ch, CB 및 UA 타점

EFT에서는 진행 상황을 확인하기 위해 자주 결과를 측정하는 것이 중요하다. 다시 한번 아까 선택한 통증이 있는 신체 부위에 집중하라. 0에서 10까지 동일한 척도(0은 통증이 전혀 없고 10은 상상할 수 있는 최악의 통증)를 사용하여 현재 통증의 정도를 평가한다. 그 숫자를 적는다.

첫 번째 EFT 라운드 후 통증 점수: ___________

통증이 0이라면 축하한다! 당신은 우리가 흔히 "1분의 기적"이라고 부르는 사람이다. EFT를 통해 이렇게 빠른 안정을 경험하는 사람들도 있지만, 한 번 두드린 후에 통증이 남아 있는 경우가 더 흔하다. 그런 경우에는 다시 두드리면 된다.

대부분의 사람들이 어느 정도 통증이 줄어드는 것을 경험하므로 그에 따라 확언 문장을 수정한다. 다음 문장을 세 번 말하면서 손날 타점을 두드린다.

- 나는 비록 아직 내 ______에 약간의 통증이 남아 있지만, 이런 나 자신을 온전히 이해하고 받아들입니다.

이제 두 손가락으로 나머지 타점들을 각각 7-10회 가볍게 두드린다. 두드리는 동안 남은 통증에 집중하며 "이 남은 통증"이라고 말한다.

완료되면 다시 통증 정도를 0-10점 척도로 평가한다. 이전과 마찬가지로 그 숫자를 적는다.

두 번째 EFT 라운드 후 통증 점수: __________

그래도 통증이 계속되면 한 라운드를 더 한다. 마찬가지로 손날 타점을 두드리며 수용확언을 세 번 말하는 것으로 시작한다:

- 나는 비록 여전히 내 _______에 약간의 통증이 남아 있지만, 이런 나 자신을 온전히 이해하고 받아들입니다.

이제 두 손가락 끝으로 나머지 EFT 타점을 각각 7-10회 가볍게 두드린다. 두드리는 동안 "이 남은 통증"이라고 말하며 통증에 집중한다.

두드리는 동안 집중했던 신체 부위에 다시 주의를 기울여 보라. 0-10점 척도에서 지금 통증의 정도는 몇 점인가?

세 번째 EFT 라운드 후 통증 점수: __________

이제 통증 수준이 이전보다 훨씬 낮아졌을 것이다. 0까지 내려갔을 수도 있다. 통증이 완전히 사라지지 않았더라도 가장 기초적인 형태의 EFT를 시도한 것이므로 괜찮다. 2장을 읽고 EFT 기술을 향상시키다 보면 점점 더 능숙하게 활용할 수 있게 될 것이다. 많은 사람들이 이 짧고 간단한 연습을 통해 빠른 통증 완화를 경험하고 크게 놀란다. 바로 이 경험이 EFT의 다양한 치유 효과를 더 자세히 알아가고 싶게 만드는 계기가 될 것이다.

## 참고문헌



Anderson, B. L., Farrar, W. B., Golden-Kreutz, D. M., Glaser, R., Emery, C. F., Crespin, T. R., Shapiro, C. L., & Carson, W. E., III. (2004). Psychological, behavioral, and immune changes after a psychological intervention: A clinical trial. Journal of Clinical Oncology, 22(17), 3570-3580. doi:10.1200/JOC.2004.06.030

Bach, D., Groesbeck, G., Stapleton, P., Banton, S., Blickheuser, K., & Church, D. (2019). Clinical EFT (Emotional Freedom Techniques) improves multiple physiological markers of health. Journal of Evidence-Based Integrative Medicine, 24. doi:10.1177/2515690X18823691

Baker, B. S., & Hoffman, C. J. (2014). Emotional Freedom Techniques (EFT) to reduce the side effects associated with tamoxifen and aromatase inhibitor use in women with breast cancer: A service evaluation. European Journal of Integrative Medicine, 7(2), 136-142.

Belanoff, J. K., Kalehzan, M., Sund, B., Ficek, S. K., & Schatzberg, A. F. (2001). Cortisol activity and cognitive changes in psychotic major depression. American Journal of Psychiatry, 158(10), 1612-1616.

Bengston, W. (2010). The energy cure: Unraveling the mystery of hands-on healing. Boulder, CO: Sounds True.

Bengston, W. F., & Krinsley, D. (2000). The effect of the "laying on of hands" on transplanted breast cancer in mice. Journal of Scientific Exploration, 14(3), 353-364.

Brattberg, G. (2008). Self-administered EFT (Emotional Freedom Techniques) in individuals with fibromyalgia: A randomized trial. Integrative Medicine: A Clinician's Journal, 7(4), 30-35.

Chatwin, H., Stapleton, P., Porter, B., Devine, S., & Sheldon, T. (2016). The effectiveness of Cognitive Behavioral Therapy and Emotional Freedom Techniques in reducing depression and anxiety among adults: A pilot study. Integrative Medicine, 15(2), 27-34.

Church, D. (2013). Clinical EFT as an evidence-based practice for the treatment of psychological and physiological conditions. Psychology, 4(8), 645-654. doi:10.4236/psych.2013.48092

Church, D. (2014). Reductions in pain, depression, and anxiety symptoms after PTSD remediation in veterans. Explore: The Journal of Science and Healing, 10(3), 162-169. doi:10.1016/j. explore.2014.02.005

Church, D., & Brooks, A. J. (2010). The effect of a brief EFT (Emotional Freedom Techniques) self-intervention on anxiety, depression, pain and cravings in healthcare workers. Integrative Medicine: A Clinician's Journal, 9(5), 40-44.

Church, D., Yount, G., Rachlin, K., Fox, L., & Nelms, J. (2016). Epigenetic effects of PTSD remediation in veterans using clinical Emotional Freedom Techniques: A randomized controlled pilot study. American Journal of Health Promotion, 32(1), 112-122.

doi:10.1177/0890117116661154

Clond, M. (2016). Emotional Freedom Techniques for anxiety: A systematic review with meta-analysis. Journal of Nervous and Mental Disease, 204(5), 388-395. doi:10.1097/NMD.0000000000000483

Erk, S., Mikschl, A., Stier, S., Ciaramidaro, A., Gapp, V., Weber, B., & Walter, H. (2010). Acute and sustained effects of cognitive emotion regulation in major depression. Journal of Neuroscience, 30(47), 15726-15734.

Feinstein, D. (2012). Acupoint stimulation in treating psychological disorders: Evidence of efficacy. Review of General Psychology, 16(4), 364-380. doi:10.1037/a0028602

Felitti, V. J., Anda, R. F., Nordenberg, D., Williamson, D. F., Spitz, A. M., Edwards, V., … Marks, J. S. (1998). Relationship of childhood abuse and household dysfunction to many of the leading causes of death in adults. The Adverse Childhood Experiences (ACE) Study. American Journal of Preventive Medicine, 14(4), 245-258.

Ford, D. E., & Erlinger, T. P. (2004). Depression and C-reactive protein in US adults: data from the Third National Health and Nutrition Examination Survey. Archives of Internal Medicine, 164(9), 1010-1014.

Geronilla, L., Minewiser, L., Mollon, P., McWilliams, M., & Clond, M. (2016). EFT (Emotional Freedom Techniques) remediates PTSD and psychological symptoms in veterans: A randomized controlled replication trial. Energy Psychology: Theory, Research, and Treatment, 8(2), 29-41. doi:10.9769/EPJ.2016.8.2.LG

Gilomen, S. A., & Lee, C. W. (2015). The efficacy of acupoint stimulation in the treatment of psychological distress: A meta-analysis. Journal of Behavior Therapy and Experimental Psychiatry, 48, 140-148.

Hölzel, B. K., Carmody, J., Vangel, M., Congleton, C., Yerramsetti, S. M., Gard, T., & Lazar, S. W. (2011). Mindfulness practice leads to increases in regional brain gray matter density. Psychiatry Research, 191(1), 36-43.

Lee, R. S., Tamashiro, K. L., Yang, X., Purcell, R. H., Harvey, A., Willour, V. L., … Potash, J. B. (2010). Chronic corticosterone exposure increases expression and decreases deoxyribonucleic acid methylation of Fkbp5 in mice. Endocrinology, 151(9), 4332-4343.

Maharaj, M. E. (2016). Differential gene expression after Emotional Freedom Techniques (EFT) treatment: A novel pilot protocol for salivary mRNA assessment. Energy Psychology: Theory, Research, and Treatment, 8(1), 17-32. doi:10.9769/EPJ.2016.8.1.MM

Maruta, T., Colligan, R. C., Malinchoc, M., & Offord, K. P. (2000, February). Optimists vs pessimists: Survival rate among medical patients over a 30-year period. Mayo Clinic Proceedings, 75(2), 140-143.

Mayo Clinic (2019, March 19). Chronic stress puts your health at risk. Healthy Lifestyle: Stress management. Retrieved from https://www.mayoclinic.org/healthy-lifestyle/stressmanagement/in-depth/stress/art-20046037

Mothersill, C., Smith, R., Henry, M., Seymour, C., & Wong, R. (2013). Alternative medicine techniques have nonlinear effects on radiation response and can alter the expression of radiation induced bystander effects. Dose-Response, 11(1). doi:10.2203/doseresponse.11-048. Mothersill

Nelms, J., & Castel, D. (2016). A systematic review and metaanalysis of randomized and non-randomized trials of Emotional Freedom Techniques (EFT) for the treatment of depression. Explore: The Journal of Science and Healing, 12(6), 416-426. doi:10.1016/j. explore.2016.08.001

Sebastian, B., & Nelms, J. (2016). The effectiveness of Emotional Freedom Techniques in the treatment of posttraumatic stress disorder: A meta-analysis. Explore: The Journal of Science and Healing, 13(1), 16-25. doi:10.1016/j.explore.2016.10.001

Stapleton, P. (2021). Preliminary support for emotional freedom techniques as a support for cancer patients. Online publication. Foundation for Alternative and Integrative Medicine (FAIM). Retrieved from https://www.faim.org/preliminary-support-for-emotional-freedom-techniques-as-a-support-for-cancer-patients

Thomas, R. M., Cutinho, S. P., & Aranha, D. M. S. (2017). Emotional Freedom Techniques (EFT) reduces anxiety among women undergoing surgery. Energy Psychology: Theory, Research, and Treatment, 9(1), 18-25. doi:10.9769/EPJ.2017.9.1.RT

Chapter 02.

# EFT를 하는 방법:

## 도슨 처치 박사(Dawson Church, PhD)의 기본 레시피

How to Do EFT: The Basic Recipe by Dawson Church, PhD

2000년대 이후 EFT를 소재로 많은 연구가 진행되었다. 100건 이상의 임상시험이 수행되었고, EFT가 다양한 증상을 완화시킨다는 사실이 밝혀졌다. 여기에는 통증, 피부발진, 섬유근통, 우울증, 불안, 외상 후 스트레스 장애 등이 포함된다. 이들 연구의 대부분은 『*EFT 매뉴얼*』에 수록된 표준화된 EFT 방식을 사용했다. 이 장의 목표는 여러분이 직면하고 있는 신체적 또는 심리적 문제에서 벗어날 수 있도록 EFT를 활용하는 방법을 알려주는 것이다. 나는 인간의 고통을 덜어주는 일에 깊은 열정을 갖고 있다. EFT를 배우다 보면 이 놀라운 치유 도구를 통해 얼마나 많은 고통을 줄일 수 있는지 금방 깨닫게 된다. 나는 행복하고 건강하며 풍요로운 삶을 위해 이 도구의 모든 힘을 여러분의 손에 쥐어 주고 싶다.

YouTube나 Google을 검색하면 EFT에 관한 수천 개의 웹사이트와 동영상을 찾을 수 있다. 그러나 이렇게 찾은 EFT 정보의 수준은 천차만별이다. EFT에 대해 교육을 받은 공인된 전문가가 제공하는 정보는 극히 일부에 불과하다. 대부분은 교육을 받지 않은 애호가들의 개인적 경험담으로 구성되어 있다. 이는 EFT

가 거의 모든 사람에게 어느 정도 효과가 있다는 의미이기도 하다. 하지만 EFT를 최대한 활용하고 잠재력을 최대한 발휘하려면 수많은 임상시험을 통해 검증된 형태의 EFT, 즉 임상 EFT(clinical EFT)를 배우는 것이 필수적이다.

매년 EFT 유니버스 워크숍에서 다음과 같이 말하는 사람들을 자주 보게 된다. "YouTube에서 동영상을 보고 따라 했는데 처음 몇 번은 놀라운 결과를 얻었습니다. 그런데 그 효과가 계속되지는 않았어요." EFT를 피상적으로 적용해도 실제로 놀라운 효과를 볼 수 있다. 그러나 EFT의 모든 힘을 발휘하려면 표준화된 임상 EFT를 배워야 한다. 이것은 양질의 연구를 통해 반복적으로 검증되었으며, EFT 워크숍에서 최고의 전문가들에 의해 단계별로 체계적으로 교육되고 있다.

EFT가 심리적, 신체적 문제 모두에 유익한 결과를 가져올 수 있는 이유는 무엇일까? 스트레스는 많은 문제의 원인 중 하나인데, EFT가 그 스트레스를 줄여주기 때문이다. 예를 들어, 통증에 대한 EFT 연구에서 EFT를 사용하면 통증이 평균 68% 감소하는 것으로 나타났다(Church & Brooks, 2010). 무려 3분의 2 정도가 호전된다는 것은 괄목할 만한 효과다. 그런데 EFT가 통증을 3분의 2를 감소시킬 수 있다면 왜 100% 감소시킬 수는 없는 걸까? 나 역시 이 질문에 대해 깊이 생각해 보았으며, 이와 관련해 많은 치료사와 의사들에게 그들의 의견을 물어보았다.

EFT로 감소되는 통증의 3분의 2는 주로 감정적 원인에 기인하며, 나머지 3분의 1은 신체적 원인에 기인한다는 의견이 많았다. 내가 발표했던 EFT 소개 행사에서 "존(John)"이라고 부르는 한 남성이 시연에 자원했다. 그는 목발을 짚고 있었고 교통사고로 인해 다리가 부러졌다고 말했다. 0에서 10까지의 척도(0은 통증이 전혀 없고 10은 최대의 통증)에서 그는 자신의 통증을 8로 평가했다. 사고는 2주 전에 일어났던 일이었다. 나의 논리적이고 과학적인 사고로는 존의 통증이 순전히 신체적 통증이었기 때문에 EFT는 그에게 효과가 없을 것이라 생각했다. 그래도 나는 그와 함께 두드리기를 해 보았다. 15분도 채 되지 않은 세션이 끝났을 때 그의 통증은 2로 떨어졌다. 나는 이 과정에서 실제 통증에 대해서는 전혀 다루지 않고, 자동차 사고와 관련된 모든 감정적 요소들에 대해서만 두드렸다.

실제로 감정적인 요소들이 많았다. 사고 당일 그의 아내는 어떤 행사에 가자고 재촉했지만 그는 가고 싶지 않았다. 그는 아내에 대한 원망이 있었다. 그것이 감정적인 요소다. 그는 사고를 낸 다른 운전자에게 화가 났다. 그것도 감정적인 요소다. 그는 가고 싶지 않았던 행사에 억지로 운전해서 갔던 자신을 자책했다. 그것도 감정적인 부분이다. 그 일로 인해 어린 시절 어머니에게 버림받은 기억을 떠올리게 된 점도 속상했다. 이 또한 감정적이었다. 그는 5살 때 친구의 생일 파티에 데리러 오기로 한 어머니가 친구들과 술을 마시느라 약속을 잊어버린 사건으로 인해 여전히 상처를 받고 있었다. 역시 감정적인 부분이었다.

여기서 패턴이 보이는가? 우리는 감정적이지만 통증과 얽혀 있는 여러 가지 문제를 해결하고 있었다. 신체적 고통은 자기 방임, 포기, 분노, 좌절과 같은 감정적 문제들이 얽힌 복잡한 구조로 덮여 있었으며, 존의 경우 이러한 문제들이 그의 삶에 깊이 뿌리내리고 있었다.

존의 이야기는 해피 엔딩이다. 고통의 감정적 요소를 각각 두드린 후 부러진 다리의 신체적 고통이 2점으로 떨어졌다. 이 통증 점수의 변화를 통해 존의 통증이 가진 신체적 요소가 어느 정도인지 알 수 있다. 원래 8점 중 2점은 신체적 통증이고, 나머지 6점이 감정적 요소였다.

대중 앞에서 말하는 것을 두려워하는 사람, 거미 공포증이 있는 사람, 신체적 질병을 앓고 있는 사람, 직장에 갇혀 있다고 느끼는 사람, 남편에게 불만이 있는 사람, 주변 사람들과 갈등을 겪고 있는 사람도 마찬가지다. 이런 문제들의 이면에는 과거에 해결되지 못한 큰 감정적 문제가 자리 잡고 있다. EFT로 근본적인 감정 문제를 무력화하면 남는 것이 실제 문제이며, 이는 상상보다 훨씬 작은 문제일 수 있다.

요즘은 다른 일정 때문에 학회 발표를 거의 하지 않지만, 예전에는 매년 약 30개의 의학 및 심리학 학회에서 EFT 교육과 연구에 대해 발표했다. 그 기간 동안 수천 명의 의료 전문가를 상대로 설명했다. 내가 가장 즐겨 하는 말 중 하나는 "감정적 문제를 의학화하지 말고, 의학적 문제를 감정화하지 말라"이다. 내가 여러 의사들에게 이 말을 하면 그들은 일제히 고개를 끄덕인다. 의료 전문가들은 대부분 질병의 감정적 요소를 잘 알고 있다.

실제 의학적 문제가 있다면 그에 맞는 의학적 치료가 필요하다. 반박의 여지가 없다. 감정적 문제가 있다면 EFT가 필요하다. 대부분의 문제는 이 두 가지가 혼합되어 있다. 그렇기 때문에 EFT 및 기타 안전하고 비침습적인 방법을 통해 감정적 요소를 해결하고, 신체적 요소에 대해서는 가능한 최선의 의학적 치료를 받기를 권장한다. 거의 모든 의사는 감정적 카타르시스를 통해 의학적 치료를 강화하는 것을 지지할 것이다.

감정적으로 좋아지면 에너지 시스템에 여러가지 긍정적인 변화가 일어난다. 감정이 나빠지면 에너지 시스템이 부정적인 영향을 받는다. 몇몇 연구자들은 EEG를 사용하여 EFT 전후에 변화하는 뇌의 전기 에너지를 측정했다. 실험 대상자들에게 트라우마 사건을 회상하게 했을 때, 스트레스 및 싸움-도피 반응의 활성화와 관련된 뇌파가 EEG 판독값에서 지배적으로 나타났다. 성공적인 치료 후에는 EEG 판독값에서 이완 상태를 나타내는 뇌파가 나타났다(Diepold & Goldstein, 2009; Lambrou 외, 2003; Swingle 외, 2004).

다른 연구에서도 침술에 의한 결과가 비슷하게 나타났다(Vickers 외, 2012). 침술 이론에 따르면 우리 몸의 에너지는 경락이라고 불리는 12개의 경로를 통해 흐른다. 이 에너지가 막히면 신체적 또는 정신적 고통이 발생한다. 침을 사용하거나 손가락 끝으로 지압하면 이러한 에너지 차단을 해소할 수 있다고 여겨진다. EFT는 이러한 경락의 끝점을 손가락 끝으로 두드리기 때문에 "감정 침술(emotional acupuncture)"이라고도 불린다. 뇌파 에너지든 침술로 설명되는 경락 에너지든 에너지가 균형을 이루고 흐르면 기분이 좋아진다. 이것이 EFT가 다양한 종류의 문제에 효과적인 또 다른 이유다.

EFT는 탄탄한 과학적 기반을 두고 있다. 이 장에서는 임상 EFT를 스스로 수행할 수 있도록 그 방법을 소개한다. 이를 통해 연구에서 검증된 다양한 효과를 직접 경험할 수 있다. 또한, EFT의 효과를 극대화시키는 기본 개념들과 EFT에서 흔히 겪는 장애 요소들을 피할 수 있는 방법들을 설명한다. '기본 레시피'라고 불리는 EFT의 기본 기법은 쉽게 배우고 활용할 수 있다. 이 장의 후반부에서는 '기본 레시피'를 최대한 효과적으로 적용하는 방법과 임상 EFT의 핵심 개념들을 모두 다룬다.

## 평가하기

EFT는 단순히 효과가 있기를 바라는 것이 아니다. 우리는 지속적으로 결과를 평가하여 우리가 선택한 방법이 진짜 좋아지게 만드는지 확인해야 한다. 평가에 사용하는 기본 척도는 1950년대에 유명한 정신과 의사 조셉 울프(Joseph Wolpe)가 개발한 0에서 10까지의 척도로, 사람의 불편한 정도를 측정한다. 0은 불편함이 없음을, 10은 최대한의 고통을 나타낸다. 이 척도는 불안과 같은 심리적 문제뿐 아니라 통증과 같은 신체적 문제에도 동일하게 적용된다.

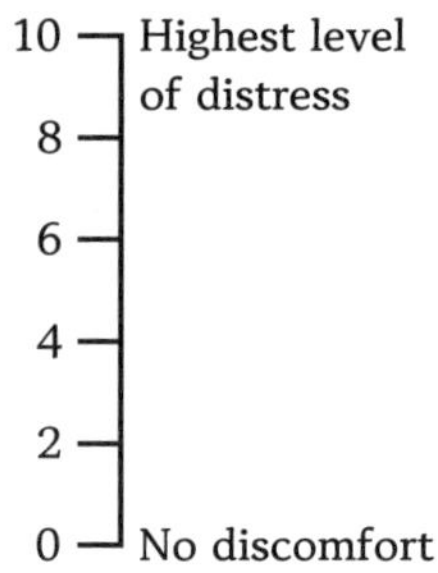


SUD 척도(강도 측정계)

울페 박사는 이 점수를 SUD 또는 주관적 불편 지수(Subjective Units of Discomfort)라고 불렀다. 주관적 고통 지수(Subjective Units of Distress Scale)라고도 한다. 자신의 문제를 느끼고 SUD 척도에 숫자로 평가해 보자. 외상성 사건이 발생했을 당시의 상태를 상상하지 말고 현재의 SUD 수준을 평가하는 것이 중요하다. 숫자를 빠르게 파악하기 어려운 경우 최대한 추측해서 점수를 매긴다.

처음의 SUD 숫자를 반드시 적어 두는 것이 좋다. 또한 SUD 수치가 *몸의 어느 부위에서* 오는지를 기록하는 것도 유익하다. 예를 들어, 두통과 같은 신체적 통증을 다루고 있다면, 머리 어느 부위에 통증이 집중되어 있는지 확인한다. 교통

사고와 같은 외상적 감정 사건을 다룰 경우, 감정적 고통의 기준점이 몸의 어느 부위에 있는지를 살펴보자. 복부인지, 가슴인지, 이마인지 등. SUD 점수의 근거가 되는 신체 부위를 적어야 한다.

숫자 척도의 변형으로서 시각적 척도를 사용할 수 있다. 예를 들어 아직 숫자를 세는 방법을 모르는 아이와 함께 작업하는 경우, 아이에게 두 손을 벌려 문제가 얼마나 큰지 표시하도록 요청할 수 있다. 팔을 벌리면 크고, 손을 모으면 작다는 뜻이다.

어떤 평가 방법을 사용하든, 각 EFT 라운드는 이렇게 문제의 크기를 평가하는 과정으로 시작하는 것이 일반적이다. 이를 통해 EFT의 효과 여부를 판단할 수 있다. SUD 숫자와 신체 위치를 평가하고 기록한 후에는 EFT의 기본 레시피(Basic Recipe)로 넘어간다. 레시피라는 이름이 붙여진 이유는 EFT가 특정한 구성 요소들로 이루어져 있기 때문이다. 마치 초콜릿 칩 쿠키 레시피에 모든 재료가 포함되어야 맛있는 제품이 나오는 것처럼 EFT를 성공하려면 이 기본 구성 요소들을 포함해야 한다.

수년 전에 나는 월리 아모스(Wally Amos)의 책을 출간했다. 월리는 초콜릿 칩 쿠키 브랜드인 '페이머스 아모스(Famous Amos)'로 더 잘 알려져 있다. 어느 날 나는 월리에게 "레시피는 어떻게 만들었나요?"라고 물었다. 나는 그가 수백 가지의 다양한 조합을 실험해 최적의 재료 조합을 찾아낸 이야기를 들려줄 줄 알았다. 마치 에디슨이 백열전구를 발명하기까지 실험실에서 수천 가지 조합을 시도했던 것처럼, 월리에게도 쿠키의 맛을 완벽하게 만들기 위해 해마다 이것저것 조합을 바꿔가는 모습을 상상했던 것이다.

하지만 월리는 태연하게 "톨 하우스 초코칩 팩 뒷면에 있는 레시피를 사용했어요"라고 답했다. 톨 하우스(Toll House)는 매년 수백만 개가 판매되는 인기 브랜드 중 하나이며, 그 간단한 레시피는 누구나 볼 수 있도록 공개되어 있다. 나는 에디슨으로 상상했던 것과 월리의 현실이 너무 달라서 놀라고 웃음이 나왔다. 이 일화의 메시지는 간단하다. 굳이 바퀴를 새로 발명할 필요는 없다. 이미 유용하다면, 그걸 쓰면 되는 것이다. 톨 하우스가 인기가 많은 이유는 그들의 레시피가 매우 유용하기 때문이다. 임상 EFT가 탁월한 결과를 보여주는 이유도 마찬가지다. 기본 레시피가 효과가 있기 때문이다. 물론 숙련된 요리사는 경험이 많아 그 기본에 다양한 변화를 줄 수 있겠지만, 초보자라도 기본 레시피만 잘 따라하면 훌륭한 쿠키를 굽고 꾸준히 좋은 결과를 얻을 수 있다. 이 장의 목적은 바로 그러한 간단하면서도 신뢰할 수 있는 수준의 지식을 제공하기 위한 것이다.

참고로 EFT의 기본 레시피에는 초기 EFT 형태에 포함되어 있던 뇌조율과정(9 Gamut Procedure)이 생략되어 있다. 이 절차를 포함한 EFT 버전을 전체 기본 레시피(Full Basic Recipe)라고 한다(부록 참조). 연구에 따르면 뇌조율과정은 뇌가 정보를 처리하는 방식을 재설정하는 데 핵심적인 역할을 한다. 그렇지만 대부분의 치료사는 우선 기본 레시피부터 시도한다. 만약 내담자가 진전이 없거나, 어린 시절 트라우마가 있거나, SUD 점수가 떨어지지 않거나, 기억을 구체적으로 떠올리지 못하거나, 감정이 지나치게 격하거나, 유사한 트라우마 경험이 많다면, 이 뇌조율과정이 매우 유용하다.

## 수용확언

수용확언(The setup statement)은 해결하고자 하는 문제를 체계적으로 "설정"하는 과정이다. 이는 도미노 게임에서 연쇄 반응을 만들기 위해 도미노를 일렬로 배치하는 것과 같다. 게임을 시작하기 전에 미리 준비하는 것이다. 게임의 목적은 도미노를 쓰러뜨리는 것이다. 마찬가지로 EFT는 SUD 수준을 낮추는 것을 목표로 한다. 이를 위해서 우선 문제의 조각들을 잘 설정해야 한다.

수용확언은 두 가지 심리학 이론에 뿌리를 두고 있다. 하나는 인지치료이고 다른 하나는 노출요법이다. 인지치료는 생각, 신념, 타인과의 관계 그리고 세상과 자신의 경험을 인식하는 정신적 틀과 같은 광범위한 인지 영역을 다룬다.

노출요법은 심리치료의 유용한 기법으로서 부정적인 경험에 생생하게 노출시키는 치료법이다. 부정적인 경험을 회피하는 것이 아니라 그 사건에 대한 조건화된 공포 반응을 깨뜨리기 위해 그 경험에 직면하게 만든다.

이 두 가지 치료법에 대해 지금 더 깊이 다루지는 않겠지만, 이후에 EFT의 수용확언이 인지치료와 노출요법의 접근법을 어떻게 차용하여 경혈 자극 또는 두드리기와 강력한 시너지를 발휘하는지 보게 될 것이다.

## 심리적 역전

심리적 역전(Psychological Reversal)이라는 용어는 에너지요법에서 따온 것이다. 에너지 흐름이 막히거나 역전되면 증상이 나타난다는 개념을 말한다. 손전등에 건전지를 거꾸로 넣어 음극이 있어야 할 곳에 양극이 있으면 불빛이 나오지 않는다. 인체도 이와 마찬가지로 고유한 극성을 지닌다(그림 참조). 이 극성이 역전되면 신체의 에너지 흐름이 차단된다. 침술에서는 12개의 경락을 따라 에너지가 자유롭게 흐르도록 막힘을 제거하는 것이 치료의 목표인데, 에너지의 극성이 역전되면 치유 과정이 방해를 받게 된다.

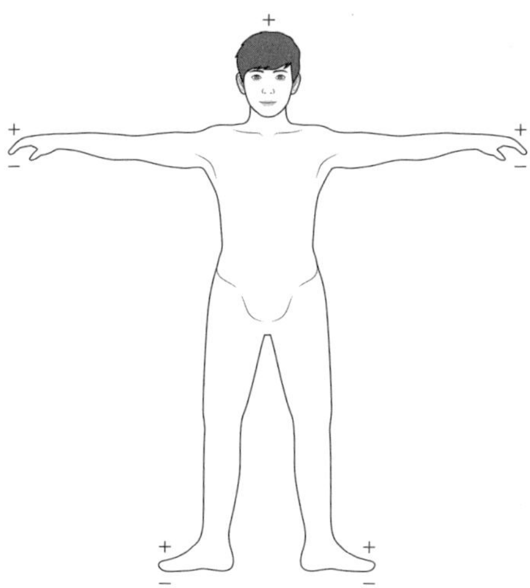

**인체의 전기적 극성**(ACEP 인증 프로그램 매뉴얼, 2006에서 각색)

심리적 역전은 EFT 및 기타 에너지요법에서 문제 해결에 진전이 없을 때 드러난다. 특히 만성질환, 중독, 기타 치유에 저항하는 조건에서 자주 발생한다. 회복을 간절히 원하지만 다양한 치료법을 사용해도 효과가 없던 사람을 만난다면, 심리적 역전을 겪고 있을 가능성이 높다. EFT의 기본 레시피의 첫 번째 단계 중 하나는 심리적 역전을 교정하는 것이다. 몇 초밖에 걸리지 않으므로 심리적 역전이 있는지 여부에 관계없이 이 단계를 포함하는 것이 좋다.

EFT의 수용확언 단계는 인지치료와 노출요법의 요소를 포함하면서 동시에 심리적 역전을 교정하는 역할을 한다.

## 확언

수용확언의 노출요법적 측면은 문제의 기억을 회상하는 것이다. 수용확언을 하면 트라우마의 기억에 반복적으로 마음을 노출시키게 된다. 이것은 우리가 일반적으로 감정적 트라우마가 사라지기를 바라는 것과는 정반대이다. 우리는 보통 해리 또는 회피와 같은 행동을 통해 불쾌한 기억을 다루지 않으려 한다.

그러나 EFT에 자신감이 생기면 노출에 대한 두려움이 없는 자신을 발견하게 될 것이다. 과거의 트라우마 기억을 두려워한 채 살아갈 필요가 없다는 것을 알게 된다. 몇 분 또는 몇 초 만에 감정 강도를 낮출 수 있는 도구가 있기 때문이다. 문제를 피하려는 기존의 패턴이 뒤집히고, 금방 기분이 나아진다는 확신을 가지고 자신감 있게 문제를 향해 다가갈 수 있다.

EFT 수용확언은 다음과 같다.

- 나는 비록 (문제 이름)을 겪고 있지만, 이런 나 자신을 깊이 온전히 받아들입니다.

수용확언의 전반부인 노출 부분에 문제의 이름을 삽입한다. 예를 들면 다음과 같다.

- 나는 비록 끔찍한 교통사고를 당했지만, 이런 나 자신을 깊이 온전히 받아들입니다.
- 나는 비록 편두통이 있지만, 이런 나 자신을 깊이 온전히 받아들입니다.
- 나는 비록 고소공포증이 있지만, 이런 나 자신을 깊이 온전히 받아들입니다.
- 나는 비록 무릎에 통증이 있지만, 이런 나 자신을 깊이 온전히 받아들입니다.

- 나는 비록 이라크 전쟁 때 전우가 내 품에서 숨을 거두는 고통을 겪었지만, 이런 나 자신을 깊이 온전히 받아들입니다.
- 나는 비록 위스키에 대한 엄청난 갈망이 있지만, 이런 나 자신을 깊이 온전히 받아들입니다.
- 나는 비록 거미에 대한 두려움이 있지만, 이런 나 자신을 깊이 온전히 받아들입니다.
- 나는 비록 과자를 더 먹고 싶은 충동이 들지만, 이런 나 자신을 깊이 온전히 받아들입니다.

변형 방식은 무궁무진하다. 이 수용확언은 자신을 괴롭히는 모든 것에 사용할 수 있다.

노출은 쉼표 앞에 있는 수용확언의 전반부로 표현되는 반면, 인지 작업은 문장의 후반부, 즉 자기 수용을 다루는 부분에서 이루어진다. EFT는 긍정적인 생각을 억지로 유도하지 않는다. 상황이 좋아질 것이라고 스스로에게 말하지 않는다. 그저 있는 그대로의 자신을 수용한다는 의도를 표현할 뿐이다. 현실을 받아들인다는 것이다. 게슈탈트(Gestalt) 치료사 바이런 케이티(Byron Katie, 2002)는 『*네 가지 질문(Loving What Is)*』이라는 책을 썼는데, 원 제목을 번역하면 '있는 그대로를 사랑하라'는 뜻이다. 이것이 바로 EFT가 권장하는 바와 같다.

평온의 기도(The Serenity Prayer) 역시 동일한 수용의 방식으로, "신이시여, 제가 바꿀 수 없는 것을 받아들일 수 있는 평온을 주시고, 바꿀 수 있는 것을 바꿀 수 있는 용기를 주시며, 그 둘을 구별할 수 있는 지혜를 허락하소서"라고 한다. EFT에서는 긍정적으로 생각하려고 애쓰지 않는다. 태도나 상황을 바꾸려고 노력하는 것이 아니라 그저 받아들인다고 확언하는 것이다. 이러한 "있는 그대로 수용하기"라는 인지적 틀이 변화로 나아가는 길을 크게 열어준다. 그러나 끊임없이 긍정적 사고를 강요하는 우리 문화에서 이를 실천하기가 쉽지는 않다. 많은 경우 긍정적 사고는 오히려 치유를 방해한다. 반면, 수용은 우리의 실제 경험과 일치하는 현실 기반의 출발점을 제공해 준다. 20세기의 위대한 치료사이자 내담자 중심 치료(client-centered therapy)를 도입한 칼 로저스(Carl Rogers)는 이렇게 말했다. "변화의 역설은, 조건을 있는 그대로 받아들이는 데서 변화가 시작된다는 것이다(Rogers, 1961).”

처음에는 여기서 소개한 수용확언 문장을 그대로 사용하길 권장한다. 자신감이 생기면 다양한 변형을 시도해 봐도 좋다. 단, 반드시 자기 수용과 문제 노출을 모두 포함해야 한다. 예를 들어, 두 부분의 순서를 뒤집어 인지적 자기 수용을 먼저 하고 그 다음 문제 노출을 배치할 수도 있다. 다음은 몇 가지 예시이다.

- 나는 나 자신을 충분히 온전하게 받아들이면서, 이 끔찍한 두통을 겪고 있다.
- 나는 나 자신을 깊이 사랑하면서, 끔찍한 교통사고의 악몽을 꾸고 있다.
- 나는 여전히 나 자신을 존중하면서, 이혼의 큰 아픔을 겪고 있다.

아이들과 EFT를 할 때는 수용확언이 아주 정교할 필요가 없다. “나는 괜찮아” 또는 “나는 멋진 아이야”처럼 매우 간단한 자기 수용 문구를 사용할 수도 있다. 예시를 보자.

- 조니가 나를 때렸지만 나는 괜찮아.
- 선생님이 나를 꾸짖었지만 나는 여전히 멋진 아이야.

아이들이 EFT에 얼마나 빨리 반응하는지 놀랄 정도다. 아이들의 SUD 점수가 너무 빨리 떨어지는 것을 어른들은 이해하기 어렵다. 12세에서 20세 사이의 청소년을 대상으로 여러 연구가 수행되었는데, 피험자들 모두가 EFT에 매우 빠르게 반응했다. 아이들은 어른들이 가진 수십 년 동안의 조건화된 사고에 의한 제한을 받지 않는다. 아이들은 아직 반복적인 사고와 행동을 통해 뇌에 두꺼운 신경망이 형성되지 않았기 때문에 부정적인 감정을 빠르게 버릴 수 있다.

자기 수용 그 자체가 문제라면 어떻게 해야 할까? 스스로를 받아들일 수 없다고 믿는다면 어떻게 해야 할까? 자존감이 낮고 “나는 나 자신을 온전히 이해하고 받아들인다”라는 말이 거짓말처럼 들리면 어떻게 해야 할까?

이런 경우 EFT가 제안하는 방법은 믿지 않더라도 그냥 말하는 것이다. 처음에는 어렵더라도, 말하다 보면 어느 정도 효과가 나타난다. 이렇게 심리적 역전을 교정하다 보면 곧 자기 수용에 대한 불신에서 믿음으로 바뀌는 경험을 하게 될 것이다. 확언을 크게 말할 수도 있고 작게 말할 수도 있지만, 강조하여 큰 소리로 말하고 생생하게 상상할수록 더 강한 감정 에너지를 얻을 수 있다.

## 이차이득

에너지 치료에서는 치유를 차단하는 에너지 상태를 가리켜 "심리적 역전"이라는 용어를 사용하지만, 심리학에서도 동일한 의미의 용어가 있다. 이 용어는 바로 "이차이득(secondary gain)"이다. 아플 때 얻을 수 있는 이득을 말한다. "누가 아프고 싶어하겠는가?" 의아할 수 있겠지만, 실제로 정신적 또는 신체적 문제를 견고하게 유지하려는 여러 이유가 있다.

외상 후 스트레스 장애를 앓고 있는 퇴역 군인의 경우를 생각해 보자. 그는 아프가니스탄에서 죽음과 고통을 목격했던 장면을 회상하며 고통받고 있다. 그는 악몽을 꾸고 밤새 잠을 이루지 못한다. 그의 불안함은 극심했기에, 일을 지속하거나 일반적인 인간관계를 유지하기가 어려웠다. 외상 후 스트레스 장애가 삶에 끼치는 피해에도 불구하고, 이런 사람이 좋아지기를 원하지 않는 이유가 있다면 무엇일까?

그는 그의 상태 때문에 매달 장애 수당을 받고 있기 때문일 수 있다. 그의 수입은 외상 후 스트레스 장애에 의존하고 있으며, 그가 회복되면 주요 생계 수단이 사라질 수 있다.

또 다른 이유는 수년 전 이혼으로 깊은 상처를 받았기 때문일 수 있다. 그는 그 과정에서 집과 자녀를 잃었다. 그는 나쁜 결말을 맞을 수 있는 또 다른 연애 관계를 시작하기가 두렵기만 하다. 외상 후 스트레스 장애는 그에게 시도하지 않을 이유를 제공한다.

이는 이차이득의 분명한 예시이다. EFT 워크숍 참가자와 함께 일하다 보면 치유를 방해하는 다양하고 미묘한 이유를 발견할 수 있다. 한 여성은 5년 동안 체중 감량을 시도했지만 모든 다이어트에 실패했다. 그녀의 이차이득은 원하지 않는 남자들의 관심으로부터 자유로울 수 있다는 것이었다.

섬유근통을 앓고 있던 또 다른 여성은 이 병의 숨겨진 이득을 발견했는데, 그것은 싫어하는 친척을 방문할 필요가 없어진다는 것이었다. 그녀는 사회적 의무를 피할 수 있는 변명거리가 생긴 것이다. 또한 그녀는 남편과 자녀들로부터 자신의 고통에 대한 동정 어린 관심을 받았다. 고통스러운 질병을 포기하면 가족으로부터의 애정도 잃고 혐오하던 친척들을 다시 만나야 할지도 모른다.

심리적 역전과 마찬가지로 이차이득은 치유 여정에서의 진전을 방해한다. 이러한 숨겨진 장애물을 바로잡는 것이 EFT 기본 레시피의 첫 번째 요소 중 하나이다.

## EFT로 심리적 역전을 바로잡는 방법

EFT 전체 과정에서 가장 먼저 두드리는 타점은 손 옆 도톰한 부위에 있는 손날(SH) 타점이다. 반대편 손의 네 손가락 끝으로 이 손날 타점을 두드린다.

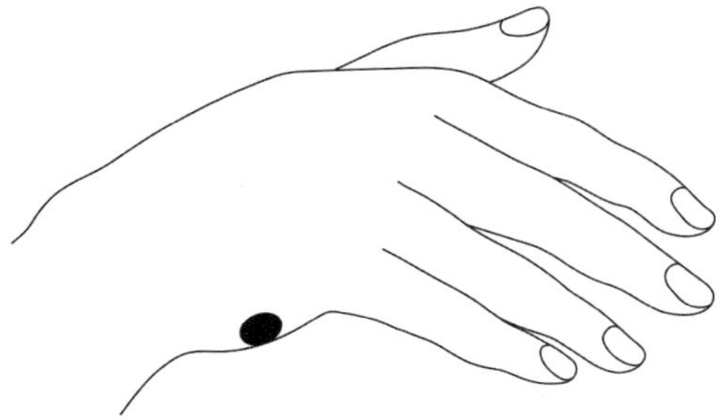

손날(SH) 타점

손날 타점을 계속 두드리면서 수용확언을 세 번 반복한다. 이제 심리적 역전을 바로잡았고, EFT 기본 레시피의 다음 단계를 위한 에너지 시스템 설정을 마쳤다. 다음 단계는 연속 두드리기(the Sequence)이다.

## 연속 두드리기

다음으로 경락의 마지막 경혈들을 정해진 순서대로 두드린다. 검지와 중지 두 손가락 끝으로 각 타점을 7회 정도 가볍게 두드린다. 정확한 횟수는 중요하지 않다. 7회보다 약간 많거나 적어도 괜찮다. 몸의 오른쪽이든 왼쪽이든 어디를 두드려도 되고, 오른손으로 두드릴지 왼손으로 두드릴지도 상관없다.

먼저 머리와 얼굴에 있는 경락 타점들을 두드린다(그림 참조). ① 양쪽 귀를 잇는 가상의 선 중앙에 있는 정수리 부위(TH), ② 콧등과 만나는 눈썹의 시작 부위(EB), ③ 눈의 바깥쪽(SE), ④ 눈동자 아래 안와 뼈 융기 부위(UE), ⑤ 코 아래 인중 부위(UN), ⑥ 아랫입술과 턱 사이(Ch).

그 다음 ⑦ 쇄골 타점을 두드린다(그림 참조). 이 지점을 찾으려면, 먼저 쇄골 사이의 움푹 들어간 홈에 손가락을 댄다. 거기서 손가락을 약 2 cm 아래로 내리면 가슴뼈 부근에 또 다른 오목한 부분이 느껴질 것이다. 여기서 다시 옆으로 약 2 cm 이동하면 쇄골 아래 깊게 움푹 들어간 곳이 있다. 이곳이 바로 쇄골(CB) 경혈 타점이다. 연구에 따르면 실제 경혈을 자극하는 것이 주변 피부를 자극하는 것보다 더 효과적이라고 하므로, 대략 짐작해서 두드리기보다는 정확한 위치를 찾는 것이 좋다.

마지막으로 ⑧ 겨드랑이에서 약 10 cm 아래(여성의 경우 브래지어 끈이 가로지르는 위치)에 있는 팔 아래(UA) 타점(그림 참조)을 두드린다.

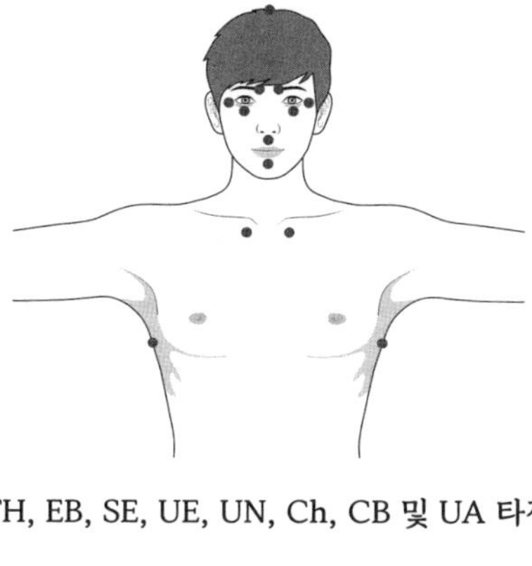

TH, EB, SE, UE, UN, Ch, CB 및 UA 타점

## 연상어구

나는 앞서 노출의 중요성을 강조했다. 노출요법을 주제로 많은 연구들이 수행되었으며, 문제에 장기간 노출시키면서 몸을 진정하는 기법을 결합하면 외상성 스트레스를 효과적으로 치료할 수 있음이 입증되었다. EFT는 이 노출 개념을 연상어구(Reminder Phrase)의 형태로 통합하고 있다. 연상어구는 두드리는 동안 문제를 머릿속에 생생히 떠올리게 하는 짧은 문구이다. 이 문구 덕분에 현재 작업 중인 특정 문제에 에너지 체계가 집중되며, 다른 생각이나 감정으로 산만해지는 것을 막을 수 있다. 연상어구의 목적은 감정을 유발하는 상황이 지금 당장 눈 앞에 없더라도 문제를 생생하게 경험하도록 돕는 데 있다.

예를 들어, 시험 불안이 있는 경우 지금 실제로 시험을 치르지 않더라도 연상어구를 사용하여 두려움에 계속 집중할 수 있다. 실제 문제가 없는 상태에서도 EFT가 반응 패턴을 바꿀 수 있도록 기회를 제공한다. 물론 시험을 보는 실제 상황에서도 EFT를 사용할 수 있겠지만, 대부분의 경우 과거의 괴로운 기억을 다룰 때 EFT를 사용한다. 연상어구를 사용하면 문제에 계속 집중할 수 있다. 시험 불안에 대한 연상어구의 예시로는 "*그 시험*" 또는 "*내일 치러야 할 시험*" 또는 "*예전에 망친 시험*" 등이 있다. 연상어구의 다른 예시들을 보자.

- 벌에 쏘였던 기억
- 아빠가 날 때림
- 친구가 나를 존중하지 않음
- 변호사 사무실
- 언니가 나보고 뚱뚱하다고 말했다
- 교통사고
- 이 무릎 통증

연상어구를 반복하면서 각 타점을 두드린다. 그런 다음 다시 문제에 집중하고 두 번째 SUD 점수를 평가한다. SUD 점수가 크게 떨어져 있을 것이다.

이 지침을 처음 읽을 때는 다소 복잡하게 느껴지겠지만, 1-2분이면 외워서 한 라운드의 EFT 두드리기를 할 수 있을 것이다.

이제 EFT의 기본 레시피의 단계를 요약해 보자:

1. SUD 점수를 평가한다.
2. 수용확언 문장에 문제 이름을 삽입한다. "*나는 비록* (이 문제)*를 겪고 있지만, 이런 나 자신을 깊이 온전히 받아들입니다.*"
3. 수용확언을 세 번 반복하면서 손날 타점을 계속 두드린다.
4. 연상어구를 반복하면서 나머지 8개 타점을 각각 7번 정도 두드린다.
5. 두 번째 SUD 점수로 결과를 평가한다.

간단하지 않은가? 이제 단 몇 분 만에 옛 기억의 감정적 찌꺼기를 효과적으로 제거하고, 현재의 힘든 상황도 더 잘 이겨낼 수 있는 도구를 가지게 되었다. 몇 번만 두드리기를 반복하다 보면 기본 레시피를 자연스럽게 암기하게 되고, 일상생활에서 자주 활용하는 자신을 발견할 수 있을 것이다.

## SUD 점수가 0점까지 내려가지 않는 경우

한 번의 두드리기 라운드로 SUD 점수가 0이 되는 경우도 있지만, 조금만 내려가는 경우도 있다. 예를 들어, 편두통이 8점이었는데 EFT를 한 번 하고 나면 4로 감소할 수 있다. 이런 경우 EFT를 한 번 더 진행한다. 수용확언 문장을 변형하여, 문제의 일부가 여전히 남아 있음을 인정하도록 한다. "*나는 비록 편두통이 아직 일부 남아 있지만, 이런 나 자신을 깊이 온전히 받아들입니다.*" 몇 가지 예시를 더 보자.

- 나는 비록 나를 실망시킨 친구에게 여전히 약간의 분노를 느끼지만, 이런 나 자신을 깊이 온전히 받아들입니다.
- 나는 비록 무릎 통증이 아직도 조금 남아 있지만, 이런 나 자신을 깊이 온전히 받아들입

니다.

- 나는 비록 벌에 쏘여 아직 조금 따갑지만, 이런 나 자신을 깊이 온전히 받아들입니다.
- 나는 비록 상사가 사용한 단어에 대해 여전히 약간의 불만을 품고 있지만, 이런 나 자신을 깊이 온전히 받아들입니다.
- 나는 비록 딸이 약속을 어긴 것에 대해 아직 약간 실망스러워하지만, 이런 나 자신을 깊이 온전히 받아들입니다.
- 나는 비록 이라크 파병 명령을 받았던 때를 생각하면 여전히 마음이 불편하지만, 이런 나 자신을 깊이 온전히 받아들입니다.

연상어구도 그에 맞게 조정한다. "*아직 남은 약간의 분노*", "*남아 있는 좌절감*", "*조금 남은 통증*", "*다소 속상함*" 등과 같이 표현할 수 있다.

## 자신과 타인을 위한 EFT

이 연습 라운드에서 경험했듯이 EFT는 자기 스스로에게 적용할 수 있다. 한편, 다른 사람을 위해 두드리는 것도 가능하다. 많은 치료사, 라이프 코치 및 기타 전문가들이 내담자에게 전문적으로 EFT를 제공한다. 나는 EFT 세션 중에 상담사가 내담자를 직접 두드려 주는 것보다 내담자 본인이 스스로 두드리도록 유도하는 방식을 훨씬 선호한다. 약간의 가이드만 주고 내담자 스스로 두드리게 하면, 치유의 주도권이 내담자 자신에게 자연스럽게 돌아가기 때문이다. 내담자는 스스로 감정적 고통을 줄일 수 있다는 사실을 발견함으로써 큰 힘을 얻게 되고, 필요할 때 언제든지 활용할 수 있는 도구가 있다는 점에서 안심하고 상담소를 떠날 수 있게 된다. 또한 일부 관할 지역에서는 상담사가 내담자를 신체적으로 접촉하는 것이 불법이거나 비윤리적일 수 있다. 이 경우에도 내담자가 스스로 두드리면 되기 때문에 EFT는 여전히 효과적이다.

## 구체적 사건 설정의 중요성

가능하면 일반적인 내용보다는 구체적인 사건을 찾아 두드리는 것이 좋다. 예를 들어 "자존감", "우울증" 또는 "성과 문제" 등의 표현은 구체적인 사건이 아닌, 추상적이고 일반적인 주제에 해당한다. 이러한 일반적인 문제들의 이면에는 여러 구체적인 사건들이 숨어 있다. 예를 들어, 자존감이 낮은 여성에게는 네 살 때 그림을 색칠하고 있었는데 엄마가 들어와 선을 벗어나서 색칠했다고 비난했던 경험이 있을 수 있다. 또는 초등학교 2학년 때 수업 시간에 머리카락을 만지다가 선생님에게 꾸중을 들은 기억도 있고, 첫 남자친구가 학교 무도회에 다른 여자아이를 데려가기로 했던 경험도 있을 것이다. 이렇게 여러 특정 사건들이 모여 낮은 자존감이라는 큰 패턴을 형성하게 된다.

개별 사건의 감정적 트라우마가 해결되면 낮은 자존감의 전체적 패턴이 바뀔 수 있다. 이것이 EFT의 작동 방식이다. 큰 패턴만 다루고 구체적인 사건을 생략하면 성공적인 결과를 얻을 가능성이 줄어든다.

낮은 자존감과 같은 큰 패턴이 어떻게 형성되는지를 생각해 보면 이는 당연하다. 자존감은 수많은 특정 사건들을 통해 쌓여 간다. 이러한 사건들이 모여 전체 패턴을 형성한다. 큰 패턴은 한 번에 완전히 형성되는 것이 아니라 수많은 유사한 경험을 통해 서서히 만들어진다. 뇌에 새겨진 기억은 개별 사건들이다. 한 번에 하나씩 실망스럽거나 충격적인 기억이 해마라는 뇌조직에 암호화되어 저장된다. 해마는 두려움이나 위협적인 신호를 기록하는 변연계의 일부이다. 해마에 비슷한 기억들이 축적되면, 그 공통점들이 결합되어 "낮은 자존감"과 같은 주제를 형성하게 된다. 이 주제는 결국 구체적 사건들의 연속에서 비롯된 것이며, EFT는 그 사건들에 접근할 때 효과적으로 적용될 수 있다.

주제에 기여한 모든 사건들에 대해 하나하나 다 EFT를 적용할 필요는 없다. 보통 가장 괴로웠던 몇 가지 기억의 감정적 충격만 해소해도 전체 패턴이 사라진다. 가장 강렬한 기억이 EFT로 무력화되면 그 비슷한 기억들은 함께 힘을 잃게 된다. 이는 해마가 과거의 고통스러운 사건이 현재 생존에 위협이 되지 않는다는 것을 학습하고 나면, 유사한 모든 사건들의 감정적 영향을 자동으로 낮추기 때문이다.

큰 주제를 대상으로 두드리기를 하는 것은 EFT를 처음 접하는 사람들이 가장 흔히 저지르는 실수다. 누가 "EFT는 효과가 없더라"고 말한다면, 그 사람은 아마도 특정 사건을 구체화하지 못하고 전체적인 주제를 두드렸을 가능성이 높다. 이러한 기초적인 실수를 하지 말아야 한다. 전체적인 문제에 대해 생각할 때 가장 생생하게 떠오르는 사건들을 차례로 나열해 보라. 각각을 두드리면 뇌가 자연스럽게 정보를 수정하여 전체적인 문제의 크기를 줄인다. 이를 '일반화 효과'라 하며, 이것은 신경과학자들이 말하는 뇌의 '깊은 감정 학습(deep emotional learnings)'을 변화시키는 현상으로, EFT의 가장 큰 장점 중 하나다.

## 양상 두드리기

EFT는 외상성 사건과 기타 문제를 "양상(aspects)"이라는 더 작은 조각들로 나누어 다룬다. 그 이유는 강한 감정적 반응이 대개 사건 자체보다는 특정 부분에 집중되기 때문이다. 하나의 사건을 완전히 0으로 낮추기 위해서는 여러 다른 양상들을 식별하고 각각에 대해 두드릴 필요가 있다.

다음은 내가 EFT 워크숍에서 강연할 때 있었던 양상 두드리기 사례다. 30대 후반의 한 여성이 자원하여 참여했는데, 6년 전 교통사고 후 목 통증과 운동 범위의 제한이 있었다. 고개를 대부분 오른쪽으로 돌릴 수 있었지만 왼쪽으로는 불과 몇 도만 움직일 수 있었다. 당시 사고는 경미한 사고였고, 6년이 지난 지금까지도 통증이 계속되는 이유를 그녀 자신도 잘 몰랐다.

나는 그녀에게 사고를 떠올릴 때 가장 강렬하게 느껴지는 신체 부위가 어디인지 물었고, 그녀는 가슴 위쪽이라고 대답했다. 그런 느낌을 과거에 느껴본 적이 있었는지 물었더니 8살 때 겪었던 또다른 자동차 사고를 말했다. 당시 그녀의 언니가 운전을 했다. 우리는 그때 사고의 여러 양상에 대해 작업했다. 두 소녀는 시골 도로의 커브길을 돌다가 다른 차와 정면으로 충돌했는데, 충돌 속도는 낮았다. 감정을 자극하는 한 가지 양상은 그녀가 충돌을 피할 수 없다는 것을 깨닫는 순간이었고, 우리는 그것이 완화될 때까지 두드렸다. 또 다른 양상인 충돌 소리에 대해 두드렸다. 그녀는 머리에 상처를 입고 피를 흘리며 근처의 이웃집으로 후송되었고, 우리는 그 기억에 대해서도 두드렸다. 그렇게 나타나는 양상들을 차례대로 두드렸다. 하지만 통증 수치는 크게 줄어들지 않았고 운동 범위도 별로 개선되지 않았다.

그러다 그녀는 숨을 들이쉬며 말했다. "방금 생각났어요. 제 언니는 겨우 15살이었어요. 미성년자였죠. 그날 저는 언니에게 무모하게도 가족의 자동차를 운전하도록 부추겼고, 우리는 진짜 그렇게 했어요." 바로 이런 죄책감이 감정적 부하를 크게 일으키고 있었다. 그 감정을 두드린 후 그녀는 통증이 사라지고 목의 운동 범위를 회복했다. 만약 6년 전 사고에 대해서만 두드렸거나, 모든 양상을 다루지 못했다면 "EFT는 효과가 없다"고 생각했을 것이다.

양상은 통증, 신체 감각, 감정, 이미지, 소리, 맛, 냄새, 사건의 단편 또는 신념 등이 될 수 있다. 다음 사건으로 넘어가기 전에 사건의 각 양상에 담긴 모든 감정을 깊이 파고들어야 한다. 이를 위한 한 가지 방법은 각각의 감각 유형을 체크하여, "당시 무엇을 들었나요/보았나요/만졌나요?", "무슨 맛이었나요?", "어떤 냄새가 났나요?" 식으로 질문하는 것이다. 어떤 사람에게는 타이어가 미끄러질 때의 고무 타는 냄새가 자동차 사고의 가장 무서운 양상(후각적 양상)일 수 있다. 또 어떤 사람에게는 충돌로 인해 잇몸에서 나오는 피의 맛(미각적 양상)이 가장 강렬할 수 있다. 또 다른 사람은 충돌 소리(청각적 양상)나 비명 소리(청각적 양상)를 가장 생생하게 기억할 수도 있다. 또 다른 사람은 대시보드 앞으로 튕겨져 나가는 느낌(운동감각 또는 신체감각 양상)을 최대 감정으로 느낄 수 있다. 통증 자체가 하나의 양상(운동감각적 양상)일 수도 있다. "다친 정도가 아주 심각합니다."고 하는 의료진의 말(언어적 양상)도 하나의 양상이 될 수 있다. 충돌 직전 상대 운전자의 공포에 질린 표정(시각적 양상)이 가장 충격적인 순간일 수도 있다. 죄책감이나 다른 감정도 하나의 양상(감정적 양상)이 될 수 있다. 이렇게 외상성 사건에 대해 각각의 양상을 두드려야 한다.

모든 양상을 철저히 탐색하면 해당 기억이 완전히 평안해지기 마련이다. 아직 감정 부하가 남아 있다면 어떤 양상을 놓쳤을 가능성이 높다. 그럴 경우 다시 돌아가서, 해마의 정보 처리 경로 어딘가에 여전히 박혀 있는 트라우마 조각들을 찾아야 한다.

자신이나 내담자에게 "그 사건을 떠올릴 때 어떤 감정을 느끼나요?"라고 묻는 것은 모호한 질문이어서 치유에 중요한 양상들을 놓치는 결과를 초래할 수 있다. 하지만 "사건 당시 무엇을 보았나요? 무슨 소리가 들렸나요? 어떤 맛을 느꼈나요? 무엇을 만졌나요? 어떤 감각을 느꼈나요?"라고 묻는다면, 두드리는 데 필요한 구체적인 정보를 얻을 수 있다. 감정은 근본적으로 몸의 감각에 우리가 붙이는 이름일 뿐이다. 우리는 "분노"를 느끼는 것이 아니라 실제로는 "가슴의 압박감"이나 "숨 가쁨" 같은 신체적 감각을 느낀다. 훌륭한 임상가는 이러한 추상적인 감정 표현 아래에 숨겨진 신체적 감각을 찾아내는 습관을 가진다. 그렇게 함으로써 트라우마를 붙들고 있는 양상들을 발견하고, 그것들을 관리 가능한 수준으로 완화시킬 수 있다.

### 핵심 문제 찾기

EFT 워크숍에서 나는 "그 문제는 결코 그 문제가 아니다(The problem is never the problem)."라는 말을 즐겨 한다. 이 말의 의미는, 현재의 문제가 우리를 괴롭히는 이유는 우리의 감정적 뇌가 그것을 과거의 문제와 유사하게 인식하기 때문이다. 예를 들어, 배우자가 늦게 귀가하는 것에 유난히 신경이 쓰이고 스트레스를 받는 상황을 가정해보자. 이 문제를 EFT로 깊이 다루다 보면, 스트레스를 받는 진짜 이유는 어린 시절 무관심한 어머니가 나의 울음소리에 주의를 기울이지 않았기 때문이라는 사실을 발견할 수 있다. 현재 배우자의 행동이 해마 입장에선 어린 시절에 경험한 방임과 유사하기 때문에 그렇게 반응한 것이다. 현재의 배우자가 문제의 원인이 아님에도 우리는 배우자를 변화시키려고 많은 에너지를 쏟게 된다.

EFT 유니버스 웹사이트에는 어린 시절 유사 사건의 감정적 부하를 제거한 후, 현재의 문제로 더이상 스트레스를 받지 않게 된 수백 가지의 이야기가 게시되어 있다. 현재 상황은 전혀 변하지 않았지만, 과거 그 사람을 괴롭혔던 문제가 이제는 감정적 부하를 일으키지 않게 되었다. 이것이 바로 EFT로 핵심 문제를 무력화시켰을 때 일어나는 마법이다. 표면적인 문제에만 EFT를 사용하는 것에 그치지 말고 문제의 근원에 있는 핵심 문제를 찾아 해결하는 능력을 키우는 것이 좋다.

다음은 핵심 문제를 파악하기 위해 던질 수 있는 몇 가지 질문들이다.

- 지금 나를 괴롭히는 문제가 어린 시절의 어떤 사건을 떠올리게 하는가? 몸의 감각에 집중하여 느낌을 느껴본 다음 인생에서 처음으로 같은 감각을 느꼈던 시점으로 시간을 거슬러 올라가 본다.
- 살면서 겪었던 지금과 비슷하면서도 가장 끔찍했던 경험은 무엇인가?
- 만약 내가 자서전을 쓴다면, 마치 아무 일도 없었던 것처럼 완전히 삭제하고 싶은 장은 무엇인가?

어린 시절의 특정 사건이 기억나지 않는다면 마음속으로 가상의 사건을 만들어 보는 것도 좋다. 이런 가상의 작업도 대개 치료 목표에 잘 부합한다. 우리 뇌는 실제 사건의 구성 요소들을 조합해 가상의 사건을 만들어내는데, 이 가상의 사건이 실제로 두드릴 수 있는 실제 기억으로 이어지는 경우가 많다. 혹 그렇지 않더라도 가상의 사건을 그냥 두드려도 좋다. 일반적으로 긴장이 풀리는 것을 경험할 수 있다.

## 일반화 효과

일반화 효과는 EFT 세션 중 쉽게 경험하는 현상이다. 앞서 언급했듯이 특정 사건의 감정적 고통을 해결하면 비슷한 감정적 특성을 가진 다른 사건의 고통도 줄어든다. 어린 시절 아버지로부터 여러 번 구타를 당한 적이 있는 한 남성과 EFT 워크숍에서 함께 작업한 적이 있다. 구타에 대한 그의 SUD 평가는 10점이었다. 나는 그에게 지금까지 겪은 최악의 구타를 떠올려 보라고 했다. 그는 8살 때 아버지가 얼굴을 세게 때려 턱뼈가 부러졌다고 했다. 우리는 그 끔찍한 구타에 대해 함께 두드렸고 그 모든 양상에 대해 작업했다. 그 결과 SUD가 0으로 떨어졌다. 그 후 내가 모든 구타 사건에 대한 SUD 점수를 물었을 때, 그의 표정이 부드러워지면서 이렇게 말했다. "사실 아버지는 저보다 훨씬 더 심하게 할아버지한

테 맞았어요. 아버지가 얼마나 심하게 맞고 자랐는지를 생각하면 아버지는 사실 굉장히 잘 살아오신 거예요." 하나의 구타 경험에 대한 EFT 후 모든 구타 경험에 대한 SUD 점수가 크게 낮아진 것이다. 이것이 바로 EFT의 일반화 효과이다. 중요한 도미노 하나를 쓰러뜨리면 다른 모든 도미노들이 함께 쓰러질 수 있는 것과 같다.

이러한 효과는 워크숍에서 만난 내 내담자가 겪었던 것처럼 어린 시절 많은 학대의 경험으로 고통받은 사람들에게 매우 위안이 되는 이야기이다. 끔찍한 사건들을 모두 하나하나 해결해야 할 필요가 없다. 종종 한 사건의 감정적 강도를 낮추는 것만으로 다른 비슷한 사건들의 문제가 같이 해결될 수 있다.

해마는 뇌의 감정 중추인 변연계의 여러 구조 중 하나다. 해마는 새로운 정보를 고통이나 아픔을 유발했던 과거의 사건과 비교하는 역할을 한다. 들어오는 정보를 과거와 비교함으로써 새로운 경험이 잠재적인 위협이 될 수 있는지 판단할 수 있다. 예를 들어, 5살 때 가톨릭 학교에서 수녀에게 구타당한 경험이 있었다고 가정해 보자. 40년이 지나 성인이 되어도 검은색과 흰색 옷을 입은 여성들 곁에 가면 이유 없이 불안감을 느낄 수 있다. 그 이유는 해마가 수녀복의 색깔을 어린 시절 구타의 고통과 연관짓기 때문이다.

이것은 인류의 조상들에게는 놀라운 진화적 혁신이었다. 아마도 초기 인류는 긴 풀숲에 숨어 있던 호랑이의 공격을 자주 받았을 것이다. 호랑이의 줄무늬는 수풀의 모양을 흉내 냈지만, 매우 활성화된 해마만이 감지할 수 있는 미묘한 차이가 있었다. 그 패턴을 발견하고, 차이를 판단하고, 두려움에 반응하는 법을 배운 덕에 경계심이 강한 조상들은 살아남았다. 반면, 스트레스 반응이 느린 사람들은 생존 가능성이 낮았고 자연스럽게 도태되었다. 스트레스 반응이 빠른 사람들은 살아남아 자녀를 낳았고, 이 자손들은 위협에 더욱 빠르게 대응하는 법을 배워갔다. 사람들은 수천 세대를 거치면서 뇌의 중심부에 지금의 해마를 가지게 되었고, 이 해마는 유전적 진화를 거쳐 감각 경로로 들어오는 모든 메시지를 평가하고 위험 가능성과 연관된 메시지를 골라내도록 설계되었다. 파티에서 검은색과 흰색의 칵테일 드레스를 입은 여성을 보면 해마가 그 색조를 통해 구타했던 수녀와 연관 짓게 만들고, 감정 반응을 유도하는 것이다.

하지만 그 반대도 가능하다. 칵테일 파티에서 여성과 마주칠 때 부끄러움을 많이 타는 남성을 가정해 보자. 그는 검은 옷을 입은 매력적인 여성과 대화할 생각을 할 때마다 두려움이 밀려온다. 그는 가톨릭 학교에서 수녀에게 맞았던 기억을 EFT 상담사와 함께 작업한 후 갑자기 파티에서 여성과 쉽게 대화할 수 있게 되었다. 그 남자의 해마가 구타와 검은 드레스 사이의 연결 고리를 한 번 끊고 나면, 나중에 두 현상이 더 이상 연결되지 않는다. 현재의 시각적 단서와 과거의 감정적 기억 사이의 연결이 끊어진 것이다. 이것이 최신 뇌과학이 일반화 효과를 설명하는 방식이다(Phelps & LeDoux, 2005).

이러한 효과 덕분에 많은 부정적 경험을 겪은 사람들에게 EFT가 효율적인 치유 수단이 될 수 있다. 전체를 무력화시키기 위해 모든 경험을 두드릴 필요가 없다. 일부 경험들에 대해서만 두드리면 된다. 어렸을 때 반복적으로 구타당한 나의 내담자처럼 큰 사건 하나를 두드리면 일반화 효과로 인해 모든 비슷한 경험들의 감정적 강도가 줄어들게 된다.

## 영화관 기법과 이야기 기법

EFT 워크숍을 수강할 때 가장 먼저 배우는 핵심 기법이 영화관 기법(Movie Technique)이다. 우리가 영화관 기법을 강조하는 이유는 영화관 기법이 EFT를 성공시키는 데 핵심적인 여러 기법들을 결합하고 있기 때문이다.

영화관 기법이 가장 먼저 하는 작업은 구체적인 것에 집중하는 것이다. EFT는 감정적 고통을 없애는 데 탁월하지만, 실제의 구체적 사건("존이 회의에서 나에게 소리를 질렀다")에 적용하지 않고, 일반적인 내용("나의 게으름")에 적용하면 실패하기 쉽다.

영화관 기법은 감정적 강도가 큰 특정 사건을 식별하고, 그 강도를 체계적으로 0까지 줄인다. 마치 영화처럼 그 사건을 떠올리고, 장면 하나하나를 차근차근 지나가면서 작업하는 방식이다.

그 영화에서 감정이 격해지는 부분에 도달할 때마다 영화를 멈추고 EFT를 수행한다. 이런 식으로 영화 속 부정적인 장면 하나하나의 강도를 낮춰 나간다. EFT의 관련 기법인 이야기 기법(Tell the Story Technique)은 주로 소리 내어 진행하는 반면, 영화관 기법은 일반적으로 조용히 마음속으로 진행한다. 내담자가 어떤 사건인지 그 내용을 밝히지 않아도 영화관 기법을 적용할 수 있다.

지금 바로 자신의 충격적인 인생 사건 중 하나를 가지고 시도해 보자. 그 사건을 무서운 영화처럼 떠올려 본다. 이때 영화가 단 몇 분 정도 걸리는 사건을 상영하도록 한다. 영화가 몇 시간 또는 며칠 동안 이어진다면, 너무 일반적인 패턴을 골랐을 것이다. 몇 분 정도에 끝나는 사건을 고를 때까지 다시 시도해 보자.

예를 들어, "낯선 사람에 대한 불신"이라는 일반적인 문제를 가진 한 남성이 있다. 그의 이름을 데이비드(David)라고 하자. 우리는 데이비드가 7살 때 겪은 어린 시절의 특정 사건을 추적했다. 부모님이 새로운 마을로 이사를 가면서 데이비드는 험한 동네를 지나 새 학교로 걸어가야 했다. 그는 학교에서 불량배 무리를 종종 마주쳤지만 운 좋게 잘 피해 다녔다. 어느 날 학교에서 돌아오는 길에 그는 불량배들이 자기 쪽으로 걸어오는 것을 보았다. 그는 그들의 관심을 피하려고 길을 건너갔지만 실패했다. 불량배들이 경로를 바꿔 그에게 오는 것을 보았다. 그는 자신이 구타 당하게 될 거라 직감했다. 불량배들은 빈정대며 그를 밀쳤고 그는 배수로에 떨어졌다. 포장도로에 입을 부딪히며 이빨이 깨졌다. 다른 아이들이 몰려와 웃었고, 불량배들은 자리를 떴다. 데이비드는 스스로 일어나서 집까지 걸어갔다.

데이비드의 일반적인 패턴인 '낯선 사람에 대한 불신'이라는 주제에 대해 EFT를 적용한다면 그것은 막연하고 비효율적일 것이다. 반면 구체적인 사건에 초점을 맞추면, 그 일반적 패턴을 형성하게 된 실제 삶의 경험에 집중하게 된다. 데이비드의 폭행 사건과 비슷한 여러 사건들이 모여 이러한 일반적 패턴을 만들어내는 것이다.

이제 영화에 제목을 붙여 본다. 데이비드는 자신의 영화 제목을 "불량배들"이라고 했을 것이다.

충격적인 부분이 시작되기 이전의 시점부터 영화를 상영하기 시작한다. 데이비드의 경우 그 시점은 학교에서 집으로 걸어가며 앞으로 벌어질 일을 전혀 알지 못했던 순간일 것이다.

이제 영화가 끝날 때까지 마음속으로 상영해 보라. 영화의 마지막은 보통 불쾌한 사건이 끝나는 지점이다. 데이비드에게 그 끝은 자신이 바닥에서 일어나 다시 집으로 걸어가기 시작한 순간일 것이다.

이제 영화에 EFT를 추가해 보자. 방법은 다음과 같다:

1. 영화 제목을 생각해 보라. 그 제목을 떠올렸을 때 느껴지는 감정적 고통의 정도를 평가한다. 예를 들어, "조우"라는 제목을 생각하면 0에서 10까지의 척도(0은 전혀 고통스럽지 않음, 10은 최대 고통을 의미)에서 8점이 된다. 영화 제목과 그 점수를 기록해 둔다.
2. 영화 제목을 EFT 수용확언에 넣는다. 다음과 같이 만들 수 있다: "*나는 비록* [영화 제목]*을 경험했지만, 이런 나 자신을 깊이 온전히 받아들입니다.*" 그런 다음 수용확언을 세 번 반복하면서 EFT 타점을 두드리고 이어서 연속 두드리기를 한다. 고통 점수가 낮아질 것이다. 0이나 1, 2와 같이 낮은 수치에 도달하기 위해서는 그 제목을 가지고 여러 번 EFT를 수행해야 할 수도 있다.
3. 제목이 낮은 숫자에 도달하면 영화에서 불쾌한 사건이 일어나기 전의 '중립 지점'을 찾는다. 데이비드의 경우, 중립 지점은 괴롭힘을 당하기 전 학교에서 집으로 걸어가고 있을 때이다. 영화의 중립 지점을 찾아낸 다음, 영화의 장면을 다시 마음속으로 재생하다가 감정의 강도가 높아지는 지점에 이르면 멈춘다. 데이비드의 경우 처음으로 감정이 격해지는 지점은 불량배들을 봤을 때이다.
4. 이 지점에서 멈추고 SUD를 평가한다. 예를 들어, 점수가 1점에서 7점으로 올라갔을 수 있다. 이 첫 번째 감정적 고조에 대해 EFT를 한 라운드 시행한다. 데이비드의 경우 수용확언은 다음과 같다. "*나는 비록 불량배들이 나를 향해 오는 것을 보았지만, 이런 나 자신을 깊이 온전히 받아들입니다.*" 여러분의 문제에 대해서도 같은 유형의 수용확언을 사용한다. "*나는 비록* [첫 번

째 감정적 고조]를 *겪었지만, 이런 나 자신을 깊이 온전히 받아들입니다.*" 점수가 0 또는 1, 2가 될 때까지 계속 두드린다.

5. 이제 영화를 중립 지점으로 되감고 다시 마음속으로 재생한다. 감정의 고조가 일어나면 멈춰야 한다. 만약 첫 번째 감정 고조 지점을 무난히 통과했다면, EFT를 통해 그 기억의 양상을 제대로 해결한 것이다. 다음 감정적 고조가 일어날 때까지 계속하라. 데이비드에게 이것은 불량배들이 자신을 도랑에 밀어넣은 순간일 것이다. 두 번째 감정 고조 지점을 찾으면 위 절차를 반복하라. SUD를 평가하고, EFT를 시행하고, 점수가 낮아질 때까지 계속 두드린다. 점수가 불과 3 또는 4점 정도여도 영화를 멈추고 EFT를 다시 한다. 낮은 강도의 감정적 고조라도 지나치지 말라. 자유라는 선물이 손끝에 있으니 영화의 각 부분에 적극적으로 활용하라.
6. 다시 중립 지점으로 되감고 이 과정을 반복한다.
7. 중립 지점부터 영화의 마지막까지 감정의 동요 없이 영화 전체를 상영할 수 있게 된다면, 전체 사건을 해결한 것이다. 트라우마 사건의 모든 양상을 다룬 셈이다.
8. 자신을 진짜 제대로 테스트하고 싶다면 영화 장면을 각 감각 유형별로 과장해서 상상해 보라. 영화의 장면, 소리, 냄새, 맛 등 다양한 양상들을 최대한 생생하게 상상해 보라. 만약 영화를 마음속으로 조용히 상영했다면 이번에는 큰 소리로 말해 본다. 그렇게 해도 스스로 흥분하거나 감정 동요가 일어나지 않는다면, 그 사건에 남아서 맴돌던 감정적 충격이 완전히 해소되었다는 뜻이다. 이 효과는 대개 영구적이다.

이와 같은 방식으로 충분히 많은 개별 영화를 다루고 나면, 전체적인 패턴이 사라지는 경우가 많다. 아마 데이비드는 낯선 사람을 불신하게 된 40가지 정도의 사건을 겪었을 것이다. 그 40개 사건 모두에 영화관 기법을 적용할 수도 있겠지만, EFT를 해본 경험에 따르면, 핵심 사건 중 5-10개 정도만 해결해도 나머지는 강도가 약해지고 일반적인 패턴 자체가 무력화된다.

이야기 기법은 영화관 기법과 유사하지만 영화관 기법은 보통 조용히 마음속으로 수행하는 반면, 이야기 기법은 소리내어 말하면서 진행한다. 조용히 진행되는 영화관 기법의 한 가지 큰 장점은 내담자가 문제의 내용을 공개할 필요가 없다는 것이다. 어떤 사건은 너무 자극적이거나, 너무 부끄럽거나, 감정적으로 압도적이어서 말로 꺼내기 어려울 수 있다. 영화관 기법은 이런 문제에서 자유롭다. 내용을 드러내지 않아도 EFT가 충분한 효과를 발휘할 수 있다. 영화관 기법이 제공하는 이런 사생활 보호 기능은 힘든 사건을 굳이 말로 꺼내고 싶지 않은 내담자들에게 매우 유용하다.

## 제한된 호흡

다음은 EFT가 신체에 어떻게 영향을 미칠 수 있는지 직접 체험해 볼 수 있는 방법이다. 지금 당장 해볼 수 있다. 이 방법은 EFT 워크숍에서 무대 시연으로 자주 활용되기도 한다. 방법은 간단하다. 먼저 심호흡을 세 번 하면서 폐를 가능한 최대로 확장한다. 세 번째 숨을 들이쉰 상태에서, 자신의 폐가 확장된 정도를 0에서 10까지 점수로 평가한다. 0은 최대한 제한된 상태, 10은 최대한 확장된 상태이다. 그런 다음 다음과 같은 수용확언을 사용하여 EFT를 반복 시행한다.

- 나는 비록 호흡이 제한되어 있지만…
- 나는 비록 나의 폐가 8까지밖에 확장되지 못하지만…
- 나는 비록 깊게 호흡하는 것을 방해하는 신체적 문제가 있지만…

이제 다시 심호흡을 하고 폐의 확장 정도를 평가한다. 일반적으로 상당한 개선이 나타난다. 이제 호흡을 제한하는 감정적 요인에 집중해 보자. 다음과 같은 질문을 사용한다.

- 호흡 문제와 연관 지을 수 있는 인생 사건은 무엇인가?
- 살아오면서 제약을 받는다고 느끼는 부분이 있는가?

• 호흡이 억제되는 감정적인 이유를 추측해본다면, 무엇이 있을까?

이제 이 질문을 통해 드러난 문제를 두드린다. 문제의 강도를 줄인 후 다시 한 번 심호흡을 하고 현재 폐가 얼마나 확장되었는지 평가해 보라. 처음에 10이었던 경우라도, 지금은 11이나 14가 되었을 수도 있다.

## 내적 평화 과정

내적 평화 과정(The Personal Peace Procedure)은 인생에서 겪은 모든 구체적인 고통스러운 사건들을 목록화하고, 그 사건들이 남긴 감정적 영향을 EFT로 하나하나 제거해 나가는 과정을 말한다. 정성스럽게 이 작업을 수행하면 감정 보드판 위에 놓인 모든 부정적인 도미노 조각들을 넘어뜨리듯, 감정적·신체적 질환의 주요 원인들을 제거할 수 있다. 이 과정을 통해 내적 평화를 경험하게 되고, 이는 직장이나 가정 내 인간관계는 물론 건강과 삶의 모든 영역을 개선하는 데 도움이 된다.

그 많은 사건들을 하나하나 두드리는 일이 다소 벅차 보일 수 있지만, 다음 단락에서 소개하는 방법들을 통해 이 과정을 빠르고 효율적으로 해낼 수 있다. 한 가지 문제를 두드리면 유사한 문제의 강도가 감소하는 EFT의 일반화 효과로 인해, 그 과정이 생각보다 훨씬 빠르게 진척되는 경우가 많다.

개별 사건에서 감정적 부하를 제거하면 내적 갈등 또한 줄어든다. 내면의 갈등이 줄어들수록 개인의 평화는 커지고 그만큼 신체적, 정신적, 감정적, 영적 차원에서의 고통 또한 줄어든다. 많은 사람들이 내적 평화 과정을 통해 다른 방법으로 해결하지 못했던 평생의 문제를 완전히 해결했다.

EFT Universe 웹사이트에는 두통, 호흡곤란, 소화장애와 같은 신체적 질병으로부터 해방된 경험을 한 사람들이 직접 쓴 이야기들이 올라와 있다. 또 에이즈, 다발성 경화증, 암과 관련된 스트레스에 대처하기 위해 EFT를 사용한 사람들의 이야기도 볼 수 있다. 해결되지 않은 분노, 트라우마, 죄책감, 슬픔은 신체적 질병의 원인이 되며 약물 치료만으로는 이들을 없앨 수 없다. EFT는 신체적 질병을 유발하는 이러한 감정적 요인들을 직접 다루고 해결한다.

내적 평화 과정을 수행하는 방법은 다음과 같다:

1. 인생에서 기억나는 모든 골치 아픈 사건들을 나열하고, 그것들을 내적 평화 과정 일지에 적는다. "골치 아픈"이란 어떤 형태로든 불편함을 유발했다는 뜻이다. 50개 미만의 사건을 나열했다면 더 열심히 기억을 떠올려 보라. 많은 사람들이 수백 개의 사건을 찾아낸다. 떠오른 나쁜 사건들 중 일부는 현재 별다른 불편함을 유발하지 않는 것처럼 보일 수도 있다. 어찌 되었든 나열해 적어 보라. 그런 일들이 떠올랐다는 사실만으로도 해결이 필요할 가능성이 있다. 사건을 기록할 때는 짧은 영화 제목처럼 붙인다. 예를 들면, '엄마가 차 안에서 내 뺨을 때리다', '동생의 야구 모자를 훔치다', '스케이트장에서 모두가 보는 앞에서 미끄러져 넘어지다', '3학년 때 반에서 발표했을 때 아이들이 나를 비웃었다', '아빠가 하룻밤 동안 나를 공구 창고에 가뒀다', '시몬스 선생님이 나더러 멍청하다고 말했다' 등이다.
2. 목록이 완성되면 보드에서 가장 큰 도미노, 즉 자신에게 가장 큰 감정 부하를 일으킨 사건들을 고른다. 각 사건의 SUD 레벨이 0이 될 때까지 한 번에 한 사건씩 EFT를 적용하라. 눈물을 흘리게 했던 사건에 대해 웃고 있는 자신을 발견할 수도 있고, 기억이 흐릿해질 수도 있다. 이 과정에서 새로 떠오르는 양상이 있다면 그것들을 별도의 도미노처럼 다루어 각각 따로 두드린다. 반드시 각 사건마다 해결될 때까지 두드려야 한다. 만약, 어떤 나쁜 사건에 대해 0-10점 척도로 그 강도를 평가하기 어렵다면, 해리 상태이거나 기억을 억압하고 있을 가능성이 있다. 이런 경우 한 가지 해결 방법은 해당 사건에서 기억할 수 있는 모든 양상에 대해 10 라운드의 EFT를 수행하는 것이다. 그러면 그 사건이 더 선명하게 떠오르면서도 예전의 높은 감정 부하는 줄어든 것을 느낄 수 있다.
3. 가장 큰 도미노를 제거한 후에는 그 다음으로 큰 도미노를 골라 나열된 사건들을 계속 다룬다.

4. 가능하다면 하루에 적어도 하나 이상 또는 세 개의 구체적 사건을 다룬다. 이를 3개월 동안 매일 꾸준히 한다. 하루에 몇 분만 투자해도, 3개월 후면 90개에서 270개의 구체적 사건들을 정리하게 된다. 기분이 좋아지고, 화를 내는 정도가 훨씬 낮아지고, 인간관계가 개선되고, 오래된 문제들이 많이 사라진 것을 발견하게 될 것이다. 내적 평화 과정 일지에 기록한 구체적 사건들을 다시 들여다보면 예전의 감정 부하가 사라졌다는 것을 깨닫게 된다. 혈압, 맥박, 호흡에서도 개선이 있을 수 있으니 이런 변화를 주의 깊게 관찰하는 것이 좋다. EFT는 미묘하지만 측정 가능한 신체 변화를 가져오는 경우가 많으며, 주의를 기울이지 않으면 이를 놓칠 수 있다.
5. 도미노를 모두 쓰러뜨리고 나면 기분이 아주 좋아져서 의사가 처방한 약의 용량을 임의로 변경하고 싶은 유혹이 생길 수 있다. 의사와 상의 없이 이러한 변경은 하지 말아야 한다. 의사는 치유 여정의 파트너다. 의사에게 EFT를 통해 감정적 문제를 해결하고 있다고 말하는 것이 좋다. 대부분의 의료 전문가들은 스트레스가 질병에 미치는 영향을 잘 이해하고 있다.

내적 평화 과정은 EFT 정규 과정을 대체하는 것도 아니고, 자격을 갖춘 EFT 전문가의 지원을 대신하는 것도 아니지만, EFT 워크숍과 EFT 전문가의 도움을 훌륭하게 보완해주는 방법이다. EFT의 다양한 자원들은 가장 효과적인 치유 결과를 얻기 위해 서로 상호 보완적으로 활용될 수 있도록 설계되어 있다.

## 효과가 나타나고 있을까?

때로는 EFT의 효과가 너무도 분명하게 나타난다. EFT 유니버스 웹사이트에 올라온 한 영상에는 평생 거미 공포를 가지고 살던 TV 리포터가 EFT 세션을 받는 장면이 나온다. 그녀는 세션 후, 손바닥에 올려 놓은 커다랗고 털 많은 타란툴라 거미를 쓰다듬는 극적인 반전을 보여준다.

한편, EFT의 효과가 미묘해서 더 주의 깊게 살펴봐야 발견할 수 있는 경우도 있다. 내 친구 중 한 명은 고속도로 주행에 대한 평생의 공포를 가지고 있었는데,

최근에 그 두려움이 완전히 사라졌다고 말했다. 지난 1년 동안 그녀는 운전에 대한 불안감을 느낄 때마다 차를 길가에 세우고 두드렸다. 여러 번의 여행을 반복하며 많은 두드리기를 한 결과, 미묘한 변화가 서서히 일어났다. EFT 덕분에 그녀는 감정적으로 자유로워졌고 두려움 없이 운전할 수 있게 되었다. 게다가 또 하나의 큰 혜택도 얻었는데, 바로 딸과 손녀와의 유대감이 더욱 깊어졌다는 점이다. 딸과 손녀는 차로 두 시간 거리에 살고 있었고, 예전에는 고속도로에 대한 두려움 때문에 자주 방문하지 못했으나, 이제는 손녀와 함께 놀 수 있다는 기쁨에 설레는 마음으로 운전대를 잡을 수 있게 되었다.

EFT를 했음에도 특정 문제에서 별다른 진전을 느끼지 못한다면 삶의 다른 영역에서 일어나고 있는 긍정적인 변화를 찾아본다. 스트레스는 신체의 모든 시스템에 영향을 미치기 때문에 EFT를 통해 스트레스를 해소하면 예상치 못한 부분에서 개선이 나타나기도 한다. 예를 들어 스트레스를 받으면 소화 기관의 모세혈관이 수축하여 소화를 방해한다. 많은 사람이 EFT를 받은 후 소화 문제가 개선되었다고 보고한다. 스트레스는 또한 신체의 에너지가 생식 기관에 분배되지 못하게 만든다. EFT 유니버스에서 감정적 문제를 치유한 결과 성생활이 극적으로 개선된 사람들의 이야기를 많이 찾아볼 수 있다. 스트레스는 근육과 순환계에도 영향을 주므로, EFT 후에 근육통이 사라지거나 혈액 순환이 좋아졌다고 느끼는 사람도 많다. 스트레스가 전신에 영향을 미치는 것처럼 이완도 마찬가지다. EFT로 감정적 긴장을 해결하면, 몸 전체에 이완 효과가 느껴진다. 따라서 무릎 통증의 호전은 미미해도, 잠을 더 잘 자고, 호흡 문제가 줄어들고, 직장 동료들과의 관계가 개선되었을 수 있다.

### 정확한 어구 말하기

EFT가 효과를 보이기 위해서는 정확한 어구만을 말해야 한다는 오해가 흔하다. 실제로는 어떤 어구를 사용하느냐보다 문제를 인식하고 그에 집중하는 것이 훨씬 더 중요하다. 문제에 노출되는 것이 치유 에너지를 적절한 위치로 이끄는 역할을 하며, 말은 단지 그 방향을 안내하는 도구일 뿐이다.

많은 전문가들이 정형화된 확언 어구를 정리해 둔 EFT 대본을 제공하곤 한다. 이는 유용할 수 있다. 하지만 감정의 강도를 온전히 담아낼 수 있는 것은 보통 자기 자신의 말이지 다른 사람의 언어가 아니다. 언어를 구성하는 방식은 뇌의 신경망 구성과 관련이 있다. 스트레스 신호가 흐르는 신경 경로를 최대한 활성화하는 것이 EFT의 목표인데, 남이 제안한 아무리 유려한 문장보다도 자신의 말이 그 경로를 더 강하게 자극할 수 있다. 따라서 EFT 대본은 방향을 잡는 데 참고하되, EFT의 핵심인 문제에 대한 충분한 노출을 위해 자신의 경험에 집중하는 것이 중요하다. 우리 몸과 마음에는 고유한 치유의 지혜가 있으며, 그 힘은 가장 절실하게 필요한 곳으로 자연스럽게 향한다.

## EFT 여정의 다음 단계

EFT 여정을 이제 막 시작한 여러분을 따뜻하게 환영한다. 이 세계는 매우 풍요롭고 지지적인 공간이다. EFT 유니버스 웹사이트는 전 세계 수천 명의 사람들이 다양한 문제를 해결한 성공 사례를 소개하고 있다. 사이트에서 알파벳 순으로 문제를 나열하는 메뉴를 사용하여 자신의 특정 문제에 대한 성공 사례를 찾아보라. 중독, ADHD, 불안, 우울증 등의 문제가 알파벳 순으로 나열되어 있다. 이 사례들을 통해 특정 문제에 EFT를 어떻게 적용할지 통찰을 얻기 바란다. 완전한 치유를 추구하는 데 큰 영감을 줄 것이다.

우리가 인증한 EFT 전문가들은 매우 유용한 자원이다. 이들은 임상 EFT에 대해 엄격한 교육을 받았으며 많은 내담자와 함께 숙련도를 높여 왔다. 그들 중 다수는 전화나 화상 회의를 통해서도 작업을 한다. 그래서 해당 지역에서 완벽한 전문가를 찾지 못한 경우에도 그들의 원격 세션을 통해 전문 도움을 받을 수 있다. EFT는 주로 자가 치료 도구이며 환자 스스로도 훌륭한 결과를 얻을 수 있지만, 전문가로부터 얻는 통찰력을 통해 혼자서는 찾기 어려운 행동 패턴과 해결책을 더욱 잘 발견할 수 있다.

도움이 필요할 때 언제든 화상으로 전문가와 두드리기 세션을 할 수 있다. MyStressSolution.com 또는 스트레스 솔루션 앱을 활용하면 된다. 만약 다른 사람을 돕는 일을 직업으로 삼고 싶다면 그리고 재택근무를 통해 유연한 근무 시간과 만족스러운 수입을 얻고 싶다면, 직접 EFT 전문가가 되는 길도 고려해 볼 수 있다. 1년 안에 최상위 EFT 인증 프로그램을 이수할 수 있다.

EFT 워크숍에 참여해 보는 것도 좋다. EFT 유니버스는 세계 각지에서 라이브 대면 워크숍을 열고 있으므로 가까운 곳에서 워크숍을 찾을 수 있을 것이다. 또한 매년 온라인 워크숍도 자주 개최된다. 워크숍에서는 친구를 사귀고, 전문가의 시연을 보고, EFT를 체계적으로 배울 수 있다. 워크숍은 단계적으로 구성된 학습 모듈을 기반으로 진행되며, 수년간의 교육 경험을 바탕으로 효율적인 학습을 가능하게 한다. 웹사이트에 있는 많은 수강 후기를 읽어 보면 EFT 워크숍이 얼마나 깊이 있는 변화의 기회를 주는지 확인할 수 있다. 즉각적인 도움이 필요하다면 다양한 온라인 임상 EFT 과정 중 하나를 수강하라. 그 과정들은 불면증, 불안, 체중 감소, 연애 관계, 업무 성과 향상, 돈 문제 같은 특정 주제별로 구성되어 있다. 연구에 따르면 이러한 프로그램은 실제로 효과가 있다.

EFT 유니버스 뉴스레터는 전 세계의 EFT를 연결해주는 매체다. 매주 발행되는 뉴스레터에서는 EFT의 새로운 활용법과 감동적인 사례들을 접할 수 있다. 자신의 경험을 직접 작성하여 뉴스레터에 기고해 보는 것도 좋은 경험일 것이다.

태핑 플레이스(Tapping Place)[1]라는 앱도 추천할 만하다. 이 앱에는 수면, 건강, 사랑, 직업, 체중, 가족, 돈, 영성 등 수백 가지 주제에 대한 두드리기 대본이 수록되어 있다. 지금 앱을 다운로드하고, 스마트폰 속에서 전문가 수준의 두드리기 도우미를 만나 보자.

EFT를 통해 얻은 혜택을 다른 사람들이 누릴 수 있도록 돕고 싶다면 자원봉사를 고려해 보자. EFT의 성장과 발전에 기여하는 방법에는 수십 가지가 있다. 두드리기 동호회에 가입하거나 직접 동호회를 운영할 수 있다. EFT 연구 및 인도적 지원 사업에 기부할 수도 있다. 아이티, 르완다 등에서 수천 명에게 도움을 주고 있는 EFT 인도적 지원 프로젝트에 참가하여 고통받는 사람들에게 두드리기

---

1 역자 주: Tapping solution이라는 어플이 현재 사용되고 있다.

세션을 제공할 수도 있다. EFT를 친구들에게 소개하는 것만으로도 의미 있는 기여가 될 수 있다.

EFT는 전 세계 수백만 명의 사람들에게 치유의 기적을 선사했지만, 아직도 수십억의 인류가 고통 속에 살고 있다. 이 책을 읽고 EFT를 실천하는 여러분은 이제 인류의 고통을 획기적으로 줄일 수 있는 치유 혁명에 동참한 것이다. 여러분이 이미 경험한 혜택을 전 세계의 모든 어린이, 모든 아픈 사람, 불안하거나 스트레스를 받는 모든 사람이 공유할 수 있다고 상상해 보라. 인류 역사의 궤적이 크게 달라질 것이다. 나는 내가 할 수 있는 모든 방법으로 이러한 변화를 이루는 데 최선을 다하고 있다. 여러분도 나와 선의를 가진 다른 모든 사람들과 함께 미래 비전을 현실로 만드는 일에 동참해 주기 바란다.

## 참고문헌


Church, D., & Brooks, A. J. (2010). The effect of a brief EFT(Emotional Freedom Techniques) self-intervention on anxiety, depression, pain and cravings in healthcare workers. Integrative Medicine: A Clinician's Journal, 9(4),40-44.

Diepold, J. H., & Goldstein, D. (2009). Thought Field Therapy and qEEG changes in the treatment of trauma: A case study. Traumatology, 15(1), 85-93. doi:10.1177/1534765608325304

Katie, B. (2002). Loving what is: Four questions that can change your life. New York, NY: Harmony Books.

Lambrou, P. T., Pratt, G. J., & Chevalier, G. (2003). Physiological and psychological effects of a mind/body therapy on claustrophobia. Subtle Energies and Energy Medicine, 14(3), 239-251.

Phelps, E. A., & LeDoux, J. E. (2005). Contributions of the amygdala to emotion processing: From animal models to human behavior. Neuron, 48(2), 175-187. doi:10.1016/j.neuron.2005.09.025

Rogers, C. R. (1961). On becoming a person: A therapist's view of psychotherapy. New York, NY: Houghton Mifflin.

Swingle, P. G., Pulos, L., & Swingle, M. K. (2004). Neurophysiological indicators of EFT treatment of posttraumatic stress. Subtle Energies and Energy Medicine, 15(1), 75-86.

Vickers, A. J., Cronin, A. M., Maschino, A. C., Lewith, G., MacPherson, H., Foster, N. E., … Linde, K. (2012, October 22). Acupuncture for chronic pain: Individual patient data meta-analysis. Archives of Internal Medicine, 172(19), 1444-1453. doi:10.1001/archinternmed.2012.3654

Chapter 03.

# 진단 충격

Diagnosis Shock

암 환자들이 가장 먼저 겪는 감정 문제는 진단을 받을 때의 '충격'이다. 암 진단에 대해 충분히 예상하고 대비했는지 여부는 별로 중요하지 않다. 의사로부터 암에 걸렸다는 말을 들으면 감정적 충격이 발생하기 마련이다. 얼어붙은 듯 멍해지고 갑자기 정신을 차리지 못하며, 방금 들은 말을 제대로 받아들이지 못할 수 있다. 갑자기 듣게 되는 나쁜 소식은 우리를 충격에 빠뜨리고 정신을 못 차리게 한다. 순간적이지만 우리를 멈추게 한다. 우리 몸의 생물학적 시스템은 이 소식에 적응하려고 노력하며 다음에 무엇을 할지를 결정하려고 한다. 어떤 의미에서 충격은 우리 몸이 스스로를 보호하려는 방식이다.

암 진단을 받으면 인생이 바뀐다. 암 환자들이 말하기를, "인생은 암을 진단받기 전과 진단받은 후로 나뉜다."고 한다. 건강, 가정, 직장, 활동 그리고 현재와 미래의 꿈까지 모든 것이 바뀐다.

암은 철저히 집중하게 만든다. 다른 모든 것을 멈추고 암에만 주의를 집중해야 한다. 이전의 모든 삶은 이 순간, 이 치료, 당장의 필요, 치료에 대한 반응, 다음에

할 검사, 검사 결과에 대한 관심으로 전부 대체되고 전환된다. 인생의 모든 꿈은 생존과 살아가는 것으로 바뀐다. 이것은 실로 엄청난 변화다.

충격 다음에는 '부정'이 찾아올 수 있다. 사실이라고 믿고 싶지 않다는 마음은 우리가 취하는 가장 첫 번째 방어 중 하나다. 위협에 대한 일반적인 반응은 숨는 것이다. 암은 분명한 위협이다. 마음은 그것을 무시하고, 생각하지 말고, 존재하지 않는 것처럼 행동하라고 속삭인다. 실제로는 존재하고 있음에도 말이다. 어떤 면에서 이런 부정 반응은 방금 받은 정보를 이해할 수 없기 때문에 발생한다. 이는 자연스러운 반응이지만, 지금 이 순간부터 자신을 돌봐야 하는 책무를 무시하게 될 위험이 있다.

## 싸움-도피-얼어붙기

생화학자이자 면역학자이며 에너지 심리학 분야의 권위자인 주디스 스웩(Judith Swack) 박사는 진단 충격을 "사람이 심각한 신체적 또는 감정적 질환을 의심하거나 그러한 진단을 받는 순간 겪는 공포 반응"이라고 정의한다(Swack, 2008).

진단 충격의 영향을 인식하지 않고 관리하지 않으면 어떤 결과가 초래될까? 진단 충격은 신체의 싸움-도피-얼어붙기 반응을 활성화하는데, 이는 본래 단기적인 보호 메커니즘이다. 위협에 대한 반응은 전통적으로 싸움-도피 반응이라고 불렸지만, 세 번째의 얼어붙기 반응이 점점 더 주목받고 있다. 위험에 직면했을 때 우리는 얼어붙을 수 있다. 특히 싸우거나 도망치는 것이 도움이 되지 않을 상황에서 선호된다. 얼어붙기 반응은 포식자의 눈에 띄지 않도록 가만히 얼어붙는다는 포유류의 생존 전략에서 비롯된 것이다. 이는 호랑이 근처에 있는 임팔라에게는 때로 효과적일 수 있지만, 암에 대해서는 전혀 해결책이 되지 않는다.

암 진단 충격의 초기에는 공황 상태에 빠짐, 두려움 부정하기, 주의를 돌리기 위해 바쁘게 움직이기, 주제를 회피하기, 암이 존재하지 않는 척 행동하기, 주변 사람들에게 괜찮을 것이라는 말을 들으려 함, 진단이 사실이 아닌 것처럼 이야기하기, 암이 마법처럼 사라질 것이라고 믿는 등의 모습들이 주로 나타난다. 충격의 후기 단계에서는 병에 걸린 것에 대한 수치심, 그리고 가족에게 상처를 주거나 그들을 떠나게 될지도 모른다는 죄책감이 나타날 수 있다. 어떤 사람은 암에 대한 책임을 자신에게 돌리기도 한다(예를 들어, 스스로 잘 관리하지 않아서 암이 생길 수밖에 없었다고 느끼거나, 자신이 좋은 사람이 아니라고 느끼거나, 암에 걸릴 정도로 나쁜 일을 했다고 생각함). 반대로 누군가를 탓하기도 하고(예를 들어, 자신을 학대하고 버리거나 사랑을 주지 않았던 부모, 상처를 주거나 떠난 배우자, 부당한 대우와 과도한 스트레스를 준 직장 상사를 비난함), 심지어 신을 원망하기도 한다. 진단 충격은 종종 공허함, 상실감, 무가치함, 쓸모없음, 두려움 등의 감정으로 이어진다.

## 해결되지 않은 충격의 위험

암 진단의 충격과 같은 트라우마가 해결되지 않으면, 면역 억제 효과를 일으킬 수 있다. 이는 면역 체계가 최적으로 작동해야 할 시점에 발생하는 일이라 더 해롭다. 또한 트라우마는 환자가 질병 관리를 위한 지침이나 치료 계획을 따르지 않게 되는 결과로 이어질 수 있으며, 이는 추가적인 부정적 결과를 초래한다. 한편, 충격으로 얼어붙은 상태는 가족, 간병인, 의료진과의 관계에 영향을 미칠 수 있으며, 삶의 질을 저하시킨다. 환자는 필요한 일을 해야 한다는 것을 알면서도 마치 갇혀서 얼어붙은 것처럼 아무 것도 할 수 없는 느낌에 빠지게 된다.

암 진단을 받은 충격적인 기억이 몸에 고착화되면, 그 기억과 관련된 모든 것이 플래시백 반응을 유발할 수 있으며, 이 반응은 주변 사람들에게 과장되거나 비이성적이거나 심지어 공포증처럼 보일 수 있다. 그 트리거(trigger, 방아쇠)는 단순히 그 사건을 떠올리는 것일 수도 있고, 병원에 다시 가는 것과 같은 유사한 트라우마 경험일 수도 있으며, 병원이라는 장소의 모습, 간호사가 사용하는 라텍스 장갑의 촉감, 소독약 냄새와 같은 감각 자극일 수도 있다. 트리거와 원래 경험 사이의 연결성이 명확하지 않음에도 마음이 스스로 자기만의 연상을 만들어 낸다.

이런 식으로 진단 충격은 잠재의식 속에 각인되고 또 각인되기 때문에, 반드시 이 진단 충격을 해소해야 한다. 반복되는 트리거를 막고, 스트레스 호르몬이 재활성화되는 것을 방지하려면, 신체 기억에서 충격 경험을 제거해야 한다. 이때 의식적인 사고를 기반으로 하는 표준적인 상담 기법들은 효과가 없는 경우가 많다. 다행히 EFT는 스트레스 반응을 비활성화하는 데 탁월한 효과를 보여주기 때문에 암 진단으로 인해 마음과 몸에 쌓인 충격을 해소하는 데 매우 유용하다.

대개 진단을 받는 환자의 진단 충격에 대해서 우선 생각하지만, 환자의 가족, 친구, 지인들 또한 진단 충격을 경험한다. 이들 또한 동일한 과정과 유사한 감정을 겪는다. 이것을 언급하는 이유는, 암 진단을 받은 환자에게 관심을 집중하는 것이 물론 당연하지만, 주변 사람들 또한 각자의 방식으로 이 변화를 함께 겪고 있다는 점을 이해하는 것이 중요하기 때문이다. 환자는 자신이 겪는 이 단계를 인식하는 동시에, 주변 사람들의 반응 또한 그들 나름의 충격에서 비롯될 수 있음을 알아차릴 필요가 있다. 우리의 목표는 모두가 충격 상태에서 벗어나 적절한 행동 단계로 나아가는 것이며, EFT는 그 여정에서 모두에게 도움을 줄 수 있다.

이제 EFT로 어떻게 진단 충격에 대처하는지를 보여주는 두 가지 사례를 소개한다. 먼저 병원 사회복지사이자 EFT 전문가인 알자 홉킨스(Alja Hopkins)가 소개하는 사례로, 암 진단 후 발생한 다양한 감정에 대해 그녀가 내담자와 어떻게 작업했는지 자세히 보여줄 것이다. 두 번째 사례에서는 EFT 전문가인 수잔 러너(Suzanne Lerner)가 진단 당시의 원초적인 충격을 해소하는 것이 얼마나 중요한지를 강조하며, 그 충격이 개인의 치유 능력에 대한 무의식적 신념과 연관되어 있음을 보여준다.

## 암 진단에 대처하기 위한 EFT 두드리기

**by 알자 홉킨스(Alja Hopkins)**

나는 55세의 모나(Mona)를 그녀가 암 진단을 받은 바로 다음 날 만났다. 그녀의 진단과 암의 원인에 대한 여전히 많은 정밀 검사가 진행 중이었다(두 번째 세션 후에 그녀는 유방암이라는 진단을 받았다). 모나가 많은 정보를 제대로 받아들이지 못하고 심하게 눈물을 흘리며 불안정한 상태를 보였기 때문에, 의료진은 나에게 그녀를 봐 달라고 요청했다.

모나는 남편과 함께 살고 있으며 20대 자녀 둘을 두고 있다. 자녀들은 타지에 살고 있지만 때때로 모나의 집에 와서 함께 지낸다.

모나는 수십 년 동안 봐 온 주치의(GP)와 매우 좋은 관계를 유지하고 있다고 말했다.

첫 상담에서 모나는 말하는 것을 어려워했다. 암 진단에 대해 대화할 때는 매우 긴장되고 당황스럽다며 집중하기 힘들어했다.

모나에게 감정자유기법을 소개하면서(그녀는 들어 본 적도 없었다), 나는 이 기법이 그녀의 신경계를 진정시키고 그녀의 어려움을 도울 것이라고 설명했다. EFT가 흔히 '심리 침술'이라고 불리지만 바늘을 사용하지 않는다고 설명하자, 그녀는 예전에 침술을 받아 본 적이 있고 진정시키는 효과를 경험했다고 말했다. 모나는 향후 며칠 동안 구체적인 진단과 치료 계획을 기다리면서 직면하게 될 불확실성을 이겨내기 위해 EFT를 사용해 보기로 했다.

나는 EFT의 기본 레시피를 시연한 뒤, 모나가 느끼는 가장 시급한 부정적 감정에 중점을 두고 두드리기를 시작했다.

모나가 느낀 가장 절박한 감정은 압도당하고 너무 속상해서 집중할 수 없다는 것이었다. 모나는 자신의 SUD 점수를 매기면서, "압도당하는 느낌"에 10점 중 10점을, "너무 속상해서 집중할 수 없음"에 10점 중 9점으로 평가했다. 모나는 눈물을 흘리기 시작했고 나는 두드리기를 시작할 준비가 되었는지 물었다. 그녀는 괜찮다고 답했다. 나는 시작하기 전에 큰 심호흡을 권했다. 나는 모나와 교감하며 그녀의 얼굴을 면밀히 관찰했고, 전문가로서 그녀의 감정과 신체 반응을 처리하는 속도를 배려하기 위해 노력했다.

"너무 압도당하는 느낌이다"에 대해 우리는 EFT 프로토콜을 시작했다.

- 나는 비록 지금 너무 압도당하는 기분이 들지만, 이런 나 자신을 깊이 온전히 받아들입니다.
- 나는 비록 내가 처한 상황이 매우 압도적으로 느껴지지만, 이런 나 자신을 온전히 받아들입니다.

- 나는 비록 지금 10점 만점에 10점 정도로 압도당하지만, 이런 나 자신을 온전히 받아들입니다.

그런 다음 우리는 "압도당함"을 연상어구로 하여 8개의 타점을 두드렸다. 몇 라운드 후에 그 감정 강도를 다시 확인했다.

모나는 '압도당함'의 강도가 10점 중 7점이라고 평가했다. 그녀는 어린 아들과 남편에 대해 매우 걱정하고 있다고 덧붙여 말했다. 남편은 현재 아들과 단둘이 지낸다. 그녀는 아들의 정신 건강에 어려움이 있다고 털어놓았다. 아들은 점점 더 안절부절 못하고 피해 망상에 시달렸으며 예측하기 힘든 분노를 표출한다고 했다. 모나는 남편과 아들의 안전이 너무 걱정되어 자신의 문제를 생각하기 힘들었고, 의사들이 말하는 내용에 집중할 수 없었다고 했다. 그녀는 자신이 암 진단을 받았고 앞으로 많은 검사를 받아야 한다는 사실을 잘 이해하고 있었지만, 집안 상황에 대한 걱정 때문에 그 과정 자체를 생각할 여유가 없었다.

나는 모나에게 집안 상황과 관련해 지금 가장 강렬한 부정적 감정이 무엇인지 물었다. 모나는 이렇게 말했다. "오늘 남편이나 아들에게 무슨 안 좋은 일이 생길까 봐 두려워요." 그녀는 이 SUD 점수를 10/10으로 평가했다. 우리는 다음 수용확언을 세 번 반복하며 두드렸다.

- 나는 비록 집에서 남편이나 아들에게 무슨 안 좋은 일이 생길까 봐 너무 두렵지만, 이런 나 자신을 깊이 온전히 받아들입니다.

그리고 다음 연상어구들을 사용하여 각 타점을 두드렸다.

정수리(TH): *집에 안 좋은 일이 생길까 봐 두렵다.*
눈썹(EB): *집에 있는 남편과 아들에 대한 걱정.*
눈 옆(SE): *집에 안 좋은 일이 생길지도 모른다는 두려움.*
눈 아래(UE): *집에서 무슨 안 좋은 일이 생길까 봐 너무 걱정된다.*

코 아래(UN): *집에서 무슨 일이 일어나고 있는지 너무 두렵다.*

턱(Ch): *남편과 아들이 너무 걱정이다.*

쇄골(CB): *남편과 아들이 걱정된다.*

팔 아래(UA): *지금 집에서 무슨 일이 일어나고 있는지 너무 두렵다.*

우리는 "두려움"이라는 연상어구를 사용하여 몇 차례 더 반복했다.

그 후 모나의 얼굴이 조금 편안해지기 시작했다. 나는 잠시 멈추고 "집에 있는 남편과 아들에게 나쁜 일이 생길까 봐 너무 두렵다"는 감정의 강도를 다시 확인했다. 모나는 강도가 4까지 내려갔다고 말했다. 그리고 그녀는 자신의 주치의에게 전화를 걸어 남편과 연락을 취하도록 부탁하고, 집안 상황에 대해 도움을 요청해 보자고 내게 제안했다.

모나가 주치의와 전화로 이야기를 나눴고, 실제로 남편과 아들을 위한 지원이 있을 것이라는 소식을 듣게 되자 그녀는 이렇게 말했다. "이제야 제 상황에 집중할 수 있을 것 같아요."

모나는 다음 날 만나서 암 진단에 대해 이야기하고 싶다고 말했다. 그녀는 집안 상황에 대한 걱정을 말로 표현하고 마음을 여는 데 EFT가 큰 도움이 되었다고 말했다. 몸이 더 차분해졌고, 더 명확하고 논리적으로 생각할 수 있게 되었으며, 자신의 감정을 더 잘 받아들일 수 있게 되었다고 했다.

다음 날, 모나는 아들이 병원에 입원해 적절한 치료를 받고 있다고 알려왔다. 그녀는 전날 도움을 요청하기를 잘했다며 마음이 한결 평온하다고 했다.

모나는 이제 자신의 감정에 집중할 준비가 된 것 같다고 말했다.

나는 모나에게 지금 가장 힘든 부정적 감정이 무엇인지 물었다. 모나는 이렇게 말했다. "암 진단을 받고 나니 앞날이 너무 막막해요. 앞으로 제게 무슨 일이 일어날지 전혀 통제할 수 없을 것 같아요. 내가 암에 걸렸다는 사실이 걱정되고 슬픕니다." 내가 그녀에게 어떤 감정이 가장 강렬하게 느껴지는지, 그리고 언급한 각 감정에 대한 SUD 점수를 매겨달라고 하자, 모나는 다음과 같이 답했다.

막막함: 4/10

슬픔: 8/10

"무슨 일이 생길지 통제할 수 없다. 두렵다.": 7/10

우리는 수용확언을 세 번 하면서 그녀의 슬픔을 두드리기 시작했다.

- 나는 비록 암에 걸렸다는 소식에 매우 슬프지만, 이런 나 자신을 깊이 온전히 받아들입니다.

연상어구로 "암에 걸려서 슬프다"를 사용했다.

몇 라운드의 두드리기를 시행한 후, SUD 점수를 확인했을 때, "슬픔"은 3/10 정도로 낮아졌지만, "두렵다-통제할 수 없다"는 오히려 올라가서 SUD 8이 되었다고 했다. 나는 모나에게 이와 유사한 감정을 느꼈던 과거의 사건이 있었는지 물었다. 살면서 이 감정을 가장 처음 느꼈을 때나 통제할 수 없어 두려웠던 가장 힘든 순간 등을 떠올려보라고 했다.

모나는 21살 때, 어머니가 갑작스러운 통증으로 괴로워하자 어머니가 돌아가실까 봐 두려웠던 기억을 말했다. 모나는 이 기억을 떠올리며 울기 시작했다. 그 강도를 확인했더니 "엄마가 돌아가실까 봐 두려웠다"에 대해 SUD 8로 평가했다. 엄마가 결국 살았다는 사실 때문에 그나마 8점이지, 몸으로 느껴지는 강도는 여전히 10/10 같다고 말했다. 그녀는 그 감정을 명치 부근에서 느낀다고 표현했다.

나는 모나에게 심호흡을 하게 한 다음, "엄마가 돌아가실까 봐 두려웠다"라는 기억에 대한 SUD 점수가 지금 이 순간 진짜로 10점이 맞는지 다시 확인했다. 모나는 "10점 중 8점인 것 같아요"라고 대답했다. 나는 모나에게 몸의 느낌을 다시 살펴 보라고 요청했다. 모나는 이렇게 이야기하는 것만으로도 명치의 느낌이 8점으로 낮아졌다고 말했다.

나는 모나에게 EFT 영화관 기법을 소개하면서 어머니가 아팠던 당시의 사건에서 감정적 부하를 해소하는 데 이 기법을 어떻게 사용하는지 설명했다. 나는 우선 모나에게 영화 제목을 지어보라고 했다. 모나는 "그 끔찍한 순간들"이라는 제목을 붙였다. 나는 모나에게 영화 제목이 극장 간판에 걸린다면 어떤 모양으로 보일지 묘사해 달라고 요청했다.

모나가 답하기를, 간판 테두리는 검은색, 배경은 노란색, 제목은 진한 회색의 굵은 글씨로 되어 있다고 했다. 나는 모나에게 영화 제목만으로 느껴지는 SUD 점수를 물었고, 그녀는 8이라고 답했다. 우리는 다음의 수용확언을 세 번 말하며 두드리기를 시작했다. *나는 비록 "그 끔찍한 순간들"이라는 제목의 영화를 알고 있지만, 이런 나 자신을 온전히 받아들입니다.*

연상어구도 "그 끔찍한 순간들"로 정하고 몇 라운드에 걸쳐 8개 타점을 두드렸다.

그 후 영화 제목에 대한 모나의 SUD는 5점까지 내려갔다. 우리는 몇 라운드 더 두드렸고 때때로 몇 개 어구가 추가된 문장을 사용했다. *나는 "그 끔찍한 순간들"이라는 제목의 영화를 알고 있지만, 바로 여기 지금 이 순간 나는 안전합니다.*

영화 제목의 강도는 이제 1점까지 낮아졌다.

나는 모나에게 그 기억이 영화 스크린에 상영되고 있고, 자신은 영사실에 앉아 있다고 상상해 보라고 했다. 그리고 그 영화에서 두려움이라는 부정적 감정이 없는 중립 지점을 찾으라고 요청했다. 그 지점이 그녀의 영화관 기법의 시작점이 될 것이다. 그리고 나는 그녀에게 이 기억 영화를 그 시점으로부터 아주 천천히 재생하도록 요청했고, 부정적인 느낌, 감정 또는 신념이 느껴지면 즉시 재생을 멈추라고 했다.

나는 모나에게 이 기법을 사용할 때 영화의 세부 내용을 꼭 이야기할 필요는 없다고 설명했다. 이 기법의 목적은 그녀가 그 사건을 다시 겪는 것이 아니라, 일정한 거리에서 관찰하는 방식으로 접근하기 위함이다. 그녀는 기억 속으로 들어가 단지 그때의 느낌이 어땠는지를 기억하고 현재 느끼는 SUD 점수만 말하면 된다.

모나는 중립 지점에서 영화를 재생하기 시작했으나 이내 멈추고 "불안해요, 배에서 무언가 느껴져요. 심상치 않아요."라고 말했다. 그래도 "불안한 느낌"에 대한 그녀의 SUD 점수는 4점에 그쳤다. 그녀가 바로 "바보같이 굴지 마, 괜찮을 거야"라고 스스로에게 말하며 이를 차단했기 때문이다.

우리는 "나는 비록 불안하지만, 이런 나 자신을 온전히 받아들입니다"를 세 번 말하며 두드린 다음 이어 "불안하다"라는 연상어구로 몇 라운드를 진행했다.

그 후 "불안하다"에 대한 모나의 SUD 점수는 1로 떨어졌다.

모나는 중립 지점에서 다시 영화를 재생하기 시작했다. 그리고 아까 불안을 느꼈던 지점에 이르렀을 때, 더 이상 감정적 동요는 일어나지 않았다.

그녀가 그 다음 멈춘 지점은 "나는 충격을 받았다"였고, SUD는 9/10점이었다. 그녀는 그 사건이 발생했을 때 주저앉아야 했고 숨을 거칠게 쉬고 있었다고 회상했다. "나는 충격에 빠졌다"의 SUD 점수는 10점으로 올라갔다. 모나는 온몸에서 그 감정을 느꼈고 머리 속이 하얘지면서 웅웅거렸다.

우리는 두드렸다. 나는 비록 내 영화 "그 끔찍한 순간들"에서 충격을 느끼지만, 이런 나 자신을 온전히 이해하고 받아들입니다.

그 라운드를 진행하는 동안 우리는 몇몇 타점에서 숨을 깊게 들이쉬며 멈추기도 했다. "나는 충격을 받았다"의 SUD 점수는 5까지 내려갔지만, 이제 모나는 다시 두렵다고 느꼈고, SUD는 9점이었다.

우리는 두드렸다. 나는 비록 "그 끔찍한 순간들"이라는 영화 속에서 두려움을 느끼지만, 이런 나 자신과 나의 모든 감정을 깊이 온전히 받아들입니다.

"나의 영화 '그 끔찍한 순간들'이 너무 두렵다"라는 연상어구로 라운드를 진행하던 중 모나의 얼굴이 갑자기 경직됐다. 나는 그녀에게 두드리는 것을 멈추고 지금 어떤 경험을 하고 있는지 말해달라고 요청했다. 계속해서 영사실에서 영화를 지켜보는 상태를 유지해달라고도 덧붙였다. 모나는 "끔찍하고 절망적"이라고 느꼈고, 그중에서도 "끔찍하게 무섭다"라는 감정이 더 강하게 느껴졌으며 SUD 9 정도라고 했다. 그래서 우리는 수용확언 문구를 다음과 같이 바꾸었다. "비록 내 영화 '그 끔찍한 순간들'에서 나는 끔찍하게 무서웠지만, 이런 나 자신을 깊이 온전히 받아들입니다."

그 라운드 동안 나는 다음과 같은 수용확언을 함께 반복하도록 유도했다. "나는 비록 내 영화 '그 끔찍한 순간들'에서 끔찍하게 무서웠지만, 지금 여기 이 순간

나는 안전합니다." 그리고, "나는 비록 내 영화 '그 끔찍한 순간들'에서 끔찍하게 무서웠지만, 지금 이 순간 나는 완벽하게 안전합니다." 몇 라운드의 두드리기 후, 그녀의 SUD 점수는 5로 낮아졌고, 그 감정은 이제 "끔찍하게 무서움"이 아니라 다시 "두려움"이 되었다.

SUD 점수가 2까지 내려갔을 때, 우리는 다시 영화 속으로 돌아가 감정이 동요했던 각 지점에서 멈춰가며 두드리기를 이어갔다. 모나는 무서움을 느꼈던 지점 직후 곧바로 어머니로부터 좋은 소식을 들었다고 전했다.

모나의 모든 감정의 SUD 점수가 2 이하로 내려간 뒤, 우리는 현재 상황으로 다시 돌아왔다. 나는 모나에게 지금 어떻게 느끼는지 물었고, "나는 통제할 수 없다"와 "암에 걸려 두렵다"는 감정에 대한 SUD 점수를 물었다.

모나는 잠시 생각하다가 이렇게 답했다. "방금 무슨 일이 있었는지 모르겠지만 예전처럼 두렵지는 않은 것 같아요. 의사들이 저에게 정확한 정보를 주고 좋은 치료법을 제시해 줄 것이라는 생각이 들어요. 지금은 10점 만점에 2점 정도로 거의 두렵지 않아요."

슬픔에 대해서는, 현재로서는 전혀 슬픔이 느껴지지 않는다고 말했다. 이런 일이 자신에게 일어난 것은 분명 안타까운 일이지만, 지금까지 의사들이 그녀에게 이야기한 바를 종합하면 분명한 치료 계획이 있을 것이라고 확신한다고 말했다. 모나는 "죽을 병은 아니잖아요. 의사들이 어떤 치료 계획을 제시해도 받아들일 수 있을 것 같아요"라고 말했다. 모나는 이어서 말했다. "저에게는 든든한 남편이 있고, 이 시기를 보내는 동안에도 삶을 즐기지 못할 이유가 없습니다. 모든 것이 다 나쁠 필요는 없잖아요."

그렇게 두 번째 세션을 이 지점에서 마무리했다. 작별 인사를 나누면서 모나는 훨씬 차분해진 얼굴이었다. 그녀는 내게 자기와 함께 시간을 보내주고 EFT를 함께해 줘서 고맙다고 말했다. 그녀는 앞으로 직면하게 될 의료적 절차와 치료 과정에서 스트레스를 받거나 감정이 격해질 때마다 계속 두드리겠다고 다짐했다.

## EFT로 암 진단 트라우마를 해소하다

by 수잔 러너(Suzanne Lerner)

많은 사람들이 의사로부터 진단을 받는 것이 얼마나 큰 트라우마가 되는지 잘 모른다. 중압감, 두려움, 무력감, 절망감, 충격 등 반드시 해소해야 할 감정이 발생할 수 있다. "찰리(Charlie)"의 경우도 그랬다.

2년 전 찰리가 나를 찾아왔을 때, 그는 백혈병 4기 진단을 받았고 그날 바로 화학요법을 시작하지 않으면 몇 달 안에 죽을 것이라는 말을 들었다. 또한 병세는 갈수록 악화될 것이며 아무것도 도움이 되지 않을 것이라는 말도 들었다. 화학요법은 단지 피할 수 없는 고통스러운 죽음을 늦출 뿐이라는 설명이었다.

초기에 화학요법은 도움이 되었지만, 암은 결국 재발했다.

그는 여러 가지 대체요법을 시도했지만 백혈구 수는 계속 증가했다. 그러던 중 그는 새로운 형태의 대체요법을 받게 되었고, 그 치료는 아주 좋은 반응을 보였다. 그럼에도 불구하고 그는 안도감보다는 불안감을 더 크게 느끼는 자신에게 놀랐다.

치명적인 질병을 앓고 있는 많은 사람들이 그렇듯, 찰리 역시 낙관적인 상황임에도 병이 재발할까 봐 매우 두려워하고 있었다. 그는 현명하게도 이러한 두려움이 자기 실현적 예언이 될 수도 있다고 생각했다. 그래서 그는 나와 함께 이 문제를 작업하기로 결심했다. 그는 매우 낙관적이었다가도 곧 비관적으로 흔들렸다. 나는 우리가 함께 작업하면 이 두 가지 감정 사이에서 보다 생산적이고 건강한 균형을 찾을 수 있을 것이라고 격려했다.

찰리는 새로운 에너지와 활력을 느낄 수 있음에 매우 감사한 마음이었지만, 이 또한 그에게는 충격이었다. 너무 오랫동안 아팠던 탓에 건강한 자신의 모습을 거의 상상할 수 없었기 때문이다. 그래도 그는 자신이 훨씬 나아졌다는 것을 알았고 더 건강해지기를 바랐다.

나는 그가 겪었던 모든 경험이 너무 벅차게 느껴져서, 그것을 처리할 시간도 없이 압도되었을 수 있다고 설명했다. 그리고, 나의 "영감 EFT(Inspired EFT)" 접근법을 사용하여, 암을 진단받고 앓았던 경험을 처리하고 두려움을 해소하는 데 도움을 줄 수 있다고 설명했다. 그러면 그는 자신의 건강을 위해 중요한 결정을 내릴 때 더 나은 사고를 할 수 있을 것이다. 편안한 상태에서는 더욱 집중하여 자신에게 가장 적합한 선택을 하기 때문이다.

처음 진단 당시의 충격을 해소하는 작업은 매우 중요하다. 그래서 우리는 그가 진단을 받았던 때로 돌아가서 그 상황에 대처할 수 있는 새로운 자원을 그에게 제공했다. 그는 마침내 그간 억눌러 왔던 극심한 공포를 눈물과 함께 해소할 수 있었다. 그는 자신의 선택을 충분히 고려할 시간도 없이 밀려들었던 고통스러운 기억에서 벗어났다. 이후 우리는 그가 겪었던 자살 충동에 대한 죄책감을 다루었다. 몇 차례의 두드리기 후에 그는 자신을 용서할 수 있었다. 당시 그가 통제할 수 없는 절망적 상황에서 통제력을 되찾으려는 방식이 바로 자살 충동이었음을 이해하게 되었다.

나는 다시 찰리에게 진단을 받았던 장면으로 돌아가 보도록 했다. 그리고 그의 손에 일종의 TV 리모컨이 있다고 상상해보라고 했다. 이를 통해 그는 보다 건강한 방식으로 통제감을 되찾을 수 있었다. 그는 장면을 정지하거나, 앞뒤로 돌려 보거나, 의사의 말을 제대로 이해하기 위해 특정 부분 재생을 반복하거나, 전체를 잠시 멈춰둘 수도 있었다.

그렇게 하면서 겹겹이 쌓였던 슬픔과 중압감, 충격이 차츰 해소되었다. 나는 그가 지니고 있던 몇 가지 추가적인 두려움도 해소하도록 도왔다. 예컨대 자신이 주변 사람에게 완전히 의존하게 될지도 모른다는 두려움, 치료 비용과 부작용으로 인해 삶이 무너질지도 모른다는 두려움 등이었다. 우리는 그 기억에 대한 몇 라운드의 EFT 작업을 통해 그가 이제 안전하며 살아남아 있다는 사실을 인식하도록 도와주었다.

찰리의 SUD 점수가 낮아진 후, 나는 그에게 그 장면에서 어떻게 했으면 더 좋았을 것 같은지 물어보았다. 그는 돌이켜 보면 한 시간쯤 요가를 하고 몸을 이완시키는 시간을 가졌더라면 조급하지 않고 더 나은 결정을 내릴 수 있었을 것 같다고 했다. 그래서 나는 그에게 요가를 할 수 있는 가장 아름다운 장소를 골라 거기서 요가를 하는 자신의 모습을 생생하게 상상해 보라고 요청했다.

그는 한때 휴가차 여행한 적이 있는 카리브해를 떠올렸고, 그곳에 있는 자신을 상상했다. 그는 아름다운 푸른 바다, 리듬이 느껴지는 파도 소리, 상쾌한 바람의 냄새와 감촉을 즐기기 시작했다. 나는 그에게 이러한 감각을 더 깊이 느끼도록, 온몸의 세포 하나하나가 그것을 받아들이는 것처럼, 부드럽고 상쾌하게 어루만지는 감각을 온전히 느껴 보라고 유도했다.

그런 다음 그에게 가장 치유하는 느낌을 주는 색이 무엇인지 떠올려 보라고 했다. 그는 자신이 상상한 장면을 치유의 푸른빛으로 감쌌고, 우리는 이를 매트릭스 리임프린팅(Matrix Reimprinting) 기법을 통해 마음에 각인시켰다.

찰리는 마침내 중압감과 두려움, 통제감 상실에서 완전히 벗어날 수 있었다.

그는 자신이 겪어온 모든 경험에 대해 새로운 평온함과 감사의 감정을 느낀다고 했다. 그의 낙관적인 자아와 비관적인 자아 사이의 내적 갈등을 어느 정도 해소하면서, 이 두 자아가 더 나은 방식으로 협력하여 보다 균형 잡힌 판단력을 만들 수 있다고 생각했다.

찰리는 편안하고 안정감을 느끼고 있는 자신의 모습에 대해 놀라움을 표현했다. 진단 당시의 기억은 더 이상 그를 괴롭히지 않았다. 그는 이제 필요한 시간을 충분히 가지면서 자신에게 가장 적합한 치유 방법을 선택할 수 있을 것 같다고 느꼈다. 그는 실제로 이러한 새로운 치유 방식을 탐색하는 일에 흥미를 가지게 되었고, 자신의 경험을 다른 사람들과 나누고 싶다는 생각도 하게 되었다.

정신신경면역학 분야의 연구에 따르면 스트레스와 감정적 트라우마를 줄이면 면역 체계가 더 효과적으로 작동하여 치유 과정을 촉진한다. 찰리는 이제 다시 운전대를 잡고 앞으로 나아갈 준비가 되었고, 자신의 치유와 더 나은 삶을 기꺼이 받아들일 수 있게 되었다.

* * *

아래에 특정 문제를 두드리는 데 사용 가능한 예시 문구들이 있다. 이 책의 나머지 장에서도 계속 이러한 가이드를 만나게 될 것이다. 항상 그렇듯이 EFT는 자신의 경험에 맞게 두드리기 어구를 구체적으로 만들수록 더 좋은 결과를 얻는다. 이 장과 다음 장들에 제시된 어구들은 어디까지나 하나의 안내일 뿐이며, 자신의 두드리기에 맞게 자유롭게 수정해서 사용해도 좋다.

## 진단 충격에 대한 두드리기 어구 예시

- 나는 비록 내 상태에 대한 소견에 충격을 받았지만, 마음을 진정시키기를 원합니다.
- 나는 비록 의사의 말을 믿을 수 없지만, 깊게 호흡하고 이 정보를 소화할 수 있기를 원합니다.
- 나는 비록 이런 일이 일어날 수 있다고는 상상도 못했지만, 나는 깊이 숨을 쉽니다.
- 나는 충격을 받았다.
- 나는 깜짝 놀랐고 다른 세상에 온 것 같은 기분이 든다.
- 의사가 뭐라고 말했지?
- 나는 의사가 방금 한 말을 도무지 이해할 수 없다.
- 생각이 정리되지 않는다.
- 내가 암 진단을 받았다는 게 말이 안 된다.
- 나는 이 정보를 어떻게 받아들여야 할지 모르겠다.
- 나는 그것이 의미하는 모든 것에 압도당하고 있다.
- 너무 무서워서 이 진단을 믿을 수 없다.
- 그것은 사실일 리 없다.
- 어떻게 이런 일이 나에게 일어날 수 있나?
- 앞으로 난 어떻게 될까?
- 나의 미래는 어떻게 될까?
- 이 진단은 내 몸과 마음에 엄청난 충격이다.
- 충격에 휩싸여 최선의 결정을 내리지 못하는 것이 싫다.
- 들은 내용을 차분하게 이해하고 싶다.

- 그러려면 어떻게 해야 하나?
- 빠르고 간단한 방법 중 하나는 두드리는 것이다.
- 나는 두드리고, 호흡하고, 마음을 진정시킨다.
- 두드리고, 심호흡을 하고, 충격을 해소하면 더 명확하게 생각할 수 있다.
- 나는 마음이 진정될 때까지 두드린다.
- 나는 충격, 두려움, 분노, 불신에서 벗어난다.
- 나는 두려움, 충격, 분노, 불신에서 벗어나 마음을 진정시키고 중심을 잡는 것을 선택한다.
- 나는 어떤 일을 하기 전에 EFT로 몸과 마음을 진정시키는 것을 선택한다.
- 나는 어떤 결정을 내리기 전에 명확하게 생각하고 싶다.
- 내가 어떤 결정을 내리기 전에 깨어 있고 의식적인 상태에 있는 것이 중요하다.
- 나를 위해 올바른 결정을 내리고 싶다.
- 나는 지금 당장 모든 것을 결정할 필요가 없으니, 차분히 마음을 가다듬어 첫걸음을 내디딜 것이다.
- 나는 내 몸으로 돌아와서 반응이 아닌 생각을 할 수 있도록 계속 두드리고, 호흡하고, 마음을 진정시킨다.
- 나는 충격에서 벗어나 중심을 잡고, 더 집중하고, 생각하고, 반응이 아닌 선택을 할 수 있을 때까지 두드리고 호흡한다.
- 나는 내 안의 능력을 통해 두려움에서 평온함으로, 압도당한 상태에서 이성적인 사고로 전환시키는 힘과 마음과 몸을 깊이 연결할 수 있는 힘을 가졌기 때문에, 앞으로 닥칠 어떤 일이든 잘 해낼 수 있다.
- 나는 필요할 때마다 스스로를 진정시키며 한 걸음씩 앞으로 나아갈 것이다.
- 내 안에는 생각보다 많은 힘이 있으며, 나는 그 지혜를 사용하여 모든 것을 이겨낼 것이다.

## 참고문헌

Swack, J. (2008). Diagnosis shock: The unrecognized burden of illness, an energy psychology approach. International Journal of Healing and Caring Online. Wholistic Healing Publications, 8(1).

Chapter 04.

# 암과 연관된 일반적 감정: 두려움

Common Emotions Associated with Cancer: Fear

암에 걸렸다는 사실을 알게 되면 엄청난 두려움을 갖게 된다. 이 장에서는 암과 관련하여 일반적으로 발생하는 두려움들을 탐구하고, EFT를 통해 평온을 되찾고 균형을 회복하는 방법에 대해 알아볼 것이다.

두려움은 인류에게 가장 오래된 감정 중 하나로, 생존을 위협하는 실제 혹은 인식된 위협에 대한 방어 기전으로 진화해 왔다. 이는 단순하게 팔의 털이 곤두서는 반응에서부터 극도로 경계하고 몸서리치며 땀을 흘리고 도망가는 것일 수도 있다. 더 나아가 인간의 존재론적 불안이라는 복잡한 형태로 드러나기도 한다.

두려움은 몸이 위협적인 상황에 반응할 수 있도록 신체를 준비하는 감정적인 반응이다. 이는 편도체, 시상하부, 해마를 포함하는 뇌의 변연계 부분에서 시작되는 중요한 생존 반응이다. 편도체는 환경에 반응하는 경보 시스템과 같고, 시상하부는 감정적 반응을 조절하며 해마는 기억을 유지하고 회상하는 기능을 한다.

실제 위협적인 상황이거나 혹은 그런 상황이라고 인식될 때 편도체는 자극을 받는다. 예를 들어 편도체는 감정이 담긴 인간의 얼굴을 볼 때 활성화되지만 그 표정이 분노나 두려움을 표현할 때 더욱 강하게 반응한다. 이러한 활성화는 시상하부를 자극하여 부신에 신호를 보내 아드레날린과 코티솔 같은 "스트레스" 호르몬을 생성하도록 함으로써 싸움-도피-얼어붙기 반응을 유도한다.

또한 편도체는 특정 상황과 두려움의 감정 사이에 연관성을 형성하는 데 관여한다. 그러한 경험이 반복되면, 두려움이 더욱 커지게 된다. 우리의 몸은 지속적인 두려움 상태를 견디기 힘들기 때문에, 암과 관련하여 발생하는 두려움을 해소하는 것은 중요하다.

EFT 전문가인 지닌 크롬비(Jeanine Crombe)가 제시하는 다음의 사례는 암을 가진 사람들이 경험하는 넓은 범위의 두려움들을 다루고 있다. 그녀는 두려움을 진정시킬 수 있는 출발점이 되어 줄 구체적인 두드리기 어구들을 다수 제공하고 있다. 그녀의 접근법은 이 장에서 다루고 있는 모든 두려움에 적용할 수 있다. 각자 자신의 감정에 맞게 문장을 수정하여 사용하기만 하면 된다.

## 유방암 회복을 위한 EFT 두드리기

by 지닌 크롬비(Jeanine Crombe)

바바라(Barbara)와 함께 했던 성공적인 EFT 사례를 공유하고자 한다. 그녀는 유방암 회복 과정에서 EFT를 활용했으며, 총 9번의 수술, 8번의 화학요법, 31번의 방사선 치료를 받았다.

바바라는 2006년 10월에 유방암 진단을 받았고, 의사는 그녀에게 아마도 6주 정도만 살 수 있을 것이라고 말했다. 그녀의 친구 중 한 명이 EFT에 대해 말해주었고, 최대한 빨리 EFT를 배우라고 조언해 주었다.

그녀는 나의 EFT 워크숍에 등록했고, 그렇게 그녀와 처음 만나게 되었다. 그녀는 다른 워크숍 참가자들과 자신에게서 나타난 놀라운 결과에 깜짝 놀랐다. 이러한 결과는 그녀로 하여금 치료 계획에 EFT를 포함하도록 결심하게 했다.

바바라는 EFT를 2007년 2월부터 시작했고, 그날 이후로 EFT를 하루에 두 번씩 매일 적용했으며, 그녀는 "다룰 수 있는 모든 것"에 대해 스스로 혹은 나와 함께 두드렸다.

바바라가 8시간 거리에 있었기 때문에, 그녀와의 EFT 작업은 보통 전화로 이루어졌다. 그녀가 화학요법을 받을 시기에, 구토와 통증 반응을 심하게 겪었다. 우리는 화학요법에 익숙해지도록 노력했고, 그것이 그녀의 몸을 파괴하는 대신 치유할 것이라고 생각했다. 우리는 그녀의 몸이 쉽게 화학요법을 받아들이고 통증을 조절할 수 있도록 두드렸다. 우리는 또한 각 치료 전에 EFT로 준비 작업을 했다.

위에서 언급한 첫 EFT 워크숍에서 청중들을 앞에 두고 바바라가 최근에 남편과 사별한 내용으로 작은 EFT 세션을 진행했다.

이하는 데모 세션에서 사용된 어구들이다.

- 나는 비록 아직도 남편을 생각하면 비통하지만…
- 나는 비록 그가 나를 남겨두고 갑자기 떠났다는 것을 믿을 수 없지만, 나는 그가 이제 더 이상 함께하지 않다는 것을 받아들이려고 노력합니다.
- 나는 비록 내 고통이 다하였다고 생각하지만, 현재 풀리지 않은 감정이 있다는 것에 놀랐고, 그럼에도 나는 어떻게든 평온을 찾기를 선택하며, 나의 마음속에 언제나 그를 사랑하는 마음이 있다는 것을 알았습니다.

눈썹(EB): *나는 아직 남편을 슬프게 그리워한다.*

눈 옆(SE): *나는 아직도 그 사람이 너무 그립다.*

눈 아래(UE): *그가 떠났다는 게 믿기지 않는다.*

코 아래(UN): *이 모든 슬픔이 내 마음속에 있다.*

턱(Ch): *너무 갑작스러운 일이라 나는 아직도 충격에서 벗어나지 못하고 있다.*

쇄골(CB): *이 모든 무거움이 내 가슴에 있다.*

팔 아래(UA): *나를 혼자 두고 그가 떠난 것은 공평하지 않다. 나는 너무 외롭고 무력하다고 느낀다.*

명치 옆(BN): *나는 다시 내면의 평화를 찾을 수 있을까?*

정수리(TH): *남편이 항상 내 마음속에 나와 함께 할 것을 안다.*

[명치 옆(BN) 타점이 추가되어 있음을 참고한다. 이것은 EFT의 원래 형태인 완전 기본 레시피(Full Basic Recipe, 부록 A 참조)에 있었다. 2장에서 자세히 설명하는 기본 레시피에는 해당 타점이 포함되어 있지 않지만, 그 타점이 없어도 EFT는 효과적이다. 따라서 많은 EFT 시술자들이 명치 옆(BN) 타점 사용을 중단했다.]

다음은 화학요법 중에 사용한 일부 어구다.

- 나는 비록 이 항암치료와 그것이 내 몸에 어떤 영향을 미칠지 너무 두렵지만, 나는 나와 내 몸을 사랑하고 받아들입니다.
- 나는 비록 내가 큰 병에 걸리고 많은 고통을 겪게 될 것이라는 말이 너무 두렵지만, 나는 나 자신을 깊이 사랑하고 오늘의 내 위치를 받아들이려고 노력합니다.
- 나는 비록 독소에 익숙해질 수 있을지 모르겠지만, 이 독소가 내 몸을 망가뜨릴까 봐 두렵지만, 용기를 내어 이 독소와 친해지기를 선택합니다.

눈썹(EB): *이 화학요법에 대한 두려움*

눈 옆(SE): *이 독소가 내 몸에 어떤 영향을 미칠지에 대한 두려움*

눈 아래(UE): *이 화학요법은 나를 아프게 할 것이다.*

코 아래(UN): *머리카락이 빠질까 봐 걱정이다.*

턱(Ch): *나의 손톱과 발톱은 어떻게 될까?*

쇄골(CB): *누가 나를 보살펴 줄 것인가?*

팔 아래(UA): *내 친구들이 나를 버릴까?*

명치 옆(BN): 일을 못 할 *텐데, 생활비는 누가 내지?*

정수리(TH): *이 극심한 고통을 감당할 수 없을 것 같아 두렵다.*

눈썹(EB): *화학요법이 내 몸에 미치는 영향을 받아들이는 마음을 바꾸면 어떻게 될까?*

눈 옆(SE): *화학요법과 친구가 되어 나를 치료해 달라고 부탁하면 어떻게 될까?*

눈 아래(UE): *나는 살고 싶다!*

코 아래(UN): *화학요법을 다르게 보면 어떨까?*

턱(Ch): *나는 화학요법이 이 암을 제거하는 데 도움이 될 것이라고 믿기로 선택한다.*

쇄골(CB): *나는 화학요법을 나의 아군으로 바라보기로 선택한다.*

팔 아래(UA): *나는 화학요법이 아픈 세포에만 작용하도록 지시한다.*

명치 옆(BN): *나는 화학요법이 내 몸에 부드럽게 작용하여 통증과 불편함을 거의 주지 않을 것이라고 생각한다.*

정수리(TH): *나는 내 몸이 화학요법을 잘 받아들이고 강인하게 견뎌줘서 고맙다.*

우리는 바바라의 첫 번째 항암 치료에서 EFT를 활용하여 준비 작업을 하지 않았지만, 그 이후의 모든 치료에 대해서는 EFT를 적용했다. 다음은 사용했던 일부 예시 어구들이다.

- 나는 비록 내일 두 번째 화학요법을 받게 되고 심하게 아플까 봐 두렵지만, 이런 나 자신과 나의 두려움을 받아들이기로 선택합니다.
- 나는 비록 의사와 간호사들이 말한 대로, 이번 치료를 받고 몸 상태가 더 나빠질까 봐 겁이 나지만, 나는 그들을 신뢰하고 있고, 나를 위해서 오늘만큼은 나 자신의 힘과 EFT의 힘을 믿기로 선택합니다.
- 나는 비록 많은 통증을 느낄 것이고 침대에 누워 여러 날 동안 괴로운 시간을 보내게 될 것이라는 사실이 너무 두렵지만, 두 번째 화학요법은 첫 번째 치료보다 몸에 훨씬 익숙해지기로 선택합니다.

눈썹(EB): *나는 내일의 두려움을 버리기로 선택했다.*

눈 옆(SE): *나는 나의 두려움을 받아들이며, 이 두려움을 계속 끌고 다니는 것에 지쳤다는 것을 인정한다.*

눈 아래(UE): *내가 경험하는 방식을 바꿀 수 있다면 어떨까?*

코 아래(UN): *고통을 훨씬 더 감당할 수 있게 된다면 어떨까?*

턱(Ch): *이번에 심하게 아프지 않으려면 어떻게 해야 할까?*

쇄골(CB): *나는 이번 항암치료를 더 수월하게 감당할 수 있기를 선택하며, EFT가 그것을 도와줄 것이라고 믿는다.*

팔 아래(UA): *내가 훨씬 더 빨리 회복할 수 있다고 상상해보자!*

명치 옆(BN): *나는 첫날부터 음식을 먹을 수 있기를 선택하며, 두드려서 구토를 관리할 수 있다는 것을 알고 있다.*

정수리(TH): *나는 몸을 치유하는 과정에 있으며 처음보다 내일 훨씬 더 나은 경험을 하기로 선택한다.*

이렇게 두드리기를 한 결과, 바바라는 9일째가 아니라 2일째에 식사를 할 수 있게 되었다. 과거 첫 번째 항암치료를 받은 후 그녀는 5일 동안 구토를 했고 침대에 누워 있었다. 이번에 그녀는 전혀 토하지 않았고 EFT로 증상들을 관리할 수 있었으며 2일 차에는 빨래도 할 수 있었다.

그녀의 화학요법은 3주 간격으로 계획되어 있었다. 여덟 번째이자 마지막 치료 후에도 그녀는 스스로 걸어서 병원에 드나들 수 있었지만, 같은 암 환자 그룹의 다른 환자들은 휠체어가 필요하거나, 구급차를 타고 오거나, 더 이상 병원에 올 수조차 없었다.

간호사들은 바바라가 마지막 화학요법 치료 후 상태가 얼마나 좋아졌는지 보고 놀랐다. 그들은 그녀에게 "우리는 당신이 EFT로 무엇을 하는지 정확히 모르겠지만, 계속 힘내 주세요"라고 말했다. 바바라는 자신의 암 그룹에 속한 다른 사람들보다 훨씬 좋아 보였기 때문에 일부 사람들은 그녀가 실제로 화학요법을 받은 것인지 의심할 정도였다.

그녀를 담당하는 가정의학과 의사는 그녀에게 "당신의 결과는 기적에 가깝습니다"라고 말했다.

바바라는 큰 지지를 받았다고 느꼈으며, 자신의 놀라운 경험을 다른 사람들에게 이야기하는 것을 좋아했다.

바바라의 이야기에서 또 다른 중요한 측면은 그녀가 EFT로 극심한 통증을 조절했고, 그 결과가 진통제보다 훨씬 효과적이었다는 점이다. 다음은 통증을 관리하기 위해 사용했던 두드리기 어구의 예시이다.

- 나는 비록 왼쪽 무릎 뒤쪽에 번개 같은 통증이 있음에도 불구하고, 이런 나 자신을 깊이 온전히 받아들입니다.
- 나는 비록 이 고통이 더 심해지면 삶이 망가질까 봐 겁이 나지만, 내가 느끼는 감정이 마음에 들지 않더라도 받아들입니다.
- 나는 비록 내 생각이 더 긍정적이었다면 이 고통을 즉시 없애기가 훨씬 더 쉬웠겠지만, 이런 나 자신을 판단하는 것을 멈추고 지금의 나 자신과 그 고통을 받아들이기로 선택합니다.

눈썹(EB): *이 고통을 없애지 못할까 봐 너무 두렵다.*
눈 옆(SE): *상황이 더 악화되면 어떻게 하지?*
눈 아래(UE): *걷기가 너무 힘들다.*
코 아래(UN): *점점 조급해진다.*
턱(Ch): *예전처럼 걸을 수 없을까 봐 걱정이다.*
쇄골(CB): *삶의 질이 낮아져서 안타깝다.*
팔 아래(UA): *왼쪽 무릎에 통증이 남아 있다.*
명치 옆(BN): *계단을 오르내리는 게 힘들다.*
정수리(TH): *걱정과 고통을 내려놓고 싶다.*

우리는 통증을 느끼는 신체 부위에 위치한 감정에 집중했다. 다음은 우리가 사용한 두드리기 어구의 예시다.

- 나는 비록 왼쪽 무릎 뒤쪽에 분노가 있음에도 불구하고 이런 나 자신과 내가 느끼는 것을 받아들입니다.
- 나는 비록 모든 일을 항상 혼자 해야 하고, 그 누구도 나와 함께하지 않는 것 같다는 원

망감이 내 왼쪽 무릎 뒤쪽에 있지만, 나는 강하고 독립적인 여성으로서 나 자신을 받아들입니다.

- 나는 비록 이런 슬픔이 있고, 이 여정에서 외롭다고 느껴지지만, 지금의 나를 도와주고 응원해주는 모든 사람들을 기억하기로 선택합니다.

눈썹(EB): *왼쪽 무릎 뒤쪽에 있는 이 분노.*

눈 옆(SE): *항상 혼자 일을 해야 해서 억울하다.*

코 아래(UN): *이 여정은 외롭다.*

턱(Ch): *슬프다.*

쇄골(CB): *암에 걸리고 나서, 대부분의 사람들이 나를 떠났고, 이 사실이 나를 매우 슬프게 한다. 나는 그들이 내 친구라고 생각했다.*

팔 아래(UA): *오늘, 내가 나의 가장 친한 친구가 되기로 선택한다.*

명치 옆(BN): *무릎이 나을 수 있도록 귀찮은 감정을 내려놓기로 선택한다.*

정수리(TH): *무슨 일이 있어도 내가 강하고 영향력 있는 여성이라고 믿기를 선택한다!*

여덟 번의 화학요법 치료를 마친 후 바바라는 방사선 치료를 시작했다. 방사선에 노출되면 사람의 피부가 건조해지고 검게 변하며 갈라진다. 31차례의 방사선 조사로 바바라는 피부가 검게 변하는 것을 막을 수 없었다. 그러나 EFT를 활용해 피부가 터지는 것을 방지하고 피부 감염을 예방했다.

다음은 방사선 치료를 위해 두드리기를 하면서 활용했던 몇 가지 예시 어구들이다.

- 나는 비록 여전히 화학요법 후 회복 중이고 방사선 치료가 너무 두려워서 내키지 않지만, 이런 나 자신을 깊이 온전히 사랑하고 존중합니다.
- 나는 비록 피부가 검게 변하고, 건조해지고, 갈라지고, 감염될까 봐 너무 두렵지만, 이런 나 자신과 지금의 감정을 깊이 받아들입니다.
- 나는 비록 피부가 검게 변하는 것을 막지 못해 슬프지만, 피부가 감염되는 것을 막을 수

있어서 감사하며, 이 두려운 상황 속에서도 최선의 결과를 얻기 위해 노력하고 용기를 낸 나 자신을 사랑하고 존중합니다.

눈썹(EB): *방사선은 정말 무섭다.*
눈 옆(SE): *피부가 검고 건조해져서 너무 무서워!*
눈 아래(UE): *피부가 갈라지는 것을 막을 수 있을 것 같다.*
코 아래(UN): *나는 내 피부가 이 모든 강한 치료를 견딜 수 있기를 선택한다.*
턱(Ch): *탄탄한 피부에게 너무 감사하다.*
쇄골(CB): *거울 보기가 너무 힘들다. 지금 내 모습이 너무 슬프고 무섭다.*
팔 아래(UA): *감정적으로 완전히 지친 것 같다. 이제 그만하고 싶다!*
명치 옆(BN): *이 일을 이겨낼 수 있도록 많은 용기를 주신 하나님께 감사드린다.*
정수리(TH): *나의 미래를 그리며, 1년 후에는 훨씬 더 나아질 것이라고 생각하기로 선택한다!*

우리는 발견된 모든 트라우마와 감정적 문제에 대한 광범위한 목록을 만들었고, 발견할 수 있는 주요한 패턴들을 EFT로 해소하는 작업을 계속 진행했다.

EFT 세션에서 바바라와 대화를 나누면서, 그녀의 근본적인 문제가 주로 피해의식에 중심을 두고 있다는 사실을 발견했다. 바바라는 삼각 구도의 관점을 가지고 있었다. 피해 의식을 느낄 때마다, 한쪽에는 가해자가 있었고 다른 쪽에는 구원자가 있었다. 그녀는 자신의 삶의 주요 문제가 이 가해자, 피해자, 구원자의 삼각형 속에 얽혀 있음을 발견했다.

이는 우리에게 EFT를 진행하기 위한 매우 유용한 틀을 제공했다. 우리가 발견한 주요 패턴 중 하나는 그녀가 종종 자신의 한계를 넘어 과도하게 노력하고, 자신의 책임을 넘어서는 일을 하려고 한다는 것이었다. 결과적으로 그녀는 종종 이용당하고, 그런 것이 당연하게 취급되었다. 이로 인해 그녀는 여러 사람과의 상황에서 자주 피해자처럼 느꼈다.

우리는 그녀가 자신을 과도하게 몰아붙이려는 욕구에 대해 두드리기를 했고,

그 밑바탕에 있는 "충분히 좋은 사람이 아니라는 느낌" 또는 "충분히 가치 있는 사람이 아니라는 느낌"을 발견했다. 우리는 그녀의 삶에서 겪었던 여러 큼직한 상실에 대한 슬픔, 애통함, 비탄을 발견했다. 또한 이해받지 못하거나 오해받는 느낌이 EFT 세션 전반에 걸쳐 매우 중요한 역할을 했다.

2008년 3월 11일, 의사들은 바바라에게 암이 없어졌다고 말했다. 불과 2006년 10월에는 그녀에게 살 날이 6주밖에 남지 않았을지도 모른다고 말했었다.

현재도 바바라는 계속 EFT를 사용하며 건강을 개선하기 위해 노력하고 있다. 예를 들어, 그녀는 EFT를 사용하여 시력을 많이 회복했다. 그녀의 거칠어진 목소리는 EFT를 사용한 지 3개월 후에 회복되었고, 이제 다시 노래를 부르고 싶어한다.

결과적으로 바바라는 강해졌고, 인생을 변화시켰다. 의사, 간호사, 환자를 포함한 모든 사람들은 EFT가 그녀의 치유 과정에 얼마나 큰 변화를 가져왔는지 분명히 알 수 있었다.

* * *

바바라의 두려움을 없애기 위해 그녀와 지닌이 꼼꼼하게 많은 시간을 들였다는 것에 주목해야 한다. 두려움에 대해 두드릴 때, 충분한 시간을 갖고 각각의 두려운 요소를 두드리고, SUD 점수를 최대한 낮춘 뒤에 다음 단계로 나아가야 한다. 두려움은 강한 힘을 가지고 있기에, 없애기 위해서는 온전히 주의를 기울여야 한다. 마지막으로 기억해야 할 것은 다른 가능성을 제시하기 전에 자신이 느끼고 있는 것을 인정하고 받아들이는 것이 필수적이라는 것이다.

## 미래와 미지에 대한 두려움

앞선 장에서는 진단으로 받게 되는 충격에 대해 다루었는데, 이는 검사 결과를 알고 난 후의 충격에 대한 것이었다. 그렇다면 진단을 받기 전에 생기는 두려움은 어떤 것인가? 미래와 미지에 대한 두려움은 암을 진단받을 가능성이 있을 때, 의사가 검사를 의뢰하고 그 결과를 기다리는 과정에서 발생한다. 이 기다림은 꽤

나 고통스러울 수 있다. EFT를 활용하면 암 검사를 받으러 갈 때, 그리고 그 결과를 기다리는 동안 두려움을 진정시키는 데 도움을 받을 수 있다.

키야 이머글럭 박사(Dr. Kiya Immergluck)는 심리치료사로서 에너지심리학을 30년 넘게 임상에서 활용한 EFT 전문가이자 교육자다. 두려움은 그녀의 전문 분야 중 하나다. 다음 사례에서 그녀는 암에 걸릴 가능성에서 비롯된 고통스러운 두려움을 관리하도록 한 여성을 도와주었다. 또한 이머글럭 박사는 여기서 또 다른 EFT 전문가인 패트리카 캐링턴 박사(Patricia Carrington Ph.D)가 고안한 선택확언(Choices Method)을 활용하였다. 이 기법에서는 두드리기를 하면서 경험하고자 하는 것을 선택하는 문구를 추가한다.

## 암 진단에 대한 두려움에 EFT 적용하기

by 키야 이머글럭(Kiya Immergluck)

나의 내담자 몰리(Molly)는 왼쪽 가슴에 혹을 발견했다. 그녀가 의사를 찾아가 생검을 예약하기 전에, 암을 진단받을 수 있다는 심한 두려움 때문에 내게 전화 상담을 요청해왔다.

우리는 두드리며 다음과 같이 수용확언을 했다.

- 나는 비록 암이 있을까 봐 두렵지만, 이런 나 자신을 깊이 온전히 받아들입니다.
- 나는 비록 유방 절제술을 받아야 할까 봐 두렵지만, 이런 나 자신을 깊이 온전히 받아들입니다.
- 나는 비록 화학요법과 방사선 치료를 받게 될까 봐 두렵지만, 이런 나 자신을 깊이 온전히 받아들입니다.
- 나는 비록 내가 유방을 잃으면 남편이 나를 더 이상 사랑하지 않을까 봐 두렵지만, 이런 나 자신을 깊이 온전히 받아들입니다.
- 나는 비록 내 딸이 엄마 없이 자라야 할까 봐 너무 두렵지만, 이런 나 자신을 깊이 온전

히 받아들입니다.

그녀의 두려움은 SUD 척도 0에서 10까지 중에서 10이었고, 그녀는 최악의 상황만을 생각하고 있었기에 잠을 잘 수도 없고, 아무 생각도 할 수가 없었다.

EFT를 적용하자 그녀의 두려움을 SUD 3 이하로 낮출 수 있었다. 그런 다음 우리는 다음 날 의사를 만나기로 예약된 것에 대해 선택확언을 사용하여 두드렸다.

우리는 다음과 같이 두드렸다.

- 나는 비록 암이 있을까 봐 두렵지만, 오늘 밤은 평화롭게 잠을 자기로 선택합니다.
- 나는 비록 유방 절제술을 받아야 할까 봐 두렵지만, 의사에게 갈 때 침착해지기로 선택합니다.
- 나는 비록 화학요법과 방사선 치료를 받아야 할까 봐 두렵지만, 긍정적으로 생각하기를 선택합니다.
- 나는 비록 내가 유방을 잃으면 남편이 더 이상 나를 사랑하지 않을까 봐 두렵지만, 나는 기도하기로 선택합니다.
- 나는 비록 내 딸이 엄마 없이 자라야 할까 봐 너무 두렵지만, 나는 좋은 소식을 듣기를 선택합니다.
- 나는 비록 내가 암이 있을까 봐 두렵지만, 그것이 양성 종양이기를 선택합니다.
- 나는 비록 내가 암이 있을까 봐 두렵지만, 나는 자유로워질 것을 선택합니다.
- 나는 비록 내가 암이 있을까 봐 두렵지만, 나는 행복해질 것을 선택합니다.
- 나는 비록 내가 암이 있을까 봐 두렵지만, 나는 건강해질 것을 선택합니다.
- 나는 비록 내가 암이 있을까 봐 두렵지만, 나는 평화로워질 것을 선택합니다.

전화로 진행된 우리의 상담 세션이 끝날 무렵, 몰리는 웃고 농담을 하며 잠을 잘 준비가 되었다. 몰리에게 의사를 만났을 때, 최악으로 무서울 만한 상황을 묘사하게 하며 이번 세션이 잘 진행되었는지 테스트했다. 그녀는 기분을 다시 나쁘게 느끼려고 노력해봐도 그럴 수가 없었다.

다음 날 저녁, 나는 몰리에게서 긍정적인 전화를 받았다. "좋은 소식이 있어요! 잠자기 전에 두드렸더니 밤새 잘 잤어요. 일어나서 가슴을 확인했더니 혹이 훨씬 작아진 것 같았어요. 의사가 세침 생검을 했는데, 그 자리에서 거의 양성일 것 같다고 말해 주었습니다!"

몰리는 EFT가 자신의 암을 "치료"했다고 믿고 있지만, 나는 그렇게 말하지는 않겠다. 내가 생각하는 가장 나쁜 종류의 암은 두려움이며, 분명한 점은 EFT가 몰리의 암에 대한 심각한 두려움을 치료했다는 것이다.

* * *

미래와 미지에 대한 두려움의 다음 단계는 암 진단을 받고 난 이후에 찾아온다. 누구나 미래를 알 수 없기 때문에 두려움을 느낄 수 있지만, 질병의 존재는 그 두려움을 더욱 증폭시킨다. 일반적으로 두려움을 느끼더라도, 대부분의 사람들은 자신의 결정과 행동이 안전을 확보하거나 재정적 성공을 이루거나 원하는 목표를 달성할 수 있다고 믿는다. 우리는 실수를 바로잡거나, 관계를 개선하거나, 재정적 목표를 이룰 시간이 충분하다고 생각한다. 하지만 암 진단을 받게 되면, 이런 확신이 흔들리거나 사라질 수 있다. 관점이 바뀌게 되고, 알 수 없는 미래에 대한 두려움이 만연해진다.

암 진단을 받은 그 시점부터 펼쳐질 미래가 어떨지 짐작할 수 없고, 이 사실은 엄청난 두려움을 불러일으킬 수 있다. 그 시점 이후로부터의 미래는 지금까지 살아왔고, 앞으로 계획했던 인생이 아니게 된다. 암에 걸리면 살아남기 위해 필사적으로 싸워야 한다고 배우기 때문에, 삶의 모든 것이 바뀌게 된다.

알 수 없는 미래를 앞에 두고, 일상이 어떻게 될지, 어떤 치료가 필요한지, 수술이 필요한지, 병원에 입원해야 하는지, 직장은 어떻게 될지, 자녀가 있다면 자녀를 누가 돌보게 될지, 보험으로 보장이 안되는 부분이 있다면 어떻게 할지, 살아남을 수 있을지(아마도 가장 큰 두려움일 수도 있다), 그리고 그 이후의 삶이 어떤 모습일지에 대한 두려운 질문들이 떠오른다. 알 수 없는 미래가 계속 이어진다. 어떤 병에 걸렸고 어떤 치료가 필요한지 알고 있을 때조차도 그렇다.

이럴 때 EFT가 미래에 대한 불안감을 진정시킬 수 있다. 무슨 일이 일어나기 전까지는 미래를 알 수 없지만, 규칙적으로 EFT를 하면 어떤 상황이 닥치더라도 이를 감당할 수 있는 더 나은 감정 상태를 유지할 수 있다. 즉 EFT는 앞으로 겪을 폭풍을 견딜 수 있는 회복탄력성을 키우는 데 도움을 준다. 두려움에 대해 EFT를 하면 그 두려움이 완화되고, 미래에 대한 결정을 할 때 더 나은 준비를 할 수 있게 된다.

## 미래와 미지에 대한 두려움을 위한 두드리기 어구 예시

두드리기를 할 때 긍정적인 방향으로 곧바로 건너뛰지 말고, 먼저 불쾌한 감정을 완전히 해소하는 것이 중요하다. 따라서 두려움에 대해 두드리는 시간을 충분히 갖는 것이 좋다. 두려움의 수준을 0-2 정도로 내리는 데 한 번의 두드리기로 가능할 수도 있지만, 같은 어구를 여러 번 반복해서 두드려야 할 수도 있다. SUD 척도를 사용하여 두려움을 평가하는 것이 유리한 점이 바로 여기에 있다. 이 척도를 활용하면 특정 문제에 대해 더 작업해야 할 것이 있는지 알 수 있다.

- 나는 비록 지금 나에게 무슨 일이 일어나고 있는지 모르겠지만, 이런 나 자신을 받아들입니다.
- 나는 비록 계획했던 모든 것이 암 진단을 받고 바뀌었지만, 이런 나 자신과 내 몸, 그리고 앞으로 다가올 일을 받아들입니다.
- 나는 비록 모든 것을 통제하여 앞으로 무슨 일이 일어날지 알고 싶지만, 삶이란 그런 것이 아니기에 이런 나 자신과 다가올 모든 일을 받아들입니다.
- 나는 다가올 일들이 너무 두렵다.
- 나는 미래가 너무 걱정된다.
- 나는 계획했던 모든 것이 있었지만, 이제 무엇을 할 수 있을지 모르겠다.
- 나는 내 삶을 통제할 수 있기를 바란다.
- 나는 통제할 수 없다는 느낌이 들고, 그것이 나를 두렵게 만든다.

- 나는 미지의 것들이 두렵고, 이제 내 삶에는 많은 미지의 것들이 있다.
- 나는 내 삶을 다시 통제하기 위해 무엇을 해야 할지 모르겠다.
- 만약 모든 것을 통제하는 것이 아니라 내 두려움을 내려놓는 것을 배우는 것이라면 어떨까?
- 만약 미래에 대한 두려움을 내려놓고 지금 이 순간 평화를 찾을 수 있다면 어떨까?
- 만약 내 안에서 평화를 찾고, 내게 벌어지는 일들을 두려워하지 않게 된다면 어떨까?
- 만약 내가 더 침착해진다면, 결정을 내리는 것이 더 쉬워질 것이다.
- 내 몸이 치유될 수 있도록 필요한 일을 하는 것이 더 쉬워질 것이다.
- 두려움을 내려놓는 것은 내 몸이 치유되도록 돕는 단계 중 하나이다.
- 나의 평화는 내가 만들 수 있다. 언제든지 두드리기를 통해서 침착할 수 있기 때문이다. 그것은 정말 다행이다.

## 치료에 대한 두려움

암 치료의 방법은 다양하지만 표준적인 의료에서 치료법은 화학요법, 방사선 치료 그리고 수술이다. 우리는 주변에서 암 치료를 받은 사람들을 만난 적이 있고, 그들에게서 그 치료가 어땠는지도 익히 들어 알고 있다. 그렇게 치료를 받은 사람들을 직접 보거나 사진으로 본 경험도 있을 것이다. 그 결과, 암 치료를 받거나 받게 될 것을 생각하기만 해도 많은 두려움이 발생할 수 있다.

앞으로 받게 될 치료는 무엇일까? 화학요법, 방사선 치료, 수술, 자연 요법, 아니면 이것들을 적절히 조합해서 받게 될까? 어떤 치료를 받을지 의학적으로 결정을 하게 되면 알 수 없는 미래에 대한 두려움을 자극하게 되는데, 그 이유는 앞으로 어떤 일이 일어날지, 이 치료에 내 몸이 어떻게 반응할지 알 수 없기 때문이다. 치료 이후에 통증을 느낄지, 피곤할지, 머리카락이 빠질지, 체중이 줄어들지, 손톱과 피부가 검게 변할지, 다시 일상으로 복귀할 수 있을지, 활력을 느끼고 힘을 되찾을지, 평온함을 되찾을 수 있을지 알 수 없다. 그리고 받았던 치료가 암을 제거하고 생명을 살리기에 충분할지 알 수 없어서 두렵다.

EFT는 직면한 상황을 바꾸지는 못하지만 그것을 더 쉽게 다룰 수 있도록 해주며, 그런 방식을 통해서 실제의 변화를 유도한다. 앞서 언급한 바와 같이 두려움에 대한 반응을 진정시키면 회복탄력성이 생기고 위험한 상황과 사건에 더 효과적으로 대응할 수 있게 된다. 치료에 대하여 두려움을 느끼는 요소를 최대한 제거하면 신체가 치료에 더욱 잘 적응할 수 있게 된다. 두려움 속에서는 온몸이 긴장한다. 두드림을 통해 두려움을 진정시키면 앞으로 다가올 일들에 더욱 편안하게 대응할 수 있고, 이는 치료의 결과를 더 좋게 할 수 있다.

### 치료에 대한 두려움을 위한 두드리기 어구 예시

두려움에 대해 두드리기를 할 때, 꼼꼼하고 구체적으로 어구를 준비하는 것을 반드시 기억하라.

- 나는 비록 이 치료에 대해 생각하는 것만으로도 두렵지만, 내가 두려워한다는 사실을 받아들입니다.
- 나는 비록 이 치료를 받는 것이 두렵지만, 내게 필요한 일이라는 것을 받아들입니다.
- 나는 비록 앞으로 내 몸이 어떻게 반응할지 모르겠지만, 나는 내 몸을 사랑할 것입니다.
- 이 치료를 받는 것에 대한 모든 두려움.
- 내가 앞으로 무엇을 기대할 수 있을지 모르겠다.
- 내 몸이 어떻게 반응할지 모르겠다.
- 이 치료를 받으면 어떤 느낌일지 두렵다.
- 나는 아플까 봐 두렵다.
- 나는 머리카락이 빠질까 봐 두렵다.
- 나는 주삿바늘이 두렵다.
- 이 치료를 받으면 무슨 일이 일어날지 너무 두렵다.
- 나는 두려워하는 것이 나에게 도움이 되지 않는다는 것을 안다.
- 나는 차라리 나 자신을 진정시키고, 두드리는 것이 좋겠다.
- 나는 치료 전·중·후에도 두드릴 수 있다.
- 나는 내 두려움을 다룰 수 있게 하는 놀라운 도구를 가지고 있다.

- 나는 나를 두드리면서 차분해질 수 있고, 내 몸을 도와 줄 수 있다.
- 나는 차라리 적극적으로 두려움을 해소하여 내 몸이 긴장을 풀고 치유에 집중할 수 있게 하겠다.

## 재정적 두려움

만약 보험이 의료비를 충분히 보장하지 않거나 일부만 보장할 경우 두려움이 커질 수 있다. 설사 치료를 보장해주는 의료 보험을 가지고 있더라도, 치료 외의 다른 비용으로부터 재정적인 두려움을 느낄 수 있다. 예를 들어, 병원에 입원해야 하고 일을 할 수 없는 상황이 온다면, 기존의 일자리가 안전할까? 유급 휴가를 받을 수 있을까? 질병을 신경 쓰기에도 벅찬데 수입이 줄어든 상황까지 감당할 수 있을까? 고정적으로 지출되는 비용은 또한 여전하다. 게다가 병원 치료를 위한 교통 비용, 가족에게 소요되는 숙박비나 식비 등 추가적인 비용이 발생할 수 있다. 이러한 추가 비용은 암 환자 자신과 가족들에게도 두려움을 더할 수 있다.

EFT는 재정 상태나 보험 유무를 바꿔주지는 않지만, 재정적인 문제와 관련된 두려움을 관리하는 데 도움을 줄 수 있다. 두려움에서 벗어나면 해결책을 찾기가 더 쉬워지고, 두려움의 구름 속에서 보이지 않았던 선택지를 발견할 수 있다.

## 재정적 두려움을 위한 두드리기 어구 예시

- 나는 비록 보험이 있지만, 그것이 모든 비용을 보장하지 못할까 봐 걱정됩니다.
- 나는 비록 엄청난 치료 비용에 압도되었지만, 이런 나 자신을 사랑하고 받아들입니다.
- 나는 비록 가족에게 재정적 부담을 줄까 두렵지만, 이런 나 자신을 사랑하고 받아들입니다.
- 내 건강 문제에 더하여 고려해야 할 모든 재정적 걱정들
- 나의 재정 상태가 걱정된다.
- 내게 필요한 만큼 돈이 없을 것 같아서 걱정된다.
- 내가 일을 쉬어야 한다면 재정적으로 어떻게 버텨낼 수 있을까?

- 치료를 받는 동안 추가되는 모든 비용을 어떻게 감당할 수 있을까?
- 감당하기 너무 벅차고, 모든 것이 걱정된다.
- 나는 가족에게 재정적으로 짐이 되고 싶지 않기 때문에, 부담을 주지 않도록 행동할 것이다.
- 내가 부담을 주지 않기 위해서는 내 태도를 바꿔야 한다.
- 내 재정적 상황을 해결할 묘수가 있다는 것을 안다.
- 나는 이용 가능한 모든 경우의 수를 찾을 것이다.
- 내게 도움을 주고자 하는 사람들, 단체들, 그리고 비영리 조직들이 있다는 것을 알고 있다.
- 나는 그들을 찾는 데 마음을 열 것이다.
- 나는 이러한 지원을 받는 것을 나 스스로 허락한다.
- 내가 찾아본다면, 지원받을 만한 곳이 있을 것이다.
- 단지 지원받을 가능성이 있다는 사실만으로도 나는 마음이 편안해진다.
- 내가 앞으로 어떤 지원을 받게 될지 궁금하다.

## 죽음에 대한 두려움

사람들은 언젠가 살던 몸에서 떠난다는 사실을 잘 알고 있다. 질병에 걸리면 죽음에 대한 인간의 취약함에 더 직면하게 된다. 죽음은 누구에게나 예외 없는 사실이지만, 그렇다고 모든 사람이 노화가 아닌 질병에 의해서 이 사실을 의식하고 직면해야 하는 것은 아니다.

죽음에 대한 두려움의 몇 가지 다른 측면들이 있다. 우선 편안하게 죽을 것인가 고통스럽게 죽을 것인가 하는 점이다. 이 세상을 떠날 때 고통을 겪고 싶어 하는 사람은 아무도 없다. 그리고 남겨진 사람들에 대한 두려움도 있다. 그들은 어떤 기분이 들까? 그들이 나 없이 어떻게 살아갈 수 있을까? 내가 죽은 후에 무슨 일이 일어날지에 대한 두려움도 있다. 사후 세계, 천국, 환생이 있을까? 아니면 아무것도 없을까? 강한 신앙을 가진 사람들도 죽음에 대해 이런 측면의 두려움을 가질 수 있다.

어떻게 하면 두려움을 극복하고 생존을 위한 최선의 선택을 할 수 있을까? 만약 신체가 회복되지 못하고 치유되지 않아 죽음이 분명해진다면 어떤 준비를 해야 할까? 이러한 주제는 다루기 쉽지 않지만, 암에 걸렸을 때 직면하게 되는 문제들이다.

EFT는 죽음과 임종에 관련하여 이러한 두려움과 취약성을 진정시키는 데 도움을 주는 도구를 제공한다. 죽음 앞에서도 침착할 수 있고, 죽음에 대한 두려움이 사라지는 모습을 상상해 보라. 어떤 일이 일어나더라도 자신과 주변 사람들에게 평화를 느낄 수 있는 내면의 평화를 찾고 싶지 않은가? 또한 두려움을 진정시키면, 생존의 가능성을 높일 수도 있다. 두드리기를 통해, 신체의 스트레스 호르몬을 낮춤으로써 면역계를 지원하여 몸의 치유를 도울 수 있다.

## 죽음에 대한 두려움을 위한 두드리기 어구 예시

- 나는 비록 아직 살아있지만, 이 병으로 죽을까 봐 걱정됩니다.
- 나는 비록 죽는 것이 두렵고 생각하기 싫지만, 여전히 그러고 있습니다.
- 나는 비록 무슨 일이 일어날지 몰라 두렵지만, 이런 나 자신과 감정을 받아들입니다.
- 이 암이 나를 이기고 내가 죽게 될까 봐 두렵다.
- 나는 무엇을 기대해야 할지 몰라서 두렵다.
- 나는 고통을 느끼거나 겪고 싶지 않기 때문에 두렵다.
- 나는 사랑하는 사람들이 고통받지 않기를 바라기 때문에 그들을 걱정한다.
- 나는 죽는다는 게 무슨 뜻인지도 모른다.
- 나는 죽는다는 것이 어떤 기분일지 모르겠다.
- 나는 앞으로 어떻게 될지, 어디로 갈지, 어떤 기분이 들지 모르겠다.
- 한편으로는 모든 것이 잘 될 것이라고 믿지만, 다른 한편으로는 그렇게 믿는 것이 두렵다.
- 나는 남아서 살기를 원하지만, 그럴 수 있을지 모르겠다.
- 모르기 때문에 두려운 것일 수도 있다.
- 분명한 진실은 모든 사람이 바로 지금 이 순간에 살아 있다는 것이다.
- 내일 무슨 일이 일어날지 아무도 모른다.

- 나는 지금 내가 살아있다는 사실을 활용하고 싶다.
- 나는 바로 지금 이 순간 최선을 다해 사는 것을 선택한다.
- 다른 모든 사람들이 그렇듯이 지금이 바로 내가 소유한 순간이다.
- 나는 지금 이 순간 사랑으로 나 자신을 채우고, 그 사랑을 주변 사람들과 나누기를 선택한다.
- 그것은 나에게 주는 최고의 선물 중 하나가 될 것이다.

## 생존에 대한 두려움

어떤 사람들에게는 생존의 두려움이 생기기도 한다. 암으로 세상을 떠난 다른 사람들을 보며, 자신의 생존 가능성에 의문이 들기 때문이다. 다른 사람들이 고통받고 죽어갈 때 어떻게 버틸 수 있었을까? 어떤 이들은 천사 같았던 누군가가 죽었다는 사실 앞에서, 자신이 살아남을 자격이 없다고 느끼며 죄책감을 갖는다. 이러한 감정은 존재의 가치에 대한 질문을 떠올리게 한다. 누군가가 죽었을 때, 살아남은 자는 어떤 이유로 남겨질 가치가 있었던 것일까? 지금 이 순간 어떤 책임이 주어져 있는가? 병이 만들어지게 했던 잘못한 무언가를 보완해야 하는 것일까? 더 나은 사람이 되어야만 하는가? 병으로 인해 가족이 겪는 고통에 대해 빚진 마음은 없는가? 가족에게 어떻게 보답할 수 있을까? 살아남았다는 것은 이제 모든 감정, 신념, 해로운 습관과 행동 패턴을 바꿔야 한다는 뜻일까? 그렇지 않다면 어떤 일이 벌어질까? 살아 있다는 사실을 기뻐해도 괜찮은가? 살아남은 사람은 열정과 기쁨을 향해 나아가도 되는 걸까?

생존에 대한 또 다른 두려움은 죽을 것이라 생각하고 그 사실을 받아들였던 경우에 생긴다. 그리고 실제로 살아남았을 때 새로운 현실에 적응해야 한다. 그렇다면 이제 어떻게 살아가고 싶은가? 앞으로 무엇이 기다리고 있을지 스스로 찾아내야 한다. 삶은 어떤 모습이 될까? 신체적으로나 감정적으로 예전의 익숙한 패턴을 반복하게 될까? 아니면 이제 진정으로 살아갈 수 있는 새로운 기회를 얻었기 때문에, 작거나 급진적인 변화를 선택하게 될까? 이제 무엇이 중요하고 누가 가장 소중해질까? 다시 삶을 살아갈 수 있는 기회가 주어졌다면 어떤 삶을 새롭게 만들어 나갈 것인가?

EFT는 이러한 모든 감정과 혼란을 다루는 데 있어 도움을 줄 수 있다. 우선 누군가는 살아남지 못했는데 자신은 살아남았다는 죄책감을 해소할 수 있다. 각 개인은 저마다의 여정을 가지고 있으며, 그 여정은 타인에게 달려 있는 것이 아니다. 따라서 생존에 대한 죄책감을 모두 두드리기를 통해 해소하면 자신의 삶을 온전히 살아갈 수 있게 된다. 그것이 바로 우리 각자가 존재하는 이유이다. 만약 더 오래 살 수 있는 기회가 있다면 EFT는 살아가는 데 따르는 두려움, 죄책감, 걱정을 해소하는 데 도움을 줄 수 있으며, 평온함과 편안함, 그리고 기쁨과 함께 새로운 가능성에 마음을 열도록 지지해 줄 수 있다.

### 생존에 대한 두려움을 위한 두드리기 어구 예시

- 나는 비록 살아남았다는 선물을 받았지만, 그것에 대해 죄책감을 느낍니다.
- 나는 비록 살아있지만 다른 많은 사람들은 그렇지 않습니다.
- 나는 비록 운 좋게 살아남았지만, 나보다 더 오래 살아야 할 가치가 있는 사람들이 있었다고 느낍니다.
- 다른 사람들은 살아남지 못했는데 나는 왜 운 좋게 살아남았는지 모르겠다.
- 나는 살아있다는 것에 죄책감을 느낀다.
- 나는 자녀가 있거나 중요한 삶과 가치 있는 임무를 가진, 살아남을 자격이 있었던 많은 사람들을 알고 있다.
- 그 소중한 사람들이 살아남지 못했을 때 살아남은 나는 누구인가?
- 나는 매우 기뻐해야 한다는 것을 알고 있고 실제로도 기쁘지만, 죄책감도 느낀다.
- 살아남았으니 나는 이제 무엇을 해야 하나?
- 나는 암에 걸리기 전에 많은 잘못된 행동을 했고, 이를 교정해야 한다는 것을 알고 있다.
- 많은 사람들이 내가 살 수 있도록 도왔기에, 나는 계속 살아남아야 할 의무감을 느낀다.
- 나는 살아남을 자격이 있는가?
- 내가 계속 살아남기 위해 필요한 일을 할 만큼 용기가 있는지 잘 모르겠다.

- 나에게는 바꿔야 할 나쁜 습관이 너무 많다.
- 나에게는 아직 해결하지 못한 문제가 너무 많다.
- 하지만 내게 살 수 있는 기회가 있고 그 기회를 활용하고 싶다.
- 이번 기회에 다시 한번 최선을 다하고 싶다.
- 나는 살아남고 다른 사람들은 살지 못했다는 죄책감 대신, 그들을 기리기 위한 방법으로 정말 잘 사는 것을 선택한다면 어떨까?
- 생존의 기회를 통해 놀라운 삶을 만들고 다른 사람들을 위해 좋은 일을 한다면 어떨까?

## 재발에 대한 두려움

이러한 두려움은 암 생존자들에게 흔하다. 이는 의료계에서 정의한 표준 생존 기간인 5년 안쪽이든 또는 그보다 오래 생존한 경우든 마찬가지다. 현재 암이 사라졌다는 것을 알면서도 마음속에는 "암이 재발하면 어떡하지?"라는 의문과 의심, 두려움이 자리 잡고 있다. 이러한 마음은 우리의 아군이 되지 못한다. 과거의 암과 암 재발에 대한 모든 이야기들에 계속 초점을 맞추기 때문이다. 이 마음은 긍정적인 것, 생존한 것, 건강을 되찾기 위한 노력 등에 집중하지 않는다. 이러한 두려움은 사소한 의심으로 나타나기도 하고, 때로는 암이 재발할 것이라는 생각에 완전히 사로잡혀 정신적으로 압도되는 상태로 이어지기도 한다. 이러한 두려움은 해롭고 자기파괴적이다. 그 두려움이 스트레스 상태를 유지하고 면역 반응을 저하시키는 데 기여하기 때문이다.

EFT는 이러한 두려움을 해소하고 심신을 안정시켜, 면역 체계를 건강하게 유지하는 데 도움을 준다. 정기적으로 두드리면 스트레스 호르몬이 줄어들고, 생각이 차분해지고, 긍정적인 감정을 갖게 된다. 이런 식으로 건강하게 생존 확률을 높일 수 있다.

다음 사례에서 EFT 전문가인 제인 모건-키드(Jayne Morgan-Kidd)가 이미지를 사용하여 두려움을 줄이는 창의적인 방법을 소개한다. 이 방법을 통해 그녀는 표준적인 두드리기 방식에서 벗어나서 내담자에게 최선의 도움을 줄 수 있었다.

## 유방암 두려움에 대한 EFT 두드리기

by 제인 모건-키드(Jayne Morgan-Kidd)

지난주에 새로운 내담자와 전화 상담을 하고 있었다. "에린(Erin)"은 유방암 생존자다. 우리는 암 진단, 의사, 병원, 수술, 그리고 감정 등 유방암과 연관된 많은 과거 사건에 대해 꽤 오랫동안 이야기를 나누었다.

에린은 암에서 벗어난 상태였다가 1년 반 만에 같은 유방에서 또 다른 종양이 발견되었다. 그녀는 그 종양도 암일지 모른다는 생각에 많이 두려웠다. 여러 차례 EFT를 진행했음에도 별다른 진전이 없던 상황에서, 마침내 "나 자신을 내려놓고" 새로운 접근 방식을 시도하게 되었다. 이 창의적인 접근법은 우리가 원하는 결과를 얻는 데 큰 도움을 주었다.

"과거의 평화로웠던 몸의 이미지를 떠올려 보세요"라고 에린에게 말했다. 그녀는 자신의 영적 스승과 함께 앉아서 명상을 하던 때를 떠올렸다. 나는 그녀에게 단축 레시피로 타점을 두드리는 동안 그 이미지를 마음속에 담아두라고 요청했다. 또한 각 타점을 두드릴 때마다 심호흡을 하라고 부탁했다. 나도 함께 두드리고 심호흡 했지만 마음속으로 이미지를 떠올리지는 않았다. 오롯이 내 감정과 에너지를 그녀에게 집중했다.

그 라운드를 마치고, 그녀에게 현재 자신의 몸에 대한 감정을 나타내는 이미지를 떠올려 보라고 부탁했다. 그녀는 즉각 선인장이 떠올랐다고 말했다. 그녀는 이 이미지가 자신에게 의미가 있다고 덧붙였다. 이 이미지는 또 다른 종양을 발견할까 봐 두려워 유방을 만지는 것을 꺼리는 자신의 마음을 반영한다고 했다. 우리는 같은 기법을 사용하여 두드리기, 심호흡, 그리고 시각화 과정을 진행했다.

선인장 이미지에 대한 라운드가 끝나고 나는 그녀에게 두 이미지를 섞어서 새로운 이미지를 만들어 보라고 요청했다. 그녀는 아름답게 피어난 선인장에 둘러싸여 영적 스승과 함께 있는 모습을 상상했고, 이 이미지가 매우 기분 좋게 느껴졌다고 말했다. 우리는 똑같이 두드리고, 숨을 쉬며, 새로 결합된 이미지를 떠올렸다. 이 라운드를 마쳤을 때 큰 숨소리가 들렸다! 그녀는 두려움이 크게 줄었다고 말했다.

시각화한 두드리기가 두려움을 직접적으로 다룬 것은 아니었지만, 그 세션의 결과 그녀의 두려움이 해결된 것으로 보였다. 흥미로운 결과였지만 내가 한 가장 잘한 일은 내 자신을 내려놓고 그녀가 필요로 할 때 이 아이디어가 떠오르도록 한 것이었다. 두 번째 세션이 되어서야 그녀는 자신이 매우 시각적인 사람이고 이미지를 자주 떠올린다고 말했다. 그래서 이 기법은 그녀에게 적합한 선택이었다. 하지만 누가 그걸 알겠는가? 나는 몰랐다! 다시 한 번 말하겠다. 내가 한 가장 잘한 일은 내 자신을 내려놓고 이 작업이 나를 통해 자연스럽게 진행되도록 한 것이다.

이후 다른 내담자 몇 명에게도 이 시각화 기법을 사용해 보았다. 모두 문제가 해결되는 결과를 얻었다.

* * *

## 재발에 대한 두려움을 위한 두드리기 어구 예시

- 나는 비록 지금 건강하지만, 마음 한구석에서 암이 다시 돌아올까 봐 걱정하고 있습니다.
- 나는 비록 암 생존자이지만, 암이 재발할까 봐 걱정됩니다.
- 나는 비록 암을 이겨냈지만, 마음 한구석에는 암이 재발하지 않을까 하는 걱정이 있습니다.
- 나는 암에 걸렸다가 재발한 사람들을 알고 있다.
- 암이 재발하는 것은 매우 흔한 일이다.
- 나는 지금 괜찮기 때문에 걱정하고 싶지 않지만, 그래도 걱정하고 있다.
- 그것은 마치 사라지지 않는 나쁜 습관과 같다.
- 아직 일어나지도 않았고 앞으로도 절대 일어나지 않을 일에 대한 걱정이다.
- 나는 재발한 사람들의 이야기를 알고 있기 때문에 나도 재발할까 봐 걱정된다.
- 미지의 것에 대해 걱정하는 이런 느낌이 싫다.

- 진실은 인생이 미지의 것들로 가득 차 있다는 것이고, 나는 여전히 하루하루를 살아간다.
- 나는 암이 재발하는 것에 집중하는 대신 나의 하루를 즐기는 것에 초점을 맞추겠다.
- 내 몸을 건강하게 유지하면서 동시에 하루를 즐기고 싶다.
- 재발에 대한 걱정이 생길 때마다 그 걱정이 사라질 때까지 두드리면 된다.
- 나는 걱정거리가 떠오를 때마다 두드리기를 할 수 있고, 그것은 나와 내 몸에 주는 선물이다.
- 두드리기는 두려움을 진정시키고 기분을 좋게 하고 건강한 몸을 가질 수 있는 방법이다.
- 내가 가진 축복에 감사함을 선택하는 것은 매일을 즐길 수 있는 방법이다.
- 걱정하는 대신 매일 행복하고, 미소 짓고, 웃으면 내 몸에 더 유익한 도움이 될 것이다.
- 사소한 일이지만 매일 웃으면 내 몸에 도움이 되는 건강한 호르몬이 많이 분비된다.
- 인생은 미지의 것들로 가득 차 있으니, 삶에 대해 평온함을 느끼고 기쁨으로 살아가기 위해 나는 두드릴 것이다.

### 암이 사랑하는 사람에게 미칠 영향에 대한 두려움

또 다른 두려움은 자신이 암에 걸렸다는 사실을 사랑하는 사람들이 알게 되었을 때 그들이 어떻게 반응할 것인가에 대한 것이다. 가족들이 어떻게 반응할지, 암이 가족들의 삶에 어떤 영향을 미칠지에 대한 두려움을 가질 수 있다. 가족에게 암에 걸렸다는 사실을 어떻게 말할지, 이 사실을 받아들이도록 어떻게 설명할지, 치료하는 동안 변화하는 몸 상태에 그들이 어떻게 반응할지, 앞으로 오랫동안 함께할 수 있다는 희망을 그들이 어떻게 가지도록 할지, 혹은 생존하지 못할 수도 있다는 말을 어떻게 전할지에 대한 두려움이 생긴다. 암 환자는 자신의 상태에 집중하는 대신, 두려움을 외부로 돌려 사랑하는 사람에게 집중하는 것이 더 편할 수도 있다. 대부분의 성인, 특히 자녀가 있는 경우 이러한 방식에 익숙하다.

사랑하는 사람의 반응과는 관련이 없지만 주변에 가족이나 사랑하는 사람이 없거나 함께 살지 않는다면 또 다른 두려움이 생길 수 있다. 혼자서 암을 어떻게 감당할 것인가? 누구에게 의지할 수 있을까? 어떤 단체들이 재정적, 정서적으로 지원을 해줄 것인가? 투병 생활에 도움이 될 환우회가 있을까?

## 암이 사랑하는 사람에게 미칠 영향에 대한 두려움을 위한 두드리기 어구 예시

- 나는 비록 가족들이 내가 암에 걸렸다는 사실을 알게 되면 어떻게 반응할지 걱정되지만, 이런 나 자신을 온전히 받아들입니다.
- 나는 비록 가족들이 이 소식을 잘 받아들이지 못할까 걱정되지만, 나는 그들을 사랑합니다.
- 나는 비록 내 병이 가족에게 어떤 영향을 미칠지 불안하지만, 우리는 극복할 방법을 찾을 것입니다.
- 내가 암에 걸렸다고 어떻게 설명해야 할까?
- 나는 아직 그 소식을 받아들이지도 못했다.
- 나 때문에 그들이 고통받는 것이 싫다.
- 나는 그들이 걱정되고, 나의 암이 그들의 삶에 어떤 영향을 미칠지 걱정된다.
- 나로 인해 그들이 이런 경험을 겪을 필요는 없었는데.
- 이런 일로부터 그들을 안전하게 지켜 주어야 할 텐데.
- 안타깝게도 이것은 이제 우리 삶의 일부가 되었고, 그들이 이 상황을 받아들이도록 돕고 싶다.
- 앞으로 내게 일어날 모든 일에 그들이 잘 대처할 수 있도록 돕고 싶다.
- 그들을 돕기 위해서는 내가 감정적으로 더 강해질 수 있는 일을 해야 한다.
- 감정적으로 도와줄 EFT라는 훌륭한 도구가 있고, 그 첫 단계는 나 스스로 두드리는 것이다.
- 두드리기는 우리 가족을 감정적으로 강해지도록 도울 것이다.
- 우리는 이를 극복하기 위해 함께 두드릴 수 있다.
- 나는 그들을 걱정하는 대신 그들과 함께 두드릴 수 있다.
- 함께 두드리면 그들은 나를 도와준다고 느낄 수 있다.
- 그들이 차분해지면 나도 차분해질 수 있기 때문에, 사실상 그들이 나를 돕는 셈이 된다.
- 우리는 가족으로서 힘을 합쳐 이 상황을 극복할 수 있다.

## 두려움의 전반적 영향

두려움을 관리해야 하는 이유는 단지 안도감을 느끼는 것뿐만 아니라, 면역 체계가 최적의 상태로 작동하기 위해 필요한 모든 지원을 해야만 하기 때문이다. 두려움을 무시하거나, 묻어두거나, 회피하거나, 무작정 화를 내기보다는 잘 관리하는 것이 중요하다. 두려움은 정상적인 감정이다. 누구에게나 발생한다. 우리의 목표는 그 두려움을 관찰하고, 인식하고, 심지어 존중하는 것이며 그리고 나서 도구를 사용하여 그것들을 해소하고 자신감, 평온, 평화, 사랑으로 대체하는 것이다. EFT는 신체의 싸움-도피-얼어붙기 반응을 진정시키고 항상성을 되찾게 함으로써 이러한 두려움에서 빠르게 벗어날 수 있도록 도와준다. EFT를 사용하면 두려움을 관리할 수 있고 일상 생활에서 그 순간을 즐기며 매일매일을 최고의 하루로 만들 수 있다.

EFT는 이 장에서 언급한 모든 주제의 두려움을 줄이는 데 도움을 줄 수 있다. 미지의 상황 속에서도 평온함을 느낄 수 있다면 이러한 문제를 해결할 수 있는 선택지에 대해 더 열린 마음을 갖게 될 것이다. 그렇게 된다면 더 명확하게 생각하는 능력을 갖추어 보다 적합한 질문을 하고, 이에 대한 답을 얻고, 자신에게 도움이 되는 해결책을 만들 수 있게 될 것이다.

Chapter 05.

# 일반적 감정:
# 분노와 암에 대한 증오

Common Emotions: Anger and Hating Cancer

## 분노

분노는 위협에 대한 자연스럽고 본능적인 반응이며, 때로는 생존을 위해 필요한 감정이다. 분노는 신체적, 감정적 증상을 모두 나타낸다. 신체적 증상으로는 심박수 증가, 혈압 상승, 근육 긴장 등이 있다. 감정적 증상으로는 짜증, 좌절, 불안, 격분, 스트레스, 죄책감, 중압감 등이 있다. 분노는 스트레스, 가족 문제, 재정 문제로 인해 발생할 수 있고, 우울, 불안, 알코올남용, 강박장애, 주의력결핍장애 및 슬픔에 의해서도 발생한다. 분노를 가끔씩 경험하는 것은 정상이지만, 해결하기 어려운 분노를 지속적으로 품고 있다면 더 자주, 강하게 표출될 수 있다.

암에 걸리면 거의 필연적으로 분노가 발생하는데, 분노의 원인과 대상은 다양하다. 암에 걸리고, 고통받고, 죽는다는 것 자체가 불공평하다는 생각 때문에 암에 걸리지 않은 모든 사람들에 대해 분노를 느낄 수 있다. 신이 암을 존재하도록 허락해서 그 암이 주변의 사람, 가족, 사회에 너무나 비극적인 영향을 준다는 생각 때문에 신에게 화를 내기도 한다. 그 불공평함을 이유로 세상을 향해 분노를 느낄 수도 있다. 또한 자신을 분노의 대상으로 삼기도 한다. "왜 내가 기회가 있을 때 나를 더 잘 돌보지 않았을까?"라고 암에 걸린 자신을 탓할 수 있다. 한편, 분명한 대상 없이 그냥 표출되는 분노(그냥 단순히 화가 나는 것!)도 있다. EFT는 분노의 근원을 찾는 데 도움을 줄 수 있으며, 이것은 분노를 해결하는 열쇠가 된다.

많은 사람들은 암에 걸렸다는 사실 때문에 스스로 화를 내면서 자신의 몸에 대한 분노를 경험한다. 분노는 몸이 자신을 실망시키고 병을 일으켰다는 배신감을 표현하는 방식이다. 질병으로 인해 피해를 입었다는 감정 대신, 분노는 나름대로 더 강해진 느낌을 준다. 분노는 강렬한 감정으로서 행동으로 이어지는 추진력을 제공할 수 있다. 또한 분노는 깊은 상처, 좌절감 등 앞으로 겪게 될 모든 것에 대한 감정을 표현하는 동시에 그 책임을 외부로 떠넘기고 표출하는 역할도 한다. 이로 인해 질병에 기여했을 수도 있는 자신의 습관(정서적이든 신체적이든)을 내부적으로 성찰하기보다는 몸, 상황, 의사, 가족 혹은 가까운 사람에게 책임을 돌리게 만든다. 어떤 면에서 분노는 앞으로 나아가도록 도와줄 수 있다. 그러나 그것이 만성적인 감정 상태로 이어지면 질병을 야기한 근본적인 문제를 해결하는 데 방해가 될 수 있다.

분노, 특히 장기간의 분노는 두려움과 마찬가지로 신체 전체에 부담을 준다. 신체의 스트레스 호르몬 수치를 높여 면역력을 저하시키기 때문이다. 신체는 장기간 스트레스 호르몬이 분비되는 상태를 견디도록 만들어지지 않았다. 따라서, 단기적으로는 이러한 분노를 활용하는 것이 회복을 위한 행동에 도움이 될 수도 있지만, 장기적으로는 분노를 해소하는 것이 더 바람직하다. 그래야 신체의 면역 반응을 보다 건강하게 유지할 수 있다.

이것은 분노를 억누르라는 지침이 아니다. EFT가 효과적인 이유 중 하나는 "부정적인" 감정을 억지로 덮어두지 않기 때문이다. 대신, 그 감정들을 온전히 느끼고 그 감정들이 자연스럽게 사라질 때까지 두드리기를 한다. 모두가 경험하듯이 감정을 회피하기 위해서 자기 자신을 설득하려는 시도는 효과가 없다. 감정은 신체 증상과 마찬가지로 자신의 내면에서 나오는 무언가를 알리는 메시지이다. 모든 분노는 자신의 몸, 마음, 그리고 영혼이 필요로 하는 것이 무엇인지 알아내라는 신호이다.

EFT는 불편하거나 "용납할 수 없는" 감정을 탐색하는 안전한 방법이다. 분노를 용납해서는 안 된다는 많은 사회 문화적 메시지들이 존재한다. 특히 어릴 때부터 "착해야 한다"고 교육받은 여성의 경우 더욱 그렇다. "용감한 남자는 울지 않는다"는 말처럼, 소녀들은 "달콤하고 친절해야 한다"는 기대를 받는다. 이러한 "규칙"에서 벗어나는 것은 매우 어려울 수 있다. 만약 강렬한 감정을 직면하는 것이 너무 벅차다면, EFT의 부드러운 기법(눈물 없는 트라우마, 문제에 살금살금 다가가기, 통증 따라가기 기법)을 활용하여 안전하게 분노를 탐색하면 좋다. 이를 통해 분노가 억누르고 있는 힘을 약화시킬 수 있다.

줄스 반더마트(Jules Vandermaat)는 30년의 상담과 치료 경험을 가진 EFT 전문가이자 교육자이자 사회복지사이다. 그녀가 다음 사례를 통해 내담자와 함께 분노의 근본 원인과 분노 표현의 두려움을 다루는 과정을 공유한다. 그리고 억눌린 감정으로 인해 남편과의 관계에 미치는 부정적 영향에도 불구하고 모든 것을 그냥 참고 넘기는 습관을 다루는 과정도 볼 수 있다.

## "그냥 참고 넘기기"로 억눌린 분노와 여러 감정들

by 줄스 반더마트(Jules Vandermaat)

"제인(Jane)"은 45세이며, 학교에 다니는 세 자녀의 어머니이다. 그녀는 호주의 해안가 마을에서 남편과 자녀들과 함께 살고 있다. 그녀의 직장 친구가 나와 EFT를 한 후 도움을 받고 제인에게도 추천했다.

제인은 자기 자신을 위해 무언가 새로운 것을 시도해보고 싶다고 말했다. 그녀는 피곤하고 좌절감을 느끼며, 자신을 위한 시간을 더 만들어야 한다는 생각이 들었다. "내가 왜 유방암에 걸려야 했는지 잠시 멈추고 생각할 필요가 있어요. 나에게 그것이 어떤 의미인지 찾고 싶어요"라고 그녀는 말했다. 처음 진단을 받았을 때, 그녀는 심리치료사를 찾아갔다. 당시에는 도움이 되었지만 다시 방문하고 싶지는 않았다. 그녀는 말했다. "이것은 내 몸과 나 사이의 문제라고 생각해요. 그래서 EFT가 도움이 되길 기대하고 있어요."

2017년, 제인은 유방관 1기 침윤성 암 진단을 받고, 종양 절제술을 받았으며 림프절 세 개를 제거했다. 다행히 암은 국소적으로 보였지만, 그녀는 재발 가능성을 최소화하기 위해 방사선 치료를 받았고, 처방된 타목시펜(tamoxifen)을 복용했다.

그렇게 치료한 이후 제인은 "그냥 참고 살았다"고 말했다. 그녀는 직장에 다시 복귀하고, 세 아이의 바쁜 엄마로서 살아가며, 평소 하던 집안일도 모두 해냈다.

제인의 남편은 대부분의 시간을 밖에서 일하면서 변함없이 일에 열중했다. 그는 일을 중단해야 할 만큼 그녀의 치료를 중요하게 생각하지 않은 것 같았다. 필요할 때면 그녀의 엄마와 친구들이 아이들을 돌보았다.

제인은 현재 상황에 대해 이렇게 말했다. "마치 그런 일이 실제 일어나지 않은 것 같아요. 그냥 나쁜 꿈을 꾸었다가 별일 없이 깨어난 기분인 것 같아요. 그래서 더 이상 이야기할 가치도 없는 것 같아요".

제인은 자신이 암 이야기를 꺼내지 않는 한 아무도 그 주제에 대해 말하지 않는다는 것을 알았다. 더구나 자신이 그 이야기를 시작하더라도, 그 주제는 누구도 편하게 이야기하고 싶어 하지 않는 듯한 느낌을 받았다고 했다. 심지어 남편조차도 마찬가지였다.

그녀가 받은 강력한 메시지는 다음과 같았다. "이제 괜찮잖아. 죽지 않았으니 감사하게 생각하고 그냥 살아가."

타목시펜은 제인을 매우 피로하게 했고 조기 폐경을 유발했다. 그녀는 밤낮으로 심한 상열감을 겪었으며, 밤중에는 심하게 땀이 나서 일어나 잠옷을 갈아입고 침구를 갈아야 했다. 그녀는 체중이 증가했고 성생활에 대한 관심은 완전히 사라졌다. 예전에 그녀와 남편은 원활한 성생활을 즐겼지만, 그녀의 질은 건조해졌고 윤활제를 사용해도 성관계가 힘들고 아팠다. 관계 도중에 아프지 않더라도 이후에 쓰라림을 느껴 성관계를 시도할 동기가 거의 없어졌다.

제인의 남편은 그들의 성생활이 조기에 "폐업한" 것에 대해 불만을 가진 듯 보였다. 그는 그녀로부터 멀어졌고, 휴대폰을 보는 시간이 많아졌고, 직장에서 더 많은 시간을 보냈다. 제인은 성생활이 남편에게 얼마나 중요한지 알고 있기 때문에 그가 다른 이성에게 관심을 가질까 봐 걱정했다.

제인이 남편에게 "우리 괜찮은 거야?"라고 물으면, 그는 그것에 대해서 말하고 싶어 하지 않았다. 그녀가 계속해서 질문하거나 확신을 얻으려 하면, 그는 화를 냈다. 그는 그녀에게 "바보스럽다"고 핀잔했다.

남편과의 나빠진 관계 때문에 제인은 그가 자신을 비난한다고 느꼈다.

그녀는 외롭고, 화가 나고, 초라하며, 불행하다고 느꼈다. 그녀는 휴가기간 동안 친구들과 매일 밤 와인을 마시기 시작했는데, 휴가가 끝난 후에도 이것이 매일 밤 반복되는 습관이 되어버렸다. 의사가 음주를 최대한 줄이라고 조언했기 때문에 그녀는 죄책감을 느꼈다.

우리는 첫 세션에서, 제인이 느끼는 분노에 초점을 맞추었다. 그녀는 남편이 자신을 신경 쓰지 않는 것 같고 유방암을 앓았다는 사실을 진심으로 알아주지 않았다는 점에 분노를 느꼈다. 그녀는 남들의 기대대로 모든 일을 그저 참고 넘기긴 했지만, 그것이 두렵고 끔찍한 경험이었다는 사실은 변하지 않았다.

또한, 남편이 이제 정기적으로 성관계를 갖지 못한다는 사실만 걱정하는 것 같아 화가 났다. 남편은 이에 대해 자주 비꼬는 말을 했고, 그녀가 화를 내면 "그냥 농담일 뿐이야"라고 말하며 넘겼다.

제인이 성생활을 멀리하면서, 남편도 그녀에게 관심이 없어지는 것처럼 보였다. 이제는 포옹하거나 키스하는 일도 없었고, 대화도 거의 이루어지지 않았다. 제인은 과거에 받았던 애정이 대부분 성관계의 대가로 주어진 것이었다는 생각이 들면서 화가 났다.

그녀의 분노는 SUD 9점이었다. 그녀는 그 분노를 배에서 느꼈는데, 팽팽하고 억눌리며 텅 비었으나 불안정한 감각으로 표현되었다. 잠깐의 두드리기 후에 그녀는 그것을 배에 있는 "불을 내뿜는 용" 같다고 묘사했다. 또한, 그녀의 목에서는 뜨겁고 붉은 공이 형성된 듯한 느낌이 들었는데 이것은 그녀가 "부정적인" 감정을 억눌러 온 것과 관련이 있는 것 같다고 했다.

우리가 세 번 반복한 수용확언은 다음과 같다.

- 나는 비록 그가 나에게 관심이 없고 성관계를 갖지 않는 것에 대해서만 걱정하기 때문에 9점 정도의 분노를 느끼고 그것이 불을 내뿜는 용처럼 느껴지지만, 이런 나 자신을 어쨌든 사랑하고 받아들입니다.

연상어구는 다음과 같다.

- 10점 중 9점의 분노
- 이 분노
- 이 분노
- 내 배와 목에 있는 이 분노
- 내 배에 있는 이 분노, 그것은 불을 뿜는 용이다.
- 그가 나에게 관심이 없기 때문에, 그는 내게 "바보스럽다" 고 말한다.
- 이 분노는 그가 나보다 성관계에만 관심이 있기 때문이다.
- 내가 내 기분을 말할 수 없기 때문에 내 목에 뜨거운 붉은 공이 있다.
- 하지만 나는 이런 상황이 너무 화가 난다!

제인은 처음에는 분노를 표현하는 것이 조금 어렵다고 느꼈지만, 두드리기를 시작하자 점차 해방감과 자신감을 느꼈다.

"있는 그대로 말하니까 정말 속이 시원해요!"라고 그녀는 외쳤다.

몇 라운드 후, 우리는 "꺼져버려" 타점[이것은 제인이 명치 옆(BN) 타점에 붙인 이름으로, 유두와 상부 늑골의 가슴 아래쪽에 위치한다]이라 부르는 지점을 추가로 두드렸다. 이 타점은 제인이 분노를 보다 쉽게 해소하는 데 도움이 되는 것 같았다.

제인은 살면서 화내는 것을 대부분 피해 왔음을 인정했다. 왜냐하면 화를 내면 아무도 그녀를 사랑하거나 받아들이지 않을 것이라고 생각했기 때문이다.

그녀의 남편은 그녀가 화를 낼 때마다 몇 주 동안이나 그녀를 멀리했다. 그는 집에 있을 때도 거의 말을 걸지 않았고, 밖에서는 연락조차 거의 하지 않았다. 대화를 하더라도 전반적으로 퉁명스러웠고, 꼭 필요한 이야기만 했다. 어떤 따뜻한 말도 없었다. 남편의 그런 행동은 그녀가 화를 낸 것에 대한 처벌처럼 느껴졌다.

그녀의 아이들도 그녀가 화내는 것을 좋아하지 않았다. 그것이 아이들에게 불편함을 주었기 때문이다. 그녀는 가족들 사이에서 언제나 평화를 유지하는 것이 그녀의 책임이라고 느꼈다. 아이들끼리 싸울 때, 남편이 아이들에게 화를 낼 때, 그리고 남편과 자신 사이의 갈등에서도 그녀가 중재해야 한다고 생각했다.

그녀의 감정은 언제나 맨 나중에 고려되었고, 심지어 그녀 자신에게도 그랬다.

제인의 어린 시절 부모님은 대부분 서로에게 화를 냈고, 그녀가 성인이 되자 이혼했다. 그녀는 말했다. "나는 부모님이 헤어지기를 바라는 아이였어요. 그분들의 분노와 함께 사는 것이 너무 끔찍했거든요."

제인은 성장 과정에서 분노가 매우 무섭고, 불쾌하고, 안전하지 않고, 해결하기 어려운 것이라고 배웠다. 그래서 분노를 억누르는 것이 최선이라고 생각했다.

그리고 그녀는 정말 그것을 억눌러왔다! 실제로 제인은 자신이 분노를 참는 전문가라고 인정했다. 그녀는 이것이 암에 걸린 이유에 대한 단서가 될 지도 모른다고 생각했다.

제인은 첫 번째 EFT 세션에서 안도감을 크게 느꼈다. 핵심 문제를 명확하게 이해했고 새로운 관점을 얻었다. 그녀가 스스로 분노를 표현하고 느끼도록 허용하자 감정이 살짝 올라오는 듯했지만 두드리는 과정을 통해 점차 안정됐다.

그녀의 배와 목의 불편한 느낌도 많이 줄어들었다.

그녀의 SUD 점수는 대부분 3점 이하로 내려갔다.

제인은 피곤하지만 차분하고 이완된 상태가 되었다. 그리고 감정이 동요할 때 집에서 스스로 두드리는 방법을 배우고 세션을 마쳤다.

두 번째 세션에서는 분노나 다른 부정적인 감정을 표현하는 것에 대한 두려움에 초점을 맞추기로 했다. 제인은 첫 번째 세션 이후 많은 생각을 했고 어린 시절과 청소년기를 거치면서 "보스 같은" 사람들이나 자신의 의견을 "강요하는" 사람들을 싫어하게 되었음을 알게 되었다.

그녀 자신도 그렇게 되지 않으려고 열심히 노력했다.

결혼 생활에서 그녀는 결코 "잔소리하는 아내"가 되지 않겠다고 결심했다. 그녀의 엄마는 항상 그녀의 아빠에게 잔소리를 했고, 아빠는 항상 거칠게 되받아쳤다. 제인과 여동생은 이 끊임없는 말다툼을 듣는 것이 끔찍했다. 그것이 가족을 불행하게 했다.

결혼 초기에 제인은 남편과 부딪히지 않으려면 남편에 대한 기대치를 계속 낮추어야 한다고 생각했다. 그것은 참 답답하고 힘들었다. 그녀는 계속 그렇게 살고 싶지 않았지만 다른 방식으로 살아가는 방법을 알지 못했다. 그리고 이런 자신의 모습이 초라하게 느껴졌다.

그녀가 부정적인 것을 표현하고 싶을 때마다 그녀의 목에서 뜨겁고 빨간 공이 타오르는 느낌이 들었다. 그리고 이전보다는 덜하지만 불을 내뿜는 용도 여전히 꿈틀거리고 있었다.

그녀는 부정적인 감정을 억누르기 위해 밤마다 와인을 마셨던 자신의 모습을 떠올렸다. 와인을 마시면 남편에게 단호하지 못한 자신의 모습에 신경 쓸 필요 없는, "뭐든지 상관없는" 세계로 미끄러지듯 빠져들 수 있었다. 그녀는 대부분의 밤을 그렇게 남편의 전화를 기다리며 전화기를 바라보다 소파에서 잠들었다.

제인은 EFT가 자신의 삶을 뒤흔들어 놓았다고 말했다. 그녀는 자신이 삶을 바꿀 수 있는 유일한 사람이라는 것을 알았고, 자신의 감정에 책임이 있으며, 더 이상 와인 잔 속에 숨고 싶지 않다는 것을 알게 되었다. 그것은 약간 중압감을 느끼게 했지만, 그녀는 단 한 번의 EFT 세션으로 큰 차이를 느꼈기 때문에 앞으로 더 나아질 것이라고 기대할 수 있었다.

이번 세션을 마치고 제인은 자신을 위한 긍정적 활동을 시작했다. 와인을 마시는 대신 저녁에 요가 수업에 가거나 격일로 강아지와 산책을 했다. 그녀는 또한 명상 코스도 시작했다. 그것은 언제나 하고 싶던 일이었지만, 그동안 그럴 만한 시간이 없다고 생각했었다. 이제 그녀는 암의 재발을 원치 않는다면 자신을 위한 시간을 만들어야 한다고 결심했다. 더 이상 변명은 없다고 말했다.

제인은 자신을 괴롭히던 그 두려움을 이제는 극복할 수 있다고 느꼈다.

우리가 두 번째 세션에서 시작한 수용확언은 다음과 같다.

- 나는 비록 남편에게 화난다고 말하는 것에 대해 10점 중 8점의 두려움을 가지고 있고, 그것은 내 목구멍에 있는 뜨거운 붉은 공 같지만, 이런 나 자신을 어쨌든 사랑하고 받아들입니다.

연상어구는 다음과 같다.

- 10점 중 8점의 이 모든 두려움
- 이 모든 두려움
- 이 모든 두려움
- 남편이 성관계만 생각하는 것에 화가 났다고 그에게 말하는 것의 두려움
- 그가 나에게 화를 낼까 봐 두려움
- 그가 나에게 다시 "바보스럽다"고 말할 것 같은 이 모든 두려움
- 뜨거운 붉은 공처럼 내 목구멍에 갇힌 이 모든 두려움
- 내가 그에게 화가 나 있다고 말할 수 없기 때문이다

우리는 두려움에 대해 여러 차례의 두드리기를 진행했고, 제인은 많은 두려움을 발견했다. 남편이 떠나버리고, 그녀에게 말하지 않고, "처벌할 것"이라는 두려움이다. 또한, 그녀가 화를 내면 아이들이 불편할까 봐 두려웠고, (그녀의 아빠가 결국 엄마에게 한 것처럼) 남편이 자신을 버리고 다른 사람에게 갈지 모른다는 두려움도 있었다.

제인은 자신이 얼마나 많은 두려움을 안고 살았는지 놀라워했다. 그리고 그 두려움이 내면의 평화를 방해한다는 사실을 알았다. 두드리기를 마친 후 그녀는 그 두려움이 10점 중 2점으로 줄었다고 말했다. 심지어 성관계만 생각하는 남편에게 자신이 얼마나 화가 났는지 그에게 말하는 상황을 떠올릴 때도 마찬가지였다.

그러다가 그녀는 처음 암 진단을 받았을 때 그녀의 남편이 다정하게 걱정해주

던 기억이 떠올랐다. 그는 실제로 울면서 말하기를, 제인 없이 견딜 수 없고 그녀를 너무 사랑한다고 했다. 그녀는 남편이 다정했던 순간을 잊어버리고 그가 신경 쓰지 않는다고 생각했던 것이다. 이제 그녀는 그것이 사실이 아니라는 것을 알게 되었다.

그녀는 자신이 하고 싶은 말을 명확히 전달하기 위해 집에 가서 남편에게 편지를 쓰기로 결심했다. 그녀는 남편과 차분하고 이성적인 대화를 통해 자신의 감정을 전달하려고 계획했다. 그녀는 남편이 자신의 이야기를 들어주기를 바랐다. "잃을 건 없어요." 그녀는 말했다. "지금보다 더 나빠지긴 어려울 테니까요."

그녀의 목구멍에 있던 뜨겁고 붉은 공은 눈에 띄게 줄어들었고 더 이상 붉지도 뜨겁지도 않게 되었다. 제인은 두드리기로 인한 몸의 변화에 놀랐다. 세션을 마칠 때 그녀는 매우 차분했고 스스로를 통제할 수 있다고 느꼈다. 이제는 모든 것이 그렇게까지 중요하지 않게 느껴졌고, 그보다는 자신이 편안하게 느끼는 것이 훨씬 더 중요하다는 생각이 들었다.

두 번째 세션 후, 제인은 그녀의 남편과의 관계에서 좋은 진전이 있었다고 보고했다. 그녀는 남편에게 자신이 어떻게 느꼈는지를 화내지 않고 말했고, 그는 진지하게 앉아서 그녀의 말을 화내거나 방어적이지 않은 자세로 경청했다. 그는 그녀를 위해 옆에 있어주지 못한 것과 그녀가 자신에 대해 너무 나쁜 감정을 느끼게 한 것에 대해 사과했다. 그는 그녀가 더 이상 자신에게 관심이 없는 것처럼 보였기 때문에 자신도 그녀에게 거절당한 것처럼 느꼈다고 말했다. 그는 그녀가 성관계를 피하기 위해 더 이상 포옹하거나 키스하지 않는다고 생각했다.

그는 이렇게 화나고 불행한 그녀의 모습을 본 적이 없어서 그녀의 감정을 어떻게 다뤄야 할지 몰랐다고 말했다. 그는 그녀가 자신을 떠날 것이라고 확신했고 상황이 더 악화될까 봐 두려웠다.

이런 중요한 대화 이후 두 사람 사이가 크게 나아졌고 제인은 훨씬 더 밝아졌다. 그녀는 그다지 화가 나거나 불행한 느낌을 받지 않았으며 강아지와 산책을 하면서 체중이 약간 줄었다고 말했다. 그녀는 술을 아예 끊었다. 처음엔 힘들었지만 안면 홍조도 줄어들고 잠도 더 잘 자게 되었다. 그녀는 새로운 요가 수업을 매우 즐겼고, 한 주에 며칠씩 수업을 받기 위해 회원권을 등록했다고 말했다.

그녀가 세 번째 세션을 취소하기 위해 나에게 전화했다. 그녀는 일주일 동안 남편과 여행을 떠날 예정이었고 엄마가 아이들을 돌보기로 했다는 소식을 전했다. 그녀는 매우 들뜬 것 같았다.

이후 그녀에게서 메시지가 왔는데, 여행이 매우 잘 끝났으며, 남편이 부부 치료 세션에 동의했다는 내용이었다. 모든 문제가 마술처럼 완전히 해결된 것은 아니었지만, 그녀는 그녀의 결혼에 대해 훨씬 더 희망적이라고 느꼈고, EFT가 큰 도움을 주었다고 말했다.

단 두 번의 EFT 세션으로 이렇게 많은 변화가 생길 수 있다니 참 놀라운 일이다.

* * *

## 분노에 대한 두드리기 어구 예시

분노에서 벗어나려고 시도하기 전에, 분노 감정을 그대로 두드리고 SUD 점수를 낮추도록 한다. 느껴지는 감정을 바꾸려고 서두르기보다는 먼저 그 감정을 인정하고 받아들여야 한다. 분노는 부정한다고 없어지는 감정이 아니다. 사람마다 다른 분노를 제대로 다루기 위해서는 상황에 맞춰 문구를 변형하는 것이 좋다. 개별적인 수용확언과 연상어구를 충분히 반복할 필요가 있다. 감정적 부담이 사라질 때까지 시간을 들여 천천히 진행한다.

- 나는 비록 병이 있다는 사실에 너무 화가 나지만, 이런 나 자신을 깊이 온전히 사랑하고 받아들입니다.
- 나는 비록 암을 가진 내 몸에 너무 화가 나지만, 이런 나 자신을 받아들이고 최선을 다해 내 몸을 사랑합니다.
- 나는 비록 나 자신과 내 몸, 이 상황이 불공평해서 너무 화가 나지만, 이런 나 자신과 내 몸, 이 상황을 받아들이고 이겨낼 수 있습니다.
- 나는 너무 화가 나.

- 불공평해.
- 나는 이럴 만한 사람이 아니야.
- 나는 정말 화가 나.
- 나는 피해자이고, 나만 고통받고 있어.
- 이 병을 감당해야 한다는 사실에 미쳐버릴 것 같아.
- 정말 하고 싶지 않아.
- 이 모든 것이 얼마나 불공평한지 정말 화가 나.
- 나는 그냥 그것이 사라지면 좋겠어.
- 나는 그것이 현실적이지 않다는 것을 알아.
- 화내는 것이 나에게 도움이 안 된다는 걸 알지만, 그것도 날 화나게 해. 이 감정을 바꿔야 해.
- 나는 내 분노를 바꾸어서 치유에 도움이 되는 일들을 실천하는 데 사용할 거야.
- 나는 뜨겁고 불타는 모든 분노를 나 자신을 돌보는 데 집중시킬 거야.
- 나는 내 분노를 강력한 힘으로 바꿔 나 자신을 돌볼 거야.
- 나는 내 감정을 사용해서 나를 파괴하는 것이 아니라, 나 자신을 돌보는 데 이용할 거야.
- 나는 이 강렬한 감정을 내게 도움이 되도록 활용하고 있다.
- 나는 비록 암을 존재하게 하고 내가 그것에 걸리도록 한 신(우주, 신성한 힘, 영혼)에게 너무 화가 나지만, 이런 나 자신과 분노를 받아들입니다.
- 나는 비록 신이 사람들에게 암과 같은 질병으로 고통받도록 했다는 사실이 너무나 불공평해서 그런 신을 믿을 수 없지만, 이런 나 자신과 불신을 있는 그대로 받아들입니다.
- 나는 비록 암이 존재한다는 사실에 화가 나고 분노가 치밀지만, 신이 암을 제거할 수 있다는 것을 알기에 이런 나 자신을 받아들이고 사랑합니다.
- 나는 비록 내게 암을 허락한 신에게 화가 나지만, 아직 이 분노를 내려놓을 준비가 되지 않았고, 그것도 괜찮습니다.
- 나는 비록 그저 화가 날 뿐이지만, 이런 나 자신을 깊이 사랑하고 받아들이기로 선택합니다.
- 나는 암의 존재를 바꿀 수 없는 무력감을 느껴서 화가 난다.

- 너무 많은 사람들에게 해를 끼치고 있는 암 때문에 화가 난다.
- 나는 질병에 대해 신에게 분노하는 내 모습에 화가 난다.
- 암이 세상에 너무 많은 통증과 고통을 야기한다는 사실에 나는 마음 깊이 상처받고 있다.
- 내 분노의 기저에는 암에 대한 두려움, 그리고 암이 나와 사랑하는 사람들에게 미칠 영향에 대한 두려움이 있다.
- 나는 분노의 감정 덕분에 슬픔과 무기력함을 느끼지 않아도 된다.
- 나는 암이 나와 사랑하는 사람들에게 미칠 수 있는 영향에 대한 깊은 두려움에서 벗어나는 방법으로서 분노를 사용하고 있다.
- 분노는 나를 더욱 강하게 다그치지만, 어떤 것도 해결해주지는 않는다.
- 분노가 암을 없애지는 못하지만, 내가 강인하고 옳다는 느낌을 가지게 한다.
- 분노가 나를 더 나아지게 하지 않고 과거의 패턴 속에 가두기 때문에, 나는 이제 분노와 그 아래 숨겨진 두려움을 해결하고 앞으로 나아가고 싶다.
- 나는 내 에너지를 나를 돌보는 데 사용하고 싶다.
- 나는 이 모든 에너지를 분노로 쏟아내기보다, 지금 이 순간 평온과 안정을 찾고 싶다.
- 나는 면역계에 부정적인 영향을 주는 분노 감정을 평온함, 안정감, 사랑, 그리고 안도감 같은 내 면역계를 지지하는 감정으로 전환하기로 선택한다.
- 나는 분노에 묶인 에너지를 회복에 사용할 수 있도록, 내 분노를 내려놓기로 선택한다.
- 나는 내 감정을 선택할 수 있으며, 그래서 안도감과 평온함, 편안함, 사랑을 선택한다.
- 나는 나와 내 면역체계를 지지해주는 감정을 느끼기로 선택한다.
- 안도감과 평화, 사랑을 선택하는 것은 나를 강하게 하며, 내 면역체계에 좋은 영향을 준다. 그 생각만으로도 나에게 위안이 된다.

## 암에 대한 증오

또 다른 일반적인 감정은 암에 대한 증오이다. 암이 인생을 바꾸고 몸을 해친다는 점에서 자신이 가진 암을 증오하는 것은 충분히 그럴 만하다. 암 환자를 돌보는 사람들 또는 암 환자와 가까운 사람들은 종종 환자들이 격한 감정으로 다음과 같이 말하는 것을 듣는다. "이 종양이 지긋지긋해!", "이 백혈병이 너무 싫다!",

"난 이 암을 증오해!"

증오는 강력한 감정이다. 암을 증오할 때 사실상 자신의 몸 일부를 증오하는 것임을 인식하는 것이 중요하다. 종양은 본래 자신의 몸에서 나온 이상 세포들에 의해 만들어진다. 이 세포들은 정상적으로 반응하지 않고 변이하였으며, 통제력을 잃고, 정상적인 주기에 따라 죽는 기능을 상실했거나, 지속적으로 성장하도록 변형된 상태이다. 이 세포들도 몸의 일부이기 때문에, 이들을 증오하는 것은 건강과 행복에 해롭다. 그보다는 이 암세포들을 병든 세포 또는 치료와 도움이 필요한 세포들로 바라보는 것이 더 바람직하다. 이러한 관점의 변화는 증오 대신 연민과 치유의 마음을 가지도록 돕는다.

분노에 대해 설명했던 것과 마찬가지로 이것은 감정을 억누르라는 의미가 아니다. 오히려 감정을 표출하고 내면에서 풀어내며, 몸과 마음 그리고 영혼이 무엇을 필요로 하는지 발견하는 과정이다. EFT는 증오의 감정을 안전하게 다룰 수 있는 방법을 제공한다. "이런 나 자신을 깊이 온전히 사랑하고 받아들입니다"라는 수용확언에서 보듯, 그 과정의 핵심은 자신이 느끼는 감정을 받아들이는 것이지 그 감정 때문에 스스로 비난하는 것이 아니다. 자신에게 맞는 방식으로 감정을 탐색하고, 그것이 자연스럽게 사라질 때까지 과정에 집중하면 된다.

감정을 충분히 표출하고 증오가 사라지면(암 치료 여정에서 언제든 증오 감정이 다시 발생할 수 있으니, 필요할 때마다 두드릴 수 있도록 준비한다), 이제는 연민을 키우고, 이 세포들이 아프게 된 기저 원인을 찾는 것이 중요하다. 그리고 이 세포들이 "더 나아지거나" 치유되기 위해 무엇을 필요로 하는지 이해하는 과정이 필요하다.

몸은 신호를 통해 어떤 메시지를 전하고자 하는 것일까? 몸은 우리의 주의를 끌기 위해 통증과 질병을 통해 말한다. 우리는 이것에 주의를 기울이고 변화를 만들어야 한다. 예를 들어, 쉬지 않고 과로한 후 감기에 걸리는 것은 몸이 휴식이 필요하다고 말하는 것이다. 몸이 감기와 같은 간단한 신호로 주의를 끌지 못하면, 더 심각한 신호를 보내야 한다. 그래도 여전히 몸의 신호에 주의를 기울이지 않는다면, 주의를 기울일 때까지 더욱 심각한 증상이 나타날 것이다.

암은 강력하게 주의를 집중시키는 질병이다. 우리는 멈춰 서서 주의를 기울여야만 한다. 이전까지의 삶은 모두 이 순간, 이 치료, 지금 당장 필요한 것으로 초점이 맞춰진다. 모든 인생의 꿈들이 생존을 위해, 계속 살아가기 위한 것으로 전환된다. 이것은 기념비적인 변화이다.

## 암을 증오하는 것에 대한 두드리기 어구 예시

- 나는 비록 내 암을 매우 미워하지만, 이런 나 자신과 감정을 깊이 온전히 받아들입니다.
- 나는 비록 지금 내 안이 증오로 가득 차 있고 그것이 내가 생각할 수 있는 전부이지만, 이런 나 자신과 내가 느끼는 것을 받아들입니다.
- 나는 비록 암이 나를 해치기 때문에 미워하지만, 나는 그 증오를 내려놓고 싶습니다.
- 나는 비록 내가 암에 걸렸다는 사실이 너무 불공평해서 증오하지만, 나는 그 증오를 내려놓고 싶습니다.
- 나는 비록 암을 미워하는 것이 내 몸의 일부를 미워하는 것임을 알고 있지만, 나는 여전히 그 증오를 느끼고 있습니다.
- 암은 나를 너무 무력하게 만들기 때문에, 나는 암에 걸린 것을 증오한다.
- 나는 암을 감당해야 하는 것이 싫다.
- 나는 그냥 나의 삶을 살고 싶다.
- 나는 이제 암을 감당해야 하는 삶에 갇혀 버렸고, 나는 그것이 싫다.
- 나는 암에 걸린 것과 그것을 감당하기 위해 해야 하는 모든 것이 다 싫다.
- 나는 치료를 받아야 하는 것도, 그와 함께 따라오는 모든 불확실함도 싫다.
- 나는 암을 미워하는 것이 아무런 도움이 되지 않는다는 것을 알고 있다.
- 나는 이 증오를 내려놓는 것이 중요하다는 것을 알고 있다.
- 나는 이 증오를 내려놓을 수 있도록 스스로 허락하고 싶다. 왜냐하면 그 증오 속에는 내가 느끼는 두려움이 감춰져 있기 때문이다.
- 나는 치유를 시작할 수 있도록 증오와 그 안에 있는 두려움을 내려놓도록 허락한다.
- 나는 두드리기를 통해 스스로 이완하여 진정시키고, 증오를 내려놓고, 두려움에서 벗어나 중심을 잡는다.

- 나는 내면에서 평온함을 유지하는 것이 중요하다는 것을 알고 있다. 그래야 내 몸이 싸움-도피-얼어붙기 반응을 멈출 수 있다.
- 내가 편안해지는 것이, 암에 대한 분노, 두려움, 증오를 느끼는 것보다 더 중요하다. 그래야 내 몸이 재생 시스템을 활성화시킬 수 있다.
- 나는 증오와 두려움을 내려놓을 수 있도록 허락한다. 그래야 내 몸이 재생 호르몬으로 채워질 수 있다.
- 마음의 중심을 잡는 것이 더 유익하며, 나는 증오보다 마음의 평온을 선택한다.
- 나는 내 몸이 암을 관리할 수 있도록 돕기 위해 나의 감정을 유리하게 사용하기로 선택한다.

암 환자 외에도 암을 미워하는 다른 사람들이 있을 수 있다. 예를 들어 암에 걸린 사람을 사랑하고 그 사람이 자신의 삶에 남아 있기를 바라는 사람들이다. 또한, 자신이 필요로 하는 사람이 암 환자를 돌보는 데 바쁜 탓에 소외감을 느끼는 사람들도 암을 증오할 수 있다. 다음은 실제 사례이다.

한 어머니가 암을 앓고 있는 아이와 병원에 있었다. 병원은 그녀의 집에서 몇 시간 떨어진 곳에 있었다. 아픈 아이는 엄마가 곁에 있어주기를 원했다. 몇 달간의 치료가 계속되면서, 그녀의 다른 자녀들은 엄마의 관심이 오직 그 아픈 형제에만 쏠린다고 느꼈다. 그들은 엄마의 관심을 받고 싶었지만 그러지 못해 점점 그 형제를 원망하기 시작했다. 하지만, 실제로 그들이 미워한 것은 형제와 엄마를 모두 빼앗아 간 암이었다. 어린 나이의 아이들은 아직 질병과 형제를 잘 구분할 수 없었고, 엄마의 관심을 빼앗아 간 것은 아픈 형제라고 인식한 것이다.

암과 관련된 감정을 모든 당사자들이 함께 나누고 해소할 수 있다면 이러한 상황은 발생할 필요가 없을 것이다. 함께 두드리는 것은 갈등과 숨겨진 원망을 완화하는 데 큰 도움이 된다. 만약 주변 사람들이 두드리고 싶어하지 않는다면 혼자서 두드리며 주변에서 벌어지는 일들에 대한 자신의 감정을 정리할 수도 있다.

앞서 논의했듯이 암에 대한 분노와 증오를 느끼는 것은 정상적인 반응이다. 하지만 이러한 감정들은 스트레스 호르몬을 증가시키고, 몸 전체에 가해지는 스트레스 부담을 더욱 높인다. 그렇다면, 이 강렬한 감정을 더 긍정적인 방향으로 전환하는 것이 더 낫지 않을까? EFT를 사용하면, 분노와 증오의 에너지를 소모하는 대신 그 힘을 신체의 재생 시스템으로 되돌릴 수 있다.

그 단계는 다음과 같다. 두드리면서 감정을 표출하고, 그 감정과 연관된 믿음을 탐색한다. 분노와 증오를 자연스럽게 사라지도록 해소한다. 두드리면서 편안해지면, 그다음은 긍정 확언으로 두드리기를 반복한다. 이런 방식으로 한때 분노와 증오였던 감정을 활용하여 오히려 몸을 건강하게 할 수 있다.

Chapter 06.

# 신체 통증에 대한 EFT

EFT for Physical Pain

암의 종류와 사용된 치료법에 따라 신체 통증의 정도와 빈도는 다양하게 나타난다. 통증은 경미하거나 심각할 수 있으며, 간헐적이거나 지속적일 수도 있고, 조절하기 어려울 수도 있다. 통증은 다른 일에 집중하기 어렵게 만들지만, 관리가 필요한 신체 부위에 주의를 집중하게 한다는 점에서 유익한 메커니즘이기도 하다. 통증을 무시하고 관리하지 않거나 진통제로 덮어버린다면 더 해로운 문제가 발생할 수 있다.

그러나 암 치료에서 통증은 해결보다는 관리할 수밖에 없는 부산물 같은 것이다. 의료 전문가들이 말하듯 통증을 관리하기 위해서는 통증에 미리 대비하는 것이 중요하다. 통증이 본격화된 후에 관리하려고 하면 조절하기가 훨씬 더 어려워진다. 통증이 심하거나 강렬할 때는 통증에만 집중하기 때문에 건강한 방식으로 생각하고, 먹고, 자고, 행동하고, 반응하기 어렵다. 통증을 줄일 수 있는 방법을 알고 있다면 명확한 사고를 하며 합리적인 선택을 할 수 있게 된다.

또한, 관리되지 않는 통증은 스트레스와 두려움이 더해져 암 치료 전반의 경험을 더욱 어렵게 만든다. 두려움을 느끼면 신체적 통증이 증가하는 경향이 있는데, 이는 근육 긴장이 신체에 더 많은 통증을 유발하는 경향이 있기 때문이다. 통증이 관리되지 않으면 감정적 트라우마를 유발할 수 있으며, 치료 불이행 또는 부작용이 있는 약물 사용으로 이어질 수 있다. 이 모든 것들이 이미 약화된 면역체계를 더 약하게 만든다.

앞서 설명한 것처럼 EFT는 통증을 줄이는 데 효과적이라는 사실이 입증되어 있다. 통증의 3분의 2는 감정적 원인에서 비롯되므로, 감정을 해소하는 데 특화된 EFT가 통증에도 아주 효과적일 수밖에 없다. EFT는 신체적 통증뿐 아니라 통증에 대한 두려움까지도 완화하는 데 활용할 수 있다.

이 장에서는 암 관련 통증을 치유하기 위해 EFT를 사용할 수 있는 다양한 방법을 배우게 될 것이다. 암 자체로 인한 통증, 치료에 수반되는 통증, 수술 후 통증을 비롯하여 신체 통증으로부터 비롯된 감정적 고통에도 적용 가능하다. EFT가 통증 관리에서 어떻게 예방적 역할을 할 수 있는지 살펴보자.

다음의 사례는 소아암 환자를 대상으로 EFT 사용 경험이 풍부한 이 책의 저자 중 한 명이 작성한 것이다. 이 사례는 EFT가 감정적, 신체적 통증 모두를 완화할 수 있음을 보여준다. 이는 통증이 전신을 쇠약하게 만들 정도로 심각한 경우에도 해당된다.

## 두드리기로 완화된 극심한 통증

**by 데보라 D. 밀러(Deborah D. Miller)**

롤란도(Rolando)의 통증은 SUD 10점에서 시작하여 20분 만에 1.5점으로 감소했다.

롤란도는 왼쪽 대퇴골에 골육종을 앓고 있는 십대 소년이다. 그는 종양을 제거하기 위해 뼈를 긁어내는 수술을 받았다. 그는 수술 후 빠르게 회복했다. 하지만 두 달 반 이후, 종양이 재발하여 병원에 다시 입원했다. 그는 매일 EFT를 사용했음에도 종양이 재발했기 때문에, 이번 경우에서 나의 역할은 종양이 다시 자라는 더 깊은 원인을 찾는 데 도움을 주어야 했다.

나는 롤란도에게 많은 사람들이 얼마나 자신의 병을 미워하는지 이야기해주었다. 그리고 그 병은 자기 안에 있기 때문에 결국 자신을 미워하는 것과 같다고 말했다. 나는 그에게 자신의 종양을 두려워하고 외로워하며 사랑이 필요한 어린 아이로 생각해 보라고 요청했다. 그는 고개를 끄덕이며 종양이 미웠다고 말했다. 우리는 종양을 미워하는 마음을 내려놓고 대신 사랑을 보내는 방법에 대해 두드렸다.

그에게 종양과 대화하는 것을 상상하도록 하여, 종양이 무엇을 느끼고 있는지 물어보게 했다. 대답은 "분노"였다. 우리는 사랑으로 분노를 없애기 위해 두드렸다.

- 나는 분노를 없앤다.
- 아무튼 그것은 도움이 안 된다.
- 나는 다리 안에 있는 종양의 분노를 내보낸다.
- 오래도록 분노를 표현하지 못했기 때문에 쌓여 있던 것이다.
- 표현하지 않았기 때문에 그것은 내면 깊숙이 자리 잡았다.
- 분노 대신 사랑을 채운다.
- 나는 내 뼈를 정열의 사랑으로 채운다.
- 나는 내 뼈에 정열의 사랑을 담는다.

이 작업을 통해서 그의 분노 강도는 10점에서 5점으로 떨어졌다.

롤란도는 조용하고 내성적인 소년이다. 나는 그를 배려하여 분노를 일으키는 원인이 무엇인지 자세히 물어보지 않았다. 대신 "분노의 원인이 어떤 사람인지, 아니면 어떤 경험인지 둘 중 무엇일까요?"라고 물었다. 그는 경험이라고 대답했다. 우리는 그 경험을 상자에 넣는다고 상상했다. 상자를 포장한 후 그것을 땅에 묻고, 대자연이 모든 것을 흙으로 되돌리며 변화시키도록 내버려 두기로 했다. 그렇게 하자 그의 분노는 2로 떨어졌다.

그에게 남아 있는 분노가 사람 때문인지 경험 때문인지 다시 물었다. 이번에는 젊은 사람이었다. 우리는 그가 그 사람에게 느꼈던 분노를 다른 상자에 담아 대지에 묻어 없애는 작업을 진행했다. 이번에는 분노의 강도가 0으로 떨어졌다.

분노를 뼛속에 쌓아 두었다는 사실을 깨달은 롤란도의 눈빛이 반짝거렸다. 그는 뼛속에 저장된 분노가 그것이 해소될 때까지 지속적으로 발현되고 '곪아서' 더 많은 문제를 일으킨다는 맥락을 이해했다. 나는 그에게 자신의 내면 깊숙이 숨겨져 있는 또다른 분노가 있는지 스스로 확인해 보라고 했다.

우리는 오래된 분노를 내려놓는 것, 괜찮아지는 것, 삶에서 앞으로 나아가는 것, 그렇게 할 권리를 인정하는 것, 사랑으로 소통하는 것, 자신만의 경계를 만드는 것에 대해 두드렸다. 롤란도는 매일 크든 작든 또다른 분노가 있는지 확인하고 두드리기로 했다. 그리고 치유를 위해 그의 종양을 사랑하고 안아 주기로 했다.

롤란도의 여동생도 세션에 함께 참석했다. 우리가 논의하고 두드린 내용이 두 사람 모두에게 중요하다는 것을 알 수 있었다. 나는 그들이 앞으로 함께 두드릴 것이라고 믿는다. 롤란도와 그의 여동생은 내게 정말로 소중한 선물이었으며, 그들 또한 귀한 선물을 받고 갔다.

* * *

EFT 전문가이자 반사요법사(reflexologist)인 베로니크 와우만스(Veronique Waumans)는 EFT를 활용하여 암으로 인한 허리 통증을 빠르게 경감시키고, 약물로 인한 심각한 부작용을 예방한 다음 사례를 공유한다.

## 암 관련 통증에 대한 EFT 두드리기

**by 베로니크 와우만스(Veronique Waumans)**

EFT를 배우기 전에 나는 반사요법사로 일하고 있었다. 지난 몇 년 동안 병원에서 암 환자들과 함께하면서 많은 신체적, 감정적 통증을 목격했다. 반사요법은 환자들로 하여금 긴장을 풀게 하고 병원에서 즐거운 시간을 보낼 수 있도록 도와주는 훌륭한 도구다. 환자들은 이 기법을 아주 좋아했다.

병원에서 감정적 고통을 다루는 일이 항상 쉽지는 않았다. 내가 만나는 몇몇 환자들은 매우 위중하고, 살날이 얼마 남지 않은 분들이다. 환자가 통증으로 힘들어할 때 가능하다면 EFT를 제안했다.

나는 간과 뼈에 암이 있는 '제인(Jane)'을 만났다. 지난 3개월 동안 제인은 허리를 구부릴 수 없을 정도로 극심한 허리 통증에 시달렸고 모든 움직임이 힘들고 고통스러웠다. 의료적으로 모르핀을 처방할 수 있었지만, 제인은 차라리 통증을 참는 편이 낫다고 할 정도로 생활하기 힘들 정도의 부작용이 많았다.

나는 그녀에게 EFT를 해보자고 제안했다. 제인은 "이쯤 되었으니, 뭐든 해 보는 게 좋겠죠"라고 말했다.

우리는 다음과 같이 두드리기 시작했다.

- 나는 비록 허리에 통증이 띠를 두른 듯 느껴지지만, 이런 나 자신을 깊이 온전히 이해하고 받아들입니다.

단 한 번의 짧은 라운드 후, 허리통증의 강도는 10점 척도 중 9에서 4로 감소했다! 그녀는 정말 기뻐했다. "이제 살 만하네요"라고 말했다. 나는 더 노력해서 허리통증 강도를 0으로 낮춰 보자고 제안했다. 그녀의 허리통증 감각에 변화가 있으므로 우리는 다음과 같이 계속 진행했다.

- 나는 비록 아래 허리 부분에 통증을 느끼지만…

두 차례의 라운드를 더 시행한 후 통증이 완전히 사라졌다. 제인은 이제 통증 없이 일어나서 몸을 구부리고 걸을 수 있게 되었다. 제인은 자신에게 무슨 일이 일어났는지 믿기지 않는 듯 눈물을 글썽이며 나를 바라보았다.

"지난 3개월 동안 아무도 이 통증을 도와주지 못했어요"라고 그녀는 말했다.

"그런데 선생님이 오셔서 5분 만에 통증이 사라졌습니다! 기적이에요!"

제인의 병은 언제든 다시 통증을 일으킬 가능성이 높기 때문에, 나는 단축형 EFT 안내문을 제인에게 주었다. 이제 제인은 약물 외의 대안을 갖게 되었다.

## 추적 관찰

2주 후에 제인을 만났다. 허리 통증이 재발했지만 덜 괴로워하는 것 같았다. 그녀는 이렇게 말했다. "이제 통증이 제일 큰 걱정거리가 아니에요. 지금은 통증보다 피곤함을 더 느낍니다."

치료와 통증으로 인해 피로감은 항상 존재해왔지만, 제인은 그동안 통증에 집중하느라 이를 명확하게 알아차리지 못했었다. 통증에 신경을 덜 쓰고 자신이 얼마나 피곤한지 알아차린 제인은 이제 충분히 휴식을 취했다.

이것은 내가 병원에서 EFT를 통해 겪은 많은 경험 중 하나에 불과하다. 나는 이렇게 다른 암 환자들에게도 추가적인 약을 복용하는 대신 EFT를 사용하여 통증을 조절하는 방법을 교육해 왔다. 이는 암 환자들에게 몸과 질병에 대한 통제력을 조금이라도 되찾을 수 있다는 점에서 매우 의미 있는 일이다.

EFT는 암 환자들의 신체적인 통증을 비롯하여 질병과 관련된 감정적 문제를 해결하는 데에도 도움을 줄 수 있다.

* * *

다음 사례로, 버니스 베르구(Bernice Vergou)가 두개천골요법(cranial sacral therapy), 마사지 및 EFT를 사용하여 내담자의 신체적, 감정적 고통을 완화할 수 있도록 도와주었던 이야기를 소개한다.

# EFT 두드리기로 대장암 통증을 완화시키기

by 버니스 베르구(Bernice Vergou)

몇 달 전, 정말 인상적인 일을 경험하여 이를 공유하고자 한다. 나는 한 달에 한 번씩 완화의료 센터에서 주로 암 환자들을 대상으로 자원봉사를 하고 있다.

올해 초 79세 여성, 테레사(가명)가 마사지를 받기 위해 예약했다. 그녀는 대장암에 걸렸지만 수술과 화학요법을 거부했다. 통증이 워낙 심했고 약물에도 별로 반응하지 않았기 때문에 완화의료 담당자는 그녀에게 TLC[1]를 예약해주었다.

나는 그녀의 삶에서 무슨 일이 일어나고 있는지 물었다. 테레사는 암과 통증에 대해 이야기했다. 암에 걸린 지 얼마나 되었는지, 암에 걸릴 당시 삶에서 어떤 일이 있었는지 이야기했다.

그녀는 실제 통증보다 더 고통스러운 것은 자신이 겪고 있는 죄책감과 슬픔이라고 말했다. 그녀가 더이상 집에서 남편을 돌볼 수 없게 되어 최근에 남편을 요양원에 보냈기 때문이다.

나는 그녀에게 두개골의 균형을 조정하고 허리 마사지를 해드리겠다고 말하면서, 통증을 완화할 수 있는 아주 간단한 자가 치료 방법을 알려주고 싶다고 했다. 그녀는 한번 시도해 보는 것에 동의했다. 우리는 통증에 대해 두드렸고, 남편을 요양원에 보낸 것에 대한 깊은 괴로움, 죄책감, 그리고 대장 안에 갇힌 '모든 감정'에 대해서도 두드렸다.

우리는 다음과 같은 어구를 활용했다.

- 나의 대장 안에 있는 죄책감
- 나를 짓누르는 죄책감
- 남편을 요양원으로 보내야만 하는 이 거대한 고통

---

1 역자 주: Tender Loving Care의 약자. 정서적 지지와 따뜻한 배려를 통해 환자의 안락함과 심리적 안정감을 제공하는 돌봄.

• 나는 병에 걸린 내 자신에게 너무 화가 난다.

그녀가 두드리는 동안 한 손을 그녀의 상행 결장 부위(일반적으로 암이 잘 생기지 않는 부위)에 올려 놓으라고 했다.

나는 또한 약간의 "과장된" PET[2][Provocative Energy Therapy. 도발적 에너지 요법. 스티브 웰스(Steve Wells)와 데이비드 레이크(David Lake)로부터 배움] 기법을 사용했다. "나는 정말 특별해. 아무도 거기에 암이 생기지 않는데! 이것도 정말 완벽하게 해냈어!"와 같은 표현을 어구에 추가했다. 그녀는 심한 완벽주의자 성향이 있었고, 남편을 요양원에 보낸 것을 자신의 실책이라고 여겼다.

이 기법은 테레사를 웃게 만들었다. 갑자기 그녀는 크게 놀란 표정을 지으며 "통증이 덜하네요!"라고 말했다.

나는 이렇게 말해주었다. "음, 당신은 정말 완벽주의자군요. 정말 잘하셨어요, 그렇죠? 이제 통증이 재발할 것을 대비해 꼭 명심해야 할 것이 있습니다. 예를 들어 진통제를 복용하고 3-4시간 동안 통증이 완화되었다가 다시 통증이 나타난다면, '효과가 없으니 다시는 그 약을 먹지 않겠다'고 팔짱을 끼며 말하지는 않겠죠? 약이 단기적인 효과가 있었다는 것을 인정하고 다시 복용할 것입니다. EFT도 마찬가지입니다. 한 라운드 시행 후 10분에서 20분 정도만 통증이 완화되었다가 통증이 다시 나타나더라도 당신은 추가적으로 두드리기만 하면 됩니다!"

테레사는 이 말에 수긍했다. 우리는 몇 라운드 더 두드리기를 진행했으며, 특히 남편을 요양원에 보낸 것과 관련하여 자신을 용서하는 데 초점을 맞췄다. 세션을 마치며, 나는 약속대로 두개천골요법과 허리 마사지를 해주었다.



2 역자 주: 심리치료 및 에너지 치료 분야에서 사용되는 접근법으로, 전통적인 에너지 치료와는 달리 유머, 도발적인 질문, 반전기법을 활용하여 내담자의 고정된 사고방식이나 감정 패턴을 변화시키는 것을 목표로 한다.

## 추적 관찰

일반적으로 나는 이런 환자들을 다시 볼 기회가 없다. 하지만 이번 사례는 이례적으로 좋은 소식을 들을 수 있었다. 두 달 후, 나는 새로운 환자를 만나게 되었는데, 그 환자는 테레사의 이웃이었다.

세션을 마친 후, 그 환자는 "옆집에 대장암에 걸린 노인이 있는데, 그 분께 당신을 꼭 소개해 드리고 싶습니다"라고 말했다.

그래서 그녀에게 나의 명함과 기본적인 EFT 안내 자료를 주었다.

다음 주에 그 환자가 예약된 시간에 다시 방문했고 이야기를 나누었다. 그녀가 이웃 노인에게 명함과 자료를 전해주었더니, 그 노인은 "이 선생님을 알아요! 암 센터에서 이 분을 만났고, 가르쳐준 두드리기를 매일 하고 있어요. 지금은 암 통증이 완화되었어요!" 라고 말했다고 소식을 전해주었다.

피드백이 너무 좋았기 때문에 이 사례를 암 센터에 보고했다. 4개월이 지난 시점에서 이 노인에 대해 담당자가 작성한 기록을 찾아보니 두 가지 내용이 있었다. "가정 방문-환자 편안함, 통증 완화된 상태". "두 번째 가정 방문-통증 관리 센터 예약 취소함, 더 이상 필요 없다고 함."

테레사의 삶이 더 편안하도록 도와줄 수 있어서 개인적으로 정말 뿌듯했다.

* * *

## 암 통증에 대한 두드리기 어구 예시

두드리기를 할 때, 통증의 위치를 포함하여 "아랫배를 찌르는 이 뜨거운 붉은 통증 덩어리"와 같이 구체적인 용어로 묘사하면 최고의 효과를 낸다. 다음 예시와 같은 묘사들을 수용확언 및 연상어구에 포함하여 활용해보도록 한다.

- 나는 비록 통증이 느껴지고, 그 통증이 싫지만, 어쨌든 이런 나 자신과 내 몸을 받아들입니다.
- 나는 비록 암이 이렇게 아플 것이라고 생각도 못했지만, 이런 나 자신과 내게 일어나는

일들을 받아들입니다.

- 나는 비록 이 통증을 안고 살고 싶지는 않지만, 호흡과 두드리기를 통해 통증을 완화할 수 있다는 것을 알고 있습니다.
- 몸이 너무 아프다.
- 통증은 내가 암에 걸렸다는 사실을 상기시켜 준다.
- 암에 대해 생각하고 싶지 않다.
- 통증이 그것을 잊게 내버려 두지 않는다.
- 통증이 나를 쉬지 못하게 한다.
- 통증은 너무 불편해서 싫다.
- 통증에서 벗어나고 싶다.
- 이 통증 때문에 명료하게 생각할 수 없다.
- 이 통증 때문에 집중하기 어렵다.
- 나는 좋은 결정을 내리고 싶지만 통증 때문에 집중이 안 된다.
- 나는 통증을 없애고 편안함을 느끼고 싶다.
- 몸과 마음이 모두 고통스럽다.
- 내 몸이 이 통증으로 불편하다는 것을 알고 있다.
- 몸이 이완되도록 돕는 방법이 있다.
- 심호흡을 하는 것만으로도 세포에 산소가 공급되고 통증을 완화시키는 데 도움이 된다.
- 두드리는 것은 몸과 마음을 안정시키는 데에도 도움이 된다.
- 침착하면 근육이 이완되어 통증을 완화하는 데 도움이 된다.
- 모든 통증을 없애지는 못하더라도, 통증을 줄이는 것만으로도 큰 도움이 된다.
- 몸의 통증을 줄일 수 있어서 정말 감사하다.
- 통증을 줄이면 몸이 긴장을 풀고 회복하는 상태가 된다.
- 나는 신체적 통증을 완화하기 위해서 두드리기를 선택한다.
- 나는 내 몸이 감정적 고통에서 벗어나도록 돕기 위해 두드리기를 선택한다.
- 나는 통증을 경감시키기 위해 노력하고 있으며, 그렇게 하는 데 도움이 되는 도구가 있다.
- 나는 스스로 통증을 줄이기 위해 두드리고 호흡한다.

- 내가 능동적으로 통증을 줄이는 데 기여할 수 있다는 사실에 큰 안도감을 느낀다.
- 내 호흡, 내 생각, 내 감정 그리고 두드리기를 통해 통증을 극복하고 안정을 찾을 수 있다는 사실에 큰 위안을 얻는다.

## 치료에 수반되는 통증에 대한 두드리기 어구 예시

다음은 치료로 인한 신체적 통증에 대해 두드릴 수 있는 몇 가지 수용확언과 연상어구의 예시다. 공감되는 어구를 선택하고 통증을 묘사하는 내용을 추가하면 된다. 두드림에 따라 통증이 변화하면 그에 따라 묘사도 함께 바꾼다.

- 나는 비록 내 _____ 부위의 통증에서 벗어날 수 없다고 믿고 있지만, 이런 나 자신을 깊이 온전히 사랑합니다.
- 나는 비록 이 치료를 받을 때 너무 아프지만, 나는 그것을 이겨내는 것을 선택합니다.
- 나는 비록 이 치료로 인한 고통에서 벗어나고 싶고, 그것이 가능할지 모르겠지만, 이런 나 자신을 받아들입니다.
- 이 치료로 인해 내가 느끼는 모든 통증.
- 주사 바늘과 약 때문에 아프다.
- 정맥주사, 요추 천자, 주사, 혈액 검사 등 모든 치료가 고통스럽다.
- 왜 이 모든 것들이 고통스러워야 하는가?
- 그냥 통증이 사라졌으면 좋겠다.
- 통증은 내 건강에 문제가 있음을 알려준다.
- 나는 그것을 잊고 싶다.
- 통증은 내가 암에 걸렸음을 상기시켜 준다.
- 치료를 받을 때마다 통증 때문에 나의 병이 떠오른다.
- 때로는 내 암보다 치료가 더 고통스럽다.
- 화학요법 또한 그것이 내게 주는 느낌 때문에 고통스럽다.
- 나는 통증을 원하지 않고, 아무것도 하지 않은 채 괴롭기보다 EFT를 하는 것이 낫다.
- 두드리는 것이 가만히 누워서 통증을 느끼는 것보다 낫다.

- 연구를 통해 EFT가 통증을 완화시킨다는 사실이 밝혀졌기 때문에 나는 적극적으로 EFT를 하겠다.
- 나는 가능한 한 EFT를 많이 하고 어떤 일이 일어나는지 보려고 한다.
- 아마도 나 스스로를 놀라게 할 만큼 안도감을 찾을 수 있을 것이다.
- 지금도 두드리고 있으면 마음이 차분해진다.
- 조금 더 깊게 숨을 쉬고 조금 더 긴장을 풀 수 있을 것 같다.
- 심호흡을 더 깊게 하고 긴장을 풀 수 있으니 얼마나 다행인지 모른다.
- 나는 주사로 인한 통증이 사라지도록 내버려 둔다.
- 나는 치료로 인한 통증이 사라지도록 내버려 둔다.
- 나는 긴장을 풀고 호흡하기를 선택한다.
- 나는 통증이 사라지고 긴장을 푸는 것을 선택한다.
- 긴장을 풀고 호흡하고 두드리자 통증이 사라졌다.
- 정말 다행이다!

다음 사례에서는 EFT 수강생인 린다 그레이엄(Linda Graham)이 수술 전 두드리기를 통해 스스로 돌보는 과정을 살펴볼 수 있다. 그녀는 회복실에서 수술 후 통증을 줄였을 뿐 아니라, 검사 결과와 관련된 감정 또한 효과적으로 다스렸다.

## 수술 후 통증 관리 및 회복을 위한 EFT

by 린다 그레이엄(Linda Graham)

나는 지난 4-5년 동안 EFT를 공부했고, EFT DVD와 온라인 영상을 보며 연습을 했다. 공식적인 교육에서 배운 것은 아니었기 때문에, 주로 나와 가족에게만 두드리기를 적용하고 있다. 아주 간단하면서 비침습적인 이 기법을 사용하여 놀라운 성공 사례들을 경험할 수 있었다.

나는 최근에 복강경 수술(다섯 개의 작은 절개 부위를 통한 로봇 수술)을 받았다. 비록 난소암 진단을 받을 가능성이 있었지만, 수술 전에 EFT를 사용하여 차분한 상태를 유지했다.

회복실에서 깨어났을 때, 수술 중 실시한 실험실 검사에서 암 양성 반응이 나왔고, 외과의가 암 조직을 제거해야 했다는 사실을 알게 되었다.

나는 두드리기를 시작했다.

- 나는 비록 암이 발견되었지만, 내 몸이 이 상황을 대처할 수 있다고 믿고 나 자신을 온전히 받아들입니다.

나는 수술 후 통증을 완화하기 위해 두드리기를 시작했다. 한 간호사가 통증이 얼마나 심한지 물었지만, 나는 괜찮다고 말했다. 간호사는 내가 손가락으로 두드리고 있는 것을 발견했다.

그녀가 이렇게 말했다. “진통제를 드릴게요. 손가락이 계속 움직이네요!”

나는 감정자유기법, 줄여서 EFT라는 경혈 기법을 사용하고 있다고 설명하며 괜찮다고 말했다. 그녀는 알겠다고 말하고 떠났다. 오후 5시쯤 병원 직원들은 나를 회복실에서 일반 병실로 옮겼다.

그 후 나는 수시로 몸을 두드리며 무슨 일이 일어났는지 설명하고, 제거된 장기들에 감사하며 그동안의 노고에 감사를 표했다. 나는 침착함을 유지했고 진통제도 거의 필요하지 않았다. 자정부터는 두 시간마다 일어나 걸을 수 있었다.

수술 후 24시간 이내에 집으로 돌아갈 수 있었고, 그 후 며칠 동안은 타이레놀 정도로 통증이 관리되었다.

나는 지금도 종종 두드리며 내 몸을 치유하고 있다. 나는 이번 일이 내 삶에서 스트레스를 해소하고, 식단에 더 신경을 쓰고, 운동을 더 많이 하고, 기쁨을 찾기 위한 각성의 계기가 되었다고 확신한다.

* * *

## 수술 후 통증에 대한 두드리기 어구 예시

다음의 수용확언 및 연상어구를 특정한 수술과 수술 후 문제에 맞게 변경하여 사용할 수 있다.

- 나는 비록 이 ______ 수술로부터 정말 회복할 수 있다고 믿지는 못하지만, 이런 나 자신을 깊이 온전히 이해하고 사랑합니다.
- 나는 비록 이 수술로 모든 건강 문제가 해결될 거라고 믿지 않지만, 가능한 한 최선을 다해 스스로 돌보는 것을 선택합니다.
- 나는 비록 수술 후에 너무 불편하고 아팠지만, 수술이 끝나서 다행이라고 생각합니다.
- 수술 후 느끼는 이 모든 통증.
- 절개한 곳이 아프다.
- 내 몸의 일부가 제거되어서 아프다.
- 내 몸은 수술을 받는 것이 정상이라고 생각하지 않는다.
- 모든 것이 아프다.
- 통증을 느끼는 것이 싫다.
- 통증은 나를 불편하게 한다.
- 몸이 너무 불편하다.
- 모든 것이 아파서 움직이기가 어렵다.
- 특히 절개 부위를 중심으로 온몸이 쑤시고 아프다.
- 내 몸의 작은 움직임도 절개 부위를 잡아당긴다.
- 내 몸이 모두 연결되어 있고 작은 움직임 하나가 이렇게 큰 통증을 유발할 수 있다는 사실을 몰랐다.
- 안쪽 바깥쪽 할 것 없이 아프다.
- 내장을 이리저리 움직이고 내 몸의 일부를 꺼내느라 몸이 아프다.
- 몸에 통증이 느껴지는 것이 당연하다.
- 두드리는 동안 나는 내 몸에 긴장을 풀라는 메시지를 보내고 있다.
- 두드리는 동안 몸의 스트레스 호르몬이 진정되고 몸은 치유의 상태로 전환된다.

- 몸이 회복될 때까지 쉽게 몸을 돌볼 수 있다는 점이 좋다.
- 두드리면 내 몸에서 호르몬이 생성되어 수술 후 몸을 치유하는 데 도움이 된다는 것을 알기 때문에, 두드리면 마음이 차분해진다.
- 두드리는 것 같은 간단한 동작으로 몸이 이완되고 치유 상태로 전환되는 데 도움이 된다는 사실을 알고 나니 힘이 난다.
- 내가 직접 치유에 참여할 수 있고, 이 수술을 통해 내 치유에 변화를 가져올 수 있다는 사실을 알게 되어 기분이 좋다.
- 나는 내 자신과 몸이 치유될 수 있도록 힘을 실어주는 것이 좋다.

## 통증에 대한 두려움이 통증을 가중시키다

암에서는 특히 치료와 관련하여 발생할 수 있는 통증에 대한 두려움이 있다. 그 두려움은 얼마나 고통스러울지에 대한 걱정일 것이다. 통증이 있다면 얼마나 자주, 얼마나 많이 겪게 될까? 통증으로 인해 사랑하는 사람에게 감정적 고통을 주지는 않을까? 통증에 대한 이러한 두려움은 신체를 더 많이 반응하게 하고, 스트레스 호르몬을 더 많이 분비하게 하고, 근육을 긴장시키며, 호흡을 더 얕게 만들고, 불안감을 유발한다. 이러한 모든 생각, 의문, 감정적 반응은 통증을 관리하는 능력을 저하시킨다.

앞서 두려움에 관한 장에서 설명했듯이 두려움이라는 감정은 근육을 긴장시켜 통증을 가중시킨다. 두드리는 것 외에도 깊고 천천히 호흡하면 몸이 이완되고 두려움으로 인한 근육 긴장을 완화하는 데 도움이 된다. 그 결과 증가된 산소는 면역력을 강화하고, 신경계와 신체 조직이 정상적으로 기능하도록 하며, 정신을 맑게 하고, 지방과 탄수화물 대사를 돕고, 바이러스와 유해 박테리아를 제거하고, 독소를 제거하고, 세포 회복과 세포 재생을 촉진하고, 중요한 장기를 해독하고, 심장을 건강하게 유지하도록 한다. 두드리는 것과 마찬가지로 깊고 느린 호흡은 신체에 긴장을 풀 수 있다는 신호를 보낸다.

암과 관련된 통증을 다룰 때, 통증을 악화시킬 수 있는 두려움을 포함한 모든 감정적 요소를 해결하는 것이 좋다.

## 통증에 대한 두려움을 위한 두드리기 어구 예시

두드리기를 할 때는 자신만의 어구를 사용하는 것이 가장 효과적이므로, 다음 문장들을 자신의 상황과 감정에 맞게 자유롭게 수정해서 사용하면 된다.

- 나는 비록 이 암 때문에 통증을 느낄까 봐 두렵지만, 나는 멋진 사람입니다.
- 나는 비록 암에 대한 모든 것이 두렵고 이러한 치료가 고통스럽지만, 이런 나 자신을 깊이 온전히 사랑합니다.
- 나는 비록 통증이 두렵고 암으로 인해 고통을 겪을까 봐 무섭지만, 나는 놀라운 존재입니다.
- "통증"이라는 단어 자체가 무섭다.
- 나는 통증이 싫다.
- 나는 항상 통증이 두렵다.
- 아주 작은 것조차도 너무 아프다.
- 통증 그 자체보다 내가 어떻게 느낄지 그게 더 두려웠다.
- 통증과 통증에 대한 두려움으로 너무 긴장한 나머지 실제로 더 아프게 느껴진다.
- 나는 너무 긴장되고 경직되어 있으며, 이 모든 것이 얼마나 아플지 걱정된다.
- 나는 내가 받는 모든 치료가 고통스러울 것이라는 시선으로 세상을 바라보고 있다.
- 나는 실제 통증보다 더 큰 고통을 만들어내고 있다.
- 사람들이 말하길 긴장을 풀면 덜 아플 것이라고 한다.
- 이토록 두려운데, 어떻게 긴장을 풀 수 있을까?
- 나는 심호흡을 하는 것이 가장 먼저 해야 할 일이라는 것을 안다.
- 나는 숨을 쉰다. 심호흡을 한다.
- 나는 심호흡을 몇 번 더 한다.
- 나는 은유적인 방법으로 두려움을 내려놓기로 선택한다.
- 안개가 걷히듯 두려움은 사라졌다.
- 해가 떠오르면서 안개가 사라지듯 두려움의 안개가 내 몸을 떠난다.
- 태양이 몸을 따뜻하게 데우면서 몸을 덮고 있던 두려움의 안개가 걷히고 사라진다.

- 따뜻한 태양이 모든 두려움을 사라지게 한다.
- 나는 따뜻한 햇살과 평온한 기운을 만끽한다.
- 햇살이 두려움을 제거하고, 나는 따뜻함과 편안함에 머무른다.
- 이 평화로움, 편안함, 따뜻함을 느끼는 것이 얼마나 다행인지 모른다.

Chapter 07.

# 의료적 결정 다루기

Dealing with Medical Decisions

암 진단을 처음 받았을 때, 분위기에 압도되어 치료를 강요받는 듯한 기분이 들기 쉽다. 앞서 다룬 진단 충격(Chapter 03 참조) 장에서 설명했듯이 이때는 최선의 치료 방법을 결정하기에 좋은 시기가 아니다. 아직 암이 있다는 사실조차 완전히 받아들이지 못했을 것이다. 대부분의 사람들은 마비된 듯한 느낌을 받거나, 몸을 떨게 되며, 들은 내용을 온전히 흡수할 수 없는 상태에 놓이게 된다.

대부분 자신이 진단받은 암 유형과 가능한 치료 방법에 대해 자세히 알아볼 시간을 갖지 못한다. 이 순간, 싸움-도피-얼어붙기 상태에 놓이게 된다. 합리적인 의사 결정을 하려면, 침착한 상태에서 모든 옵션을 자세히 비교하여 가장 적합한 방법을 선택할 수 있어야 한다. 그러나 이때는 의사들의 압박에 의해 치료가 빠르게 시작되는 분위기가 조성된다. 그런 긴급성이 정당할 때도 있다. 하지만, 암의 진행 속도는 암의 유형과 개인차에 따라 크게 달라진다. 어떤 사람들은 암이 빠르게 발생하고 진행되지만 다른 사람들은 수개월 또는 수년에 걸쳐 서서히 진행되기도 한다.

종양 전문의와 좋은 관계를 유지하는 것은 암 치료의 여정에서 매우 중요하다. 그 관계 형성의 첫걸음은 환자가 자신에게 필요한 것을 의사에게 명확히 알려주는 것이다. 이 장의 주제와 관련하여, 치료에 대한 결정을 내릴 시간이 필요하다고 의사에게 반드시 말해야 한다. 자신의 암 유형에 맞게 합리적인 기간의 치료 계획을 논의해야 한다. 이것은 암 치료 여정에서 자신을 굳건하게 강화하는 출발점이 된다.

## 자기 강화

어떻게 하면 건강에 대한 모든 책임을 의사에게만 맡기지 않고, 자신을 강화하여 올바른 결정을 내릴 수 있을까?

먼저 자신이 어떤 감정을 느끼고 있는지 인식하고 그것을 관리하는 것으로 시작해야 한다. 두려움과 분노, 충격, 걱정, 총체적 불신은 힘 있는 결정을 내리는 데 도움이 되지 않는다. EFT는 그런 감정을 진정시켜 더 명확하게 생각할 수 있도록 하는 데 유용하다. 두드리기는 자기 강화의 첫 단계이다. 심지어 종양 전문의와 치료 계획을 상의하는 진료 시간 중에도 두드릴 수 있다. (의사에게 이것이 마음을 안정시키는 기법이라고 미리 알려주면 좋다!) 만약 두드리는 것이 너무 의식된다면, 대신 가슴 압통점(Sore Spot; 부록 참조)을 문지를 수도 있다. 그러면 눈에 띄지 않게 대체할 수 있다.

자신을 감정적으로 돌볼 줄 알아야 더 차분해질 수 있다. 내가 차분해질수록 더 명확하게 생각하고, 정보를 더 공부하고, 나의 직관으로 결정을 내리기가 더 쉬워진다. 여기서 핵심은 다른 사람들이 나의 삶과 결정을 간섭하지 못하도록 자기를 강화하는 것이다. 다른 사람이 동의하든 말든 내 몸에 대한 문제이고, 내가 결정할 권리가 있다는 사실을 기억해야 한다. 의사의 제안에 맹목적으로 따르기보다는 전문가 조언 정도로 참고하는 것이 좋다. EFT를 통해 두려움, 중압감, 우유부단함, 공황 발작을 줄여 없애야 한다. 이로써 더 현명한 결정을 내릴 수 있다.

우리는 건강에 대한 책임을 의사에게 떠넘기는 대신, 의사와 협력하여 스스로 결정을 내릴 수 있는 힘을 가져야 한다.

## 자기 강화를 위한 두드리기 어구 예시

다음은 자기 강화를 위한 두드리기에 사용할 수 있는 수용확언과 연상어구의 예시이다. 자신에게 공감되는 것들을 선택하고 상황에 맞게 수정하여 사용하면 된다.

- 나는 비록 완전히 압도당해서 당장 어떤 결정을 내려야 할 것 같지만, 이런 나 자신과 감정을 받아들입니다.
- 나는 비록 진단 결과로 인해 온갖 두려움이 몰려오고, 어떤 치료를 받을지 빨리 결정해야 하는 상황이지만, 내가 이런 중압감을 겪는다는 것을 이해하며, 그래도 괜찮습니다.
- 나는 비록 당장 결정해야 하는 것에 너무 압도당하고 있지만, 호흡을 하면서 나를 진정시키는 것을 선택합니다. 그리고 이런 나에게 결정을 위한 시간을 허락합니다.
- 나는 충격과 마비감을 느끼며, 두려움, 불안, 심지어 분노까지 느낀다.
- 이 모든 것을 느끼면서 어떻게 무언가를 결정할 수 있나?
- 이제 막 암에 걸렸다는 것을 알게 되었는데, 오늘 어떤 치료를 받을지 결정하라는 압박을 받는다.
- 나는 어떤 결정을 내릴 정신적, 감정적 상태가 아니다.
- 그런데 의사는 즉시 치료를 시작하는 것이 매우 중요하다고 말한다.
- 나는 이런 상황이 마음에 들지 않는다.
- 치료 선택에 대해 압박감을 느끼고, 불편하고, 확신이 서지 않는다.
- 나는 내 권리를 누군가에게 넘기고 싶지 않다. 그 사람이 의사라도 그렇다.
- 나는 의사의 조언을 경청하지만, 어떤 결정을 내리기 전에 숨을 돌릴 시간이 필요하다.
- 나는 나 자신에게 잠깐 숨을 돌릴 수 있는 시간을 허락한다.
- 나는 나 자신을 위해 올바른 결정을 내리고 싶다.
- 나는 결정을 내리는 데 필요한 시간을 나 자신에게 주려고 한다.
- 지연하거나 미루겠다는 의미가 아니라, 모든 정보를 소화하여 내게 맞는 치료를 찾는 시간이 필요할 뿐이다.
- 나는 두렵고 압박감에 의한 것이 아닌, 스스로 강한 상태에서 결정을 내리고 싶다.
- 선택지가 많다는 것을 알지만, 먼저 마음을 진정시키고 난 다음에 결정하기를 원한다.

- 내 몸에 대한 결정이므로, 그것은 나의 권한이다.
- 내가 더 차분해지고, 그 마음에 더 연결될수록, 올바른 결정을 내릴 가능성이 더 높아진다.
- 이것은 큰 결정이므로, 먼저 나 스스로 강해질 필요가 있다.
- 나는 지금 이 상황에서도 스스로 강해지는 것을 선택한다.
- 지금은 자기 강화를 위해 가장 중요한 시기일 수 있다.
- 나는 살아가는 데 필요한 모든 것을 할 수 있는 힘과 결단력을 스스로에게 부여한다.

현재는 고인이 된 알렉산더 리스 박사(Dr. Alexander Lees)는 치료사이자 개인 상담사로 20년 이상 활동했다. EFT는 그의 진료에서 필수적인 부분이었고, 그는 EFT의 사용법에 대해 광범위하게 저술했다. 그의 저서로, 『*EFT-감정자유기법*(*EFT—Emotional Freedom Techniques*)』과 『*마음을 넘어서: 건강과 행복, 성공을 향한 변화의 여정*(*Pathways Through Your Mindfield: A Transformational Journey to Enhance Your Health, Happiness, and Success*)』 등이 있다. 리스 박사는 즉각적인 해결책을 원하는 에린(Erin)의 사례를 공유하며, EFT가 건강으로 가는 길에서 얼마나 중요한 역할을 했는지 보여주었다.

## 급성 골수성 백혈병에 대한 EFT 두드리기

**by 알렉산더 리스(Alexander Lees)**

내 상담실에 온 마른 중년 여성은 치료용 소파에 기대기도 전에 말을 시작했다. "요점을 말씀드리죠." 에린은 무뚝뚝하게 말했다. "2002년 9월에 AML 진단을 받았어요. 의사는 즉시 화학요법을 시작하지 않는다면 2-6주밖에 살지 못할 거라고 했어요. 그 말은 저를 엄청 두렵게 만들었는데, 그들이 그 사실을 쉽게 말할 방법은 없었겠죠. 어쨌든 고통과 메스꺼움, 두려움, 탈모, 체중 감소에도 불구하고 치료는 성공적이었고, 저는 14개월 동안이나 완화 상태였어요. 그런데 방금 재발했다는 사실을 알게 되어 너무나 절망스럽습니다. 저는 그동안 온갖 대체요법을 사용했고, 모든 좋은 음식을 먹었는데, 그 빌어먹을 것이 또 왔습니다! 선생님은 이 배신에 대한 나의 분노감을 상상도 못하실 거예요. 저는 그동안 온갖 대체 요법을 사용했고, 모든 좋은 음식을 먹었는데, 그 빌어먹을 것이 또 왔습니다! 선생님은 이 배신에 대한 나의 분노감을 상상도 못하실 거예요. 저는 화가 나고, 원망스럽고, 무섭습니다. 심리치료나 정신분석을 원하지 않아요. 빠른 해결책을 원합니다. 선생님은 AML이 무엇인지 아시나요?" 그녀는 소파에서 앞으로 나와 앉으며 독백을 끝냈다.

그녀가 이 독백의 후반부를 속사포처럼 쏟아냈기 때문에, 나는 그녀가 질문했다는 사실을 깨닫는 데 몇 초가 걸렸다. "아, 네, AML, 급성 골수성 백혈병(acute myeloid leukemia)이죠. 공격적인 암으로 알려져 있죠. 골수 안에서 특정 백혈구 생성에 영향을 미칩니다."

"음…" 그녀는 눈썹을 치켜 올리며 소파에 다시 몸을 기대어 말했다. "어떻게 그걸 아셨죠?"

"책에 다 나와 있죠." 나는 어색하게 말했다. "차 한 잔 드릴까요?"

"아니요, 저는 정보가 필요하고 지금 당장 쓸 방법이 필요해요!" 그녀는 대답했다.

접수 서식에 적힌 내용을 통해 에린이 교육 수준이 매우 높다는 것을 알았다. 그래서 나는 먼저 마음과 몸의 연결을 간략히 설명하고, EFT에 대한 소개로 자연스럽게 이어갔다.

에린은 열심히 필기하다가 때때로 중요한 질문을 던지며 설명을 요청했다. 그러고는 다시 노트에 집중하여 빠르게 필기를 이어갔다. 한참 후 에린은 고개를 들어 노트와 펜을 옆에 내려놓더니, 단호하게 말했다. "한번 해보세요."

우리는 원망에 대한 문제로 시작했다. 단축 과정을 실시했으나 아무런 변화가 없었다. "효과가 없군요."라고 그녀는 말했다. "당연히 아직은 아니죠."라고 나는 대답했다. "첫 번째 라운드는 단지 무대를 준비한 것입니다. 당신은 병원이나 당신의 몸을 원망하고 있나요? 아니면 암이 재발했다는 사실이 억울한가요?"

"그 모든 것이요." 그녀는 대답했다.

"좋습니다. 나무를 다듬을 때, 보통 가지부터 다듬는 것이 가장 좋습니다. 그 감정의 나무에는 세 개의 가지가 있습니다. 어떤 것을 먼저 다듬고 싶나요?" 우리는 그녀의 몸이 배신했다는 원망에 대해 두드리기 시작했다.

손날 타점을 시작으로, 우리는 다음과 같은 문장을 사용했다. *나는 비록 내가 내 몸을 잘 돌보았음에도 내 몸이 날 배신했다고 느끼지만, 이런 나 자신을 깊이 온전히 받아들입니다.* 이것을 세 번 반복한 후에 우리는 "내 몸에 대한 원망"이라는 연상어구를 사용하여 단축 과정을 진행했다. 에린 얼굴색의 가벼운 변화가 보였다. 그것은 계속 진행하기 전에 나에게 잠시 기다려 달라는 의미로 비쳤다.

"저는 정말로 의사들을 원망하지 않아요." 잠시 후 그녀가 말했다. "하지만 병원에 다시 가는 것이 정말 두려워요. 그리고 만약 그들이 일치하는 골수를 찾지 못한다면, 제게 주어진 시간은 최대로 해도 겨우 7개월이라고 하더군요." 두 라운드를 진행했지만 병원에 대한 두려움은 우리가 원하는 만큼 줄지 않았다. 이제 창의적으로 접근해야 했다.

약간의 상의 후에 나는 에린에게 물었다, "당신이 가장 좋아하는 활동이 무엇인가요?" "해변을 걷고 사람들을 구경하는 거요." 그녀는 미소를 지으며 대답했다. 우리는 수용확언을 사용하여 두드렸다. *"나는 해변을 걷고 사람을 구경하는 마음으로* [그녀가 붙인 암 병동의 이름]에 *가는 것을 선택합니다."*

에린과 나는 사무실에서 세 번의 세션을 더 진행하며, 태도와 원망, 다양한 두려움과 관련된 어구를 세밀하게 다듬었다. 이후 두 세션은 에린이 병원에 있을 때 전화로 진행했다. 첫 번째 전화 세션에서 우리는 다음의 수용확언을 말하며 손날 타점을 두드렸다. *나는 비록 더 많은 화학요법을 받아야 한다는 것이 두렵지만, 이런 나 자신을 깊이 온전히 받아들입니다.*

여러 가지 다른 양상(그것에 대한 다른 생각들)에 대해 여러 차례 두드리기를 진행했다. 그러던 중 에린은 갑자기 화학요법이 유발한 메스꺼움(더 깊은 문제)에 대해 이야기하기 시작했다. 우리는 두 라운드를 더 진행했다. *나는 비록 화학요법으로 메스꺼움을 겪지만, 이런 나 자신을 깊이 온전히 받아들입니다.* 그런 다음 우리는 *"화학요법으로 인한 메스꺼움"*이란 연상어구를 사용했다.

"지금 화학요법에 대해 어떻게 느끼고 있나요?" 나는 전화로 그녀에게 물었다. "내가 그것을 어떻게 좋아할 수 있겠어요?"라고 그녀는 강하게 반문했다. 두드리기를 위해 우리는 이렇게 합의했다. *나는 화학요법이 나를 도와줄 것이라고 받아들이고, 최소한의 부작용으로 그렇게 되기를 선택합니다.*

"지금 급하게 도움이 필요해요"라는 요청과 함께 두 번째 전화 세션이 시작되었다. "시애틀에서 기증자를 찾았어요. 지금 그 샘플이 비행기로 오고 있어요. 염려되는 것은 매칭이 잘 되어야 하는데, 이 샘플은 세 가지 항목에서 일치하지 않는다고 해요. 그래서 다들 걱정이 많아요."

우리는 손날 타점에서 시작하여 다음과 같이 한 라운드를 진행했다. "*비록 이것이 완벽한 매칭이 안되더라도, 나는 내 몸이 적절한 조정을 할 것이라고 믿고, 이런 나 자신을 깊이 온전히 신뢰하며, 그 몸의 타고난 지혜를 믿습니다.*"

"선생님, 이건 나의 몸이에요, '그 몸'이 아니라고요." 그녀는 자신의 진지한 스타일대로 반발했다. "네, 부인."이라고 나는 겸손하게 대답했고 즉시 문구를 수정하여 다시 진행했다.

우리는 조직 거부 가능성에 대한 두려움을 주제로 한 라운드를 실행했고, 에린은 필요할 때마다 스스로 반복하겠다고 약속했다.

"병동 환자들은 어때요?" 전화를 끊기 전에 물어봤다.

"저는 그냥 재미있게 지내는 사람들만 만나고 얘기합니다." 그녀가 대답했다. "그들은 이런 방법에 열려 있어요. 그래서 우리는 마음속의 해변을 함께 거닐고, 두드리며 이야기하죠."

에린은 골수 이식을 받았고, 새로운 골수에 이름을 붙여 주기로 했다. 그녀는 그것을 제대로 불러주면 그것이 그녀의 몸을 집처럼 편안하게 느끼고 잘 정착할 것이라고 생각했다. 그녀는 새로운 골수에 '줄리'라는 이름을 지었다.

에린에게 중요한 시간은 100일이었다. 그녀가 그 기간을 견뎌낸다면, 이식은 성공적인 것으로 볼 수 있다고 들었다(언젠가 의료계 커뮤니티에서 단어의 힘에 대한 세미나를 해야 할 것 같다).

에린이 병원에 있을 때, 그녀는 이메일로 상황을 계속 알려주었다. "75일째입니다!"라는 메시지는 정말 기쁜 소식이었다. 그 이메일 직후, 별로 좋지 않은 소식을 전화로 받았다. 에린은 이식을 위해 면역 체계를 억제해야 했기 때문에 수두가 재발했고(어린 시절 앓은 적이 있었다) 폐에 합병증이 발생했다고 말했다. 그것은 절망적이었다. 하지만 에린은 태연하게 말했다, "저는 그냥 그때 두드렸어요. 의사들은 나에게 약이나 진통 주사를 줄 수 없었기 때문에, 나는 그저 EFT만을 사용했어요."

에린은 그 싸움을 견뎌내고 계속해서 "줄리"를 칭찬했으며, 심지어 우리 모두에게 이제는 반 양키와 반 캐나다인이 되어 자랑스럽다고 말했다! 그리고 124일이 되었고, 에린은 내 상담센터에 들러 인사하고 EFT를 소개해준 것에 대해 감사를 표하며, "다음에 무엇을 가르쳐 주시겠어요?"라고 물었다.

그녀가 나의 클리닉을 떠날 채비를 하고 있을 때, 나는 인사를 건넸다. "멋진 모자네요. 이제 어디를 가십니까?".

그녀가 대답했다. "해변을 걷고 사람 구경하러 가야죠, 뭐 다른 게 있겠어요?"

이제, 에린이 지원 단체와 내게 보냈던 이메일의 내용을 존경과 감사의 마음으로 소개해보고자 한다. 이것은 그녀의 여정에 대한 통찰을 그녀의 언어로 표현한 것이다. 그녀는 그 여정을 봄맞이 대청소로 표현했다.

## 봄맞이 대청소

by 에린(Erin)

저는 마음 깊숙이 몸의 말을 경청했고 지금도 그렇게 합니다. 저는 이렇게 하는 것이 완쾌의 길이 될 거라 믿지는 못했습니다. 저는 너무 무서웠습니다. 가족과 친구들의 엄청난 사랑과 지지에도 불구하고, 저는 너무 깊은 구덩이에서 탈출구가 없다고 느꼈습니다. 저를 지지해주는 수많은 전화와 이메일에도 외롭기만 했습니다. 그 구덩이에서의 느낌은 말로 표현할 수 없었습니다. 절망은 실패의 핵심 요소입니다. 저는 그것을 뒤집을 용기와 힘이 없었습니다. 원망과 우울이 너무 심각했습니다. 그럼에도 마음 깊은 곳에서는 살고자 하는 의지가 있었던 제가 어떻게 그 혼란에서 벗어날 수 있었을까요?

저는 EFT를 전문으로 하는 심리치료사 알렉스 리스 박사를 만나러 갔습니다. 저는 기차가 달려오는 선로 한가운데에 서 있는 것 같다고 저의 마음을 표현했습니다. 누군가 또는 무엇인가가 저를 선로에서 빨리 끌어내 주어야 했습니다. 이전 1년 동안의 다른 치료는 효과가 없었습니다. 저는 빠른 해결책이 필요했습니다. 그는 우리가 매일 6만 번씩 정보를 주고받는 몸과 마음의 시스템에 접촉했습니다.

EFT는 몸과 마음의 온전한 기능을 방해하는 특정한 감정을 탐색하는 것으로 시작합니다. 그런 다음 신체의 메시지 시스템 경로인 경락을 두드립니다. 두드리기를 통해 부정적인 감정이 줄어들고 그것이 신체에 미치는 영향도 줄어듭니다. 계속 두드리면, 긍정적인 감정과 기분들이 신체 메시지 시스템으로 들어갑니다. 저는 EFT를 정말 많이 했습니다! (EFT가 화학요법을 대체하는 것은 아니라는 점도 강조하고 싶습니다)

알렉스 리스는 제가 암을 너무 심각하게 받아들인다고 말했습니다. 저는 수긍했고, 암의 손아귀에서 벗어나 다른 삶의 측면들을 보기 시작했습니다. 3일 후, 제 혈액세포들이 적절한 계획을 따르며 최상의 수치를 기록하고 2주 동안 그 상태를 유지했습니다. 모든 의사들이 이런 결과에 고개를 갸우뚱하며 당황했습니다. 그때 저는 제가 완쾌했다는 것을 알았습니다!

건강을 향한 제 여정에서 EFT가 중요했던 4가지 영역에 대해서 정리하고 글을 줄이겠습니다.

1. 골수 이식의 불일치를 받아들이는 것. 의사들은 세 가지 항목의 차이가 큰 문제라고 지적하며 매우 우려했습니다. 하지만 저는 EFT가 신체 내부를 적절하게 조정했다고 믿고 있습니다.
2. 의사들이 놀랄 정도로, 이식 과정에서 아무런 부작용이 없었습니다.
3. 골수 이식 이전에 발생한 관해. 이 관해가 없었다면 이식 수술은 시도도 못

했을 것입니다.

4. 폐 합병증과 수두로 인한 통증 관리. 제 상태 때문에 의사들은 저에게 어떤 진통제도 줄 수 없었습니다.

저는 외래 환자로 병원에 가는 것이 싫었습니다. 병원에 가면 골수 이식 합병증을 겪고 있는 사람들만 보일 뿐이었습니다. "이게 내가 앞으로 겪어야 할 미래라는 말인가?"라는 생각이 들었습니다. 그래서 저는 그 장소에 대한 시각을 바꾸기로 했고, 눈에 생기가 있고 침대에 누워 있지 않고 의자에 앉아 치료를 받고 있는 환자들을 찾아보기 시작했습니다. 그 결과, 저는 15명을 찾았고 그들은 자신들의 회복 과정에 대해 매우 긍정적이었습니다. 신기한 점은 이 사람들이 항상 그곳에 있었다는 것입니다. 단지 제가 그들을 보지 못했을 뿐입니다.

저는 마음, 몸, 영혼의 통합을 통해 대청소가 이루어진다고 굳게 믿고 있습니다. 이러한 이야기를 보면 그것이 분명합니다. 따라서 변화의 시기를 겪을 때, 저는 이 세 가지 영역의 균형을 맞추려고 노력합니다. 우리가 봄맞이 대청소를 시작하거나 혹은 강제로 하게 될 때, 스스로 비관해서는 안 됩니다. 우리 자신 전체 중에서도 조금만 손질해도 큰 변화를 가져올 수 있는 작은 부분이 있을 겁니다. 그 부분을 잘 닦아내면 우리는 더욱 빛날 수 있습니다!

알렉스 리스는 우리가 이러한 변화 과정을 즐기되 그것에 지나치게 집착하지 말아야 한다고 굳게 믿고 있습니다. 마지막으로, 여기 오래된 중국 속담이 있습니다. "학생이 준비되었을 때, 스승이 나타난다." 이 말이 저에게는 실현되기까지 꽤 시간이 걸렸습니다!

* * *

## 자신에게 맞는 의료적 결정 내리기

흥미롭게도, 암 진단을 받으면 주변의 모든 사람들이 최선의 치료법에 대해 다양한 의견을 말하게 된다. 가장 먼저 의사의 의견을 듣게 될 것이다. 의사는 특정 암의 표준치료 프로토콜을 설명할 때, 환자가 진단을 받아들이고 가장 좋은 치료 계획이 무엇인지 생각할 시간이 없더라도, 그 표준치료를 즉시 시작하라고 강력히 권유할 것이다.

그 다음에는 가족, 친구, 지인, 심지어 모르는 사람들도 가장 좋고 가장 나쁜 치료법이 무엇인지에 대한 의견을 말하기 시작한다. 그들은 표준 의학적 치료를 권유할 수도 있고, 대체 의학 치료를 권유할 수도 있다. 그들 중에는 개인적으로 경험을 가진 사람도 있을 수 있지만, 그렇지 않은 경우, 단지 어디선가 읽은 내용을 공유하고 싶어 할 수도 있다. 그리고 내가 읽고 경험할 수 있는 것보다 더 많은 정보를 가진 닥터 구글(Dr. Google)이 있다. 이렇게 많은 정보와 다양한 의견 속에서 우리는 어떻게 올바른 결정을 내릴 수 있을까?

치료 정보들을 조사하기 전에 마음을 진정시키고 중심을 잡기 위해 두드리는 것이 좋다. 필요한 정보를 취합하는 동안 겪는 중압감을 줄일 수 있고, 조사하는 노력의 효율을 크게 높일 수도 있다. 침착해지고 중심을 잡으면 올바른 결정을 내릴 수 있다는 자신감을 가지게 된다. 만약 선택한 치료들이 잘 맞는다면, 치료 과정 동안 감정적으로 자신을 지원하기 위해 계속 두드리면 된다. 반대로 치료가 효과적이지 않다면, 다시 두드리기를 통해 집중력을 유지하며 다른 최선의 치료를 찾는 데 도움을 받을 수 있다.

## 의료적 결정을 내리기 위한 두드리기 어구 예시

- 나는 비록 이 진단이 무엇을 의미하는지 이제 막 이해하기 시작했지만, 내 삶에 영향을 미칠 의료 결정을 바로 내려야 하는 상황입니다.
- 나는 비록 최선의 치료가 무엇인지 잘 모르지만, 많은 것을 배우게 될 나 자신을 받아들입니다.
- 나는 비록 이 모든 의료적 결정들 앞에 직면해 있고 모두가 나에게 의견을 주고 싶어 하지만, 나는 침착하게 내게 맞는 치료법을 찾을 수 있도록 호흡하는 것을 선택합니다.
- 올바른 결정을 내리는 것에 대한 새로운 두려움

- 나는 모든 정보에 압도당하고 있다.
- 나는 내가 내려야 할 모든 결정들에 압도당하고 있다.
- 나는 이 결정들을 즉시 내려야만 한다.
- 내가 올바른 결정을 내릴 수 있을지 확신이 서지 않는다.
- 내가 올바른 결정을 내리지 않으면 무슨 일이 일어날지 모른다.
- 내가 잘못된 결정을 내릴까 봐 걱정된다.
- 어느 쪽이든, 나는 결정해야 할 모든 일로 인해 걱정하고 압도당한다.
- 나는 내 선택의 결과가 두렵다.
- 내가 잘못된 선택을 할까 봐 두렵다.
- 나는 선택지들을 채 알기도 전에 당장 선택을 해야 한다는 압박을 느낀다.
- 나는 의사들로부터 지금 당장 선택하라는 압박을 받고 있다.
- 많은 사랑하는 사람들과 친구들이 나의 선택에 대해 나를 압박한다.
- 나는 이제 안다. 내가 어떤 선택을 하면 누군가는 내 선택에 불만을 가질 것이다.
- 내가 이렇게 중압감을 느끼고 우유부단한 것은 당연하다.
- 나는 숨을 쉬고 긴장을 풀기로 선택한다.
- 나는 가능한 명확하게 생각하고 싶어서, 이 중압감을 놓아주기로 선택한다.
- 나는 최선의 선택을 찾기 위해 차분하게 조사한다.
- 나는 최선의 선택을 위해 스스로 교육하면서 숨을 쉬고 침착해지기를 선택한다.
- 나는 치료 옵션들을 공부하고 어떤 결정을 내리기 전에 스스로 호흡하고 두드리고 침착해질 것이다.
- 나는 치료 옵션들을 공부하고 여러 사람들의 조언을 경청한다. 잘 아는 의사들과 여러 치료법들을 사용해 본 사람들의 조언을 경청하면 더 나은 관점을 얻을 수 있다.
- 나는 최선의 선택으로 나를 이끌 수 있도록 이 정보를 사용한다.
- 나는 최선의 치료법을 찾아보고, 그중에서 나에게 가장 잘 맞는 것을 선택한다.
- 내가 결정을 내릴 때 침착함이 크게 도움된다는 것을 알고 있다.
- 침착함은 내가 치료를 시작할 때, 치료 중에, 그리고 치료 후에도 나를 도울 것이다.
- 내가 공부할 때, 선택할 때, 그리고 치료를 받는 동안, 나는 항상 스스로 침착해지는 것

을 선택한다.

- 나는 내 여정의 각 단계에서 내가 필요한 결정을 계속 내릴 것이다.
- 나는 내가 좋은 결정을 내릴 수 있는 주체라는 것을 알기에, 내 모든 결정과 그 결과에 있어 평화롭고 침착해지기를 선택한다.

## 검사의 모든 양상에 대해 두드리기

EFT는 검사와 관련된 모든 양상에 적용할 수 있다. 예를 들어, 검사 결과와 그로 인해 발생할 수 있는 결과와 영향에 대한 두려움, 많은 검사를 받아야 한다는 사실에 대한 분노, 검사 샘플 채취 방식에 대한 불안, 결과에 대한 반응이나 불리한 결과에 대한 반응 등이 있다. 또한, 최선의 결과를 위해 두드리기를 사용할 수 있으며, 결과를 받기 전에 검사 결과에 대해 낙관적인 감정을 가질 수도 있고, 결과를 확인한 후 자신의 건강 상태에 대한 긍정적인 기분을 느낄 수도 있다.

검사는 현재 상태와 진행 단계를 표시하는 데 유용하게 사용될 수 있다. 또한 더 좋은 몸 상태를 위해 치료를 조정하는 데 도움을 준다. 그러나 많은 경우 검사 결과가 어떨지 두려워하는 것이 문제이다. 마치 검사 결과가 나의 삶을 결정하는 것처럼 두려움에 떨며 기다리지만, 사실 검사는 단순히 현재 상태를 그저 보여주는 것에 불과하다.

암 유전자나 여타 유전적 문제가 발견될까 봐 유전자 검사 자체가 두려울 수 있다. 그러나 유전자 검사를 두려워하지 않을 간단한 이유가 있다. 바로 후성유전학(epigenetics)이다. 단지 유전자를 가지고 있다는 이유만으로 암이 발현되는 것은 아니다. 암에 대한 유전자를 가지고 있다는 것은 특정 암에 대한 "코드"를 가지고 있다는 뜻이다. 그 코드가 읽히지 않고 암을 실제로 일으키는 유전자 산물이 생성되지 않는다면, 암은 발생하지 않는다. 어떤 사람은 평생 동안 암 유전자를 가지고 있을 수 있지만, 암에 걸리지 않을 수도 있다. 생물학은 운명이 아니다. 고전적인 예로, 동일한 유전자를 가진 일란성 쌍둥이 중 한 명은 암에 걸리고 다른 한 명은 걸리지 않는 경우가 있다. 그 차이는 유전적 요인이 아닌 생활 방식 때문이다. 감정 상태와 생활 방식은 이러한 유전자의 발현에 영향을 미친다. 그래서 감정과 함께 건강하지 못한 습관 및 패턴, 과거 트라우마를 다루는 것이 매우 중요하다.

암을 유발하는 유전자가 없다는 결과를 받을지라도, 사람은 누구나 검사 결과를 두려워하기 마련이다. 심지어 암 치료 과정 중 전반적 건강 상태를 파악하기 위해 사용되는 혈당 수치, 콜레스테롤 등 일반적인 검사에 대해서도 마찬가지다. 사용 중인 치료법이 얼마나 성공적인지 나타내는 엑스레이나 기타 검사의 결과에 대한 두려움도 있을 수 있다. 두려움은 검사 결과를 개선하지 못한다. 그것은 단지 스트레스를 유발하고 면역 반응을 저하시킬 뿐이다. 물론 두려움은 정상이지만, EFT와 같은 도구를 사용하여 그 두려움을 관리하고 잠재적으로 상태를 변화시킬 수 있다.

EFT 두드리기는 검사 결과에 대한 현재의 두려움을 해소하는 것뿐만 아니라, 어린 시절에 형성된 의미를 알 수 없었던 검사의 두려움도 제거할 수 있다.

우리는 검사에서 긍정적인 결과를 도출하기 위해 두드릴 수 있다. 이를 '최상의 결과를 위한 두드리기'라 부른다. 이것은 단순히 긍정적으로 생각하는 것이 아니다. 실제로 면역 체계, 마음, 신경 연결, 생각, 감정을 일깨우는 것이며, 그 모든 것이 검사 결과에 영향을 미친다.

EFT의 효과가 단순히 플라세보 효과, 즉 치료나 약물이 효과가 있을 것이라는 믿음에 기인한 것이라는 주장을 비판적으로 검증한 연구가 있다. 연구 결과 경혈점을 두드리는 것은 플라세보 이상의 치료적 활성을 보여주었다(Church, Stapleton, Yang, & Gallo, 2018). EFT는 두드리기 중 말하는 내용을 믿든 믿지 않든 효과가 있다. 긍정적인 결과를 말하며 두드리는 것은 일종의 재구성 과정이다.

생각, 감정, 신념을 긍정적인 방향으로 돌려야 하는 또 다른 강력한 이유가 있다. 바로 노시보 효과(nocebo effect)가 있기 때문인데, 이것은 강한 부정적 예측으로 인해 부정적 결과가 야기되는 효과를 의미한다(Dispenza, 2014). 우리는 마음과 몸을 부정적인 결과로 향하게 할 수도 있지만, 반대로 긍정적인 결과로도 유도할 수 있다.

EFT를 사용해 두려움과 부정적인 감정을 해소하고, 검사와 관련해 자기를 강화하는 것은 자신의 선택에 달려있다. 그렇게 함으로써 스트레스 호르몬이 진정되면 마음가짐이 개선되어 검사를 받고 결과를 기다리는 동안 한결 편안해질 수 있다. 이러한 방식으로 긍정의 상승 나선을 만들 수 있다.

긍정적 감정, 신념, 생각을 토대로 EFT를 사용하는 간단한 연습법을 소개한다. 감정을 고양하고 긍정적 신념 하에 의지와 힘을 강화하는 방법이다.

긍정적인 결과를 바라면서 주의를 집중해 보자. 예를 들어, 검사 결과가 검사 결과가 치료에 잘 반응하고 있다는 것을 보여주기를 바란다거나(대체요법 또는 표준치료를 막론하고), 치료가 효과적이고, 몸에 거의 해가 없으며 많은 개선이 있음을 보여주기를 바란다고 가정해 보자. 두드리는 동안 미래에 느낄 기쁨, 행복, 자유의 감정과 함께 완전한 회복에 주의를 집중한다. 이것은 단순한 긍정적 의도만이 아니라, 훨씬 더 큰 의미를 지닌다. 명확한 결과의 비전과 그에 대한 전적인 믿음, 그리고 감사, 기쁨, 사랑, 자유와 같은 가장 높은 주파수의 감정이 함께하는 상태이다. 물론 누구든 항상 그 상태에 있을 수 없는 것이 당연하지만, 중요한 것은 계속해서 그 고조된 감정으로 돌아가 가능한 오래 그 상태를 유지하는 것이다. 이 연습을 통해 흥미롭고 놀라운 결과가 나타난다.

그 후, 검사 결과를 기다리는 동안 EFT를 사용하여 두려움을 해소하고 침착함을 되찾을 수 있다. 두려움은 그 결과를 대처하는 데 도움이 되지 않는다. 결과는 좋을 수도 있고, 부정적이거나 예상치 못한 결과일 수도 있다. 어느 경우에도 두려움은 도움되지 않는다. 검사 결과를 기다리고 받는 동안 차분함을 유지하기 위해 EFT를 수행하는 것은 자신을 강인하게 만든다.

두드리기는 검사 결과를 받을 때 발생하는 모든 감정을 관리하도록 돕는다. 부정적인 결과가 나오면, 두려움과 불안을 빠르게 해소하고 진정시킬 수 있으며, 다시 집중하고 결심을 새롭게 하여 최선의 다음 치료를 계획할 수 있다. 이것은 자신을 강하게 하고, 희망을 주며, 시스템을 재설정한다.

검사 결과가 좋게 나온다면, 감사함을 비롯해 여러 긍정적 감정을 확산시키고 유지하기 위해 두드린다. 그리고 좋은 소식을 들었을 때 몸에서 발생하는 유익한 호르몬 분비를 증가시킬 수 있다. 기쁨을 강화하면 몸, 마음, 영혼의 건강이 향상

된다.

다음 두 사례에서, EFT 전문가인 케이 히스턴(Kay Heaston)과 카렌 데겐(Karen Degen)이 많은 지원이 필요한 사람들을 돕기 위해 어떻게 EFT를 사용하고 고무적인 결과를 만들어내는지 살펴보자.

## EFT 후 백혈구 생성이 시작된 백혈병 환자

by 케이 히스턴(Kay Heaston)

어느 날, 나는 몇 가지 볼일을 보러 가는 길에 병원 근처를 지나고 있었다. 그 순간 문득 폴린(Pauline)을 보러 가야겠다는 생각이 번쩍 떠올랐다. 나는 속으로 "지금은 볼일 중이잖아"라며 그 생각을 밀어냈다. 하지만 내면의 목소리는 단호하게 되돌아왔다. "아니, 지금 바로 폴린을 만나러 가야 해."

폴린은 내 진료실 환자들 중 한 명이었다. 그녀는 약 3년 전 손녀의 끔찍한 죽음을 경험한 바 있다. 그녀는 가족을 위해 강한 버팀목이 되어야 한다는 생각에 슬퍼할 겨를이 없었다. 2년 반 후, 그녀는 백혈병 진단을 받았다. 그녀는 항암 치료를 받았고, 나는 6개월 이상 내 상담실에서 그녀를 보지 못했다. 나는 과거에 내 상담실에서 네트워크 척추 분석(Network Spinal Analysis)과 감정자유기법(EFT) 등으로 그녀를 치료했었다.

병원은 내 진료실 바로 길 건너에 있어서, 내면의 목소리에 따라 병원 주차장으로 들어섰다. 폴린의 병실에 들어섰을 때, 나는 충격을 받았다. 그녀는 강한 약물과 인공호흡기에 의존하고 있었다. 그녀의 폐는 매우 혼잡한 소리를 냈다. 방 한쪽 구석에는 그녀의 딸이 앉아 있었다. 그녀는 나를 보고 어깨를 움찔거리며 말했다. "엄마는 백혈구를 만들지 못하고 있어요. 벌써 3일 동안 전혀 만들지 못했어요. 의사들은 더 이상 그녀에게 해줄 수 있는 게 없다고 해요."

나는 폴린에게 다가가 그녀의 손을 잡고 두드리기 시작했다. 두드리며 나는 폴린에게 말했다, "지금 당신이 해야 할 유일한 일은 백혈구를 만드는 거예요, 수조

개의 백혈구를요. 예수님과 천사들이 여기 함께 하고 있으니 백혈구를 만들 수 있도록 도와주실 거예요." 나는 말하면서 계속 두드렸다. 주로 손날 타점을 두드렸지만, 몇 번은 얼굴과 쇄골 타점도 두드렸다. 나는 그녀가 지금 해야 할 유일한 일이 백혈구를 만드는 것이라는 말만 계속 반복했던 것 같다. 간호사가 들어왔지만… 그래도 나는 계속 두드렸다.

폴린의 입 꼬리가 살짝 올라가며 미소 짓는 것을 보고 나는 멈췄다. 그녀는 눈을 뜨지는 않았지만, 미소만으로 충분했다. 나는 계속 그녀의 손을 잡고 이야기를 나눴다. 내가 폴린의 병실에 머문 시간은 길어야 30분 정도였을 것이다. 내가 병실을 나오려 할 때, 폴린은 손을 들어 손가락을 움직이며 내게 작별 인사를 건넸다.

두 달 후, 폴린에게서 전화가 왔다. 그녀는 집에 있었다. 그녀의 가족들은 모두 내가 뭘 했는지는 모르겠지만 그것이 그녀를 회복시켰다고 알고 있었다. 그녀는 즉시 백혈구를 생성하기 시작했고, 3일 이내에 감염과 싸울 만큼 충분한 백혈구를 만들어 냈다.

약 한 달 전, 폴린의 딸이 치료를 받기 위해 내 상담실에 찾아왔다. 그녀는 말했다. "정말로, 엄마 상태가 좋아지기 시작한 시점은 바로 그 두드리기 이후였어요."

* * *

## EFT 두드리기가 정말 췌장암 종양을 줄였을까?

**by 카렌 데겐(Karen Degen)**

제이슨(Jason)은 췌장암 4기 진단을 받고 나를 찾아왔다. 4기 췌장암의 예후는 암울하다. 수술이 불가능하며, 의료적 개입은 대부분 완화 치료이다. 하지만, 제이슨은 친구의 적극적 권유로 나를 찾아와 EFT 세션을 받았다.

내가 발견한 주요한 감정적 유발 요인은 그의 장모에 대한 원망이었다. 그는 장모를 단지 "당신의 엄마"라고만 불렀다. 아내의 말에 따르면, 제이슨은 자신의 생각을 장모에게 간절히 말하고 싶었지만, 가족 간에 갈등이 생길 것이고 어차피 아무것도 바뀌지 않을 것이기 때문에 말하지 못했다고 한다.

제이슨은 특별히 감정 요인에 동조하지 않아서, 나는 주로 그의 신체 감각을 중심으로 작업했다. 그는 자신의 췌장에서 "당신의 엄마"라는 감정을 느낀다고 말했다.

우리는 다음과 같은 수용확언으로 두드렸다.

- 나는 비록 아내의 엄마가 남을 교활하게 조종하는 벌레 같다고 생각하며 원망하지만, 이런 나 자신과 내 느낌을 받아들입니다.
- 나는 비록 췌장 안에 "당신의 엄마"라는 감정이 가득하지만, 이런 나 자신을 깊이 온전히 사랑하고 받아들입니다.
- 나는 비록 아내의 엄마가 ________라고 말해서 원망스럽지만, 이런 나 자신을 깊이 온전히 사랑하고 받아들입니다.
- 나는 비록 아내의 엄마를 바꿀 수 없고, 아내의 엄마가 한 말도 바꿀 수 없지만, 나는 차분하고 편안하며 평화롭게 지내기를 선택합니다.

제이슨과 아내는 외국의 같은 마을에서 태어났고, 말기 암 진단 때문에 그들은 제이슨의 가족과 함께 마지막 시간을 보내기 위해 고향으로 돌아갈 예정이었다. 나는 그에게 EFT 두드리기 숙제를 주고, 여기에 있는 동안 "당신의 엄마"를 대처하는 방법에 대해 조언했다.

몇 주 후, 그의 아내로부터 다음과 같은 이메일을 받았다.

"알다시피, 제 배우자와 저는 췌장암 말기 진단을 받은 후 서둘러 뉴질랜드를 떠났습니다. 우리가 고향에 도착한 이후로 그는 호전되어 보였습니다. 그래서 그는 상태를 재평가하기 위해 추가 검사를 받았습니다. 오늘 결과가 나왔고, 종양이 이전보다 작고 덜 공격적이라는 좋은 소식을 듣게 되었습니다. 그가 이제 (화학요법을 받기 전에) 수술을 받을 수 있는 정도라고 합니다. 이것은 그의 생존 가능성과 삶의 질이 이제 꽤 좋아 보인다는 것을 의미합니다."

의사들이 "종양이 이전보다 작아졌고 덜 공격적입니다"라고 말했다는 점이 나를 흐뭇하게 했다. 처음 의사들의 진단이 틀리지 않았을 텐데, 암이 줄어들고 그의 상태가 회복되기 시작했다니! 그게 EFT 때문이었을까?

단 한 번의 세션일 뿐이었으니 확실하진 않지만, 분명한 점은 원망은 장기간 가지고 있기에는 매우 해로운 감정이라는 것이다. 원망과 비통한 기분은 신체의 면역 체계와 호르몬 균형을 방해할 수 있다고 알려져 있다. 과학적 연구에 따르면, 원망을 품고 있는 것은 높은 상관관계로 혈압을 올리고, 심장 박동을 증가시키고, 심장병 및 기타 심각한 질환으로 인한 사망 위험을 증가시킨다.

EFT Universe의 연구 페이지에는 EFT가 신체적 증상을 개선한다는 사실을 보여주는 과학적 연구들이 다수 존재한다. EFT는 감정적 스트레스를 줄이면서 고혈압이든 저혈압이든 혈압 조절에 도움을 줄 수 있다. 제이슨이 했던 것처럼 여러분도 자신의 증상과 스트레스의 감정적 근원에 대해 모두 두드려 보자.

* * *

## 검사의 모든 양상에 대한 두드리기 어구 예시

- 나는 비록 어떤 치료를 결정했고 이제 그에 따른 모든 검사를 받아야 하지만, 나는 한 번에 한 단계씩 나아가는 동안 나 자신을 사랑하기로 선택합니다.
- 나는 비록 내 상태를 확인하고 내 몸이 치료에 어떻게 반응하는지 다시 확인하기 위해 검사를 받아야 한다는 것을 알지만, 이것이 내 여정의 일부임을 받아들이고 싶습니다.
- 나는 비록 검사 받는 과정과 그 결과에 대해 내가 걱정하게 된다는 사실 때문에 검사 받기가 싫지만, 모든 과정에서 차분해질 수 있다는 희망을 가지고 이러한 감정을 받아들입니다.
- 나는 비록 검사 결과가 어떻게 나올지 알 수 없어 검사를 받아야 할 때 너무 두렵지만, 나는 호흡하고 나 자신을 진정시키며 좋은 결과를 상상하기로 선택합니다.

- 나는 비록 나쁜 결과를 원하지 않기 때문에 검사가 두렵지만, 이런 나 자신이 차분해지도록 허락합니다.
- 나는 비록 검사 결과가 어떨지 걱정하지만, 두려움이 결과를 좋게 하지도 나쁘게 만들지도 않기 때문에 그 두려움을 내려놓기로 선택합니다.
- 받아야 할 모든 검사들
- 나는 대부분의 검사가 무엇을 위한 것인지, 또 그 결과가 무엇을 의미하는지 잘 모른다.
- 검사 결과는 나로 하여금 외국어를 읽는 것처럼 느끼게 만든다.
- 내가 결과의 의미를 이해하든 못하든, 나는 항상 결과에 대해 걱정한다.
- 검사를 받기 전에도 걱정이다.
- 검사를 받고 난 후 결과를 기다려야 할 때도 걱정이다.
- 나는 검사들의 잠재적 결과와 그로 인한 영향을 걱정한다.
- 결과가 내 건강에 대해 무엇을 알려줄지에 대한 걱정과 기대.
- 이 모든 것이 심한 불안을 유발한다.
- 때로는 너무 많은 검사를 받아야 해서 화가 난다.
- 마침내 검사를 다 마쳤는데도 더 해야 할 것 같이 느껴진다.
- 나는 이미 내 진단과 이 모든 것을 어떻게 견딜 지에 대해 스트레스를 받고 있다.
- 게다가 더 많은 불안, 더 많은 분노, 더 많은 두려움을 유발하는 검사를 반복해야 한다.
- 내 감정 상태가 그 검사 결과에 달려 있을 것 같다.
- 검사 결과가 좋으면, 나는 행복하다.
- 나는 내가 호전되고 있다고 느끼게 해주는 좋은 검사 결과를 바란다.
- 검사 결과가 나쁘면, 나는 슬프고 우울하고 화가 난다.
- 가장 나쁜 것은 검사 결과의 의미에 대한 내 생각과 감정이다.
- 그러면 내가 나아질 수 있을지에 대한 걱정이 또 생긴다.
- 이것은 끝없는 순환처럼 느껴진다.
- 그럼에도 나는 내가 느끼는 모든 감정을 극복하기로 결심했다.
- 감정은 내가 어디에 있으며 어떻게 느끼고 있는지를 보여준다.
- 감정이 내 삶을 통제해야 하는 것은 아니다.

- 게다가, 유전 검사이든 생화학 검사이든 어떤 검사도 내가 느끼는 것을 결정하지는 못한다.
- 내가 어떻게 느낄지는 내가 선택할 수 있다.
- 나는 내게 일어나는 어떤 불안, 두려움, 분노, 슬픔도 극복하기로 선택한다.
- 나는 내 감정을 사용하여 현재 내가 느끼는 것의 이면에 무엇이 있는지 확인할 수 있다
- 나는 심지어 내 감정을 사용하여 기분이 나아지도록 도울 수도 있다.
- 내 기분이 검사 결과와 회복에 영향을 미칠 수 있음을 알기에, 내가 좋은 기분으로 지내는 것이 중요하다.
- 나는 생각과 감정, 믿음이 건강에 미치는 영향을 진지하게 받아들인다.
- 나는 검사에 부정적인 감정을 더하지 않을 것이다.
- 나는 부정적인 감정을 더하거나 최악의 상황을 예측하지 않을 것이다. 왜냐하면 내 몸에 그런 메시지를 보내고 싶지 않기 때문이다.
- 나는 검사와 그 결과에 대한 몸과 마음의 반응에 더해 긍정적이고, 고양되고, 신뢰와 믿음의 감정을 강화할 것이다.
- 나는 긍정적인 믿음을 더할 수 있고, 긍정적인 결과를 향한 의지를 강화할 수 있다.
- 나는 끈기를 가지고, 평화, 평온, 사랑, 희망이 만들어내는 더 높은 주파수에 머물기를 선택한다.
- 그것은 확실히 비통함, 슬픔, 우울보다 낫다.
- 나는 낙관주의를 선택하고, 억지스럽지 않게 이미 이루어진 것처럼 느끼며 원하는 결과에 집중한다.
- 단지 이렇게 생각하고 느끼는 것만으로도 마음이 가벼워지고 더 긍정적으로 느껴진다.
- 나는 각 단계마다 낙관적인 감정을 심어주고 있다.
- 나는 긍정적으로, 내 몸의 건강을 위해 필요한 모든 과정을 받아들이기로 선택한다.

* * *

## 암치료에서 대체요법을 선택하는 것에 대한 두려움

표준적인 의료 절차를 따를 것인지, 혹은 수많은 대체요법을 고려할 것인지 결정하는 것은 두려움을 불러일으킬 수 있다. 많은 사람들이 표준적 절차를 따르지 않는 것에 대해 강력히 반대한다. 대부분의 의사들 역시 표준 치료법을 고수한다. 물론, 이러한 치료법들은 여러 종류의 암에서 효과적일 수 있다. 하지만 표준 의료 절차들은 신체가 암을 발생시킨 기저의 이유를 다루지 않는다.

표준적인 방법으로 인정되지 않았거나, 혹은 의사의 권고를 거스르는 것으로 여겨지는 치료법을 고려할 때 두려움이 생길 수 있다. 그러나 점점 더 많은 의사들이 표준치료와 보완대체요법을 결합한 통합의료를 실천하고 있다. 대체요법에는 비타민, 효소, 생약, 식이요법, 마사지, 냉각요법, 고압산소치료, 장 세척 등이 포함될 수 있다. 또한, 자신의 사고, 감정, 행동 패턴을 탐색하여 습관이나 생활 방식을 변화시키는 과정도 포함될 수 있다. 치유를 방해할 수 있는 무의식적 신념을 파악하고 변화시키기 위해, 치료 프로그램의 일부로 EFT, 최면, 상담치료, 명상과 같은 기법을 활용할 수도 있다.

만약 표준 치료 대신 대안적인 선택을 하기로 결정했다면, 대체요법을 우선적으로 시행하는 것이 좋다. 몇몇 대체요법들의 경우 화학요법을 시작한 이후에 하게 되면, 덜 효과적인 것으로 나타났다. 왜냐하면, 암으로 손상된 몸을 회복하는 것에 더해 표준 치료의 부작용을 회복하는 과정까지 추가적으로 필요하기 때문이다. 한편, 대체요법을 먼저 하더라도 화학요법은 이후에 언제든 선택할 수 있다.

어떤 치료 방식을 선택하든 감정 상태를 관리하는 것은 면역 체계와 선택한 치료의 성공에 큰 도움이 된다. 특히, 대체요법을 선택한 것에 대한 두려움을 EFT로 해소하면, 최적의 치료 결과를 얻을 수 있는 길이 더 잘 열릴 것이다.

## 대체요법을 선택하는 것에 대한 두려움을 위한 두드리기 어구 예시

다음은 표준치료 대신 대체요법을 선택하는 것에 대한 두려움을 다루는 수용확언 및 연상어구 예시들이다. 이를 활용함으로써 그 두려움을 해소할 수 있을 것이다. 필요에 따라 자신의 말과 감정에 맞게 수정해 사용할 수 있다.

- 나는 비록 표준 치료법 대신 대체요법을 고민하면서 두렵지만, 무엇이 유용한지를 살펴보기로 선택합니다.
- 나는 비록 의사의 조언을 따르지 않는다는 생각에 두렵지만, 나에게 맞는 것을 하기로 선택합니다.
- 나는 비록 대체요법을 받기로 결정한 것에 대해 가족들과 친구들로부터 부정적인 반응을 받고 있지만, 나는 나에게 맞는 것을 하기로 선택합니다.
- 나는 대체요법을 알아보고 싶지만, 다른 사람들이 어떻게 반응할지 두렵다.
- 나는 의사가 화학요법(또는 ________)을 권장하는 것을 잘 알고 있다.
- 내가 표준 치료법을 거부할 때, 의사가 무슨 말을 할지 두렵다.
- 나는 내 선택에 대해 의사로부터 듣게 될 말이 두렵다.
- 나는 대부분의 사람들이 표준치료를 받기 때문에, 표준치료를 거부하는 것이 두렵다.
- 나는 표준 치료법이 두렵고, 그것을 받을 때 신체에서 무슨 일이 일어날지도 두렵다.
- 나는 대체요법을 사용하는 것보다 구토, 체중 감소, 탈모가 더 두렵다.
- 그것만으로도 대체요법을 찾고 싶게 한다.
- 나는 내 몸을 잘 돌볼 수 있는 치료법을 선택하고 싶다.
- 나는 내 몸에 영양을 공급하고, 건강을 북돋우며, 면역 체계를 더욱 강화하는 치료를 원한다.
- 그래서 다른 치료법들도 알아보고 선택하기로 했다.
- 나는 내 건강을 회복하는 데 가장 좋은 선택지를 원한다.
- 그것은 의사가 권장하는 방법이 아닐 수 있으며, 의학적 검사를 하면서 대체요법을 병행하는 의사를 선택할 수도 있다.
- 나는 내 몸을 위해 최선의 선택을 할 수 있도록 두려움을 극복할 것이다.
- 나는 내 몸의 영양 공급을 위해 식단을 바꿀 것이다.
- 나는 내 몸을 편안하게 하기 위해 아직 해결되지 않은 감정적 문제들을 다룰 준비가 되어 있다.

## 표준치료와 대체요법에서의 EFT 활용

EFT는 표준치료와 대체요법 모두와 상호 보완적으로 작용하며, 이들과 상충하지 않는다. 사실상, 사용되는 치료법이 무엇이든 두드리기는 모든 암 환자에게 유익하다. 여러 번 말했지만, 몸의 스트레스 호르몬을 줄이면 면역 체계는 좋아진다. 스트레스, 걱정, 두려움, 분노, 무기력을 줄이고 감정적 균형을 되찾으면 신체, 정신, 영적인 차원에서 전반적인 치유를 촉진한다.

EFT를 치료 전·중·후에 활용하면, 척추 천자, 혈액 검사, 정맥 주사 삽입과 같은 치료에서의 감정적, 신체적 고통을 줄일 수 있다. EFT는 치료 전 발생하는 두려움을 완화시킬 수 있으며, 치료 도중 식단의 변화, 생활 패턴의 변화에 대한 태도를 바꾸고, 심지어 치료를 지속하는 과정에 대한 태도 역시 긍정적으로 변화시킨다. EFT는 또한 치료 과정에서 생긴 신체 기억을 해소함으로써, 몸이 스트레스·두려움·통증의 기억을 고스란히 간직하여 더 큰 긴장을 유발하는 것을 막을 수 있다.

매일 단 몇 분이라도 감정을 안정된 상태로 조절할 수 있다면, 표준치료를 하든 대체요법을 하든 전반적인 치료 경험에 좋은 영향을 미치게 된다. 여러분은 어떤 감정을 느끼고 싶은가? 두려움, 분노, 절망인가, 아니면 평온, 희망, 사랑인가? EFT는 스스로를 더 강하게 느끼도록 만들고, 치료 과정에서 겪는 감정을 스스로 관리할 수 있도록 돕는다. EFT는 혼자서 할 수도 있지만 전문가의 안내를 받으며 할 수도 있다. 개별적으로 또는 그룹으로, 가족, 친구들과 함께 할 수도 있다. 어떤 치료법을 선택했든 EFT는 우리 모두를 지원할 것이다. 우리는 두드리기를 통해 긍정적인 태도를 유지하고 서로를 격려하며 구성원 모두의 노력을 북돋을 수 있다.



## 표준치료와 대체요법에서 EFT를 활용하기 위한 두드리기 어구 예시

- 나는 비록 이 (표준 또는 대체) 치료법을 선택했지만, 이런 나 자신을 깊이 온전히 받아들입니다.

- 나는 비록 다른 방법 대신 이 치료법을 선택했지만, 내게 맞다고 느끼는 선택임을 받아들입니다.
- 나는 비록 어떤 치료법을 사용할지 선택했지만, 동시에 EFT를 활용하여 그 치료를 보완하고 그 효과를 높일 수 있습니다.
- 내가 어떤 치료 전략을 선택하든, 나는 여전히 감정을 관리하여 그 치료과정을 더 부드럽게 만들 수 있다.
- 나는 최선의 치료 계획을 스스로 결정할 수 있을 만큼 주체적이고 싶고, EFT를 활용해 감정적 균형을 유지할 것이다.
- 신체적으로 암을 극복하기 위해 내가 어떤 치료법을 선택하든, 나는 감정적으로도 나 자신을 돌볼 수 있다.
- 스트레스를 줄이는 것은 내가 선택한 어떤 치료법에도 유익하다.
- EFT로 내 몸의 스트레스 호르몬을 줄이면, 나의 면역 체계와 정신 상태가 좋아진다.
- 정맥주사 전이나 각종 검사 및 시술 전·중·후에 두드리기로 스스로를 진정시키면 그것들을 더 잘 견딜 수 있다.
- 나는 EFT를 통해 치료 과정의 스트레스, 두려움, 심지어 신체적 불편함까지 완화할 수 있다는 점이 참 좋다.
- EFT는 두려움과 통증, 분노, 절망을 줄이고, 이를 평온함, 차분함, 사랑으로 바꾸는 데 도움을 주며, 그 과정은 정말 놀랍다.
- 치료와 함께 두드리기를 병행하면, 내가 더 좋은 정신 상태를 유지할 수 있어 치료 효과가 더 높아질 수 있다.
- 나는 두려움과 불안 대신 치유에 집중하도록 만드는 EFT 같은 도구가 있어서 너무 좋다.
- 두드리기를 통해 감정적 불편과 함께 많은 신체적 불편도 관리할 수 있다는 사실이 기쁘다.
- 나는 감정 관리를 위해 두드리는 것을 좋아하고, 사랑하는 사람들도 그렇게 할 수 있다는 것을 알고 있다.
- 치료의 모든 양상을 관리하기 위해 두드린다는 것은 나 자신에게 주는 선물과도 같다.
- 나는 차분해지고, 희망을 가지며, 회복에 집중하기로 선택한다.

- 나는 치료를 정서적 관리와 병행하고 있으며, 이는 나 자신과 내 몸에 주는 소중한 선물이다.

다음 사례에서, EFT 전문가 트레브 할로웨이(Trev Holloway)는 그의 내담자가 암과 관련된 다양한 문제 양상을 관찰하도록 했다. 그리고 그것들을 해결하면서 건강을 회복하는 과정을 보여주었다.

## 4시간의 EFT로 신장암의 모든 징후가 사라지다

**by 트레브 할로웨이(Trev Holloway)**

나는 EFT를 통해 매일 기적이 일어나는 것을 보아왔지만, 이 사례는 여전히 나에게 놀라운 경험으로 남아 있다.

나는 지역에서 열린 마음·몸·영혼 행사에서 만난 사이먼(Simon)에 대한 이야기를 들려주고자 한다. 그는 건강한 식단을 찾기 위해 행사에 참여했고, 내가 운영하는 EFT 홍보 부스를 방문했다. 아래는 그의 이야기이다.

평생 건강하게 살아온 사이먼은 2004년 10월, 43세의 나이에 신장암과 함께 척추 전이암을 진단받았다. 그는 결혼한 가장으로서 초등학교에 다니는 두 자녀의 아버지였다. 그는 영국의 이곳에서 교사로 일하고 있었다.

처음에 사이먼은 그것이 디스크 문제라고 생각해서 비교적 간단한 수술과 몇 달간의 회복 기간이면 될 것이라고 예상했다. 그러나 진단과 예후가 점점 더 나빠지면서 그는 충격을 받았다. 그는 일반 의사의 진료를 받은 후 신경외과 전문의, 신장 전문의를 거쳐 결국 종양 전문의를 만나게 되었다.

어느 날, 또 다른 신경외과 의사가 말하기를, 사이먼의 암이 1에서 10까지의 척도로 보면 7 정도로 심각했다고 했다. 신장 전문의는 더 충격적인 말을 덧붙였다. 그가 평생 진료했던 사이먼과 같은 환자들이 5년 후에도 살아남은 경우는 소수에 불과하다고 했다. 사이먼은 척추 수술 후 다리를 사용할 수 없게 되거나 더 심각한 상황이 될 수도 있다는 말을 들었다. 의사들은 즉시 그를 "재검토 불필요" 장애 상태로 등록했다. 진단을 받은 지 불과 3주 만에, 보험회사조차 그의 상태를 매우 심각하게 판단하여 보험금 전액을 지급했다. 사이먼은 극심한 두려움 속에서 정신적으로 완전히 무너졌다.

사이먼은 신장 제거 수술을 받았고, 전이암이 퍼진 척추 부분에는 수술 후 4인치 길이의 강철 핀 두 개가 삽입되었다. 의사들은 그에게 말했다. "이제 약물로 진행 속도를 늦출 수는 있지만, 결국 시간 문제일 뿐입니다. 단 하나의 암세포만 남아 있어도 암은 어디로든 퍼질 수 있습니다."

사이먼은 EFT와 대체요법에 대해 다소 확신이 없는 상태로 나와의 상담을 시작했다. 그는 EFT가 "남자답게 죽을 수 있도록" 만들어 주기를 원했다. 그는 아내와 아이들이 자신이 두려워 떠는 모습을 보고 계속 그렇게 기억하는 것만큼은 견딜 수 없다고 했다.

사이먼은 자신의 아버지 또한 암으로 세상을 떠났으며, 그때 자신은 겨우 13살이었다고 이야기했다. 어머니는 아버지의 상태에 대해 거짓말을 했고, 아버지가 세상을 떠나기 전 사이먼을 집에서 멀리 보내 버렸다. 결국 그는 아버지에게 마지막 인사를 할 기회조차 갖지 못했다. 이 모든 것들이 EFT로 다룰 문제들이었다.

무엇보다 내가 먼저 한 일은 전문가들이 그에게 죽을 것이라고 말했기 때문에, 그것이 진정 돌에 새겨진 것인지 아니면 벽에 쓰인 글인지 그와 함께 검토하는 것이었다["벽글씨(Writing on the walls)"는 우리가 잘 인식하지 못하는 제한적 핵심 신념을 말한다]. 우리는 그의 이야기 전체에 대해 두드리며 깊이 탐색했다. 그 과정에서 일부 의사들이 자기도 모르게 환자들에게 '말기', '희망 없음' 같은 태도를 보임으로써, 이것이 면역계에 부정적 영향을 미쳐 질병이 실제로 커진다는 점도 포함해서 다루었다. 우리는 이런 신념들을 하나씩 풀어내며 두드렸고, 여기에 유머도 많이 곁들였다. 그러자 사이먼은 눈에 띄게 안정감을 되찾았다.

이제 나는 다음을 지적했다. 암 또는 다른 심각한 질병이 있을 때 우리가 사용하는 언어들이 모두 질병에 대한 전투, 싸움, 또는 전쟁과 연결되어 있다는 점이다. 충돌 상황일 때 우리 몸이 반응하는 것처럼, 어쩌면 우리는 질병에 대해서도 싸움으로 간주하여 내면에서 무의식적으로 스트레스 반응을 하고 있는지 모른다. 실은 우리 몸이 단순히 무언가 변화를 요구하거나 내려놓으라는 메시지를 보내고 있는 것일 수 있다. 메시지를 사랑과 감사의 마음으로 받아들인다면 그 메시지는 역할을 끝내고 평화롭게 떠날지도 모른다. 무엇보다 우리의 세포들은 똑똑하며 우리 몸은 결코 우리를 해치려는 의도를 가지고 있지 않다.

우리는 사이먼의 아버지에 관한 모든 기억들과 아버지의 상태를 숨긴 어머니에 대한 분노에 대해 깊이 이야기하고 두드렸다. 그리고 그는 아버지가 세상을 떠난 후 어쩔 수 없이 집안의 가장 역할을 해야 했다. 그는 늘 강해야 했고, 돈을 벌어야 했으며, 어머니의 상담사 역할을 해야 했다. 그리고 항상 경쟁해야 한다는 압박을 느꼈으며, 세상에 자신을 증명해야 한다는 부담감 속에서 살아왔다.

우리는 이러한 감정들에 대해 두드렸고, 그 외에도 현재 그가 느끼고 있는 소외감과 함께 빼앗긴 시간에 대한 억울함까지 다루었다. 사이먼에게 시간은 너무나 소중했다. 그는 자신이 살아갈 날이 얼마 남지 않았다고 느끼면서, 다른 사람들은 아무 일 없다는 듯이 일상을 보낸다는 점에 억울하고 분한 감정을 느꼈다. 우리는 이러한 감정들을 모두 두드렸고, 결국 그 모두를 0으로 만들었다. 그는 자신의 상황과 아버지가 암으로 세상을 떠났던 과정이 놀랍도록 닮아 있음을 깨닫고, 이제 과거를 내려놓을 때라는 메시지를 이해하게 되었다.

우리는 그가 마음의 눈으로 암을 어떻게 바라보았는지 이야기했다. 그는 자신의 신장에 자리 잡은 암을 마치 촛농처럼 생긴 덩어리로 묘사했다. 그래서 우리는 그 덩어리가 촛불에 타는 상상을 하며 두드리기를 진행했다. 따뜻하고 편안한 빛이 촛농을 감싸며, 순수한 치유의 불꽃이 그것을 소멸시키는 이미지를 떠올리게 했다. 사이먼은 이후에도 집에서 이 시각화 기법을 사용했다. 흥미롭게도 그는 실제로 그 부위에서 따뜻한 감각을 느꼈다고 말했다. 또한, 우리는 작은 외과 의사 물고기 떼가 그의 몸속을 돌아다니도록 상상했다. 그 물고기 떼가 녹아 흩어진 촛농 조각만을 찾아 먹어 치우는 시각화를 활용하여 두드렸다.

첫 상담은 보통 세 시간 정도 진행되는데, 우리는 딱 그 정도의 시간을 보내며 꽤 좋은 출발을 했다. 세션이 끝나갈 무렵, 나는 그의 걸음걸이에 대해 다뤄보자고 제안했다. 사이먼은 척추에 삽입된 강철 핀 때문에 마치 뽀빠이(Popeye the sailor man)처럼 걷고 있었다.

- 나는 비록 뽀빠이처럼 걷고 있지만, 내 방식대로 걷기를 선택한다.
- 나는 비록 이 강철 핀이 이질적으로 느껴지지만, 그것들이 내 몸의 자연스런 일부가 되도록 선택한다.
- 나는 비록 몸이 구부정하지만, 당당히 서서 걷기를 선택한다.
- 비록 봉합 부위가 따끔거리고 당기는 느낌이 들지만, 나는 그것을 정상적인 피부처럼 느끼기를 선택한다.

신체적인 변화는 종종 내담자들에게 큰 놀라움을 주고, 실제로 눈에 보이는 변화가 일어나고 있다는 확신을 심어주는 것 같다.

나는 또한 사이먼에게 실비아 하트만(Silvia Hartmann)의 '안식처 프로젝트(Project Sanctuary)'[1]를 소개했다. 이를 통해 그는 자신만의 안전한 안식처를 만들어, 마음속에서 언제든 그곳으로 도피하여 휴식과 내면의 평화를 경험함으로써 회복에 도움이 될 수 있도록 했다.

사이먼은 훨씬 나아진 기분으로 귀가했고, 그 뒤로 예전과 같은 절망을 다시는 느끼지 않았다고 전했다. 놀랍게도, 그는 마치 병에 걸리기 전처럼 자연스럽게 집으로 들어가 가족 모두의 하루를 묻고 부엌일을 도왔다. 그는 모든 일이 잘 될 것이라는 확신을 가지게 되었다.

또 한 번의 EFT 추가 세션에서 나는 사이먼이 놀라울 정도로 달라진 것을 확인할 수 있었다. 많은 내담자들이 종종 그러하듯, 사이먼 역시 EFT를 사용한 지

1 역자 주: 안식처 프로젝트(Project Sanctuary)'는 실비아 하트만(Silvia Hartmann)이 개발한 시각화 기반의 심리적 치유 기법이다. 이 기법은 자신만의 안전한 내면의 공간(sanctuary)을 창조하여, 언제든지 그곳으로 '도피'하거나 머무를 수 있도록 함으로써 스트레스 완화, 감정적 안정 그리고 창의적 사고를 돕는다.

일주일 만에 다시 조깅과 근육 운동을 시작했다고 말했다. 나는 사이먼과 총 네 시간 동안 EFT 세션을 진행했을 뿐이었지만, 우리는 그 짧은 시간 동안 엄청난 변화를 만들었다. 그는 또한 자신을 자극하는 감정이나 상황이 있을 때마다 계속 두드리기를 실천했고, 더는 숙면을 취하는 데 어려움을 겪지 않았다. 그는 지금도 필요할 때마다 두드리고 있으며, 이제 그것은 그에게 유용한 습관이 되었다.

종양 전문의를 깜짝 놀라게 할 정도로, 사이먼은 첫 번째 암 검사에서 완전히 깨끗하다는 결과를 받았다. 선임 의사는 이런 경우가 매우 드물다며 사이먼의 사례를 계속 관찰하고 싶어 사이먼에게 자신의 환자가 되어 달라고 요청했다. 약 2년이 지난 지금도 사이먼은 여전히 깨끗한 상태이며 재발 가능성이 90%에서 10%로 크게 줄었다. 이제 그는 삶에서 겪는 스트레스를 훨씬 더 잘 다룰 수 있게 되었으며, EFT를 건강한 사람이든 그렇지 않든 누구에게나 추천하고 있다. 그는 일상에서 일어나는 온갖 문제에 대해 두드리면서, EFT로 무엇을 할 수 있는지 보여주는 살아있는 증거가 되었다.

* * *

## 마음을 다잡기

암 치료 여정에서 감당해야 할 일이 너무 많을 때, 어떻게 스스로를 단단히 붙들어 지킬 수 있을까? 완전한 중압감에 빠져 내 삶 전체가 통제 불가하다고 느껴질 때, 어떻게 마음을 다잡을 수 있을까? 첫 번째 단계는 일부분이라도 통제권을 되찾는 것이다. 이는 삶의 모든 면을 통제하려는 것이 아니라, 그 중압감과 스트레스, 두려움을 포함한 온갖 흐트러진 감정에 대해 두드림으로써 다시 중심을 잡는 과정이다. 이렇게 해서 처음에는 이 감정들이 아주 조금만 완화될 수도 있지만, 이것이 곧 마음과 몸에 평온함을 느끼고 싶다는 신호를 보내는 과정이 된다. 꾸준히 연습하다 보면 이는 점차 자연스러운 상태가 될 수 있다.

불과 몇 분간의 두드리기만으로도 더 이상 버틸 수 없거나 아무것도 할 수 없을 것 같은 순간을 넘기는 데 큰 도움이 된다. EFT는 마음을 다잡을 수 있도록 돕는 버팀목 역할을 한다. 핵심은 매일 사용하는 것이다. 중압감을 느낄 때마다 사용하고 심지어 평온할 때에도 예방 차원에서 두드림으로써 내면의 균형을 유지할 수 있다.

### 마음을 다잡는 데 도움이 되는 두드리기 어구 예시

다음은 암으로 인한 혼란을 겪는 동안 마음을 다잡기 위해 사용할 수 있는 수용 확언과 연상어구 예시다. 두드릴 때는 자신만의 표현이 가장 효과적이므로 이 문장들을 자신의 상황과 감정에 맞게 적절히 수정하여 활용하면 된다.

- 나는 비록 이 모든 것을 어떻게 감당해야 할지 모르겠지만, 이런 나 자신을 깊이 진정으로 사랑하고 받아들입니다.
- 나는 비록 감당해야 할 것이 너무 많지만, 이런 나 자신을 진정시키기로 선택합니다.
- 나는 비록 감당해야 할 모든 일들에 압도당하고 있지만, 스스로를 진정시키는 것부터 시작합니다.
- 나는 어떻게 마음을 다잡아야 할지 모르겠다.
- 지금 당장 감당해야 할 일이 너무 많다.
- 내가 느끼는 모든 감정들과 내가 내려야 할 모든 결정들.
- 이런 상황이라면 누구라도 압도당할 것이다.
- 나는 내 인생이 통제 불능 상태인 것 같다.
- 내 삶이 더 이상 내 손 안에 있지 않은 것처럼 느껴진다.
- 나는 두렵고, 불안하고, 속상하고, 좌절하며, 혼란스럽고 화가 난다.
- 나는 이 모든 감정과 받아야 할 모든 치료를 감당하면서, 최선을 다해 마음을 다잡고 있다.
- 나는 더 이상 내 삶을 통제할 수 없으니, 우선 두려움과 불안을 해소하는 것부터 시작하겠다.
- 나는 깊이 호흡하며 내 마음을 들여다보고, 불안감을 내려놓기로 선택한다.
- 나는 중압감과 분노, 좌절, 두려움을 해소하여 평온함을 유지하기로 선택한다.
- 나는 침착하고, 중심을 잡고, 집중하며 희망을 가짐으로써 내 삶의 통제권을 되찾기로

선택한다.

- 나는 내가 바라는 결과, 즉 다시 건강해지는 것에 집중하기로 선택한다.
- 나는 건강하고 행복한 나의 모습을 상상하기로 선택한다.
- 나는 원하는 미래의 모습을 선택하고, 그러한 감정들을 매일 느끼기로 선택한다.
- 나를 감정적으로 희망차게 만드는 선택들은, 내 삶의 모든 면에 긍정적인 영향을 미칠 것이다.

## 참고문헌

Church, D., Stapleton, P., Yang, A., & Gallo, F. (2018). Is tapping on acupuncture points an active ingredient in Emotional Freedom Techniques (EFT)? A systematic review and meta-analysis of comparative studies. Journal of Nervous and Mental Disease, 206(10), 783-793. doi:10.1097/NMD.0000000000000878

Dispenza, J. (2014). You are the placebo: Making your mind matter. Carlsbad, CA: Hay House.

Chapter 08.

# 치료에 대하여 다루기

Dealing with Treatment

이 장에서는 암 치료 중에 발생하는 신체적, 정신적, 감정적 문제를 다루기 위해 EFT를 어떻게 활용할 수 있는지 살펴볼 것이다. 수술, 화학요법, 방사선 치료 등으로 인한 신체적 부작용 외에도, 암 치료는 여러가지 이유로 감정적 스트레스를 유발한다. 몸이 공격받는 느낌, 살아남지 못할 것 같다는 두려움, 의사나 의료 체계에 대한 분노, 그리고 치료 방법에 대한 다양한 신념 등이 그러한 이유가 될 수 있다. 이 장에서는 제한적 신념이 치료 결과에 미치는 영향을 살펴보고, 그러한 신념을 해소함으로써 치유 과정을 최적화하는 방법을 안내할 것이다.

## 치료의 스트레스 다루기

대부분의 사람들은 치료를 받는 동안 얼마나 많은 스트레스를 겪고 있는지 잘 인식하지 못한다. 병원으로 이동하는 거리와 소요되는 시간, 병원을 방문하는 빈도, 병원에서 대기하는 시간 그리고 이런 모든 과정에서 생기는 감정적 혼란은 치료에 대한 스트레스를 더욱 가중시킨다. 이런 요소들은 암 자체가 주는 스트레스에 더해져, 치료 전에도, 치료 중에도, 심지어 치료가 끝난 후에도 지속적인 스트레스를 유발한다. 치료 전 스트레스는 불확실한 미래에 대한 예상이나 과거의 나쁜 경험에 비추어, 치료가 어떻게 진행될지 그리고 자신이 치료에 어떻게 반응할지 두려워하는 것에서 비롯한다. 치료 중이나 치료 후에는 실제 치료 과정과 그로 인해 생기는 신체적, 감정적 반응에서 스트레스를 받는다. 치료가 몇 달, 몇 년 동안 계속되면서 받는 스트레스도 있다.

치료 결과가 성공적이든 실망스럽든 그 결과를 받아들이는 과정에서도 스트레스가 발생한다. 치료가 성공적이라고 해서 그저 기쁘게만 받아들일까? 장기적 관점에서 치료의 효과에 대해 여전히 의구심을 가질 수도 있을 것이다. 특정 치료법이 효과가 없거나 오히려 몸과 마음에 큰 고통을 준다면, 그것은 어떻게 받아들여야 할까? 치료의 성공 여부가 불확실한 다른 치료 방법을 선택해야 하는 상황에서는 그 사실을 어떻게 감당할 것인가?

치료를 받아들이는 데에는 수많은 감정적 층위가 존재한다. 스트레스 수준은 날마다 변할 수 있으며, 치료 과정 전반에 걸쳐 감정의 기복을 겪는 것은 피할 수 없는 일이다. 중요한 것은 스트레스를 느낄 때마다 이를 인식하고, EFT와 같은 도구를 활용해 이를 해소하며 다시 치유 과정에 집중하는 것이다.

### 의료 시술의 부정적인 영향을 완화하기

외과적 수술, 화학요법, 방사선 치료와 같은 의료 시술은 이물질이 몸을 침범하면서 부정적인 영향을 수반한다. 이러한 과정에서 EFT와 같은 기법을 활용하면 그 경험을 보다 부드럽고 덜 고통스럽게 만들 수 있다. 또한 이러한 부작용을 감당하는 데 있어 정서적인 안도감을 제공하며, 스스로 스트레스를 관리할 수 있는 방법을 갖게 해준다. 이것은 주변의 상황에 끌려가며 고통받지 않게 하고, 자신을 강화하는 방법이다. 암이라는 현실을 완전히 벗어날 수는 없지만, 그 여정을 어떻게 걸어갈지는 충분히 변화시킬 수 있다.

암 치료를 받게 되면서 다음과 같은 신체적인 증상들을 겪을 수 있다.

- 탈모
- 체중 감소
- 식욕 부진
- 메스꺼움 및 구토
- 설사 또는 변비
- 현기증
- 구강건조증
- 불면증
- 발열
- 근육 및 관절의 경직
- 정맥 혈관의 약화 또는 파열
- 혈소판 수치 감소와 혈액 응고 문제
- 백혈구 수치 감소
- 점막의 염증
- 성욕 감소
- 손톱의 약화 및 파손
- 방사선으로 인한 피부 통증 및 화상
- 통증
- 화학요법으로 인한 인지기능 저하, 주의력 감소, 기억력·이해력·추리력·판단력 및 다중작업 능력 손실
- 탈진, 피로(빈혈)
- 당뇨병
- 수술 후 흉터, 출혈 또는 신경 손상
- 감염

위의 목록을 보면 무섭게 느껴질 수도 있지만, 모든 사람이 치료에 동일하게 반응하는 것은 아니며, 여기에 적힌 모든 증상을 다 겪게 된다는 의미도 아니다.

현대의 보편적이고 일반적인 암 치료를 받는 과정에서 이런 부작용들을 완전히 피할 수는 없지만, 그에 대한 정신적·감정적 반응을 어떻게 다루느냐에 따라 경험을 다르게 받아들일 수 있다는 점이 중요하다. 실제로 어떤 마음가짐을 가지는지에 따라서 많은 신체 반응이 변화한다.

예를 들어 화학요법으로 인한 탈모를 막을 수는 없지만 머리카락이 없는 모습으로 인한 슬픔과 부정적 감정을 해소하고 차분하게 대처할 수 있다. 치료 과정에서 비인격적인 대우를 받는 다는 느낌이 들거나 사생활이 보호받지 못한다고 느끼는 경우에도 그렇다. 마음이 차분하고 내적으로 단단해질 수 있다면, 필요한 것을 요청하는 용기를 낼 수 있고 원하는 방식으로 돌봄을 받을 수 있다.

위에 제시된 항목들을 하나씩 모두 살펴보지는 않겠지만 어떤 부정적인 영향을 경험하든 간에 환자의 감정, 생각, 행동, 반응의 힘을 통해 그 영향을 완화할 수 있다는 점을 꼭 기억하자. 그리고 EFT가 바로 이런 역할을 하는 강력한 동반자가 되어줄 것이다.

다음은 베르벨 프로엘(Baerbel Froehl)과 마리앤 맥크리디(Maryann McCreedy)의 두 가지 사례로, EFT를 사용하여 화학요법으로 인한 부작용을 완화하거나 제거할 수 있는 방법을 보여주고 있다. 이 두 명의 EFT 전문가가 사용했던 접근 방식은 화학요법 경험이나 암 치료법의 다른 부정적 영향에도 모두 적용할 수 있는 방식이다.

* * *

## 화학요법 부작용에 EFT를 적용하는 방법

by 베르벨 프로엘(Baerbel Froehl)

내담자 앤(Ann)은 진행이 매우 빠르고 공격적인 유형의 유방암을 앓고 있었다. 앤은 30대였고 어린 두 자녀의 어머니였다. 그녀는 표준 암 치료를 원하지 않았고 자연 요법을 시도했으나 좋은 결과를 얻지는 못했다.

암이 커지면서 그녀는 마지못해 "항복"하고, 결국 화학요법을 받기로 동의했다. 첫 번째 화학요법 치료 후, 그녀는 며칠 동안 침대에 누워 있어야만 했다. 치료의 부작용으로 극심한 두통, 멀미, 몸살을 겪었다. "뼈 속까지 이렇게 아플 수 있다는 걸 처음 알았어요! 인생에서 가장 지독한 숙취를 겪는 느낌이었죠."라고 말했다.

약 30분 동안 먼저 그녀의 증상을 다루었다.

- 나는 비록 화학요법을 받고 끔찍한 기분이었지만…
- 나는 비록 지옥에 떨어진 것처럼 온몸이 아프지만…
- 나는 비록 화학요법을 받는 것이 너무 두렵지만…

나는 앤이 화학요법에 대해 강한 저항감을 가지고 있다는 것을 알 수 있었다. 그녀는 몸속에 독성 화학물질을 들이붓는다는 생각 자체를 견디기 힘들어 했다. 우리는 다음과 같은 문장들로 두드리기를 진행했다.

- 나는 비록 화학요법을 받을 때마다 또 그렇게 끔찍한 기분이 들까 봐 두렵지만…
- 나는 비록 화학요법을 받아야만 하고, 내 삶을 되찾고 싶지만…
- 나는 비록 침대에 누워 지내는 대신 가족과 함께 시간을 보내고 싶지만…
- 비록 의사들이 많이 피로해질 것이라고 말했지만, 꼭 그렇지만은 않을 것이라고 믿기로 선택합니다.
- 나는 내 몸이 화학요법과 평화를 이룰 수 있다고 믿기로 선택합니다.
- 나는 내 몸이 이제부터 화학요법과 평화롭게 지낼 수 있음을 믿기로 선택합니다.
- 나는 비록 지금 내 몸에 화학요법이 적절하다고 믿지만, 이 치료를 받기로 한 것은 전적으로 '나의' 선택입니다.
- 나는 비록 멈춰야만 하는 공격적인 암을 가지고 있고 화학요법이 그렇게 할 것이지만 …
- 나는 비록 이 치료가 제한된 기간 동안이라는 조건 하에 나의 결정을 전적으로 지지하

지만…

- 나는 화학요법을 받기로 결정했고, 내 몸도 그것을 끝까지 따르고 함께 해 줄 것입니다! 나는 화학요법을 해낼 수 있다고 깊이, 그리고 완전히 믿습니다. 나는 이제 훨씬 더 준비가 된 기분입니다!

앤은 하품을 많이 하기 시작했다. 나는 그녀에게 하품이 나올 때마다 심호흡을 하라고 권했다.

- 나는 비록 독성 화학물질이 내 몸에 들어오는 것이 너무 두렵지만, 나는 이런 거부감을 내려놓고 내 결정을 전적으로 지지하기로 선택합니다.
- 비록 이 암세포들이 제거되어야 하고 화학요법이 그렇게 할 것이지만… 그래서 나는 이 결정을 전적으로 지지합니다… 이제 더 이상 화학요법을 받는 것이 두렵지 않습니다… 나는 나 자신을 위해 좀 더 편하게 마음먹을 것입니다. 나는 이제 내 몸에 요청합니다… 내가 받아들여야 하는 이 독성 물질들이 가능한 빠르게 암세포를 없애 줄 수 있기를.
- 앞으로 내가 화학요법을 더 쉽고 편안하게 받을 수 있다면 어떨까?
- 나는 내 튼튼한 몸을 믿고, 최소한의 부작용으로 화학요법 치료를 받을 수 있기를 선택한다.
- 이제는 치료를 받을 준비가 훨씬 더 잘 된 느낌이다.
- 나는 이제 이 상황을 더 잘 통제하고 있다는 느낌이 들고… 그 느낌이 정말 좋다.

앤은 내게 말했다. "이제 할 수 있을 것 같아요! 이 치료가 효과를 내도록 제가 잘 받아들일 수 있을 것 같아요!"

나는 앤에게 그녀의 면역 체계를 도와줄 수 있는 최면 오디오 테이프를 주어 매일 듣게 했다. 이 테이프에는 강력한 T세포가 암세포를 몸 밖으로 데리고 나가는 것을 시각적으로 상상하게 하는 시각화 과정이 담겨 있었다. 앤에게는 비폭력적인 방식으로 암세포를 제거하는 이미지를 혼자서도 마음속으로 자주 떠올릴 수 있게 하는 것이 특히 중요했다.

앤과 짧은 EFT 세션을 한 다음 날, 앤은 화학요법 치료를 받고 다음과 같은 메시지를 보내왔다. "전반적으로 꽤 피곤하고 약간 불편하긴 하지만, 불평할 정도는 아니었어요!"

앤과 나는 앞으로도 이 암 치료 프로젝트를 정기적으로 함께 작업하기로 계획했다.

### 추적 관찰

앤은 의사에게서 매우 좋은 소식을 들었다. 통증을 심하게 유발했던 큰 종양 몇 개와 작은 종양 여러 개가 있었는데, 큰 종양들은 크기가 절반 이하로 줄어들었고, 작은 종양들은 완전히 사라졌거나 만져지지 않을 정도로 작아졌다.

현재도 우리는 주1회 전화로 EFT 세션을 진행하고 있으며, 이 무서운 경험을 삶의 유익한 배움의 기회로 전환하는 데 집중하고 있다.

이전에 앤은 불안으로 가득한 삶을 살았지만 이제는 행복하고 즐거운 나날을 보낸다. 아침에 일어나면 좋아하는 일, 기대감 넘치는 일, 삶을 풍요롭게 만드는 일을 하고 싶어한다. 그녀는 신체적으로 꽤 건강하다고 느끼며, 긍정적인 태도를 가지게 되었다.

향후 항암치료가 끝나면, 그녀는 양측의 유방 절제술을 받을 예정이다. 양쪽 유방을 모두 절제하고 재건하는 수술이다. 이 과정은 여러 차례의 수술과 극심한 통증 속에서도 강한 집중력으로 감정을 유지해야 하는 힘든 시기가 될 것이다.

## 화학요법 부작용에 대한 EFT 두드리기

by 마리앤 맥크리디(Maryann McCreedy)

나는 미국 서부에 살고 있고, 동부에 사는 친구 호프(Hope)는 유방암 치료를 받고 있었다. 그녀는 절제 수술을 받기 전 화학요법을 받고 있었고, 그 부작용으로 낮은 혈액 수치로 인한 극심한 어지럼증과 구역감을 겪고 있었다.

나는 그녀에게 EFT를 가르쳐주고 전화로 세션을 진행해주고 싶다고 말했다. 그녀가 두드리기 순서를 따라할 수 있도록 EFT 매뉴얼을 다운로드하게 했다. 전화한 날, 그녀는 구역감은 없었지만, 어지럼증이 10점 만점에 7점 정도 된다고 말했다. 전날 그녀는 너무 어지러워서 집 안에서 넘어지기까지 했다고 했다. 우리는 *"나는 비록 매우 어지럽지만…"*이라는 어구를 사용하여 두드리기를 진행했다.

한 번의 두드리기를 한 후 어지럼증이 어떻게 변했는지 물어보았다. 잠시 정적이 흐른 뒤, 그녀는 어지럼증이 전혀 없어서 놀랐다고 말했다. 곧이어 다시 말을 고쳐, 0에서 10까지의 척도에서 아마도 0.5점 정도는 될 것 같다고 했다. 그녀는 바로 전화를 끊고 무언가를 먹어야겠다고 말했다. 그녀는 그동안 구역감 때문에 음식을 전혀 먹지 못했었다. 이제 그녀는 식욕이 생겼고 음식을 먹어도 토하지 않을 것 같다고 느꼈다. 그리고 실제로 음식을 잘 소화해냈다. 이후 항암치료를 받을 때마다 어지럼증이 약하게 다시 나타나긴 했지만, 척도상으로 3점을 넘지 않았다.

처음 EFT를 받은 지 약 10일 후에 호프가 어떻게 지내고 있는지 확인하기 위해 전화를 걸었다. 그녀는 구역감이 10점 만점에 10이라서 전화상으로 거의 대답을 할 수 없는 상황이었다. 나는 그녀에게 EFT를 해보자고 제안했다. 그녀가 따라 할 수 있도록 내가 말을 하면서 진행했다. 우리가 선택한 어구는 "나는 비록 지금 토할 것 같지만…"이었다.

우리는 두 번의 연속 두드리기를 진행했지만 변화가 없었다. 나는 우리가 선택한 어구를 반복하면서 양측 손날 타점을 함께 두드릴 것을 제안했다. 우리가 그 타점을 두드리기 시작한 직후, 그녀의 구역감 강도가 감소하기 시작했다. 우리는 여러 차례 연속 두드리기와 손날 타점 두드리기를 반복하여 그녀의 구역감 강도를 3점으로 줄였다. 그녀는 이렇게 극심한 구역감을 완화할 방법이 있을 거라고는 전혀 생각하지 못했다고 말했다.

호프의 구역감은 화학요법 치료 때마다 다시 나타났고 3일 동안 지속되었다. 그녀는 스스로 어느 정도 조절할 수 있었지만, 우리가 함께 작업할 때 훨씬 더 효과적이었다고 말했다.

호프는 이후 유방암 수술을 받았으며, 다음 주에 또 한 차례의 화학요법을 받을 예정이다. 나는 그녀가 필요로 할 때 계속 함께 EFT를 해주겠다고 제안했다.

호프는 이러한 치료 과정을 거치고 나서 내게 한 통의 편지를 보내왔다.

"유방암 화학요법의 부작용을 조절할 수 있게 도와줘서 진심으로 감사합니다. 두 번의 항암 치료에서 어지럼증과 구역감을 겪었는데, EFT를 통해 그 강도를 10에서 3 이하로 줄일 수 있었습니다. EFT의 효과에 정말 놀랐습니다. 혼자서도 EFT를 계속 사용하고 있지만, 선생님과 저의 에너지가 결합하여 강한 효과를 보일 때 더욱 놀랐습니다. 선생님은 나의 진정한 친구이자 훌륭한 전문가입니다. 선생님의 도움과 지원이 필요한 열린 마음을 가진 친구들에게 선생님의 치료를 적극 추천하겠습니다."

* * *

## 치료의 신체적, 감정적 양상에 대한 두드리기 어구 예시

다음은 치료 과정의 다양한 양상에 대해 두드리기를 할 때 사용할 수 있는 EFT 수용확언과 연상어구 예시들이다. 자신의 상황에 맞는 어구를 선택하거나 필요에 따라 자유롭게 수정하여 사용하면 된다.

- 나는 비록 치료의 모든 부작용을 감당하고 싶지 않지만, 그 모든 것이 느껴지기 때문에 무시할 수가 없습니다.
- 나는 비록 치료를 받으면서 구역감이나 통증을 느끼는 것이 싫지만, 이런 나 자신과 내 몸을 사랑합니다.
- 나는 비록 구역감, 어지럼증, 열감, 때때로 설사를 겪는 것이 몹시 싫지만, 이 모든 과정 속에서도 내 몸을 사랑하기로 선택합니다.
- 이 모든 치료는 내게 너무 많은 불편을 준다.
- 분명 나아지기 위해 하는 치료인데.

- 하지만 나는 끔찍하다고 느낀다.
- 치료를 시작하기 전보다 더 아픈 것 같다.
- 낫게 하려고 받는 치료가 어떻게 이렇게 끔찍할 수 있을까?
- 몇 달 동안 이렇게 나쁜 기분을 견딜 수 있을지 모르겠다.
- 나는 이 치료의 모든 부작용이 싫지만, 나는 정말로 나아지고 싶다.
- 나는 완전히 치유되기를 바라기에, 해야 할 일은 해내기로 한다.
- 내가 치료를 얼마나 싫어하는지 계속 말하는 것을 멈춘다면, 치료를 더 수월하게 받을 수 있을 것이다.
- 나는 치료를 받는 중에도 내 몸의 조화를 위해 심호흡하고, 이완하고, 두드릴 수 있다.
- 나는 내 주의를 회복에 다시 집중하기로 한다.
- 나는 내 몸에게 이 치료 때문에 반드시 괴로워야 할 필요는 없다고 말해주기로 선택한다.
- 나는 내 몸에게 스스로 강인해지고 부정적 영향을 바꿀 수 있는 능력이 있음을 알려주기로 선택한다.
- 내 몸은 이 치료로 인한 부작용을 제거할 수 있는 능력이 있다.
- 내 몸은 균형을 되찾고 이 부작용들을 놓아주는 방법을 알고 있다.
- 내 몸은 이 치료를 받으면서도 편안하게 느끼는 방법을 알고 있다.
- 내면의 몸은 스스로 얼마나 강한지 알고 있으며, 내가 정신적·감정적으로 함께할 때 더욱 강해질 것이다.
- 나는 치료를 받는 동안 내 몸에 부작용이 없다는 생각을 강화하기로 선택한다.
- 나는 모든 치료를 받으면서 나와 내 몸이 편안하다는 믿음을 강화하기로 선택한다.
- 나는 매 순간마다 차분하고, 이완되고, 안정되어 있다는 마음을 강화하기로 선택한다.

## 제한적 신념이 치료 결과에 미치는 영향

제한적 신념이란 앞으로 나아가지 못하게 자신을 가로막고, 제약을 주며, 오래된 패턴에 머무르게 하는 신념이다. 이러한 신념은 대부분 어린 시절에 형성되며, 무의식 중에 작동하여 삶의 다양한 상황에서 저절로 떠오르는 생각들 속에 드러난다. 예를 들어, 돈을 벌 수 있는 능력, 사랑받을 수 있는 자격, 성공할 수 있는 가능성에 대해 제한적 신념을 가질 수 있다. 때로 신체의 외모, 움직임, 건강에 대한 생각들에까지 제한적 신념이 스며들어 있다.

암 치료를 받을 때 제한적 신념을 의식적으로 인식하는 것이 왜 중요할까? 제한적 신념은 암 환자의 신체와 건강에 큰 영향을 미치기 때문이다. 내가 받는 치료가 나를 얼마나 힘들게 할까, 내가 암을 극복할 수 있을까 하는 치료에 대한 인식에 영향을 미친다. 마음은 강력한 힘을 가지고 있으며, 건강에 있어서는 운전석에 앉은 운전자와 같다. 믿음은 건강을 향해 나아가게 할 수도 있고, 질병의 상태로 이끌 수도 있다. 암 치료 여정에서 스스로 운전대를 잡고 제한적 신념에서 벗어나는 방향으로 운전하는 것이 무엇보다 중요하다.

## 제한적 신념을 해소하기 위한 두드리기 어구 예시

다음은 제한적 신념이 치료 결과에 미치는 영향을 발견하고 해소하기 위한 EFT 수용확언과 연상어구의 예시이다. 자신의 상황에 맞는 어구를 선택하거나 감정과 생각에 더 잘 맞도록 수정해 활용할 수 있다.

- 나는 비록 내 몸이 치료에 반응하는 방식을 바꿀 수는 없다고 믿지만, 이런 나 자신을 온전히 받아들입니다.
- 나는 비록 내 신념이 치료 결과에 영향을 미칠 수 있다고 생각해본 적이 없지만, 그 신념을 바꾸는 지금의 나 자신을 사랑하고 받아들입니다.
- 나는 비록 내가 생각하고 말하고 믿는 것이 치료 결과에 영향을 준다고 생각지 못했지만, 이제 그 사실을 깨달은 것이 기쁘고, 내 믿음을 바꿔 나갈 수 있습니다.
- 내가 늘 충분하지 않다는 생각으로 사는데, 내 몸이 치유될 만큼 충분하다고 느낄 이유가 있을까?
- 나는 늘 힘겹게 살아왔는데, 어쩌면 그건 삶은 힘겹다는 신념 때문일지도 모른다.
- 암을 치유하는 동안만큼은, 내 몸에 이런 제한적 신념을 전하고 싶지 않다.
- 나는 완전히 치유될 수 없다고 믿거나, 또는 그 과정이 쉽지 않을 거라고 믿는다.
- 내가 그렇게 믿는다면, 내 몸이 어떻게 완전히, 쉽게 치유될 수 있겠는가?

- 내 몸은 내가 생각하고 말하고 행동하는 것을 듣고 있다.
- 내가 제한적인 신념을 가지고 있다면, 내 몸도 그 제한을 받는다.
- 내가 치유가 어려울 것이라고 믿으면, 내 몸도 그렇게 알아듣고 따라온다.
- 치료가 나를 아프게 만들 것이라고 믿는다면, 실제로 그럴 가능성이 더 높아질지도 모른다.
- 암으로부터의 회복이 고통스러운 여정이 될 거라고 믿는다면, 내 몸은 그것이 사실이라고 인식하고 실제로 그런 반응을 만들어낼 수 있다.
- 내 신념은 매우 강력하므로, 긍정적이고 유익한 믿음을 가지는 것이 가장 좋다.
- 나는 내 안의 건강하지 않은 신념들을 모두 해소하고 제거하며, 그것을 건강한 믿음으로 바꾸기 위해 최선을 다할 것이다.
- 나는 긍정적인 생각과 감정을 선택하여, 나 스스로에게 새로운 긍정적 신념을 프로그래밍할 것이다.
- 나는 내 몸과 그 치유 능력을 믿기로 선택한다.
- 나는 암 치료 여정이 가능한 한 부드럽고 온화한 과정임을 믿기로 선택한다.
- 나는 암 치료의 모든 과정 속에서 편안함과 수월함에 집중하기로 선택한다.
- 암에서 회복될 수 있다는 믿음으로 얼마나 큰 안도감을 느끼는가.
- 매일 내 몸에게 치유될 수 있다는 사실을 상기시키는 것만으로도 얼마나 큰 안도감을 느끼는가.
- 나는 매일 내 몸에게, 완전히 치유되고 있음에 감사하다고 말해준다.
- 나는 내 자신과 내 몸의 치유 능력을 믿을 때 느껴지는 감정이 좋다.
- 내 몸이 치유될 수 있다는 믿음은 기쁨을 준다.
- 나는 내 몸이 완전히 치유되는 것을 믿기로 선택한다.

다음 사례에서 EFT 전문가인 소니아 노빈스키(Sonia Novinsky)는 내담자로 하여금 "소화할 수 없었던" 모든 감정적 문제들을 마주하도록 하여, 그것들이 신체 상태와 어떻게 연결되어 있는지 발견하도록 도왔다.

## 위암에 대한 EFT: 면역력을 강화하고 항암 부작용을 없애다.

by 소니아 노빈스키(Sonia Novinsky)

롭(Rob, 가명)은 54세의 남성으로, 스카이프(Skype, 화상 채팅)를 통해서 내게 상담을 요청해왔다. 나는 브라질 상파울루에 있었고, 그는 다른 나라에 살고 있었다. 그는 먼저 이메일을 통해 위와 식도에서 초기 단계의 암세포가 발견되었다고 알려왔다. 식사 곤란과 위산 역류 문제로 병원을 찾았다가 진단을 받은 것이다. 롭은 이것이 자신이 지난 1년 동안 겪은 극심한 정서적 고통의 결과라는 것을 인식하고 있다고 했다. 그 고통은 20년간의 결혼 생활 끝에 아내 애나(Ana)와 이혼한 경험에서 비롯되었다. 그 전까지는 건강에 아무런 문제가 없었다.

애나는 첫 남편을 사고로 잃었다. 그녀는 두 살 반과 한 살 된 아이 두 명을 키우고 있었다. 롭은 그녀와 결혼하여 사랑으로 그 두 아이들을 함께 키웠다. 두 사람 사이에 추가로 자녀를 두지는 않았다.

약 1년 반 전, 애나는 행복하지 않다며 이혼을 원했다. 그들은 부부 상담도 받았지만, 12월이 되자 애나가 이상하게 다른 사람처럼 행동하기 시작했다. 롭은 뭔가 잘못되고 있다는 생각이 들었다. 롭은 그녀에게 추궁했고, 그제야 애나는 다른 남자를 만나고 있다는 사실을 고백했다.

이와 동시에 그의 사업(애나가 가끔씩 도와주었다)은 심각한 어려움을 겪고 있었다. 그는 이 모든 상황에서 깊은 배신감을 느꼈다. 2월 무렵부터 그는 음식을 거의 먹지 못했고, 위산 역류 증상이 심하게 나타났다. 여러 가지 검사를 거쳐 6월 초 그는 위와 식도의 암(선암 세포) 진단을 받았다.

우리는 그의 첫 번째 화학요법 치료 직후에 EFT 세션을 진행했다. 그는 피로, 식욕부진, 슬픔을 느꼈다. SUD 점수는 8점이었다. 우리는 현재 느끼고 있는 감각들을 하나씩 차례대로 두드리기 시작했다. 느껴지는 감각들이 3-4점 정도로 감소했다.

그가 그동안 무슨 일이 있었는지 이야기를 시작하는 방식이 흥미로웠다. 그는 이렇게 말했다. "그녀가 다른 남자를 사랑하게 된 것은 받아들일 수 있어요. 제가 도저히 소화할 수 없었던 것은, 뭔가 달라졌다고 추궁하기 전까지 그녀가 아무런 말도 하지 않았다는 것입니다. 저는 그걸 도무지 견딜 수 없었고, 지금도 여전히 그렇습니다. 이런 이야기를 꺼낼 때면 배신감과 분노가 치밀어요. 감정 강도는 9점 정도입니다."

나는 롭에게 그때의 구체적인 상황을 이야기해줄 수 있는지 물었다. 그 순간 그가 어떤 감정을 느꼈는지도 알고 싶었다. 이 과정은 고통스러웠기에, 마치 영화를 보고 있는 것처럼 말해달라고 했다. 그들이 대화를 나누던 장면에서 그의 목에 응어리진 느낌이 생겼고 그 이후로 사라지지 않았다. 나는 애나의 말을 그가 아직도 소화하지 못하고 있다는 것을 알았다. 소화기관에 암이 생긴 것도 이와 무관하지 않다는 직감이 들었다. 롭에게 가장 고통스러웠던 것은 단순히 관계의 상실이 아니라 그녀가 아무 말없이 외도를 시작했고, 그 사실을 끝까지 숨겼다는 점이었다. 우리는 그녀의 외도를 알아차렸던 사건에서 그가 느꼈던 감정에 대해 두드렸다

- 나는 비록 그녀가 다른 남자와 만나고 있다고 말했던 순간에 얼어붙고, 충격을 받고, 마비된 느낌이었지만…
- 나는 비록 그녀가 자신의 외도에 대해 이야기할 때 목에 응어리진 느낌을 받았지만…
- 나는 비록 그녀가 다른 남자와 사랑에 빠졌다고 나에게 말하지 않고 계속 만난 것에 대해서 깊은 배신감과 원망을 느끼지만…
- 나는 비록 이 사건을 기억할 때 여전히 분노를 느끼고 그 상황을 소화해 낼 수 없지만…
- 나는 비록 그녀가 외도에 대해 이야기하기 시작한 순간, 나는 나와 그녀의 삶 모두에 대한 통제권을 잃었다고 느꼈고, 통제력을 잃는다는 것이 끔찍하게 싫지만…

혹시 롭이 과거에 신체화 증상을 겪었던 경험이 있었는지 물어보았다. 그가 3살 즈음에 동생이 태어났고, 그는 그러면서 간염에 걸렸었다고 말했다. 그는 동생이 태어난 순간의 감정을 기억하지 못했지만, 그 사건도 어느 정도 유사한 점이 있었다. 자신이 중요하게 생각하는 사람이 새로운 관계(부모와 동생)를 시작하면서

통제력을 잃었다는 느낌이 들었을 가능성이 있었다. 우리는 이 사건에 대해 두드렸다.

두드린 후의 상태를 물어보니, 피로가 줄어들었고 가슴이 더 가벼워졌다고 했다. 나는 항상 두 가지 기준으로 두드리기의 결과를 확인한다. ① 0에서 10까지의 SUD 척도로 확인한다. ② 내담자가 눈을 감고 가슴, 위장, 배의 감각을 느끼도록 한 뒤, 이 부분이 긴장되었는지, 이완되었는지 확인하도록 요청한다.

그 후 롭이 고백하길, 그의 사업에서 애나가 그와 함께 일하려고 할 때 그는 항상 그녀를 통제하려 했고, 그녀의 프로젝트를 스스로 발전시키지 못하게 했기 때문에 죄책감을 느낀다고 말했다. 그의 과도한 통제로 애나가 좌절감을 겪었던 사건을 떠올리며, 우리는 그가 느끼는 죄책감을 해소하기 위해 두드리기를 진행했다.

다음으로 우리는 용서를 위한 두드리기를 진행했다. 암 세포의 성장에 영향을 미친 행동, 과도한 통제 욕구, 암을 이용해 그녀가 죄책감을 느끼게 한 것에 대해 스스로를 용서했다. 그리고, 그녀가 인간으로서 욕망과 자유로워지고 싶은 충동을 따른 것에 대해 그녀를 용서했다.

우리는 자유의 아름다움과 선함에 대해 두드렸다. 목과 위장의 응어리에서 자유로워지고, 다른 사람들을 통제하고 지배해야 한다는 압박에서 벗어나고, 피해의식에서 해방되며, 위장에 쌓인 분노와 모든 화를 놓아주었다.

우리가 상담을 마쳤을 때, 그는 피로도, 응어리도, 위산 역류 증상도 느끼지 않았다.

나는 그에게 매일 EFT를 연습하게 했다. 우리가 작업했던 문장들을 적어주어 반복하도록 했고, 여전히 그를 괴롭히는 것에 대해 두드리도록 했다. 3주 후에 그는 내게 이렇게 이메일을 보냈다.

"저는 훨씬 더 좋아졌어요. 화학요법을 받고 매일 EFT를 하고 있어요. 지난 금요일에 면역 체계 검사를 받았는데, 완벽하다고 나왔어요. 백혈구와 적혈구 수치가 완벽해서 의사도 놀랐어요. EFT를 시작한 날부터 에너지가 완전히 바뀌었고, 전에는 먹지 못했던 음식도 다시 먹을 수 있게 되었어요. 그러니… 지금 모든 것이 잘 돌아가고 있고 앞으로는 더 좋아질 거예요!"

나는 매주 이메일로 소통하고 있으며, 그는 아직 계속 좋아지고 있고, 거의 부작용 없이 화학요법을 받고 있다.

* * *

## 의사와 의료 체계에 대한 분노

암 치료가 힘들거나 원하는 결과를 얻지 못할 때, 의사와 의료 체계에 대해 분노가 생길 수 있다. 그리고 의사의 태도에 따라서 이런 상황은 더욱 심해질 수 있다. 친절하고 헌신적이며 책임감 있는 의사도 많지만, 냉정하고 권위적인 의사도 있다. 이런 경우에 환자들은 자신의 분노를 더욱 증폭시킨다. 그리고 치료 결과에 대한 불만과 분노를 의사에게 전가하기도 한다. 의사들이 사사로운 태도로 환자를 대하는 방식에서 화가 날 수도 있다. 상호 의사소통 없이 일방적으로 치료를 지시하는 태도 또는 치료를 세부적으로 설명하지 않고 넘어가는 것에 화를 내게 된다. 치료가 성공적이지 못하거나, 그 결과로 생존 가능성에 부정적 영향을 줄 때는 더 많이 화가 날 것이다. 이러한 분노는 때로 정당할 수도 있지만, 면역체계나 치유 과정에 도움이 되지 않는다.

의료 체계가 인간적인 관계보다 형식적인 서류와 절차에 더 중점을 두는 것처럼 보일 때도 쉽게 화가 날 수 있다. 재정적 한계로 인해 정말 필요한 치료를 받지 못하는 상황에 처할 수도 있다. 예를 들어, 본인 부담으로 치료비를 지불해야 하는 경우 매달 생활비조차 감당하기 어려워져 삶 전반에 영향을 받을 수 있다. 암이라는 병은 많은 개인적인 문제들을 만들어내지만, 의료 체계는 이러한 개인사를 전혀 고려하지 않는다. 암 환자들은 개인적인 관심이 필요하다. 그리고 암 환자라면 그런 관심을 받을 자격이 있다!

대부분의 사람들에게는 자신의 심신을 차분히 들여다보는 것보다 타인이나 외부 대상으로 분노를 돌리는 일, 즉 타인이나 어떤 시스템에 화를 내는 것이 훨씬 더 쉬운 일이다. 하지만 의사나 의료체계에 대한 분노를 EFT로 다루는 것이 자신에게 분명한 이득이 된다. 이는 면역 체계를 돕는 것뿐만 아니라, 의료진과 효과적으로 소통하고 자신이 필요한 것을 정확하게 요청하며, 최상의 치료를 받는 방법을 습득하는 기회가 된다. EFT는 분노를 관리할 수 있는 방법 중 하나이다. 의사와 의료 체계에 대한 분노를 내려놓는 것은 마음의 중심을 잡고 명료한 마음으로 돌아가는 첫 단계이며, 이를 통해 최상의 치료를 위한 효과적인 소통이 가능해진다.

마음이 명료하고 차분한 상태일 때 여러분이 받는 치료를 객관적으로 평가할 수 있다. 치료가 효과가 없었다면 그 다음에는 어떻게 할 것인가? 어떤 다른 선택지가 있는가? 그 선택을 할 준비가 되어 있는가? 분노보다는 차분하고 명료한 마음일 때 이러한 결정을 내릴 수 있다.

물론, 암 환자를 돕기 위해 최선을 다하는 훌륭한 의사와 의료진도 많다. 이 장에서 그런 분들에 대해 다루지는 않는다. 대부분의 환자들은 그들에게 화를 내지 않기 때문이다. 만약 그들에게도 화가 난다면, 그 때는 EFT가 잘못된 분노를 해결하는 해법이 될 것이다.

## 의사와 의료 체계에 대한 분노를 다루는 두드리기 어구 예시

의사 또는 의료 체계에 대해 분노했다면, 분노를 줄이고 평온함을 되찾을 수 있는 다음의 수용확언과 연상어구를 참고한다. 자신의 상황과 감정에 맞게 어구를 선택하고 수정하여 사용할 수 있다.

- 나는 비록 의사가 나를 인간적으로 대하지 않아 화가 나지만, 이런 나 자신을 사랑합니다.
- 나는 비록 이렇게 가혹한 치료가 필요하다고 믿는 의사와 의료 체계에 대해 화가 나지만, 이런 나 자신과 내 몸을 사랑합니다.
- 나는 비록 의사와 직원들이 환자들을 대하는 방식에 대해 화가 나지만, 이런 나 자신을 사랑하고 병원에서 만나는 모든 사람에게 친절하고 사랑스럽게 대하기로 선택합니다.
- 의사가 너무 권위적이고, 최악의 가능성을 말해주는 것에 화가 난다.
- 의사가 이 치료의 세부 사항과 나에게 미치는 영향을 설명하지 않는 것에 화가 난다.
- 의사가 나에게 차갑고 감정 없이 대하는 것에 화가 난다.

- 의사들이 내 지식을 과소평가하고 치유하는 방법을 찾는 나의 능력을 무시하는 것이 싫다.
- 그들이 의사가 되기 위해 수년 동안 공부했다는 것을 알지만, 그들은 특정 분야에서만 교육받았고, 나는 다른 분야에 대해 배워서 알고 있다.
- 의료 체계가 암을 치료하는 더 나은 방법을 찾지 못한 것에 화가 난다.
- 이러한 치료가 너무 많은 불편을 초래하는데도 여전히 사용되고 있다는 것이 안타깝다.
- 의료 체계가 너무 비인간적이어서 나는 숫자나 통계가 아닌 한 명의 인간으로 대우받기를 원한다.
- 나는 내가 암이 생기기까지 어떻게 살아왔는지 나 자신을 돌아보기보다, 의사와 의료 체계를 비난하는 것이 더 쉬웠다.
- 내가 아프게 된 것에 대해 나 자신을 돌아보기보다, 다른 사람을 미워하는 것이 더 쉬웠다.
- 마음속 깊은 곳에서는 의사나 의료 체계를 미워하는 것이 나의 회복에 도움되지 않을 것임을 알고 있다.
- 나의 분노와 증오는 단지 내 몸에 더 많은 스트레스를 줄 뿐이다.
- 나는 나에게 더 나은 것을 선택하고 분노를 해소하기로 선택한다.
- 나는 그 분노를 해소하고 내 마음과 몸에 평온을 가져다주기 위해 두드린다.
- 내 몸이 치유될 수 있도록 이 분노를 관리하는 것이 매우 중요하다.
- 나에게 분노할 이유가 있지만, 그 분노는 의료 체계를 바꾸기는커녕 도리어 나에게 해만 끼칠 것이다.
- 식초보다 꿀이 더 많은 파리를 잡는다는 말이 있듯이, 내가 마땅히 받을 만한 존중을 얻기 위해서 먼저 타인에게 친절할 것이다.
- 나는 화내지 않고도 스스로를 지킬 수 있다.
- 나는 화를 내지 않고도 내 목소리가 들리도록 선택할 수 있다.
- 나는 차분하게 내 주장을 말하면서도 잘 전달되도록 선택할 수 있다.
- 분노를 해소하여 감정, 삶, 신체를 조절한 것에 대해 내 몸은 나에게 감사하고 있다.
- 나는 내 몸이 회복하는 여정에서 분노를 관리해야 할 필요가 있다.
- 나는 내 몸이 회복될 수 있도록 이 분노를 해소하고 건설적인 방식으로 의사와 의료진

과 소통하는 방법을 찾을 것이다.

## 피해의식에서 벗어나 주체성 회복하기

억압적인 상황에서 분노를 관리하는 방법을 배운다면 삶의 주인이 될 수 있다. EFT가 고통, 두려움, 분노, 실망을 해소하는 데 도움을 줄 수 있다는 사실을 아는 것만으로도 몸을 건강하게 유지하는 데 큰 역할을 할 것이다. EFT가 보다 훌륭한 점은 이 모든 힘이 자신의 손 끝에서 이루어진다는 것이다. 두드리기를 통해 스트레스나 좌절감을 해소하면 평온한 상태로 돌아갈 수 있고, 그 무엇도 내면의 힘을 빼앗을 수 없게 된다. 이것이 곧 삶의 주인이 되는 길이다.

Chapter 09.

# 기타 전반적인 암 관련 경험에 대한 EFT

for Other Common Cancer Experiences

이전 장에서는 암 치료 과정에서 마주하는 제한적 신념과 그것이 치료 결과에 미치는 영향에 대해 다루었다. 이번 장에서는 암 환자로서 일반적으로 겪게 되는 다양한 다른 요인들을 살펴볼 것이다. 주로 암 환자의 삶의 질과 환자 경험에 영향을 미치는 요인들이다.

- 사랑하는 사람과의 관계
- 도움을 요청하고 받아들이기
- 후회를 내려놓기
- 신체 이미지와 자존감
- 자신의 상태에 대해 이야기하기

이 중 첫 번째 요인은 암을 진단받았을 때 사랑하는 사람과의 관계에서 일어나는 변화에 관한 것이다. 주변 사람들의 감정적 상태는 환자의 정신적, 감정적 상태에 깊은 영향을 미칠 수 있으며, 이는 신체적 상태에도 영향을 준다.



## 사랑하는 사람과의 관계

사랑하는 사람들에게 암에 대해 이야기하려고 할 때 어떤 감정을 느끼는가? 두려움, 슬픔, 분노, 좌절감, 상처, 동정심, 걱정? 아니면, 다른 감정이 떠오르는가? 그리고 자신의 상태와 감정을 사랑하는 사람들과 어떻게 공유할 것인가?

암과 같은 심각한 질병을 겪으며 주변 사람들과 소통해야 할 때, 사람들은 보통 다음 세 가지 태도 중 하나를 취한다. ① 어떤 상황도 혼자 이겨낼 수 있다며 도움을 거부하는 강인한 모습, ② 거리를 두거나 마음을 닫아버리며 현실 부정과 우울에 빠지는 상처받은 모습, ③ 마음을 열어 자신의 취약함을 알리며 도움을 요청하고 받아들이는 태도.

이 세 가지 중 어떤 모습을 사랑하는 사람들에게 보여줄 것인가? 대부분의 환자들은 그동안 이 세 가지 방식 중에서 반응하며 상황을 극복해 왔을 것이다. 그렇기에 자연스럽게 이러한 대응 방식에 익숙해졌을 수 있다. 하지만, 지금 이 반응 방식이 자신과 가족에게 가장 도움이 되는 방법일지 생각해 보자. 가족과 함께 팀을 이루어 이 질병을 극복하는 데 도움이 될 반응 방식은 무엇일까? 기존 방식 대신 더 나은 방법을 만들어가기 위해 이전의 반응 방식을 내려놓을 수 있을 것인가?

다음 질문들을 읽고 답을 해 보면, 암 진단을 받은 후 사랑하는 사람들과의 관계에서 세 가지 방식 중 어느 것을 주로 사용하고 있는지 확인할 수 있을 것이다.

1. 사랑하는 사람들이 나를 보고 마음 아파하지 않도록 최대한 밝은 모습을 보이려 하는가?
2. 모든 것을 스스로 해낼 수 있다고 주장하는가?
3. 도움을 요청하는 것이 불편하다고 느끼는가?
4. 도움을 요청하는 것이 마치 실패하는 것처럼 보일까 봐 걱정하는가?
5. 주변 사람들을 먼저 챙겨야 한다고 느껴, 정작 자신은 도움을 요청하지 않

는가?

6. 자신이 겪고 있는 어려움을 숨기는가?
7. 상황과 사람들로부터 거리를 두려 하는가?
8. 사람들이 자신을 지나치게 걱정하며 신경 쓰는 것을 막기 위해 모든 것을 혼자 해결하려 하는가?
9. 감정을 닫아버리고 대화를 피하는가?
10. 혼자서 조용히 고통을 감내하는가?
11. 현실을 부정하며 도움을 요청할 필요조차 없다고 느끼는가?
12. 도움을 요청하기보다 우울감과 슬픔에 빠지는가?
13. 사랑하는 사람에게 암 진단 사실이나 자신의 감정을 이야기하는 것이 두려운가?
14. 자신의 두려움을 숨기는가?
15. 현재 흉터가 있거나 앞으로 있을 것에 대해 부끄러움을 느끼는가?
16. 사랑하는 사람들이 어떻게 반응할지 걱정하는가?
17. 그들이 지금 나를 어떻게 생각할지 신경 쓰이는가?
18. 그들이 나를 불쌍하게 여길까 봐 걱정하는가?
19. 그들에게 무엇을 어떻게 말해야 할지 몰라 망설이고 있는가?
20. 당신의 두려움을 주변 사람들과 공유하는가?
21. 자신의 경험을 사랑하는 사람들과 친구들에게 자주 공유하는가?
22. 그들이 이런 이야기를 잘 들어주고 감당할 수 있다고 생각하는가?
23. 배우자, 자녀, 친구, 가족, 동료와 공유할 것인가?
24. 도움을 받을 준비가 되어 있는가?
25. 편하게 도움을 요청하고, 그것을 기꺼이 받아들이는가?
26. 사랑하는 사람들이 나를 돕는다면, 나와 함께 그들도 치유될 수 있다고 느끼는가?



자신이 현재 느끼는 감정을 보다 명확하게 파악할 수 있도록 질문에 대한 답변을 직접 적어보자. 그런 다음 자신이 적은 답변을 살펴보라. 1-8번 질문에 대해 대부분 혹은 전부 '예'라고 대답했다면, 혼자서 모든 것을 해결하려고 강한 척하는 유형일 가능성이 크다. 만약 9-17번 질문에 대해 대부분 혹은 전부 '예'라고 대답했다면, 상처를 잘 받고 사람들과 거리를 두려는 유형일 수 있다. 만약 20-26번 질문에 대부분 혹은 전부 '예'라고 대답했다면, 열린 마음으로 도움을 요청하고 잘 받아들이는 유형일 가능성이 있다. 물론, 꼭 한 가지 유형에만 해당하지 않고 복합적일 수도 있다.

## 세 가지 관계 유형에 대한 두드리기 어구 예시

다음은 사랑하는 사람과의 관계에서 나타나는 세 가지 유형에 대해 두드릴 때 활용할 수 있는 수용확언과 연상어구 예시이다. 앞서 논의된 세 가지 유형 각각에 맞는 어구들이 준비되어 있다. 위 질문에 대답했던 것을 기초로 자신에게 가장 잘 맞는 유형부터 시작해 두드리기를 진행하면 된다. 이 과정에서 자신이나 사랑하는 사람들에게 도움이 되지 않는 저항감과 감정을 해소할 수 있다. 또한, 처음에는 자신에게 해당되지 않는다고 생각한 어구라 할지라도 일단 활용해 볼 수 있다. 내면에 숨겨진 어떤 부분에서 반응하는 것을 발견할 수도 있기 때문이다. 마지막으로 더 열린 마음으로 도움을 받아들이기 위해 두드리기를 사용할 수도 있다.

### 강한 척하며 혼자 감당하는 유형

- 나는 비록 강한 척하며 혼자서 모든 것을 감당할 수 있는 듯 행동하지만, 이런 나 자신을 여전히 사랑하고 받아들입니다.
- 나는 비록 혼자서 모든 것을 해낼 수 있다고 믿지만, 때로는 도움을 받는 것이 내 회복에 더 큰 도움이 될 수도 있을 것 같습니다.
- 나는 비록 강하고 능력 있는 척하지만, 이 상황에서 누군가 나를 돌봐 주기를 바라는 마음도 있습니다.
- 나는 모든 사람들이 내가 다 해낼 수 있다고 생각하도록 최선의 모습을 보이려고 했다.
- 나는 모든 치료 과정에서 나 자신을 스스로 돌볼 수 있다고 주장한다.

- 나는 혼자서 해내야 한다고 느끼기 때문에 도움을 주려는 사람들을 밀어낸다.
- 나는 항상 다른 사람들을 돕는 역할을 해왔기 때문에, 도움을 요청하는 것에 익숙하지 않다.
- 나는 어떻게 도움을 요청해야 할지 모르겠다.
- 나는 늘 다른 사람들의 어려움을 도와주는 사람이었다.
- 이제 상황이 바뀌었고, 나는 어떻게 도움을 요청해야 할지 잘 모르겠다.
- 도움을 요청해야 한다는 것이 마치 내가 실패한 것처럼 느껴진다.
- 나는 오랫동안 모든 것을 혼자 해왔다.
- 내가 속으로 힘들어하고 있다는 사실을 다른 사람들이 모르면 좋겠다.
- 나는 다른 사람들이 나를 돌보는 것에 익숙하지 않다.
- 이번 경우에는 도움을 받는 것이 나에게 유익할 것이다.
- 아마도 나는 사람들을 받아들이는 법을 배워야 할 것 같다.
- 내가 그들을 도왔던 것처럼, 이제는 그들이 나를 도울 수 있도록 허락하는 것이 큰 도움이 될 것이다.
- 나는 그들이 나를 돕고 싶어 한다는 것을 알고 있다.
- 만약 내가 그들에게 조금이라도 도움을 받는다면 어떨까?
- 그냥 내게 주어진 부담을 조금 덜기 위해.
- 나는 조금 더 깊게 호흡하며, 치료와 관련된 수많은 세부 사항들에 신경 쓰는 대신 회복에 집중할 수 있을 것이다.
- 내 생각에, 나는 약간의 도움을 받는 것에 대해 허용하고 싶은 것 같다.
- 도움을 받는 것은 괜찮은 일이다.
- 아직 익숙하지 않겠지만, 도움을 받기 시작해도 좋을 것 같다.
- 나는 이것이 주변 사람들에게도 도움이 될 것임을 알고 있다.

### 부정하고 거리를 두면서 도움을 요청하지 않는 유형

- 나는 비록 내게 일어나고 있는 일을 직면하고 싶지 않아서 사람들을 피하고 도움을 요청하지 않지만, 그래도 이런 나 자신을 받아들이고 사랑합니다.

- 나는 비록 모든 것을 닫아버리고 도망치고 싶고 그로 인해 사람들과 소통하지 않지만, 지금의 나를 사랑하고 받아들이기로 선택합니다.
- 나는 비록 도움을 요청하는 것이 불가능하다고 느껴 현실을 부정하지만, 그래도 이런 나 자신을 받아들이기로 선택합니다.
- 감당할 수 없을 때 나는 모든 것을 차단해 버린다.
- 그것이 나만의 보호 방식이지만, 내가 필요한 도움을 받는 데에는 도움이 되지 않는다.
- 지금 겪고 있는 모든 일들로 인해 나는 슬프고 우울하다.
- 그 감정을 느끼고 싶지 않아서 난 모든 것을 차단해 버린다.
- 사랑하는 사람들이 어떻게 도와줄 수 있을지 물어보지만, 나는 대답하지 않는다.
- 나는 도움이 필요하다는 사실을 부정함으로써, 도움을 요청하지 않아도 된다고 생각할 수 있다.
- 나는 이미 상처받았고 두려움을 느끼고 있다.
- 나는 최선을 다해 두려움을 숨기려 한다.
- 나는 사람들이 나를 불쌍하게 여기지 않길 바라며 조용히 지낸다.
- 누군가 나를 걱정하는 것이 싫다.
- 나는 언제나 감정을 표현하는 것이 서툴렀고, 지금은 더욱 그렇다.
- 이런 감정을 느끼고 있다는 사실이 부끄럽다.
- 지금 내 안에는 커다란 감정들이 있지만, 그것을 어떻게 표현하고 도움을 요청해야 할지 모르겠다.
- 항상 두려움과 불확실함 속에서 마비감을 느끼는 대신, 두드리기를 통해 나를 차분하게 하면 어떨까?
- 깊게 호흡하고 나를 차분하게 하면, 나는 조금 더 나아질 수 있을 것 같다.
- 내가 두려움에서 조금이라도 벗어날 수 있다면, 나는 작은 도움이라도 요청할 수 있을 것이다.
- 나는 내 사랑하는 사람들이 나를 돕고 싶어 한다는 것을 알고 있다.
- 나는 그들의 도움을 받을 수 있도록 마음을 열고 싶다.
- 그들이 치료 과정에서 내 곁에 있어 준다면, 나는 더 나아질 것임을 마음 깊이 알고 있다.

- 나는 혼자 감당하고 싶지 않지만, 단지 도움을 요청하는 법을 배우지 못했을 뿐이다.
- 나 자신을 안정시키고 싶다. 그래야 편하게 도움을 요청할 수 있다.
- 나는 도움을 요청하고 받는 것이 괜찮은 일이라는 것을 받아들이기로 선택한다.
- 이것은 내 오랜 습관에서 벗어나는 일이지만, 그럴 만한 충분한 가치가 있다.
- 나는 나 자신을 더 사랑하고, 사랑하는 사람들이 편안하게 느끼도록 하고 싶다. 그래서 나는 도움을 요청하고, 기꺼이 받아들이기로 한다.
- 도움을 받는 것은 내 인생 전반에 걸쳐 나를 돕는 새로운 기술이 될 것이다.

### 마음을 열고 도움을 요청하는 유형

- 나는 비록 도움을 요청하는 데 익숙하지만, 암이라는 경험은 평소보다 더 많은 도움을 요청하도록 나를 시험하고 있습니다.
- 나는 비록 도움을 요청하는 것을 개의치 않지만, 이렇게까지 많은 지원을 요청하는 것은 익숙하지 않습니다.
- 나는 비록 많은 도움을 받고 있지만, 그 모든 도움을 기꺼이 받아들이고 나 자신을 있는 그대로 사랑하기로 선택합니다.
- 내가 겪고 있는 일을 사랑하는 사람들과 공유하면 내 마음이 한결 편안해질 뿐만 아니라, 그들도 마찬가지로 안정감을 느낄 수 있다.
- 사랑하는 사람들과 나누면, 내가 지고 있던 짐의 무게가 가벼워진다.
- 사랑하는 사람들이 나를 도우면 나는 더 강해진다고 느껴서 좋다.
- 도움을 받는 것은 기분 좋은 일이다.
- 우리가 함께하면, 모든 부담이 한결 가벼워진다.
- 나는 배우자, 자녀, 친구, 가족 그리고 동료들에게 자유롭게 도움을 요청하기로 선택한다.
- 나를 도울 수 있는 사람들은 나를 기꺼이 지지해 줄 것임을 알고 있다.
- 모든 사람이 나를 도와주어야 하는 것은 아니다.
- 나는 진심으로 돕고 싶어 하는 사람들의 지원을 기꺼이 받아들이기로 한다.
- 내가 도움을 요청하는 것이 다른 사람들에게도 무력감이 아닌 유용함을 느끼도록 돕는 것임을 알고 있다.

- 도움을 요청하는 것은 나에게만 이로운 것이 아니라, 다른 사람들에게도 유익할 수 있다.
- 나를 돕는 것은 그들이 내 회복 과정에 기여하고 있다는 느낌을 주는 일이 될 수 있다.
- 나는 나의 암 치료 여정을 조금 더 가볍고 부드럽게 만들기 위해 마음을 열어 도움을 받을 것이다.
- 나는 사랑하는 사람들로부터 받는 이 축복 같은 지원을 온전히 받아들인다.

다음은 EFT 연구자이자 전문가인 페타 스테이플턴(Peta Stapleton)의 사례 연구이다. 이 사례는 한 사람의 암이 가족 구성원들에게 어떤 영향을 미칠 수 있는지, 그리고 이 위기를 극복하는 과정에서 모든 구성원의 협력이 얼마나 중요한지를 보여준다.

## 어머니의 암 진단이 아들에게 감정적 폭식을 유발하다

**by 페타 스테이플턴(Peta Stapleton)**

수잔(Susan)은 내 동료의 오랜 내담자였다. 그녀는 오랫동안 흡연을 해온 끝에 폐암을 진단받았고, 치료를 성공적으로 마친 후 관해 단계에 도달했다. 그러나 몇 년 후, 그녀는 수술이 불가능한 뇌종양을 진단받았다. 이제 치료의 주안점은 완화 의료와 삶을 잘 마무리하는 과정에 있었다. 폐암 치료 이후 수잔은 이혼했지만, 전 남편은 뇌종양 말기 치료를 받는 수잔을 돕기 위해 가족들에게 돌아왔고, 두 아들(15세, 19세)의 곁을 지켜 주었다.

가족들은 그녀가 진단받은 뇌종양을 어느 정도 긍정적인 태도로 받아들이려 했다. 함께 가족 버킷 리스트를 작성하고, 오랫동안 원했던 여행과 다양한 활동을 하며 시간을 보냈다. 그들은 그녀가 살아 있는 동안 최대한 많은 긍정적인 추억을 만들기로 결정했다. 그러나 겉으로 보이는 것과 달리, 두 아들의 내면에는 큰 혼란이 있었다.

19세의 큰 아들은 대마초를 매일 피우는 습관이 있었고, 점점 심하게 의존했다. 그는 어떤 심리 치료도 받기를 거부했다. 15세의 작은 아들은 최근 몇 달 동안 약 45파운드(20 kg)의 체중이 증가했으며, 그로 인해 심한 스트레스를 받고 있었다. 결국 체중 증가 문제로 인해 나에게 상담을 의뢰했다. 그때 수잔은 이미 내 동료와 함께 EFT를 실천하고 있었다. 그녀는 우리가 연구했던 EFT와 체중 감량에 관한 임상연구 결과를 아들에게 공유하며, EFT가 도움이 될 수 있음을 설득했다.

크리스(Chris)는 조용한 성격의 15세 소년으로, 첫 세션에 왔을 때 기분이 매우 가라앉아 있었다. 그의 가족 상황과 어머니의 임박한 죽음을 고려하면 이는 당연한 반응이었다. 다행히도 그는 두드리기에 대해 열린 마음을 가지고 있었다. 첫 세션에서 나는 그에게 EFT 기본 레시피를 가르쳐 주었고, 음식에 대한 갈망과 감정적 폭식을 이 기법을 활용하여 다룰 수 있음을 설명했다. 물론 나는 마음속으로 그의 감정적 폭식은 하나의 증상 표현이며 그 내면에 깊고 어두운 감정들이 자리하고 있다는 것을 알고 있었다. 그러나 나는 급하게 하지 않고, 크리스가 천천히 세션을 이끌어가도록 했다.

크리스가 가장 좋아하는 음식은 뜨거운 감자튀김에 그레이비 소스[1]를 곁들인 것이었고, 그는 그것을 매일 먹고 있었다. 두 번째 세션에 그는 방금 나온 따끈한 감자튀김을 사 왔다. 그 덕분에 상담실 전체에 감자튀김 냄새가 진동했다. 우리는 먼저 그가 감자튀김을 좋아하는 주요 특징에 대해 두드리며 그 강도를 낮추는 작업을 진행했다.

1. 감자튀김의 냄새는 SUD 8점으로 강하게 느껴졌다. 우리는 "맛있는"이라는 표현을 사용하여 수용확언과 연상어구를 구성했다. 네 번의 라운드 후, 냄새가 약해졌고 크리스는 침이 고이는 느낌도 줄었다고 말했다(우리가 침 분비에 초점을 맞추지는 않았지만 크리스는 그렇게 말했다).

1 역자 주: 그레이비(gravy) 소스는 고기에서 나온 육즙을 이용해 만든 진한 소스로, 주로 감자튀김, 고기 요리, 으깬 감자 등에 곁들여 먹는 소스다.

2. 짠맛은 감자튀김의 강력한 특징이었고, SUD 6점이었다. 우리는 이에 대해 세 번의 두드리기를 진행했고 강도가 1까지 감소했다. 이 시점에서 크리스는 단 10분 만에 감자튀김이 이렇게 다르게 느껴질 수 있다는 사실을 믿기 어려워했다.
3. 마지막으로, 여전히 남아 있는 그레이비 소스의 부드럽고 끈적한 느낌에 대해 두드리기를 진행했다. 그것의 SUD 점수는 5점이었는데, 두 라운드의 두드리기 후 크게 감소했다.

감자튀김은 결국 쓰레기통에 버려졌다. 나는 크리스에게 다음 세션 전까지 한 주 동안 그가 주로 감자튀김을 먹는 시간과, 그때 벌어지는 다른 일들(연관될지도 모르는 일들)에 대해 유심히 살펴보도록 요청했다. 그는 이에 그러겠다고 했다.

다음 세션은 일주일 뒤였고, 크리스가 도착했을 때 그는 눈에 띄게 혼란스러워 보였다. 그는 일주일간 자신을 기록했고, 그를 불안하게 하는 아주 뚜렷한 패턴을 발견했다. 그는 감자튀김에 대한 강렬한 욕구를 느껴 먹었던 시간이 주로 오전 늦은 시간대였다는 것을 알게 되었다. 이전 세션에서 그 갈망이 사라졌기 때문에, 그는 더 이상 그 시간대에 동네 가게로 감자튀김을 사러 나가지 않게 되었다. 그러던 중 아침에 커피를 마실 때 부모님이 현재 상황과 어머니 없이 맞이할 미래에 대해 자주 이야기한다는 것을 알아챘다. 부모님은 종종 법적 서류를 검토하고 의논하곤 했다. 크리스가 이 사실을 인식하면서 불편한 감정을 느꼈고, 그는 집을 나와 감자튀김과 그레이비 소스로 그 감정을 달래곤 했다. 그가 집으로 돌아왔을 때는 부모님의 커피 타임은 끝났고 의논도 끝나 있었다.

크리스가 이 모든 이야기를 하는 동안 우리는 두드리며 말하기 기법을 사용했다. 어떤 수용확언이나 연상어구에 집중하지 않고, 크리스가 말하면서 울도록 두었다. 우리가 계속해서 타점을 두드리는 동안 그는 자신의 이야기를 들려주었다.

이 세션을 포함해 몇 번의 세션을 거치며, 크리스와 나는 여러 감정들을 다루었다. 처음에 어머니가 폐암 진단을 받았을 때 크리스가 느꼈던 감정(분노, 그는 신을 믿었고 잘못한 것이 없는데도 벌을 받고 있다고 느꼈음)부터 시작했다. 또한 어머니가 폐암으로 화학요법을 받으며 건강이 악화되던 시기에 그가 느꼈던 두려움에 대해서도 두드렸다. 마지막으로는 최근의 뇌종양 말기 진단과 관련된 불신, 분노, 두려움의 감정을 다뤘다. 크리스는 또한 자신의 형과 아버지에 대한 분노도 크게 느끼고 있었다. 그의 형은 대부분의 시간을 대마초에 취해 있었고, 아버지는 감정을 제대로 표현하지 않고 속으로 담아두기만 했다.

나는 크리스에게 슬픔의 단계(grief cycle)와 그것이 어머니의 암 여정에 어떻게 적용되는지 가르칠 수 있었다. 우리는 앞으로의 상황이 어떻게 진행될지 그리고 두드리기가 어떻게 사용될 수 있을지에 대해 논의했다. 크리스는 자신의 감정과 체중 증가 사이의 연결고리를 빠르게 이해했고, 다시 살을 빼고 건강해지고 싶었기 때문에 음식에 대한 갈망을 다루는 두드리기를 진행했다. 또한 두드리면서 자연스럽게 떠오르는 다른 감정들도 받아들였다. 15살 소년이 이렇게 열린 마음을 가지게 된 것에 나는 큰 영감을 받았다.

크리스의 어머니는 결국 뇌종양으로 세상을 떠났지만, 가족들은 그녀가 괜찮을 때 좋은 추억들을 만들 수 있었고, EFT를 사용해서 각각의 방식으로 스스로의 감정을 돌보았다.

* * *

사랑하는 사람들과 함께 EFT를 하는 것은 암에 대한 경험을 더 쉽게 이야기할 수 있도록 만들어 준다. 이는 관련된 모든 사람이 자신의 감정을 관리할 수 있도록 도움으로써, 서로 소통하고 공유하고 도움을 요청하는 것을 수월하게 한다. 사랑하는 사람들이 어떤 방식이든 돕고 싶어 한다는 사실을 기억하는 것이 중요하다. 환자와 똑같이 그들도 부정과 좌절의 단계들을 거친 후에야 비로소 수용하게 된다. 그 모든 과정의 대전제는 사랑하는 사람들이 그 과정을 통해 사랑을 전하고 싶은 마음이 있다는 사실이다. 모두가 감정적으로 평온하게 되면 그 경험은 모두에게 보다 좋게 느껴진다.

EFT는 진단, 치료, 그리고 암에 대한 감정을 나누려 할 때 떠오르는 감정들을 관리하는 데 도움을 준다. 그 감정들을 먼저 다루고 나면, 실제로 다른 사람들과 나누는 것이 훨씬 쉬워진다.



### 진단과 지속적인 문제에 대해 소통할 때 활용할 수 있는 두드리기 어구 예시

다음은 암 경험과 관련하여 사랑하는 사람과의 관계에서 발생하는 문제들에 대해 두드릴 때 사용할 수 있는 수용확언과 연상어구 예시이다. 자신에게 가장 편안하게 느껴지고, 사랑하는 사람들이 잘 받아들일 수 있는 문장들을 선택하여 사용하면 된다.

### 진단에 관하여

- 나는 비록 __________ [사랑하는 사람의 이름]에게 암에 걸렸다는 사실을 어떻게 말해야 할지 전혀 감을 못 잡겠지만, 이런 나 자신을 받아들입니다.
- 나는 비록 내가 암에 걸렸다는 소식을 그들이 어떻게 받아들일지 모르겠지만, 이런 나 자신과 그들을 받아들일 것입니다.
- 비록 __________ [사랑하는 사람의 이름]이 내 암 진단과 이후의 치료 및 결과를 듣고 충격을 받겠지만, 나는 그와/그녀와 함께 할 수 있는 나 자신을 사랑합니다.
- 아직도 나에게 충격적인 일인데, 가족과 사랑하는 사람들에게도 분명 큰 충격일 것이다.
- 나는 당장 모든 것을 피하고 세상에서 사라지고 싶지만, 그러지는 못한다.
- 나는 즉시 치료를 시작해야 한다.
- 사랑하는 사람들에게 알릴 필요가 있다.
- 결국 변화된 모습이 드러날 것이므로, 그들에게 말하지 않고 피할 수만은 없다.
- 어떻게 말해야 할지 모르겠다.
- 그들이 어떻게 반응할지 두렵다.
- 그들의 반응에 내가 어떻게 반응할지도 두렵다.
- 나는 마음을 다잡고 싶지만, 내가 할 수 있을지 모르겠다.
- 나는 강해지고 싶지만, 동시에 그들이 내 곁에 있어 주길 바란다.

- 이 치료 과정을 혼자 겪고 싶지는 않다.
- 그렇다고 사랑하는 사람들도 나와 함께 이 치료 과정을 겪게 하고 싶지는 않다.
- 우리 모두에게 힘든 일이 될 수 있다.
- 나는 깊이 숨을 들이마시고 이 긴장과 두려움을 내쉬기로 한다.
- 나는 결국 첫 걸음을 디뎌야 하고, 그 시작은 숨을 고르고 긴장을 내려놓는 것이다.
- 우리가 함께 이 상황을 이겨내기 위해 그들도 알아야 한다.
- 그래, 크게 한 걸음 내디뎌보자. 나는 그들에게 말한다.
- 나는 솔직하고 정직하게 이야기하겠다.
- 내가 의사로부터 그러길 바랐듯, 사랑하는 사람들도 나에게 그럴 것이다.
- 나는 내가 어떤 상황인지 이야기하고, 그들의 도움을 요청할 것이다.
- 우리는 함께하면 이 문제를 해결해 나갈 수 있을 것이다.

## 지속적인 문제들

- 나는 비록 치료를 시작하긴 했지만, 나와 사랑하는 사람들 모두에게 단지 여정의 시작일 뿐임을 알고 있습니다.
- 나는 비록 많은 도움이 필요해서 사랑하는 사람들에게 부담 주는 것이 싫지만, 그들 역시 이 병 때문에 영향을 받는다는 것을 알고 있습니다.
- 나는 비록 내가 걸린 암이 그들의 삶까지 바꿔버린다는 것이 슬프지만, 이런 나 자신과 그들을 사랑합니다.
- 암에 걸렸다는 사실, 견뎌야 할 모든 치료들, 암에 대한 두려움, 앞으로의 불확실성 그리고 무엇보다 사랑하는 사람들이 영향을 받는다는 사실 때문에, 나는 심한 중압감을 느낀다.
- 나는 사랑하는 사람들이 내 치료 과정을 지켜보면서 어떤 영향을 받을지 걱정된다.
- 내가 아파하고, 토하고, 머리카락이 빠지고, 체중이 줄어드는 것을 바라보는 그들의 표정을 보면 너무 슬플 것 같다.
- 나는 그들이 이런 상황을 겪는 것이 싫지만, 결국 나로 인해 우리 모두가 함께 겪게 될

현실이다.

- 나는 이 과정에서 그들을 덜 힘들게 하고 싶지만, 정작 나 자신도 이 과정을 쉽게 넘길 자신이 없다.
- 나는 그것으로 인해 내 삶이 흔들리는 것을 느낄 뿐만 아니라, 사랑하는 사람들이 겪는 스트레스의 무게도 느낄 수 있다.
- 비록 이 모든 것이 내 잘못이 아니라는 것을 알지만, 내가 그들을 이런 상황으로 몰아넣은 것 같은 죄책감을 느낀다.
- 병에 걸린 것이 내가 선택한 것은 아니지만, 난 지금 아프고, 내 삶도 그들의 삶도 완전히 바뀌고 있다.
- 나는 암을 치료하기 위해 내 삶을 바꿔야만 했다는 사실이 너무 화가 난다.
- 그리고 내 사랑하는 사람들의 삶마저 바뀌었다는 것이 더욱 화가 난다.
- 내 암이 그들의 삶에 영향을 미친다는 사실이 너무 싫다.
- 그것은 불공평하고 나를 화나게 한다.
- 그들은 정상적이고 평범한 일상을 계속 살아갈 자격이 있다.
- 가끔은 나로 인해 너무 많은 것들이 변했다는 사실 때문에 너무 슬프고, 우울하다.
- 난 그들이 고통을 느끼는 것을 원치 않기 때문에, 내가 아플 때 사랑하는 사람들에게 어떻게 이야기해야 할지 모르겠다.
- 검사 결과가 기대한 대로 나오지 않았을 때, 사랑하는 사람들에게 그 결과를 어떻게 말해야 할지 두렵다.
- 그들이 나를 걱정하지 않기를 바라지만, 그들이 그럴 것이라는 사실을 나는 잘 알고 있다.
- 추가적인 치료가 필요할 때 그들이 내게 어떻게 반응할지 모르겠다.
- 그들이 나 때문에 더 많이 힘들어하는 것이 싫다.
- 내 병 때문에 그들이 해야 할 일이 많아졌다는 것이 슬프다.
- 이것은 그들에게나 나에게나 공평하지 않다.
- 공평하든 그렇지 않든, 이것이 우리의 현실이다.
- 나는 최선을 다하는 것을 선택함으로써 나 자신을 위한 입장을 정할 것이다.
- 나는 매일 두드리기를 실천하여 내 몸이 치료 효과를 더 잘 받아들이도록 돕는다.

- 나는 매일 두드리기를 실천하여 분노, 슬픔, 좌절 대신 평온을 유지할 수 있도록 한다.
- 나는 내가 할 수 있는 최선을 다할 수 있도록, 두드리기를 나 자신에게 선물하고 있다.
- 내가 두드리는 것을 잊지 않기 위해, 나는 가족들에게 나와 함께 두드려 주기를 요청한다.
- 사랑하는 사람들과 함께 두드리기를 하면, 그들도 더 평온해질 수 있다.
- 그것은 그들이 모든 과정에서 나를 지지하고 있다고 느끼게 할 것이다.
- 나는 그들이 내 곁에서 한 걸음 한 걸음 함께해 준다는 것에 감사한다.
- 나는 내가 기분이 최대한 좋아질 수 있도록 필요한 일을 하겠다.
- 나는 그들에게 역시 최선을 다해주기를 요청한다.
- 우리는 때때로 잘 해내지 못하는 날도 있을 것이다.
- 우리는 두드리기를 선택할 수 있고, 다시 평온한 상태로 돌아갈 수 있다.
- 두려움, 분노, 슬픔, 좌절을 다스려 평온과 희망으로 되돌려야 할 때마다 지속적인 감정 조절이 필요하다는 것을 안다.
- 사랑하는 사람들의 지지는 스트레스에서 평온으로, 슬픔에서 희망으로, 좌절에서 결단력으로 바뀌는 과정을 더 쉽게 만들어 줄 것이다.
- 두드리기는 우리에게 일어나는 모든 감정을 다룰 수 있도록 도와주고, 함께 할 수 있는 방법이다.
- 내가 혼자 해낼 수 없다고 느낄 때, 이러한 지지는 나를 지켜주고 앞으로 나아가게 해 줄 것이다.
- 치료를 받는 동안 내 결심을 시험하는 어려움들이 계속되겠지만, 그 과정에서 배우고 마음의 성장을 이룰 수 있는 기회들도 있을 것이다.
- 나는 사랑하는 사람들의 지지 속에서 치료를 계속 이어가고, 회복할 수 있음에 감사한다.

## 도움을 요청하고 받아들이기

많은 사람들은 모든 일을 스스로 해결할 수 있다는 느낌을 가지고 싶어 한다. 이는 질병을 극복하는 과정에서도 마찬가지다. 우리는 살아오면서 강해야 한다, 견뎌야 한다는 말을 자주 들어왔다. 한편, 도움을 받아들일 수 있게 되면, 많은 사람들(특히 여성들이 더욱더)이 정작 필요한 도움보다는 원하지 않는 도움까지 모두 받아들여야 하는 의무감을 느낀다.

먼저 도움을 요청하는 것에 대한 저항감을 살펴보자. 저항감을 느끼는 모든 이유에 대해 목록을 작성하라. 단순하게는 도움을 요청하는 방법을 모르는 것일 수 있다. 혹은 다른 사람들에게 부담을 주지 않고 싶다는 이유일 수도 있다. 또는 스스로 늘 강한 사람이라고 여겨왔는데, 자신이 도움을 요청하면 그렇지 않다는 신호로 보이기 때문일 수도 있다. 목록에 적은 이유들을 하나씩 차례로 두드려보자. 이 과정을 통해 저항감의 숨은 이유를 밝히고, 그것을 해소하는 데 도움이 될 것이다.

이제 도움을 받아들이는 것에 대해 살펴보자. 혹시 도움을 받는 것이 자신을 더 부족한 존재로 만든다고 느끼지는 않는가? 도움을 받으면 상대방에게 큰 빚을 진다고 생각하는가? 좀 더 실질적인 면을 고려해 질문한다면, 어떤 종류의 도움이 필요한가? 무엇이 필요한가? 도와주고 싶어 하는 사람들에게 어떻게 요청하면 좋을까? 처음 놀라고 긴장한 상태에서 그저 누군가가 주는 도움을 받아들이는 것만으로도 벅찰 수 있다. 하지만 EFT를 활용할 수 있다는 것을 기억하라. EFT를 통해 이러한 부담을 해소하면, 자신이 진정 필요하고 원하는 도움을 명확하게 할 수 있다.

사람들은 도움을 주고 싶어 하지만, 어떻게 도와주어야 할지 모를 수도 있고, 병원에서 치료를 받는 동안 곁에 있어 주는 것이 필요한 전부라고 생각할 수도 있다. 그런 사람들에게는 정서적이든 물질적이든, 직접적이든 간접적이든 정말로 도움이 될 수 있는 구체적인 지원 방법을 알려주어야 한다. 예를 들어, 누군가는 차를 운전하여 병원까지 데려다 주고 데리고 올 수 있다. 또 식료품을 사 오거나, 일정에 따라 가족을 위해 음식을 준비하고 배달해 줄 사람들을 조직하여 집에 음식이 항상 있도록 도울 수 있다. 기꺼이 빨래를 대신해 줄 수도 있다. 자녀의 숙제를 도와주거나 학교까지 데려다 주는 것으로 환자의 가족을 돕고 싶어하는 경우도 있을 수 있다. 심지어 누군가는 모금을 통해 금전적인 지원을 함으로써, 환자가 스스로 돌보는 데 필요한 시간을 보낼 수 있게 해줄 수도 있다.

누군가는 EFT 세션이나 마사지를 제공해 줄 수도 있고, 향기요법 세트를 준비해 줄 수도 있다. 어떤 사람은 그냥 곁에서 이야기를 들어주고, 필요할 때 포옹해 주고, 울고 싶을 때 어깨를 빌려주며, 계속 나아갈 수 있도록 부드럽지만 단호한 격려를 해 줄 수도 있다. 언제나 웃음을 주고 싶어 하는 사람도 있을 것이다.

지원을 요청하는 것은 중요하다. 연구에 따르면, 견고한 지원망을 가진 암 환자가 더 나은 회복 결과를 보인다. 만약 과거에 지원을 요청하거나 받아들이는 것이 익숙하지 않았다면, 이제는 지원을 요청하고 편안하게 받아들이는 법을 배워야 한다. 지원을 요청하는 것은 인간으로서 자연스러운 일이다. 도움을 받는 것이 반드시 그 사람에게 빚을 지는 것을 의미하지는 않는다. 물론, 이후에 도움을 준 사람이 도움을 필요로 할 때 그들을 도와줄 수도 있고, 혹은 받은 도움을 다른 사람에게 베푸는 방식으로 보답할 수도 있다. 타인의 도움을 받아들이는 것은 곧 그들에게 주는 선물이 될 수도 있다. 일반적으로 잘 모를 수 있지만, 사람들은 환자에게 도움이 되기를 원하고 환자를 지원함으로써 사랑을 표현하고 싶어 한다. 도움을 요청하는 것은 도움을 주고 싶어 하는 사람들에게 그들이 환자를 아끼고 사랑한다는 것을 보여줄 기회를 제공하는 것과 같다.

인간은 본래 공동체적 존재이며, 질병은 환자가 공동체에게 함께해 달라고 요청하는 기회가 된다. 만약 지금까지 그런 공동체가 없었다면 새로운 공동체를 형성할 기회가 될 수도 있다.

EFT는 지원을 요청하고 받아들이는 데 방해가 되는 장애물을 해소하는 데 도움을 주는 도구이다. 이 과정은 지원을 요청할 때 떠오르는 감정을 온전히 느끼는 것에서 시작한다. 도움을 요청하는 순간 떠오르는 생각과 감정을 알아차리자. 그리고 그 생각과 감정을 두드리기 어구에 포함하여 활용하자. 이러한 생각과 감정을 해소할수록, 마음이 점차 평온해질 것이다. 그리고 지원을 요청하고 받아들이는 일이 한층 더 수월해질 것이다. 예상치 못한 큰 사랑과 지지를 받게 될 수도 있다.

## 도움을 요청하고 받아들이기 위한 두드리기 어구 예시

다음은 다른 사람의 지지와 도움을 받아들이는 데 방해가 되는 요소를 해소하기 위해 사용할 수 있는 수용확언과 연상어구들이다. 자신이 지원을 받아들일 수 있는 방식과 잘 부합하도록 수정해서 활용하라.

- 나는 비록 사람들이 나를 돕고 싶어 하는 것을 알지만, 나 스스로 돌볼 수 있다고 생각합니다.
- 나는 비록 스스로를 돌볼 능력이 있지만, 지금은 도움을 받아들이는 것이 매우 유익한 상황입니다.
- 나는 비록 도움을 요청하는 것이 불편하지만, 이런 나 자신을 사랑하고 받아들입니다.
- 나는 연약하고 무력해 보이고 싶지 않아서 도움을 받아들이고 싶지 않다.
- 나는 원래 도움을 잘 요청하는 사람이 아니었기 때문에, 이번 경험이 받아들이는 능력을 키우는 기회가 되고 있다.
- 누군가 나를 위해 뭘 해주면 난 무기력함을 느끼기 때문에, 나는 저항한다.
- 나는 무기력한 것이 아니라, 단지 조금 더 많은 지원이 필요할 뿐이다.
- 나는 항상 모든 일을 혼자 해왔기 때문에, 어떻게 도움을 요청해야 할지 모른다.
- 나는 다른 사람들에게 부탁하는 것이 정말 싫다.
- 나는 독립성이 강한 사람이었지만, 이번 일을 겪으면서 이제는 잘 모르겠다.
- 이제 나는 정말로 지원이 필요하다는 것을 안다.
- 나는 나에게 주어진 모든 지원을 받아들일 수 있도록 스스로 허락한다.
- 다른 사람들이 나를 위해 무엇을 해줄 수 있을지 잘 모르겠다.
- 지금 내게 가장 도움이 되는 것이 무엇인지 확신이 서지 않는다.
- 혼자 감당하기에는 너무 벅차므로, 이제는 도움을 요청하는 방법을 배워야 할 때다.
- 이제는 지원을 받아들이는 법을 배워야 할 때다.
- 지원을 받는 것은 사랑스러운 경험이라는 점을 배워야 한다.
- 그 과정에서 도움을 주는 사람들도 기쁨을 느낀다.
- 나만 지원을 받아 좋은 것이 아니라, 다른 사람들도 보람을 느낀다.
- 지원을 받는 것은 관련된 모든 사람들에게 축복이 될 수 있다.
- 나는 지원을 받아들이고, 그로 인한 안도감도 기꺼이 누린다.

## 후회를 내려놓기

질병에 걸린 사실을 알게 되면, "그때 그렇게 했어야 했는데", "다르게 할 수도 있었는데", "그랬더라면 어땠을까" 같은 생각이 떠오르기 마련이다. 뒤늦은 깨달음은 그 자체로 현명한 것일 수는 있지만, 현재의 상황을 바꾸지는 못한다.

후회감을 느낄 때, 사람들은 다음과 같은 질문을 스스로에게 던질 것이다.

- 왜 내 몸을 더 잘 돌보지 않았을까?
- 왜 무언가 잘못되고 있다는 것을 미리 알아채지 못했을까?
- 왜 좀 더 일찍 병원에 가지 않았을까?
- 왜 그렇게 피곤했을 때도 계속 밀어붙였을까?
- 왜 그렇게 싫어했던 직장을 떠나지 않았을까?
- 왜 나에게 해로운 관계를 계속 유지했을까?

또는 이런 식의 자책을 하고 있을 수도 있다.

- 건강을 더 챙겼어야 했어.
- 운동을 더 많이 했어야 했는데.
- 식습관을 개선했어야 했어.
- 어린 시절 트라우마를 다뤘어야 했는데.
- 내 분노, 슬픔, 걱정, 우울 등을 다뤘어야 했어.

그리고는 "이젠 너무 늦었어"라고 흔히들 말한다. 하지만 꼭 그래야 하는 것은 아니다. 우리는 EFT를 사용하여 "그때 그렇게 했어야 했는데", "다르게 할 수도 있었는데", "그랬더라면 어땠을까" 같은 모든 후회들을 해소할 수 있다. 뿐만 아니라 EFT는 그 기저의 감정적인 문제들까지 해결하는 데 도움을 준다. EFT는 알고도 무시했던 신호들에 대해 경계하고 주의를 기울이지 않았거나 아예 인식조차 못했다는 후회를 내려놓을 수 있도록 도와준다.

후회를 해소하면, 반복적인 자책과 그로 인한 생화학적 반응에서 벗어나 자신의 신체 시스템을 치유 과정에 집중시킬 수 있다. 지금 이 순간이 가장 중요하다. 후회는 현재 암 치료 과정에서 방해 요소가 될 뿐이다. 후회를 해소하고 그로부터 해방되면, 지금 내 몸에 좋은 것을 하는 것에만 집중할 수 있다. 그것은 환자를 보다 깨어 있게 하고, 앞으로 같은 후회를 반복하지 않게 만든다.

또한, 후회를 변화의 출발점으로 삼을 수도 있다. 후회는 삶에 큰 영향을 주는 내면의 신념에 관한 정보를 제공한다. 후회 속에 어떤 감정과 경험이 얽혀 있는지 관찰하고 분석하면, EFT를 활용해야 할 주제를 찾을 수 있다. 후회 하나하나를 두드리며 그것과 연결된 감정과 신념을 해소하면, 더 건강한 감정과 신념을 받아들일 수 있다. 이는 더 건강한 행동으로 이어진다.

## 후회를 내려놓기 위한 두드리기 어구 예시

다음은 후회를 내려놓는 데 활용할 수 있는 수용확언과 연상어구이다. 자신이 가진 후회를 가장 잘 표현하는 어구를 선택하고, 자신의 상황에 맞게 수정해서 활용하라.

- 나는 비록 너무 많이 후회하고 있지만, 이런 나 자신을 사랑하기로 선택합니다.
- 나는 비록 몸에 이상을 느꼈을 때 검사를 받지 않은 것을 후회하지만, 이런 나 자신을 받아들입니다.
- 나는 내 몸에서 일어나고 있는 일을 보거나 느끼지 않으려 했던 것을 후회하지만, 이제 그 후회를 회복을 지지하는 마음으로 바꿔야 합니다.
- 나는 너무 오랫동안 기다린 것을 후회한다.
- 나는 검사받는 일에 그렇게 고집 부렸던 것이 후회스럽다.
- 그때는 알려고 하지도 않았지만, 이제는 더 일찍 병원에 가지 않은 것이 후회스럽다.
- 그때 더 일찍 발견할 수 있었을지도 모른다.
- 내 삶은 암과 관련된 것뿐만 아니라 후회로 가득 차 있는 것처럼 느껴진다.
- 나는 내 행동을 후회한다.

- 나는 내가 사랑하는 사람들을 대했던 방식이 후회스럽다.
- 나는 나를 가까이하고 싶어하는 사람들과 거리를 두었던 것을 후회한다.
- 나는 인간관계, 직업, 경력 등 내 인생에서 많은 것들을 다르게 했어야 한다고 느낀다.
- 그때는 그때였고, 지금은 지금이다.
- 걱정한다고 해서 과거를 바꿀 수는 없지만, 지금 이 순간을 더 나아지게 하는 것은 가능하고 그래야 과거를 내려놓을 수 있다.
- 후회를 내려놓는 것이 그것을 치유하는 첫 걸음이다.
- 나는 현재를 더 나아지게 할 수 있는 걸음을 내디딜 수 있을 뿐이다.
- 지금 이 순간을 더 좋게 느끼도록 만들면, 과거의 모든 후회와 미래의 걱정까지도 자연스럽게 사라질 수 있다.
- 나는 후회 속에서 나 자신을 비난하는 대신, 지금 이 순간 나 자신을 돌보기로 선택한다.
- 지금이 진짜 내가 가진 유일한 순간이다.
- 나는 지금, 이 순간을 최선을 다해 살아가기로 선택한다.
- 그것이 스스로에게 자랑스러운 삶을 만들 수 있는 방법이다.

## 신체 이미지와 자존감

우리는 아무리 좋은 상황에서도 자신의 몸에 대해 지나치게 가혹한 평가를 내리는 경향이 있다. 너무 뚱뚱하다, 너무 말랐다, 볼품없다, 코가 크다, 허벅지가 두툼하다, 발이 너무 크다, 발이 너무 작다, 눈이 너무 모였다, 눈 사이가 너무 멀다 … 그 외에도 우리는 끊임없이 자신의 외모에서 결점을 찾아낸다. 여기에 체중 감소, 탈모, 흉터까지 더해진다면, 자신의 몸을 받아들이기가 더욱 어려워진다. 암에 걸린 몸은 정상적이고 건강한 몸으로 보이지 않는다. 특히 암 치료를 받은 이후에는 몸이 어떤 것에 의해 파괴당하고 황폐해진 듯한 모습처럼 보이게 된다.

암 치료 중이거나 치료를 받은 후의 신체 상태는 자존감을 더욱 낮추고, 자신의 몸만 아니라 인생 전체를 부정적으로 바라보게 만들 수도 있다. 하지만 꼭 그래야 하는 것은 아니다. EFT가 부정적인 신체 이미지를 해소하도록 도와줄 수 있다. EFT를 통해 암 치료로 인한 신체 변화를 혐오하는 것에서 벗어나 그 신체 변화가 생존과 건강을 위해 필요한 일을 하고 있다는 증표라고 인식하게 된다. 그것은 내 몸을 있는 그대로 사랑하는 기회가 된다. 내 몸의 모든 세포가 내가 의식하지 못하는 사이에도 얼마나 많은 일을 하고 있는지 감사한 마음을 가지는 기회도 생긴다. 지금 이 순간 내 몸은 그 어느 때보다도 나의 사랑을 필요로 한다. 

질병을 겪는 과정은 신체 이미지와 자존감에 대한 오래되고 건강하지 못한 신념을 제거할 기회일 수 있다. 난 좋은 사람이 아니다, 가치가 없다, 성공하지 못했다 등의 모든 신념들을 버리고, 자기 자신과 몸을 근사한 존재로 바라볼 수 있는 기회다. 우리는 우리의 몸을 축복하고 감사한 마음을 가질 수 있다.

## 신체 이미지와 자존감을 위한 두드리기 어구 예시

다음은 신체 이미지와 자존감에 대한 두드리기를 할 때 사용할 수 있는 수용확언과 연상어구이다. 신체와 자존감에 관한 자신의 신념에 가장 잘 부합하는 어구를 선택하고, 자신의 상황에 맞게 수정해서 활용하라.

- 나는 비록 암을 가진 내 몸을 어떻게 사랑할 수 있을지 잘 모르겠지만, 내 몸이 지금 나의 사랑을 필요로 한다는 것을 압니다.
- 비록 내 몸이 내가 상상했던 것보다 훨씬 더 초라해 보이지만, 나는 이런 내 몸을 사랑하겠습니다.
- 나는 비록 평생 내 몸이 못생겼다고 생각했지만, 이제 그 시각을 바꾸고 싶습니다.
- 나는 비록 평생 '충분하지 않다, 가치가 없다, 성공하지 못했다'고 나 자신을 비난해 왔지만, 이제는 그 신념을 바꿀 때라는 것을 압니다.
- 나는 한 번도 나 자신을 긍정적으로 바라본 적이 없다.
- 나는 평생 자존감이 낮았다.
- 나는 나 자신, 특히 내 몸을 항상 비난하고 책망해 왔다.
- 나는 한 번도 외모나 성공에 대해 자존감을 느껴본 적이 없다.
- 이제는 내 몸이 어떻게 보일지에 대해 스스로 책망하고 있다.
- 나는 평생 내 몸에 대해 모든 것을 비난해 왔다. 지금 와서 달라질 이유가 있을까?

- 나는 내 외모가 봐줄 만하지 않다고 자신을 비난해 왔다.
- 나는 완벽하지 않다는 이유로, 혹은 이상적인 모습과 다르다는 이유로 내 몸을 비난해 왔다.
- 나의 겉모습을 내가 얼마나 싫어하는지 이제 더욱 분명하게 느껴지는 것 같다.
- 예전부터 내 몸을 비난해 왔지만, 이제는 내 몸이 더 이상 내 것처럼 느껴지지도 않는다.
- 나는 더 이상 내 몸을 알아볼 수도 없다.
- 이것은 내 몸이 아닌 것 같다.
- 머리카락도 빠지고, 야위고, 약해지고, 창백해지고, 흉터까지 생겼다.
- 전혀 나처럼 보이지 않아서, 이건 내 몸일 리가 없다.
- 예전에도 내 몸이 싫었다고 생각했지만, 이제는 거울조차 보고 싶지 않다.
- 내 몸이 암에 의해 점령당한 것 같고, 그것이 싫다.
- 내 몸이 암에 걸렸다는 이유로, 내 몸을 미워하고 싶은 마음이 든다.
- 그것은 결국 나 자신과, 내 몸과, 내 전부를 미워하는 것이다.
- 이런 감정은 나의 회복에 도움이 될 리 없다.
- 평생 내 몸을 미워하며 살아온 것은 나에게 전혀 도움이 되지 않았다.
- 특히 지금이 더욱 그렇다.
- 내 몸이 지금 어떤 모습이든, 받아들여야 할 때다.
- 있는 그대로의 내 몸을 받아들여야 할 때다.
- 내 몸과 나 자신에 대한 나의 인식을 바꿔야 할 때다.
- 내 가치에 대한 나의 인식을 바꿔야 할 때다.
- 내 몸은 더 나은 방향으로 변화하라고 외치고 있다.
- 지금 내 몸은 그 어느 때보다도 나의 사랑이 필요하다.
- 계속 내 몸을 미워할 것인지, 아니면 내 몸을 받아들이고 사랑할 것인지 나는 선택할 수 있다.
- 나는 건강해지기로 결심했고, 그래서 내 몸을 사랑하는 것을 시작하기로 선택했다.
- 나는 내 몸 전체를 사랑하게 될 때까지 매일 내 몸의 각 부분에 사랑한다고 말하기를 선택한다.

- 나는 나 자신을 너무 사랑하기로 선택했기에, 내 몸의 모든 부분을 사랑할 수 있게 된다.
- 나는 나 자신을 온전히 사랑하고 받아들이기로 선택했기 때문에 이렇게 한다.
- 나는 내 몸에 더 친절하기로 선택함으로써, 실제로 나 자신에게 더 친절해지고 있다.
- 나는 나 자신을 받아들이고 사랑하는 법을 배우고 있다.
- 이것은 내 몸에도, 내 자아상에도, 내 자존감에도 좋은 일이다.
- 나는 내 몸의 각 부분들뿐만 아니라, 나 전체를 온전히 받아들이는 법도 배우고 있다.
- 나는 나 자신을 온전히, 깊이 받아들이고 사랑하는 법을 배우고 있다.
- 이것은 나 자신과 내 몸을 위한 선물이다.
- 나 자신을 사랑하는 것은 인생의 큰 성공 중 하나이기 때문에, 이는 많은 성공으로 이어지는 선물이 된다.

## 자신의 상태에 대해 이야기하기

사랑하는 사람들에게 암에 대해 이야기하는 것도 어렵지만, 가까운 사이가 아니거나 개인적인 이야기를 나누지 않는 사람들에게 이야기하는 것은 더욱 어려울 수 있다. 이런 사람들은 우리의 일상에서 자주 마주치는 동료, 상사, 지인, 혹은 식료품점이나 주유소에서 일하는 사람들일 수도 있다.

그들이 흔히 묻는 "어떻게 지내세요?"라는 질문에 뭐라고 답할 것인가? 누군가가 이렇게 물을 때 가장 먼저 어떤 느낌이 드는가? 자신의 상태에 대해 편하게 이야기할 수 있는가? 솔직하게 말해야 한다고 느끼는가, 아니면 대부분의 사람들이 그렇듯 "괜찮아요"라고 대답하고 싶은가? 만약 대화하기로 결정했다면, 어디까지 말하고 싶은가? 사람마다 접근 방식이 다를 수밖에 없다. 두드리기를 활용하면 누구에게 어디까지 이야기할지 더 명확하게 하는 데 도움이 될 수 있다.

또한, 자신의 상태에 대해 이야기하는 것에 대한 망설임을 EFT로 다룰 수도 있다. 굳이 누군가 앞에 있을 때까지 기다릴 필요는 없다. 특정한 사람이 "어떻게 지내?"라고 묻는 상황을 상상해 보고, 그들에게 암에 대해 이야기할 때 자신의 감정이 어떨지, 그리고 상대방이 그 말을 들었을 때 어떤 반응을 보일지 떠올려 보라. 그런 다음 EFT를 활용해 예상되는 감정과 반응을 해소할 수 있다. 이러한 감정을 정리하고 나면 마음이 차분해지고, 실제로 그 사람을 만났을 때도 완전히 침착하거나 약간의 긴장만 남은 상태에서 자신의 소식을 전할 수 있을 것이다.

또 다른 문제는 자신의 상황에 대해 이야기할 때 상대방의 반응에 대한 걱정과, 그 반응에 대한 자신의 대응 방식이다. 상대방이 불편할까 봐 걱정되는가? 그들이 자신의 경험이나 어디서 들은 이야기로 원치 않는 조언을 할까 봐 두려운가? 그들의 동정을 어떻게 받아들일 것인가? 암 환자가 된 자신을 영원히 다르게 바라볼까 봐 두려운가? 누군가가 너무 불편해서 얼어붙거나 자리를 떠버린다면, 그 상황을 어떻게 감당할 것인가?

마찬가지로 다른 사람들의 반응과 그에 대한 자신의 반응을 미리 상상해 보자. EFT를 사용하여 이러한 가능성 있는 상황에 대한 감정을 해소할 수 있다. 이렇게 하면 내면이 더욱 평온해지고, 자신의 경험을 공유할 때 상대방이 어떤 반응을 보이더라도 보다 침착하게 대응할 수 있을 것이다.

### 자신의 상태를 이야기하기 위한 두드리기 어구 예시

다음은 자신의 상태를 이야기하는 것과 관련된 문제에 대해 두드릴 때 사용할 수 있는 수용확언과 연상어구들이다. 자신의 상황에 가장 적합한 어구를 사용해 보자.

- 나는 비록 "잘 지내세요?"와 같은 간단한 질문에도 대답하기가 너무 어렵지만, 이런 나 자신을 사랑합니다.
- 나는 비록 사람들이 단순히 인사를 건네면서 내 상황에 깊이 개입하려는 것이 아니라는 걸 알지만, 거짓말도 하기 싫고 그렇다고 진실을 말하고 싶지도 않아서 불편함을 느낍니다.
- 나는 비록 단순한 인사에도 어떻게 대답해야 할지 모르겠지만, 차분하게 인사하기로 선택합니다.
- 나는 나 스스로 어떤 상태인지 잘 모르기 때문에 "어떻게 지내세요?" 같은 질문에 뭐라고 답해야 할지 잘 모르겠다.
- 세상 사람들이 내 암에 대해 알게 되는 것을 원하지 않기 때문에, 나는 대답하는 것이

싫다.

- 혼자 속에 묻어두는 것이 더 낫다 싶지만, 치료받는 동안 외롭지 않고 싶은 마음 때문에 참 어려운 일이다.
- 나는 주변 사람들의 지원을 받고 싶지만, 그들이 제안하는 것들이 나의 선택과 맞지 않을 때가 있다.
- 어떤 사람들은 내가 어떤 치료를 받아야 하는지에 대해 매우 강하게 주장하기도 한다.
- 그럴 때면 나는 불편함을 느낀다.
- 나는 차분히 그들의 말을 듣고, 결국 나에게 가장 좋은 선택을 하기로 한다.
- 그들이 제시하는 의견이 나에게 도움이 될 수도 있다.
- 그들의 호의에 감사한 마음을 가지면서도 거절할 수 있고, 그래도 괜찮다.
- 이것은 내 몸이고, 내 선택이다.
- 그들이 하고 싶은 말을 듣는 대신, 내가 충분한 정보를 가지고 있다고 말하고 대화를 다른 주제로 돌리는 것도 괜찮다.
- 나를 동정하고 슬퍼하는 그들의 시선이 나를 불편하게 만든다.
- 그것은 나의 상황에 대한 그들의 반응이지만, 그들의 반응에 어떻게 대응할 것인지는 내 몫이라는 것을 기억하기로 선택한다.
- 그들이 나에 대해 슬퍼한다고 해서 나도 슬퍼할 필요는 없다.
- 나는 잠시 멈춰서 깊이 숨을 들이쉰다.
- 그들이 나에 대해 슬퍼해도, 나는 차분해지는 것을 선택한다.
- 그들은 진심으로 내가 최선의 선택을 하길 바라고 있다.
- 나는 이 상황을 포함한 모든 상황에서 여유를 갖기로 선택한다.
- 결국 이것은 나의 여정이며 나의 선택이다.
- 나는 내 몸에 대해서도, 모든 사람에 대해서도 편안하기를 선택한다.

다른 사람들의 지원을 받는 것을 스스로 거부하는 오랜 신념을 내려놓으면, 암을 혼자서 감당해야 한다는 부담에서 벗어날 수 있다. 이는 또한 도움을 주는 사람들에게도 보람을 느끼게 한다. 그들은 암 환자에 대해 무력감에 빠지거나 이해하지 못한 채 방관하지 않고, 환자를 지원함으로써 도움이 되었다는 사실에 기뻐할 것이다. 곁에 있는 사람들과 자신의 상태에 대해 이야기하고, 부정적인 신념과 습관을 해소하는 것은 여러 면에서 치유를 촉진한다.

Chapter 10.

# 치유의 장애물 제거하기

Clearing Obstacles to Healing

이 장에서는 치유를 방해하는 장애물이 어떻게 형성되는지, 그리고 그것이 EFT의 효과와 예후에 어떤 영향을 미치는지 살펴본다. 이러한 장애물 중 많은 부분은 어린 시절에 학습된 메시지들이며, 무의식 속에 깊이 자리 잡고 있다. 대개 이러한 장애물은 변화를 시도하기 전까지는 전혀 인식하지 못한다. 무의식에 깊이 뿌리내린 것이기 때문에, 의식적으로 원하지 않는 습관이라도 버리기가 어렵다. 이 장에서는 EFT를 활용하여 이러한 장애물을 인식하고 제거하는 방법의 팁을 제공한다.

다음은 EFT 전문가인 도슨 처치(Dawson Church)가 작성한 통찰력 있는 글로서, 암으로부터 회복하는 데 필요한 요소들을 여덟 가지 단계로 정리하여 설명하고 있다. 이 단계들은 건강 증진을 위해 지금 당장 실천할 수 있는 것들이며, 암 환자뿐 아니라 누구에게나 유용한 지침이 될 수 있다. 이 단계들을 잘 이해한다면 치유를 방해하는 장애물들이 무엇인지 명확하게 보일 것이다.

# EFT와 함께 하는 건강 실천 8단계

by 도슨 처치(Dawson Church)

최근 암 진단을 받은 친구가 내게 물었다. "도슨, 넌 지금 내 입장이라면 어떻게 할 거야?"

정말 생각을 자극하는 질문이었다. 나는 그녀에게 이메일을 보내 앞으로의 의료적 치료 과정에서 감정적 상태를 잘 관리할 수 있도록 EFT를 어떻게 활용할 수 있을지에 대해 내 생각을 정리해 보냈다. 그리고 곧 이렇게 생각하게 되었다. "이 내용을 모두와 나누어 보면 어떨까?"

이제부터 소개할 실천 목록은 아픈 사람들만을 위한 것이 아니다. 연구에 따르면 긍정적인 환경을 조성하며 살아가는 사람들은 훨씬 더 오래, 더 행복하게 산다고 한다. 그러니 여러분이 완벽한 건강을 유지하고 있다 하더라도 이 목록들을 꼭 실천해 보기를 권한다. 정신 건강은 곧 신체 건강이다.

1. **모든 부정적인 외부 영향을 완전히 제거하라.** 음악, 영화, 사람들, 책, TV쇼, 인터넷 사이트, 뉴스 등 외부 영향들이 부정적일 때, 그것은 감당할 수 없을 만큼 에너지를 소모하게 만든다. 그냥 다 없애 버려라. 그것은 독이다.
2. **대신 긍정적인 사람들, 메시지, 정보를 주변에 두어라.** 이런 요소들은 에너지를 공급해주며, 여러분을 성장하게 만든다. 나는 웨인 다이어(Wayne Dyer), 에스더 힉스(Esther Hicks), 마르시 쉬모프(Marci Shimoff), 잭 캔필드(Jack Canfield), 존 그레이(John Gray) 같은 영감을 주는 리더들의 생각을 내 머릿속에 채우는 것을 좋아한다. 나는 이들의 메시지를 매일 접할 수 있도록 TappingPeakPerformance.com에서 33일 분량의 프로그램을 만들었다. 그것은 매일 여러분의 마음을 긍정적인 메시지로 가득 채워 줄 것이다.
3. **규칙적인 수기요법과 함께 자신의 몸을 사랑하라.** 마사지, 레이키 등 수기요법과 감정자유기법 등을 주 2회 이상 실천하라.
4. **아침에 눈을 뜨자마자, 그리고 잠들기 전에 볼 수 있도록 비전 보드를 만들**

**어라.** 비전 보드에는 삶의 다섯 가지 영역에서 꼭 보고 싶은 이미지들을 담아 둔다.

- 건강
- 일
- 영성
- 돈
- 관계

5. **아침마다 비전 보드를 보며 EFT를 하고 두드려라.** 더 높은 힘에 집중해야 한다. 그 에너지에 자신을 맞추고, 두드리면서 다른 모든 것을 내려놓는다. 여러분의 삶의 목표, 긍정적 에너지, 그리고 더 높은 힘에 100% 맞춰진 상태로 하루를 시작하라.
   - 나는 비록 [건강 문제]를 겪고 있지만, 이런 나 자신을 깊이, 온전히 사랑하고 받아들입니다.
   - 나는 비록 [건강 문제]를 겪고 있지만, 내 몸이 스스로 치유할 수 있음을 믿기로 선택합니다.
6. **매일 밤 같은 방법을 실천하라.** 잠들기 전에 다시 100%가 되도록 조율한다. 잠재의식에 치유의 꿈을 요청하라. 잠에서 깼을 때 어떤 의미 있는 꿈이 기억난다면, 기록해 두고 Dream to Freedom 기법(eft4dreams.com)[1]을 활용해 그 꿈을 해석하고 EFT와 연결하여 작업한다.
7. **가능한 모든 기도 모임을 동원하여 치유를 위한 기도를 요청하라.** Unity.org/prayer, Light a Candle (grateful.org), Lourdes (lourdes-france.com) 등 다양한 온라인 기도 사이트들이 있다. 지역 교회에도 기도 요청을 올리자. 다른 종교의 교회나 성당, 사원도 괜찮다. 랍비, 이맘, 구루, 샤먼, 목사님 등 누구든 나를 위해 기도해 주는 것은 좋은 일이다.

---

1 역자 주: Dream to Freedom 기법은 EFT와 꿈 분석을 결합한 심리 치유 기법이다. 이 기법은 꿈을 활용하여 무의식에 숨겨진 감정적 문제를 탐색하고, EFT를 통해 그 감정을 해소함으로써 심리적 및 신체적 치유를 촉진하는 방식이다.

8. **위의 단계들은 비교적 쉽다. 이제 가장 어려운 부분이다.** 모든 부정적인 생각을 완전히 제거하라. 단 하나도 용납해서는 안 된다.
   이를 실천하기 위해 매일 아침 긍정적인 생각 하나를 선택하라. 하루 동안 떠오를 수 있는 모든 부정적인 생각을 대체할 확언을 정하는 것이다. 이 긍정적인 확언을 포스트잇에 적어 집안 모든 방과 사무실에 붙여 둔다. 매일 아침 두드리는 동안 긍정 확언을 반복하는 것에 20-30분을 투자한다. 그러면 하루 종일 부정적인 생각이 우리의 마음을 방해할 틈을 주지 않게 된다.
   SNS에서 팔로우하는 내용들을 잘 추려서 온라인으로부터 접하는 내용들이 자신의 치유 목표를 지지하도록 해야 한다. 즉 부정적인 소식, 우울한 게시물은 모두 없애거나 피해야 한다. 모든 부정적인 미디어 영향을 차단하고 그 대신 긍정적인 경험들로 가득 채우라는 뜻이다.

연구에 따르면 EFT와 긍정적인 감정은 우리의 뇌를 변화시키고 유전자 발현을 변경한다. 질병과 관련된 많은 유전자를 조절하기도 한다. 그러니 꼭 이 여덟 가지를 실천해 보라.

감정적인 중재뿐만 아니라 식단을 개선하고 집 안의 잠재적인 독소를 제거하며, 건강에 무리 없게 업무 일정을 계획하는 것도 중요하다. 사랑하는 사람들의 모임에 참여하고 최선의 삶을 위해 가능한 모든 것을 실천하라. 우리는 그럴 자격이 있다!

* * *

## 장애물 이해하기

스트레스는 치유를 방해하는 주요 장애물 중 하나이며, 질병의 주요 원인이기도 하다. 놀랍게도 질병의 75-90%가 스트레스와 관련이 있다. 가장 관련이 깊은 건강 문제로는 심혈관 질환을 비롯해 당뇨병과 같은 대사 질환, 우울증을 포함한 정신장애 및 신경퇴행성 장애 그리고 암 등이 있다(Liu, Wang, & Jiang, 2017).

신체에 영향을 미치는 세 가지 스트레스 유형이 있다. 신체적 스트레스, 화학적 스트레스, 감정적 스트레스가 그것이다. 연구자이자 베스트셀러 작가인 조 디스펜자(Joe Dispenza)가 말하기를, "이 각각의 스트레스 유형들은 1,400가지 이상의 화학 반응을 촉발하며, 30가지 이상의 호르몬과 신경 전달 물질을 만들어낸다. 이러한 스트레스 호르몬의 화학적 폭풍이 시작되면, 자율신경계를 통해 마음이 신체에 영향을 미치고 우리는 극도의 마음과 몸의 연결을 경험하게 된다(Dispenza, 2014)." 만약 뇌와 신체가 균형(항상성)을 잃어버리면, 질병에 더 취약한 상태가 된다.

1. **물리적 스트레스**는 외상, 사고, 부상 등으로 인해 발생한다.
2. **화학적 스트레스**는 독소, 오염물질, 살충제, 불균형한 혈당 수치, 독감, 유해한 세균으로 인해 발생한다.
3. **정서적 스트레스**는 가족의 비극, 자녀 양육, 한부모 가정, 이혼, 배우자의 불륜, 외로움, 죽음, 질병, 부채, 고지서 납부, 실직, 과거 및 현재의 학대, 뉴스, 교통 체증 등 수많은 일들을 둘러싼 생각과 감정에 의해 발생한다. 그리고 신체적·정서적 스트레스에 대한 감정 반응 자체도 정서적 스트레스로 이어질 수 있다.

물리적 스트레스와 화학적 스트레스는 안전한 생활 습관과 예방 활동을 통해 어느 정도 발생 가능성을 줄일 수 있다 해도 사실 불가항력적인 면이 있다. 반면, 정서적 스트레스는 거의 전적으로 스스로 통제 가능한 영역이다. 그렇다. 인생에서 시련과 어려움은 피할 수 없지만, 우리가 어떻게 반응하는지에 따라 정서적 스트레스의 수준은 달라질 수 있다. 암 발생의 요인을 제거하고 추가적인 질병을 예방하기 위해 스트레스 부담을 낮추는 것은 결국 우리가 어떻게 하느냐에 달려 있다.

스트레스 반응이 일어날 때 분비되는 호르몬은 그 순간의 생존을 위한 대비이다. 싸움-도피-얼어붙기(FFF) 반응을 유발하는 호르몬으로, 아드레날린, 노르아

드레날린, 코티솔이 있다. 이러한 호르몬들은 위험 상황에서 신체를 빠르게 움직이도록 만들어 생명을 구할 수 있다.

그러나 만성적 스트레스 상황이 지속될 때는 생명을 구하는 기능의 이 스트레스 호르몬들이 오히려 질병을 야기할 수 있다. 앞서 언급했듯이 이 호르몬들은 단기적 사용을 전제로 설계된 것이지, 장기적으로 지속되는 상태를 위한 것이 아니다. 교통 체증에 갇혀 있거나 문자 메시지에 즉각적인 답장을 받지 못해 짜증을 냈다면 이미 스스로 스트레스 반응을 활성화시킨 것이다. 이러한 스트레스 패턴이 반복되면 습관이 되거나 새로운 표준이 된다. 지나치거나 지속적인 불안, 좌절, 분노, 혹은 몇 분 이상 지속되는 통제 욕구를 느낀 모든 시간들을 더해 보라. 결국 생명을 위협하지 않는 일상적인 문제들에 의해 초래된 만성적 스트레스는 건강을 위태롭게 만든다.

만성적인 스트레스 패턴은 어떻게 형성될까? 이를 이해하기 위해 뇌파 패턴을 알아야 한다. 뇌파가 어떻게 자율신경계(ANS)에 영향을 미치고, 신념 및 습관을 형성하는지 살펴보자.

## 뇌파

인간의 뇌는 유아기부터 성인이 될 때까지 다양한 뇌파 상태를 거친다. 다음은 뇌파의 유형과 각 발달 단계에서의 기능을 개괄적으로 정리한 것이다.

- **델타파**(Delta waves, 0-2세): 생후 첫 2년 동안 뇌는 주로 델타파를 생성한다. 델타파는 심장 박동, 호흡, 소화와 같은 신체 기능을 조절하는 무의식적 활동을 담당하며, 깊은 수면과 연관이 있다.
- **세타파**(Theta waves, 2-6세): 이 시기에는 세타파가 주로 활성화된다. 이 단계에서는 부모, 가족, 지역, 사회의 행동 양식을 배우게 된다. 세타 상태에서는 모든 정보를 사실로 받아들이기 때문에, 컴퓨터가 바이러스 방지 프로그램 없이 모든 데이터를 다운로드하는 것과 같다고 비유할 수 있다. 좋은 패턴이든 그렇지 않은 패턴이든 모두 거르지 않고 받아들인다. 그런 면에서 세타 상태는 최면

상태와도 유사하다. 이 시기는 또한 상상력이 매우 활발한 시기이기도 하다.

- **알파파**(Alpha waves, 6-12세): 이 시기에는 의식적인 사고가 발달하여 활성화되기 시작한다. 의식적인 뇌는 논리, 추론, 분석, 의지, 신념을 가능하게 한다. 알파파는 무의식으로부터 의식을 분리하는 역할을 한다.
- **베타파**(Beta waves, 12세 이후): 베타파는 사고하고 분석하는 동안 작동하며, 하루 동안 주로 활성화되는 뇌파이다. 그 분석하는 뇌는 옳고 그름, 선과 악, 긍정과 부정, 흑과 백, 과거와 미래 등 대조되는 개념을 구분하는 역할을 한다.

## 성인의 뇌파 패턴

성인이 되면, 하루 동안 다음과 같은 뇌파 상태를 거치게 된다.

- **베타**(Beta): 베타 상태는 생각하고, 듣고, 공부하고, 분석하고 정보를 처리할 때 나타난다. 베타파는 업무를 수행하고 완료하는 데 유용하다. 간혹 베타 상태를 "원숭이 마음(monkey mind)"이라고도 하는데, 이는 끊임없는 잡념이 계속해서 떠오르며 쉽게 멈출 수 없기 때문이다. 이러한 상태는 긴장을 풀거나 잠드는 것을 어렵게 만들고, 결과적으로 과도한 스트레스 호르몬을 분비하게 만든다.
- **알파**(Alpha): 알파 상태에서는 분석적인 사고가 느려지고, 주변 환경보다 내면 세계에 더 집중하게 된다. 이 상태를 "트랜스(trance)"라고도 한다. 또한, 잠들기 직전의 이완 상태이기도 하다. 알파파의 이점 중 하나는 저항이 줄어들어 새로운 정보를 더 쉽게 받아들일 수 있다는 것이다. 이 상태에서는 잠재의식에 대한 장벽이 약해지기 때문에, 평소라면 받아들이기 어려운 정보에도 영향을 받을 가능성이 높아진다. 예를 들어, 심야에 방송되는 홈쇼핑 광고가 효과적인 이유가 바로 이 때문이다.
- **세타**(Theta): 세타 상태는 상상하는 상태이며, 의식과 잠재의식 사이의 문과 같다. 최면 상태와 유사하여 프로그래밍이 가능한 상태로서, 어린 시절 가족과 사회의 신념 및 행동 패턴을 학습한 것도 이 세타 상태에서 이루어진다. 또한 세타 상태는 기존의 부정적인 패턴을 새로운 긍정적인 패턴으로 다시 프로그

래밍하는 데 매우 유용하다.

- **델타**(Delta): 델타파는 수면 중이거나 무의식 상태일 때 발생한다. 이는 회복을 위한 깊은 수면과 관련이 있으며, 수면 중에는 몸이 다양한 회복 과정을 거친다. 델타 상태에서는 신체는 깊이 잠들어 있지만, 뇌는 활발하게 작동하며 불필요한 정보를 정리하고, 복구하고, 재설정한다. 또한, 델타 상태는 임사 체험이나 우주와의 일체감 같은 초월적인 상태에서도 작동한다.
- **감마**(Gamma): 감마파는 초의식(superconsciousness)과 관련된 뇌파로서, 더욱 의식적이고 각성되어 더 높은 인식 수준을 가질 때 나타난다. 깊이 명상할 때와 같이 뇌의 깊은 내부에서 일어나는 내적 경험이 감마 상태를 야기한다. 외부의 스트레스 요인으로 인해 유발되는 높은 베타 상태와 상반된다.

베타와 알파 상태는 의식적인 정신을 나타낸다. 알파, 세타, 델타는 잠재의식을 나타낸다. 알파파는 의식과 잠재의식이 교차하는 지점에 위치한다.

성인이 깨어 있는 동안, 의식적인 정신을 사용하는 시간은 전체의 5%에 불과하다. 나머지 95%의 시간 동안은 잠재의식이 작동하고 있다. 잠재의식은 학습된 패턴, 습관, 신념, 그리고 자동적으로 발생하는 감정적 반응을 담고 있는 '프로그램화된 정신'이다. 따라서 대부분의 시간 동안 우리는 잠재의식에 저장된 정보에 따라 자동적으로 반응한다. 우리는 그것에 대해 의식적으로 인식하지 않으며, 같은 방식으로 반복해서 동일하게 반응하도록 훈련되어 있다.

이러한 자동화된 무의식적 프로그램들은 현재의 회복을 방해하거나, 정서적이든 신체적이든 치유를 위해 꼭 필요한 행동을 취하는 것을 막고 있을 수 있다. 사실, 이러한 잠재의식의 프로그램들 자체가 처음부터 질병을 만들어내는 데 일조했을 가능성도 있다. 이러한 프로그램과 패턴들은 매우 고착되어 강력하고 지속적인 영향을 미친다.

여기에 뇌파 상태와 그 기능을 설명하는 이유가 있다. 어린 시절에 학습한 것들이 잠재의식 속 프로그램으로 저장되어 있다는 사실과, 그것이 현재의 건강 문제에 어떻게 영향을 미치는지 이해하는 것이 치유 과정에서 매우 유용하기 때문이다. 자신의 잠재의식 프로그램을 탐색하고, 그것이 건강에 해로운 영향을 미치는지 살펴보는 과정이 필요하다. EFT는 이러한 문제 영역을 식별하고 해로운 프로그램을 제거하며, 건강한 프로그램을 새롭게 정착시키는 데 도움을 줄 수 있다.

다음 두 가지 사례에서 EFT 전문가이자 교육자이며 개인 성과 및 건강 관리자인 야스미나 코바체브(Jasmina Kovacev)는 암과 관련된 무의식적 프로그래밍의 역할을 강조한다. 첫 번째 사례는 이차이득과 치유에 대한 신념이 질병의 경과에 어떤 영향을 미칠 수 있는지를 보여준다. 두 번째 사례에서는 한 여성 내담자가 EFT를 활용하여 췌장암의 기저에 있던 감정적 갈등을 해결하고, 치유에 대한 믿음이 없는 것과 연관된 모든 양상들을 해소한 이야기를 소개한다.

## EFT 두드리기를 통해 대장암 환자의 핵심 문제를 밝히다

by 야스미나 코바체프(Jasmina Kovacev)

대장암 수술을 받은 한 여성 내담자가 의사들로부터 9개월 동안의 항암 치료를 권고받았다. 그녀는 이를 거부하기로 결정했다. 수술 전 촬영한 검사에서 간에 작은 점이 발견되었고, 의사들은 그것이 암일 경우 생존 확률이 10%에 불과하다고 전했다. 암이 아닐 경우에는 생존 확률이 높아지겠지만, 그래도 항암 치료를 받는 것이 최선이라고 조언했다.

그녀가 나를 찾아왔을 때 간 부위에 심한 통증을 호소했다. 나는 만성 질환을 가진 내담자를 처음 만날 때마다 그들의 치유에 대한 믿음의 수준을 먼저 확인한다. 보통 그 과정에서 많은 핵심 문제가 드러난다.

나는 그녀에게 치유될 것이라 믿는 정도를 물었다. 메리(가명)는 10점 만점에 10점이라고 답했다. 그녀는 자신의 암을 극복할 것이라는 확신이 있다고 했다. 나는 상당히 놀랐다. 그녀가 겪은 상황과 특히 의사들의 암 진단과 예후에 대한 비관적 예측을 고려할 때 그녀에게 어떤 정신적 상처나 의심이 남아 있지 않을 수는 없다고 생각했기 때문이다. 그녀의 치유에 대한 믿음이 진심으로 10점일 리 없다고 판단했다.

그래서 나는 그녀가 왜 암을 극복하고 싶어 하는지, 왜 살아남고 싶은지에 대해 질문했다. 메리는 세 아이를 둔 싱글 맘으로, 막내는 겨우 세 살이었다. 당연히 그녀는 아이들을 위해서라도 살아남기를 간절히 바랐고, 10점 만점에 10점 이상의 치유를 원했다. 그녀가 살고 싶어 하는 동기를 파악한 후에 비로소 난 그녀의 실제 치유에 대한 믿음 수준에 접근할 수 있었다.

나는 그녀에게 아이들이 없다고 상상하게 하고 암을 극복할 수 있다는 믿음의 정도를 다시 말해달라고 요청했다. 놀랍게도 그녀의 믿음은 단 2점이었다.

의사들이 말한 것뿐 아니라, 그녀는 "나는 살 자격이 없다", "나는 가치가 없다"와 같은 깊은 무의식적 신념과 여러 어린 시절의 감정적 상처를 가지고 있었다.

나는 암을 촉발한 결정적인 사건이 있었을 것이라고 확신했지만, 메리와 함께 그 사건을 찾는 것은 쉽지 않았다. 병이 발병하기 직전에 특별한 사건은 없었고, 나는 모든 다양한 종류의 질문들과 접근 방식을 시도했다. 그러다 마지막으로 나는 "암에 걸리는 것보다 더 끔찍한 것이 있다면 무엇일까?"라고 물었다. 그녀의 대답은 다소 충격적이었다. "암에 걸리기 전처럼 다시 힘들게 일하는 거요."

이것이 바로 그녀의 이차이득(부정적인 상태로 인한 혜택)이었다. 나는 그것이 그녀의 암 발병과 연관이 있다고 생각했다.

나는 조금 더 깊이 질문을 던졌고, 그 과정에서 영화 "시크릿(The Secret)"에 나오는 한 장면이 떠올랐다. 바로 지니가 "당신의 소원이 곧 나의 명령이다"라고 말하는 장면이었다. 생각은 현실이 된다. 메리는 어느 날 정원 가꾸는 일을 마친 후 베란다에 앉아 있던 기억이 분명하게 떠오른다며 이야기했다. 그날 그녀는 청명한 밤하늘의 별들을 올려다보며 지쳐 있었다. 그리고 절망적인 마음으로 이렇게 기도했다고 한다. "모든 것이 멈췄으면 좋겠어. 어떻게든… 제발. 이 지독한 노동과 피로가 끝나게 해줘."

그로부터 불과 몇 주 지나지 않아 메리는 대장암을 진단받았다.

나는 이때 사용한 수용확언을 모두 적지는 않겠다. 그것만으로도 몇 페이지가 될 것이다. 우리는 그녀의 이차이득을 다시 재구성하고, 안전하면서도 건강을 유지할 수 있는 새로운 해결책을 찾아야 했다. 그녀가 삶을 보다 즐길 수 있도록 스스로 조직할 수 있는 힘이 있다는 사실을 깨닫게 하는 것이 중요했다.

다음은 메리가 직접 남긴 후기이다.

"세션을 진행하면서 통증이 많이 줄었습니다. 첫 번째 세션에서 간 부위의 통증이 상당히 완화되었어요. 저는 엄청난 변화를 경험했고, 이전보다 훨씬 더 행복하고 자유로운 기분이 들었습니다. 무엇보다도 제 안에서 저도 몰랐던 과거의 사건들과 신념이 나를 억누르고 있었다는 사실을 알게 되었습니다. 처음으로 저는 진정한 자유를 느꼈습니다."

"암과 관련된 부분에서 가장 큰 변화는 두려움을 멈췄다는 것입니다. 우리는 수술이 끝난 한 달 후부터 세션을 진행했고, 그때 저는 항암 치료를 권유받았지만 거부했어요. 그리고 얼마 지나지 않아 의사로부터 암이 완전히 사라졌다는 진단을 받았습니다. EFT 세션이 이 결과에 얼마나 기여했는지는 정확히 알 수는 없지만, 확실한 것은 그것이 제 삶에서 중요한 역할을 했다는 점입니다."

* * *

## EFT로 췌장암이 관해 되다

**by 야스미나 코바체프(Jasmina Kovacev)**

이 사례의 내담자는 EFT 외에는 아무것도 하지 않았기 때문에 내게 더 특별한 사례로 기억에 남아 있다. EFT를 시작하기 전, 그녀는 한동안 생식 식단을 유지했지만 아무런 변화도 일어나지 않았다. 나는 개인적으로 그러한 식단이 도움이 된다고 믿고 있지만, 그것만으로는 턱없이 부족했을 것이다.

리사(가명)는 의사로부터 "현대 의학이 더 이상 해줄 수 있는 것이 없습니다. 앞으로 6-8개월 남았습니다."라는 말을 듣고 집으로 보내졌다. 재가 요양으로 호스피스 지원을 받을 수 있을 뿐이었다. 그러나 그로부터 12개월이 지난 지금, 리사는 1년 전보다 훨씬 건강한 상태를 유지하고 있다. 호스피스 지원은 더이상 필요하지 않게 되었다.

나는 지금까지 여러 암 환자들과 EFT를 진행하며 많은 성과를 거두었지만, 대부분의 환자들은 EFT 외에도 다양한 치료법을 병행하고 있어서, 우리의 작업이 신체 상태에 얼마나 영향을 미쳤는지 그들 스스로 말하기 어려웠다. 그들은 감정적인 변화는 분명히 인식했지만 감정과 신념의 변화로 치유력을 활성화하고 신체에 일어나는 손상을 극복할 수 있다는 사실을 이해하기 어려워했다. 그런 점에서 리사는 예외적인 사례였다. 그녀는 의사에게서 더 이상 희망이 없다는 진단을 받고 집으로 돌아온 상태였기 때문에 이 사례는 순수하게 EFT만으로 작업할 수밖에 없는 특별한 기회였던 것이다.

이런 놀라운 성과를 나눌 수 있게 되어 참 감사하다. 이 사례는 내가 하는 일과 그로 인해 사람들이 얻는 자유를 향해 나를 더욱 열정적으로 만들었다.

다음은 리사가 남긴 후기이다.

"저는 2004년에 췌장암 진단을 받고, 같은 해 12월에 수술을 받았습니다. 이후 모든 것이 괜찮았지만, 2007년 2월부터 내부 출혈이 시작되었습니다. 헤모글로빈 수치가 매우 낮아졌고(58, 정상 범위는 115-160), 저는 너무 쇠약하여 집 안을 간신히 움직일 정도였습니다. 세 차례에 걸쳐 수혈을 받았고, 매번 3단위(1단위는 300 mL)의 혈액이 공급되었습니다. 그런데 입원 중 촬영한 CT 스캔에서 췌장암 재발이 발견되었습니다. 저는 출혈을 멈추기 위해 방사선 치료를 받고 나서, '앞으로 6-8개월 남았다'는 말과 함께 집으로 보내졌습니다. 의사는 시간이 지나면서 헤모글로빈 수치가 계속 떨어질 것이라고 예상했습니다. 나는 완전히 절망했고 앞으로 어떻게 해야 할지 몰랐습니다.

"바로 그때, 야스미나가 에너지 심리학을 기반으로 한 EFT 작업을 소개해 주었습니다. 저는 매주 몇 시간씩 그녀와 EFT를 진행했습니다. 또한 EFT 워크숍 1단계, 2단계를 참석하며 스스로 EFT를 활용하는 법을 배웠습니다. 제가 스스로 해결하기 어려운 문제들이 있을 때마다 야스미나는 항상 옆에서 도와주었습니다."

"EFT는 저의 몸에 축적되어 있던 어린 시절 부정적 감정과 다양한 트라우마를 해소하는 데 도움을 주었습니다."

"현재 저의 건강 상태는 안정되었고, 헤모글로빈 수치는 오랫동안 100을 유지하고 있습니다. 저는 여전히 EFT를 정기적으로 활용하고 있으며, 이제 그 '8개월'은 과거의 일이 되었습니다."

## 추적 관찰

리사는 오늘도 살아 있으며, 3년 전 의사로부터 더 이상 희망이 없다는 말을 들은 이후로 여전히 좋은 상태를 유지하고 있다.

한 번은 그녀의 폐에서 "무언가"가 발견되었다고 했다. 그녀가 겪은 의사의 말에 대한 경험이 있기 때문에 난 이 상황을 나쁘게 보지 않았다. 나는 이전에 진단 문제에 대해 우리가 한 작업으로 그것이 해결될 것을 알았고, 그 "무언가"가 리사에게 위험하지 않다는 것도 알고 있었다. 그녀는 해외에서 EFT 교육 투어 중이던 나에게 이메일을 보내왔다. "다시 폐 엑스레이를 찍었는데, 폐가 깨끗하대요!!!!!!!!!!! 말로 표현할 수 없을 만큼 기뻐요. 의사가 계속해서 지금처럼 하라고 했어요. 이 경험은 의사도 정말 기적 같다고 하네요. 저를 위해 해 주신 모든 것에 감사드립니다."

암과 관련된 상태는 그대로 유지되고 있으며, 완전히 깨끗한 상태다. 리사의 췌장암은 캡슐화된 형태를 띠고 있으며, 더 이상 커질 위험이 없다.

나는 올해 또 다른 췌장암 환자를 치료하며 함께 작업하고 있는데, 이 환자는 현재 화학요법을 받고 있다. 이 환자의 공식적인 생존율은 5%이다. 그러나 현재 암은 더 이상 성장하지 않고 있으며, 식욕이 돌아왔고 에너지가 회복되었으며, 환자는 매우 좋은 상태를 보이고 있다. 이미 암은 과거의 일이 되었다. 그의 의사들은 이렇게 회복된 것을 믿지 못하고 더 많은 화학요법을 고집하고 있다. 그러나 지금은 몇 개월간의 휴식 기간을 주기로 결정되었고, 향후 치료 방향을 재평가할 예정이다.

암 환자와 함께 최상의 결과를 얻기 위해 작업하는 과정에는 반드시 짚고 넘어가야 할 핵심 요소들이 있다. 이를 요약하면 다음과 같다.

- 암을 유발한 감정적 갈등을 해소하는 것이 필수적이다. 만성 질환과 달리 신속한 대응이 중요하다. 암의 문제는 과거에서 기인한 잠재된 패턴과 연관될 수 있지만, 항상 그런 것은 아니다.
- 진단과 관련된 트라우마를 해결하는 것이 전이를 예방하는 핵심이다.
- 회복에 대한 믿음 결여와 관련된 모든 양상을 제거하는 것도 필수적이다.

이 외에도 다뤄야 할 여러 가지 영역이 있지만 위에서 언급한 부분이 출발점이 될 수 있다.

우리 모두는 무한한 자기 치유 능력을 가지고 있다. 선천적인 병이 아닌 모든 건강 문제는 자기 치유를 가로막는 장애물로 인해 발생한 것이다. 계속해서 이러한 장애물을 해결해 나가야 한다. 어떤 경우에는 해결해야 할 장애물이 많지 않지만, 경우에 따라 만성 질환처럼 상당한 수의 장애물이 존재할 수도 있다. 대부분의 장애물은 감정적 및 정신적 수준에서 발생한다. EFT는 이러한 장애물을 해결하는 데 탁월한 도구이다.

* * *

## 잠재의식 속 프로그램을 식별하고 제거하기

잠재의식 속 프로그램은 우리가 바꿔 보려고 애써도 자동적으로 반복되면서 스스로를 답답하게 만드는 패턴들이다. 이러한 잠재의식의 학습된 프로그램들은 다음과 같은 말을 하게 만들며 우리를 가로막는다.

- 난 할 수 없어.
- 그건 너무 어려워.
- 나는 충분하지 않아.
- 내가 원하는 대로 일이 풀리지 않아.
- 나는 절대 앞서 나갈 수 없어.

- 나는 실패자야.
- 나는 건강할/행복할/부유할 자격이 없어.
- 나는 절대 건강해지지 않을 거야.
- 나는 회복되지 않을 거야.
- 나는 죽어가고 있어.

이러한 프로그램들은 과거의 트라우마와 감정적 충격을 통해 형성되며, 관련된 생각과 감정을 반복함으로써 유지된다.

암 진단은 이러한 장애물을 당장 제거해야 할 강력한 이유가 된다. 우리가 일상의 급한 상황에서 습관적으로 그러듯이 나중으로 미루어서는 안 된다. 암이 주어진 상황에서는 즉시 스스로를 자유롭게 할 필요가 있다. EFT는 친절하고 온화한 상태로 자기 자신과 몸을 사랑하면서 이러한 문제를 해결할 수 있도록 돕는다.

해결되지 않은 감정적 또는 신체적 학대 경험은 치유를 방해할 수 있는 장애물이 될 수 있다. 무거운 주제를 바로 다루는 것이 부담스러울 수 있으므로, 보다 쉬운 단계부터 시작하는 것이 좋다. 그래야 수월하게 무거운 주제에 접근할 수 있게 된다. 다음 단계들을 충분한 시간을 들이면서 진행해 보자. 이는 며칠이 걸릴 수도 있고 몇 주가 걸릴 수도 있는 가이드이다. 자신에게 가장 적절한 속도로 진행하면 된다.

1. 현재 경험하고 있는 건강하지 않거나 부정적인 감정을 목록으로 작성한다. 두드리기를 사용하여 이러한 감정을 완화하고 해소한다.
2. 건강에 대한 현재의 걱정을 목록으로 작성한다. 이러한 감정들이 가라앉을 때까지 두드리기를 반복한다. 여러 번 반복해야 할 수도 있지만 괜찮다. 목표는 현재 순간에 평온함을 느끼는 것이며, 지속적으로 두드리다 보면 가능해진다.
3. 현재 느끼고 있는 건강하지 않거나 부정적인 감정을 불러일으키는 과거의 경험을 목록으로 작성한다. 각 경험을 떠올리며 그에 따른 감정을 해소하기

위해 두드린다.

4. 가장 심한 트라우마 경험에 대해서는 EFT 전문가의 도움을 받는다. '부정적 아동기 경험(Adverse Childhood Experiences, ACEs)'이라 불리는 트라우마는 종종 외상 후 스트레스 장애(PTSD)를 유발할 수 있으며, 혼자서 해결하기에는 너무 강렬할 수 있다. 반드시 혼자 해결할 필요는 없다. 보다 부드러운 방식으로 트라우마를 해소할 수 있도록 도와줄 수 있는 많은 전문가들이 있다.
5. 마지막으로 두드리기와 기타 기법을 활용하여 자신의 내면에 평온하고 존중하며, 배려하고 사랑하는 감정을 주입하도록 한다. 이를 반복적으로 실천한다. 두드리기를 할 때 긍정적인 감정을 추가하는 것은 치유 장애물을 더욱 빠르게 해소하는 데 도움이 된다. 단, 반드시 부정적인 감정을 먼저 해소해야 한다. 먼지를 카펫 밑에 쓸어 넣어 덮는다고 해서 집이 깨끗해지는 것은 아니다!

설령 무엇이 회복을 가로막고 있는지 알지 못하더라도, "나는 비록 내 회복을 가로막고 있는 것이 무엇인지 모르지만…"이라는 어구를 반복하며 두드리면 된다. 그렇게 하면, 자신을 가로막고 있는 개념, 생각, 감정 또는 기억이 잠재의식에서 떠오를 수 있다. 또한, 특정한 어구를 사용하지 않고 단순히 두드리는 동작을 반복하는 것만으로도 안도감을 얻을 수 있다.

장애물을 상징적으로 표현하는 방법도 있다. 예를 들어, 앞으로 나아가는 것을 막는 벽을 상상해 보자. 두드릴 때 나아가지 못하는 것에 대한 좌절감이나 분노 같은 감정에 대한 어구를 포함시킨다. 그런 다음 벽을 넘거나 허물어서 앞으로 나아갈 수 있다는 어구를 사용하며 두드린다.

또한, 신체적으로 장애물이 느껴지는 부위를 특정해 볼 수도 있다. 예를 들어, 그것이 심장을 둘러싸고 있는 것처럼 느껴진다고 가정해 보자. 마음속에서 그 장애물이 어두운 색으로 보이거나 심장을 둘러싼 벽이나 우리처럼 보일 것이다. 그리고 나서 심장을 방해하는 그 어두운 색, 벽, 철창을 제거하는 문장을 만들어 두드리면 된다.

"몸과 대화하기(Body Talk)"를 활용할 수도 있다. 신체를 마치 다른 사람인 것처럼 대화하면서, 몸에 말을 걸고 그 답을 듣는 것이다. 그 대답을 바탕으로 두드리면 된다. 이러한 놀라운 유연성 덕분에 두드리기는 장애물을 제거하는 데 매우 유익한 도구가 될 수 있다.

습관이나 패턴을 의식적으로 인지하면 그것을 멈추고 새로운 선택을 할 수 있다. 이를 위해서는 매일 반복하는 과정이 필요하며, 결국 그 패턴이 더욱 건강한 방식으로 변화하게 된다. 예를 들어, 암에서 결코 자유로워질 수 없다는 절망감을 느낀다고 가정해 보자. 그 순간, 그 생각을 인식하고 바로 멈춘다. 그리고 그 생각을 없애기 위해 두드리고, 그런 다음 회복에 대한 희망이나 낙관적인 감정을 떠올리며 두드린다.

## 잠재의식 속 프로그램을 식별하고 제거하기 위한 두드리기 어구 예시

감정적 반응, 행동, 그리고 대응 방식의 많은 이유들을 알고 있을 수도 있지만, 이들 중 일부는 정말로 잠재의식 깊이 숨겨져 있다. 이것들은 우리를 놀라게 하며, 문제의 일부라고 생각조차 하지 못했던 것들이다. 이 숨겨진 장애물을 해소하면 치유 과정에 큰 도움이 된다. 다시 말하지만 혼자서 모든 것을 해결할 필요는 없다. EFT 전문가의 도움을 받아 이러한 숨겨진 문제를 발견하고 해소할 수 있다.

- 나는 비록 치유를 방해하는 잠재의식 속 프로그램이 무엇인지 알지 못하지만, 이런 나 자신을 깊이 사랑하고 받아들입니다.
- 나는 비록 잠재의식 속 프로그램에서 비롯된 감정을 겪고 있지만, 이런 나 자신을 사랑합니다.
- 나는 비록 일부 감정적 반응과 장애물들이 나의 잠재의식 속 신념에서 비롯된다는 사실을 알지 못했지만, 이제라도 이를 받아들이며, 내가 그것들을 변화시킬 수 있음을 깨닫습니다.
- 비록 많은 나의 반응들이 잠재의식 속 신념에서 비롯되어 자동적으로 나타나지만, 나는 기꺼이 나의 반응들을 관찰하여 이롭지 않은 것들을 없애기로 마음먹습니다.

- 나는 나의 일상적 반응 방식에 영향을 미치는 잠재의식 속 신념을 가지고 있다.
- 나는 그것들을 인식하지 못했고, 그것들이 내 치유의 장애물이 될 수도 있다는 것을 알지 못했다.
- 내 반응은 어린 시절부터 잠재의식 속에 자리 잡은 신념과 습관에서 비롯된 자동적인 것들이다.
- 나는 어린 시절에 관찰하고 반복하고 연습하면서 많은 것들을 배웠다.
- 어린 시절 배운 것들은 잠재의식 속 패턴이 되었고, 내 몸은 이를 자동적으로 따른다.
- 어떤 경우에는 잠재의식 속 프로그램이 참 유익하다. 예를 들어, 나는 매일 걷거나 옷을 입는 방법을 새로 배울 필요가 없다.
- 배운 것을 체득하고 나면, 자동적으로 수행하게 된다.
- 어떤 경우에는 부정적인 습관을 배웠고 그 또한 자동화되었다.
- 나는 슬픔, 분노, 좌절, 무력감, 무가치함 등의 감정 반응을 배웠다.
- 이러한 패턴들 역시 자동적으로 반복해 왔다.
- 이러한 잠재의식 속 자동적 프로그램이 내 암 발병에 어떤 역할을 했을 것이다.
- 이러한 자동적인 프로그램이 내 치유를 방해하는 장애물이 될 수도 있다.
- 내가 매일 반복하는 부정적인 패턴이 건강과 회복에 영향을 미칠 수 있다.
- 내가 뭘 잘못한 것이 아니다. 나는 오래된 잠재의식 속 패턴을 따르고 있을 뿐이다.
- 나는 내 행동과 자동적인 반응을 더 주의 깊게 관찰할 수 있다.
- 내가 나의 자동적 반응을 인식할 때, EFT로 이러한 장애물과 방해 요소를 해소하기로 선택할 수 있다.
- 설령 내 자동적인 반응을 인식하지 못하더라도, 나는 감정적 반응을 해소하기 위해 두드릴 수 있고, 평온함을 되찾을 수 있다.
- 이러한 패턴들은 오랜 시간 사용해서 자동화된 것이므로, 완전히 제거하기 위해서는 꾸준한 노력이 필요하다.
- 나는 이러한 감정과 패턴이 나타날 때마다 두드리기를 함으로써 그렇게 할 수 있다.
- 나는 매일 혹은 어쩌다 드러나는 감정과 신념에 대해 두드리기를 함으로써 스스로 자유로워질 수 있다.

- 내가 자동적으로 반응하는 방식은 내 잠재의식 패턴을 찾는 단서가 된다.
- 내 자동적인 반응을 계속해서 관찰하면, 잠재의식 속 패턴을 인식하여 이를 제거할 수 있다.
- 내 저항과 장애물을 잘 관찰하면, 두드리기를 통해 해결할 주제를 알 수 있다.
- 내가 잠재의식 속 신념을 의식적으로 인식하든 못하든, 나는 두드린다.
- 내가 반응하는 순간 두드리기를 하면, 장애물과 방해 요소를 해소할 수 있다.
- 매일 부정적인 감정 반응에 대해 두드리는 것은 나의 회복에 방해되는 감정적 장애물을 제거하는 데 도움이 된다.
- 나는 회복에 방해되는 장애물을 해소할 도구를 가졌다. 이 두드리기 덕분에 나는 강해졌다.
- 장애물을 제거한 이후에는 건강한 반응을 내면화 하기 위해 두드리기를 사용할 수 있다.
- 나는 평온함, 안정감, 긍정, 그리고 사랑으로 내면을 채울 수 있기 때문에 강해졌다고 느낀다.
- 나는 건강한 반응 방식을 계속 내면화하여, 그것이 잠재의식 속 프로그램이 되고 회복을 돕도록 할 것이다.
- 나는 잠재의식 속 장애물을 제거하고 건강한 반응을 내면화함으로써 나 자신과 회복을 도울 것이다.

## 치유의 감정적 장애물

환자의 감정은 자신이 암에 걸렸다는 사실을 부정하도록 만들 수 있다. 과거의 트라우마 또한 이를 제거하기 위해 필요한 작업을 회피하도록 만들 수 있다. 이는 충분히 이해할 수 있는 일이다. 과거에 그 문제를 마주했을 때 그것은 너무나 고통스러웠기 때문이다. 마치 오래된 상처를 다시 열어 피를 흘리게 하는 것과 같다. 앞서 언급했듯이, EFT의 "부드러운 기법"을 활용하면 이러한 과정을 훨씬 더 쉽고 온화하게 할 수 있다.

환자는 변화를 원하지 않을 수도 있다. 지금 처한 상황이 편안해서라기보다는 익숙하기 때문이다. 대부분의 사람은 변화와 미지에 대한 두려움을 가지고 있다.

건강해지기를 바라면서도 건강을 되찾기 위해 필요한 행동을 실천하는 데 주저할 수 있다. 예를 들어, 식단을 바꾸고, 운동을 하고, 수면을 개선하며, 감정적인 짐을 내려놓는 것과 같은 건강한 실천마저 그렇다.

우리의 자연스러운 스트레스 반응 중 하나는 '얼어붙기'이다. 암을 진단받은 경우 감정적으로 마비되어 기존의 패턴에서 벗어나 새로운 길로 나아가는 데 어려움을 겪을 수 있다. 무엇을 해야 할지를 모르게 된다. 이 책에서 여러 차례 다뤘듯이, EFT는 이 얼어붙기 반응을 극복하는 데 도움이 될 수 있다.

조앤 스카이워처(JoAnn SkyWatcher)는 EFT 전문가이자 교사, 예술가, 영적 코치이면서 작가다. 이번 사례 연구에서 그녀는 한 내담자가 스스로를 돌보며 유방암을 잘 관리할 수 있도록 지원하고자 삶에서 가장 큰 갈등을 해결해 주는 과정을 보여준다.

## 유방암 관리: 잠재된 감정적 갈등 해결하기

by 조앤 스카이워처(JoAnn SkyWatcher)

중년 여성의 벨린다는 유방암 진단을 받았다. 그녀는 생식 식단으로 전환했고, 바로 체중이 줄기 시작했다. 또한 여러 치료사들을 찾아가며 다양한 방법을 시도했다.

나는 EFT가 그녀가 겪고 있는 내면의 갈등을 해소하고, 치유를 방해하는 장애물들을 제거하는 데 도움이 될 수 있다고 설명했다.

벨린다는 대면 세션을 진행할 만한 가까운 거리에 살고 있었지만, 우리는 시간을 절약하기 위해 전화 세션을 진행하기로 했다. 나는 EFT를 할 때 가능한 한 가장 근본적인 문제를 찾아 해결하는 것을 선호한다. 벨린다의 가장 큰 갈등은 그녀가 노부모를 돌보는 데 너무 많은 시간을 쏟아 자신을 위해 쓸 시간이 없다는 것이었다.

이 갈등의 강도는 10점이었다. 나는 그녀에게 이 감정을 신체 어느 부위에서 강하게 느끼는지 물었다. 그녀는 목과 제3의 눈(이마 중심부)에서 가장 강렬하게 느낀다고 답했다. 그러고 나서 그녀는 그 감정이 자신의 모든 차크라[2]에 얽혀 있음을 알아차렸다.

우리는 수용확언을 위해 다음과 같은 어구들을 사용했다.

- 나는 비록 이것이 효과가 없을 거라고 생각하지만, 이런 나 자신을 사랑하고 받아들입니다.
- 나는 비록 이것이 효과가 있을지 의심스럽지만…
- 나는 비록 마치 저글링을 하는 것처럼, 너무 많은 공을 동시에 돌리고 있는 것 같지만…
- 나는 비록 부모님을 돌보느라 나 자신을 돌보지 못하고 있는 것에 대한 갈등이 있지만 …
- 나는 비록 나 자신을 돌보지 않아 왔지만…

첫 번째 라운드에서 우리는 "저글링을 하는 것 같다"라는 연상어구를 사용했는데, 벨린다는 이 문구를 반복하며 웃음을 터뜨렸다.

매 라운드가 끝날 때마다 나는 그녀에게 차크라에서 느끼는 강도를 물었다. 처음 10에서 시작했던 강도는 첫 번째 라운드가 끝난 후 8로 줄었고, 조금 더 대화를 나누면서 6까지 떨어졌다.

나는 EFT 타점 중에서 그녀가 특히 효과적이라고 느낀 타점이 있는지 물었다. 벨린다는 쇄골, 눈 옆, 코 아래, 정수리 등 네 지점이 특히 좋다고 떠올렸다.

나는 그녀에게 앞으로 불안하거나 답답할 때 이 타점들을 가볍게 두드리거나 눌러보라고 조언했다. 다음 라운드에서 그녀의 강도는 4까지 감소했다. 그녀가 전화기 너머에서 하품하는 소리가 들렸고, 나는 하품이 감정적 해소의 신호임을 알려주었다. 벨린다는 두드리면서 점점 더 편안해지고 있다고 말했다.

2 역자 주: 차크라(Chakra)는 산스크리트어로 '바퀴' 또는 '회전하는 에너지 중심'을 의미하며, 인체에 존재하는 주요 에너지 센터를 가리킨다. 전통적으로 요가, 아유르베다, 탄트라, 인도 전통 의학 및 영적 수행에서 다뤄진 개념이다.

세 번째 라운드에서, 부모에 대해 그녀가 느끼는 모든 책임감과 자신을 돌보지 못했던 경험에 대해 다루었다. 그녀는 저녁 식사로 하겐다즈 아이스크림 한 통을 먹었던 습관을 이야기하며, 이를 수용확언에 포함시켰다.

- 나는 비록 저녁으로 하겐다즈 한 통을 먹곤 했지만, 이런 나 자신을 사랑하고 받아들입니다.

그러던 중 벨린다는 갑자기 "나는 중요한 사람이다!"라고 외쳤다. 우리는 이 문장을 중심으로 계속 두드렸고, 그녀의 강도는 2로 떨어졌다. 벨린다는 부모님을 위한 일을 다른 사람들과 나누기로 결심했다고 말하며 그 방법을 내게 공유했다. 그녀는 계속해서 자신의 짐을 덜고 스스로를 돌보는 데 더 집중하기로 했다.

마지막 라운드에서 우리는 수용확언을 사용하지 않았다. 강도가 3 이하로 낮아졌기 때문이다. 우리는 곧바로 "나는 중요한 사람이다"로 시작했다. 우리는 두드리면서 그녀가 스스로 그녀만의 확언을 떠올리도록 독려했다.

- 나는 중요한 사람이다.
- 나는 내가 중요한 사람임을 기억한다.
- 나는 나를 잘 돌본다.
- 나는 소중한 존재다.
- 나는 즐거운 시간을 보낸다(그녀는 이 문장을 특히 좋아했다).
- 암은 지금 이 순간 녹아 없어지고 있다.
- 우리는 내 찌찌 파티에서 실컷 놀 거야(그녀는 유방 파티를 열 계획이라고 했다).
- 나는 건강하다.
- 나는 온전하고 완전한 존재다.

마지막 라운드가 끝난 후 벨린다는 웃음을 터뜨렸고 강도는 0이 되었다. 그녀는 진정 편안함을 낀다고 말했다.

나는 벨린다에게 루이스 헤이(Louise Hay)의 작업을 알고 있는지 물었고, 그녀는 이미 몇 권의 책을 가지고 있다고 했다. 나는 루이스 헤이가 유방 관련 문제를 다룰 때 사용하는 확언을 하나 공유했다.

돌봄을 주는 사람은 자기 자신도 잘 돌봐야 한다. 그렇지 않으면 결국 본인도 병들 수 있다.

자기 자신과 타인을 돌보는 일 사이에서 균형을 맞추는 것은 정말 중요한 일이다. 벨린다는 부모님을 돌보는 의무와 자신의 삶 사이에서 균형을 찾아가고 있으며, 이제 EFT를 활용함으로써 암 치료 과정에서 자기 돌봄을 실천할 수 있는 강력한 도구를 갖게 되었다.

* * *

스트레스 상황에서 위안을 얻기 위해 음식을 찾는 것은 흔한 감정적 반응 패턴이다. 어릴 때 어머니나 할머니가 두려움이나 슬픔을 느낄 때 음식을 주며 위로해주었던 경험이 있을 것이다. 그 경험이 안정감을 주었고, 보호받는 느낌을 들게 했다. 이후 성장하면서 음식이 다시 스스로를 달래고 안전하다고 느끼게 해주는 수단이 되었다. 그러다 보니 스트레스나 불안할 때마다 음식을 먹는 습관이 생겼고, 결국 이 행동이 자동화된 프로그램처럼 굳어졌다. 그러나 이러한 습관이 반드시 건강에 좋은 것은 아닐 수 있다. 처음에는 위안을 주던 행동이 이제는 매일 싸워야 하는 습관이 되어버린 것이다. 그로 인해 자신을 통제하지 못한다는 좌절감과 분노가 생기기도 한다. 머리로는 이것이 좋지 않다는 것을 알고 있지만, 여전히 같은 행동을 반복하는 것이다.

이제 일상적인 감정과 반응들 중에서 무의식적으로 프로그래밍 된 것들이 무엇인지 살펴보자. 혹시 다음과 같은 경험이 있는가?

사소한 일에도 쉽게 화를 내고, 상황을 지나치게 과장하거나 뜻대로 되지 않을 때 소리를 지른다. 이렇게 화가 나면 아무 관련 없는 사람에게 분노를 표출하기도 한다. 예를 들어, 직장이나 가정에서 압박을 느낄 때 교통 체증 속에서 소리를 지를 수도 있다. 특정한 사람에게 소리치는 것이 아니라, 통제할 수 없는 상황에 대해 화를 내는 것이다. 이런 행동 후에는 감정을 풀었다는 기분이 들 수도 있다.

이러한 패턴은 부모나 조부모에게서 배운 것일 수도 있다. 어린 시절, 화를 내는 모습을 보고 자연스럽게 그러한 반응을 학습했을 가능성이 있다. 반대로 분노의 강렬함이 너무 무서워서 자신을 보호하기 위해 움츠러드는 경우도 있다. 이런 패턴은 화내는 사람이 위험하다고 느껴 자신을 표현하지 않거나 감정을 숨기게 되면서 점점 더 강화된다. 스스로 화를 내는 것도 위험하다고 여기기 때문에 분노를 억누르며 지내게 된다. 하지만 억눌린 분노는 결국 다른 방식으로 표출되기 마련이다. 담낭 문제나 간 질환 혹은 다른 신체적 불편함으로 나타날 수도 있다.

다음은 무의식적으로 자동화된 반응 패턴의 몇 가지 예시다.

- 다른 사람이 한 말을 지나치게 개인적으로 받아들이는가? 상대가 아무리 사소한 말을 해도 마치 가슴을 찌르는 것처럼 느껴지는가?
- 스스로를 방어하기 위해 빈정거리는 태도를 취하며, 동시에 상대방에게 상처를 주는 말을 한 적이 있는가?
- 가정에서, 직장에서, 심지어 운동할 때조차 자신이나 타인에게 자신의 가치를 증명하기 위해 지나치게 무리한 적이 있는가?
- 자신이 가치 있게 느껴지지 않아서 옷, 집, 자동차, 전자제품 등 모든 부분에서 최고를 가져야 한다고 생각하는가? 혹시 자신의 가치를 인정받기 위해 반드시 성공해야 한다고 믿는가?
- 사랑이나 관심을 받기 위해, 혹은 내면의 감정을 피하기 위해 음식, 술, 혹은 성관계를 대체물로 삼고 있는가?
- 어린 시절 부모님이 바빠서 충분한 시간을 함께 보내지 못했는가? 우리는 아프거나 감기에 걸렸을 때 부모님의 관심을 받았다는 것을 학습했다. 감기 같은 단순한 질병부터 심지어 암과 같은 중대한 질병까지, 병들어야만 관심과 사랑, 보살핌을 받을 수 있다는 질병의 혜택이 잠재의식 속에 프로그래밍 된 것이다.

우리 몸은 생각과 감정이 반복될 때마다 생화학적 반응을 일으키며 특정한 방식으로 반응하도록 학습되었다. 이렇게 형성된 패턴은 되먹임 고리(feedback loop)를 만들어 계속해서 반복된다. 시간이 지나면서 더이상 의식적으로 인식하지 못한 채 자동적으로 나타나게 된다.

현재 질병을 겪고 있다면, 바로 이러한 자동화된 패턴과 습관들이야말로 이제는 반드시 바꾸어야 할 것들일 수 있다. 이제 몸은 더이상 기존의 자동화된 패턴을 유지한 채 건강을 유지할 수 없는 상태가 되었다. 질병은 몸이 보내는 신호이며, 그것은 변화가 필요하다는 것을 알리는 경고이자, 불필요한 생각, 감정, 신념, 습관을 제거해야 한다는 메시지일 수 있다. 실제로 이러한 요소들이 회복을 방해하는 장애물이 된다.

비록 무의식적 프로그램이 생각과 행동의 95%를 차지한다고 해도, 이를 바꿀 수 없다는 의미는 아니다. 건강하지 않은 프로그램을 바꾸면 삶에서 다른 결과를 만들어낼 수 있다.

어떻게 바꿀 수 있을까? 무의식적 프로그램(뇌의 운영 시스템)에 접근해야 한다. 마치 스마트폰에서 더이상 필요 없는 앱을 삭제하고 새로운 앱을 설치하듯이 기존의 오래된 프로그램을 제거하고 건강한 프로그램을 새롭게 설치하는 것이다. 건강한 선택, 생각, 감정, 행동을 지속적으로 실천하면 이러한 요소들이 기존의 건강하지 못한 패턴을 대체하면서 무의식 속에 단단히 자리 잡게 된다. 이렇게 형성된 건강한 프로그램은 건강을 해치는 것이 아니라 증진하는 역할을 한다. EFT는 이러한 건강하지 않은 프로그램과 패턴을 부드럽게 찾아내고 내려놓을 수 있도록 하며, 보다 유익한 사고방식과 행동을 정착시키도록 도와준다.

의도를 말로 표현할 때, 그 말에 실린 감정이 결과를 만들어낸다. 이것은 긍정적으로도, 부정적으로도 작용할 수 있다. 예를 들어, "나는 아픈 게 너무 싫어"라고 강하게 외친다고 해보자. 표면적으로는 건강을 바라는 말처럼 들리지만 감정의 초점은 '아프다'는 상태에 집중되어 있기 때문에, 이 문장은 건강에 도움이 되지 않는 의도로 작용할 수 있다. 반면에, "나는 건강하다"라는 말은 긍정적인 의도의 예시다. 하지만 이것이 실제 얼마나 효과를 발휘할지는 그 말에 담긴 감정의 진정성에 달려 있다. 만약 진정으로 건강하다고 느낀다면 이 어구는 아주 유용한 도움을 줄 수 있다. 그런데, 이 문장을 말하면서 속으로 전혀 믿지 않는다면 어떻게 될까? 그러면 이 어구는 양자 장(quantum field)에서 전혀 다른 의미를 갖게 된다. 그 메시지는 결국 "나는 건강하지 않다"는 신호가 되는 셈이다.

생각과 감정을 결합하면 새로운 건강한 프로그램을 정착시키는 데 도움이 된다. 생각은 우리가 원하는 결과에 주의를 집중하게 하지만, 단순한 생각이나 말만으로는 충분하지 않다. 확언을 실천해 본 사람이라면 단순한 문장보다 감정이 강하게 실려 있을 때 훨씬 더 강력한 효과를 발휘한다는 사실을 알고 있을 것이다. 즉, 건강을 변화시키겠다는 생각만으로는 충분하지 않다. 생각과 의도에 강하고 고양된 감정과 신념을 더할 때, 비로소 강력한 회복의 선언이 된다. 이러한 생각과 고양된 감정을 EFT와 함께 결합하면, 무의식적 프로그램을 변화시키는 강력하면서도 부드러운 방법이 된다.

생각(정신)은 의도를 설정하는 역할을 하고, 고양된 감정(마음)은 그 의도를 실현하는 원동력이 된다. 의도를 세우는 것이 중요하지만, 그 의도를 추진할 힘이 없다면 아무 소용이 없다. 이를 다른 비유로 설명하자면, 아무리 빠른 스포츠카를 가지고 있어도 연료가 없다면 어디로도 갈 수 없는 것과 같다. 마찬가지로 새로운 프로그램을 실행할 생각을 할 수는 있지만, 그 프로그램을 실질적으로 설치할 수 있는 힘은 감정의 강도에서 나온다. 사랑, 감사, 감탄, 연민, 기쁨, 자유와 같은 고양된 감정이 강할수록 긍정적이고 건강한 새 프로그램을 정착시킬 능력이 커진다. 이러한 프로그램은 긍정적 감정뿐만 아니라 부정적 감정을 통해서도 형성될 수 있다. 따라서 신중하게 선택해야 하며, 먼저 EFT를 통해 부정적인 감정을 해소한 후에 긍정적인 감정을 정착시키는 것이 중요하다.

다음은 데보라의 사례로, 부정적이고 충격적인 아동기 경험이 한 남성의 삶에 얼마나 큰 영향을 미쳤는지를 보여준다. 이러한 경험들은 그의 삶 속에서 잠재의식 속 감정 요소로 남게 되고, 결국 그를 무기력하고 쇠약하게 만든 암의 중요한 원인으로 작용했다.

# 내면 아이에 대한 EFT 두드리기가 림프암을 치유하다

by 데보라 D. 밀러(Deborah D. Miller)

호르헤(Jorge)는 1년 반 전 왼쪽 목에서 혹을 발견했다. 6개월 후 다른 혹들이 생겼고 그는 림프계의 암으로 진단받았다. 그의 위장에는 약 8인치(약 20 cm) 크기의 종양이 생겼으며, 목, 겨드랑이, 사타구니 등 림프절이 많은 부위에 다양한 종양들이 생겼다.

처음에 그는 동종요법 치료를 시도했고, 나를 찾아오기 몇 달 전까지 총 30회의 화학요법을 받았다. 이후 그는 신경계를 대상으로 한 화학요법 치료를 받을 예정이었는데, 이는 심한 떨림을 유발하고 기억력에도 큰 영향을 줄 가능성이 있었다. 그의 어머니가 의사에게 이 치료가 호르헤를 치유할 수 있는지 묻자, 의사는 "아니요, 단지 생명을 연장할 뿐입니다"라고 답했다. 어머니는 이 말을 아들에게 전하며, 그에게 어떤 삶을 살고 싶은지 물었다. 결국 어머니는 마지막 치료를 받지 않도록 그를 설득했고, 호르헤는 대안을 찾기 시작했다. 그러다 EFT를 발견하게 되었다.

우리는 먼저 오른쪽 겨드랑이의 림프절에서 느끼는 통증을 다루기 시작했다. 이 부위에서는 종양이 자라고 있었다. 그는 한 달 전, 어린 딸과 공놀이를 한 후에 혹이 자라기 시작했다고 말했다. 그날은 컨디션이 좋아서 공을 힘껏 던졌는데, 이후 통증을 느꼈고 종양이 자라기 시작했다. 그러면서 그는 식욕을 잃고, 잠도 잘 못 자고, 사람들과 대화하는 것조차 꺼리게 되었다. 그는 그저 지쳐 있었다.

치료를 시작했을 때 그의 통증 강도는 10점 중 5점이었다. EFT를 적용한 후 2까지 떨어졌지만, 다시 4로 올라갔다. 그는 1년 반 전, 왼쪽 목에서 혹을 발견했을 때를 떠올렸다. 당시 그의 아내가 한 기사를 읽고 그것이 암일 수도 있다고 했고, 병원에 가보라고 권유했다. 하지만 그는 아내가 자신이 암에 걸렸다고 의심한 것에 화를 내며, 검사받는 것을 거부했다.

우리는 먼저, 아내가 암을 의심한 것에 대한 분노와 그 사실을 부정했던 감정을 다루며 두드리기를 시작했다. 이 분노의 강도는 8이었다. 한 차례 EFT 세션이 끝난 후, 분노의 강도는 0으로 떨어졌고, 흥미롭게도 오른쪽 겨드랑이 아래의 신체적 통증도 1로 감소했다. 나는 그에게 통증의 형태를 묘사해 달라고 요청했다.

그는 그것이 마치 꽉 쥔 주먹처럼 느껴졌고, 따끔거리는 감각과 열기가 있었다고 설명했다. 그래서 우리는 주먹을 쥔 듯한 긴장을 풀고, 따끔거림을 해소하며, 저항을 내려놓고, 열기를 내보내는 것을 목표로 두드리기를 했다. 결과적으로 통증의 강도는 0.25까지 낮아졌다. 그가 그때 느낀 것은 오른쪽 몸 전체의 피로감이었다. 그는 자신이 더 많이 베풀어야 하는 의무감을 느꼈지만, 아내와 함께 있기보다는 혼자 있거나 반려견들과 함께 있는 것이 더 편하고 좋았다. 그러면서 약간의 죄책감을 느꼈다. 그래서 우리는 피로감, 충분히 베풀지 못한 것, 혼자 있는 것을 즐기는 것에 대한 죄책감 그리고 균형이 깨진 느낌을 주제로 EFT를 진행했다. 그러자 통증은 10점 중 0점으로 완전히 사라졌다.

그 라운드가 끝난 직후, 그는 자신이 암 진단을 받았을 때 아내와 나눈 대화를 떠올렸다. 진단 후, 아내는 그에게 함께 식사를 하러 가자고 했지만, 그는 먼저 정원으로 가서 반려견을 보고 싶어 했다. 그의 강아지는 호르헤가 얼마나 슬픈지 즉시 알아차렸다. 그런데 갑자기 아무 이유 없이 강아지가 쓰러졌고, 4일 동안 아팠다. 호르헤는 자신이 강아지를 죽게 만든 것 같다고 느꼈다. 그의 강아지는 가장 친한 친구였다. 그리고 그는 자신에게는 진정한 친구가 많지 않으며, 진짜 친구는 한 명뿐이고, 나머지는 그의 병을 알게 되자마자 사라진 그냥 형식적인 친구였다고 말했다.

그리고 나서 그는 갑자기 아버지 이야기를 하기 시작했다(나는 이 과정에서 그의 잠재의식 속 이야기와 사건을 떠올릴 수 있도록 내버려 두었다. 나는 개입하지 않고 듣기만 했는데, 결국 가장 중요한 이야기가 아버지에 대한 것이었다).

호르헤는 어린 시절 아버지에게 거부당했다. 아버지는 그를 향해 가장 많이 사용한 단어가 "멍청이"였다. 청소년기가 되면서 그는 아버지가 가장 좋아하는 멍청이가 되었다. 아버지는 그를 때리고 그에게 소리를 지르곤 했다. 아버지는 아들이 학자가 되기를 원했지만 사업가가 된 것이 못마땅했다.

호르헤는 병에 걸린 후 하루는 앉아서 자신이 왜 이런 병을 얻게 되었는지 스스로 물어보았다고 했다. 그는 아버지에게 자신의 감정을 이야기하고, 아버지를 용서하고, 용서받아야 한다고 느꼈다. 그런데 그 즈음 아버지는 당뇨병으로 인해 발가락을 절단했고, 이어 발과 다리까지 절단해야 했다. 그리고 결국 호르헤와 이야기를 나누기도 전에 세상을 떠났다.

호르헤는 내게 물었다. "이제 어떻게 아버지에게 말할 수 있죠?" 나는 그에게 아버지가 옆에 앉아 있다고 상상하며, 자신이 하고 싶은 말을 다 하도록 했다. 우리는 마치 그의 아버지와 함께 이야기하듯이 그 지점에서 다시 두드리기를 시작했다.

나는 그로 하여금 버림받은 아이였던 시간으로 돌아가 외롭고, 혼자였고, 슬펐으며, 거부당했던 감정을 떠올리도록 했다. 그는 아버지가 소리를 지르며 때렸던 순간들을 떠올리며 왜 그런 일을 당해야 했는지, 자신이 무슨 잘못을 했는지, 왜 아버지가 자신을 그렇게 미워했는지 알 수 없었다. 하지만 그의 잘못이 아니며, 그는 단지 어린아이였고, 그것은 아버지의 분노 때문이었으며, 그는 괜찮았으며, 그에게는 아무런 잘못이 없었다는 점을 인식하도록 했다.

두드리는 동안 그는 8살쯤, 구구단을 배우던 시절의 이야기를 꺼냈다. 아버지가 침대 옆에 앉아 있었고 정답을 틀릴 때마다 때렸다고 했다. 왜 그런 일이 벌어졌는지 이해할 수 없었다고 했다. 그는 이 사건을 아주 오랫동안 떠올려 본 적이 없었다. 그러나 두드리기가 끝날 즈음 그는 훨씬 더 편안해진 느낌을 받았다.

호르헤가 자주 혼자 있거나 반려견과 함께 있을 때 더 편안하다고 말했던 점을 고려해, 나는 다음과 같은 방법을 시도했다. EFT를 하면서 그에게 내면의 어린아이의 손을 잡고, 그를 안아 주고, 그를 지지해 주고, 하고 싶은 말을 모두 나누게 했다. 이제 그들은 함께 있으며 혼자가 아니며 하나의 팀이 되었고 함께 치유되고 있다고 상상하도록 했다.

호르헤는 눈물을 흘리기 시작했다. 우리는 계속 EFT를 진행했다. 나는 호르헤와 그의 내면 아이에게 그의 병과 관련된 모든 부정적인 에너지와 감정을 풍선에 담도록 했다. 그리고 나서 그들로 하여금 그 풍선의 줄을 잘라 하늘 위로 높이,

높이 날려 보내면서 구름 속에서 빛과 사랑으로 변하는 것을 상상하도록 했다.

이때 호르헤는 흐느껴 울었지만 그 눈물은 기쁨의 눈물이었다. 그는 버려진 내면 아이를 안아 준 것 같이 느꼈다. 그는 그를 발견했다. 그는 너무나 기뻐서 울기만 할 수밖에 없었다.

두드리기가 끝난 후, 그는 버림받았던 내면의 어린 자아와 함께 한 경험을 이야기했다. 그들은 침대 위에 함께 앉아 있었고, 풍선을 채울 때 어린아이가 그에게 더 빨리 채우라고 재촉했다고 말했다. 그래서 그는 빠르게 풍선을 채웠다. 그러자 검은색 부정적인 에너지가 그의 몸에서 빠져나와 풍선을 채웠고, 그 풍선들은 까맣게 변했다. 그는 풍선들을 묶어 하늘로 날려 보냈다.

그는 자신의 내면 아이가 계속해서 재촉하는 동안 풍선을 채우고 또 채웠다. 처음에는 구름이 보이지 않았지만, 계속 풍선을 채우자 마침내 구름이 나타나 풍선들을 아름다운 빛으로 변화시켰다. 그리고 그들은 할머니의 정원에 함께 앉아 있었다. 어린 시절 그가 가장 좋아했던 장소였다. 그들은 서로 팔짱을 끼고 웃으며 타코를 먹고 있었다.

호르헤는 너무 행복했다. 그는 내면의 이러한 부분을 다시 찾을 수 있을 거라고는 상상도 못했다. 그 과정에 함께할 수 있어 나 역시 감동을 받았다. 그는 기쁨의 눈물을 흘리며 나를 천사라 불렀다. EFT를 진행하면서 얻을 수 있는 아름다운 혜택 중 하나는 환자들에게 받는 감사의 마음이다.

하지만 이러한 놀라운 결과에도 불구하고, 호르헤는 이후 다시 세션을 받으러 오지 않았다. 우리는 전화로 이야기를 나눈 적이 있었는데, 그는 여전히 감사한 마음을 갖고 있었다. 그는 어머니에게 나를 천사로 소개하며 EFT를 공유했다고 말했다. 내가 바라는 것은 그가 스스로 EFT를 계속 실천하는 것이다. 이 사례는 EFT의 또 다른 성공 사례이지만, 당사자가 이를 지속적으로 사용하지 않았을 수도 있다. 그래도 나는 호르헤가 한동안이라도 안도감을 느낄 수 있었다는 사실에 기쁨을 느낀다. 고통을 겪는 모든 사람들이 적어도 한순간이라도 안도감을 느낄 수 있다면 얼마나 멋진 일인가!

* * *

## 감정적 장애물

다음은 암과 관련하여 흔히 발생하는 감정들이다. 이런 감정들이 쌓이면 치유의 장애물이 될 수 있다. 자신이 얼마나 많은 부정적인 감정 상태에 빠질 수 있는지 살펴보자.

| | |
|---|---|
| 두려움 | 비통함 |
| 걱정 | 분노 |
| 중압감 | 좌절 |
| 슬픔 | 짜증 |
| 우울 | 조급함 |
| 무관심 | 격분 |
| 피해의식 | 증오 |
| 절망 | 억울함 |
| 희망 없음 | 비난 |
| 낙담 | 불안 |
| 실망 | 자존감 저하 |
| 수치심 | 비관주의 |
| 권태 | 의심 |
| 무력감 | 죄책감 |

## 감정적 장애물 해소 후 자유롭게 드러나는 감정들

감정적 장애물을 찾아내고 해소함으로써 경험할 수 있는 멋진 감정들을 모두 생각해보자.

| | |
|---|---|
| 희망 | 유대감 |

신뢰 연민
낙관 공감
긍정 강인함
열의 자유로움
열정 사랑
즐거움 감탄
확신 감사
몰입 상태(창의적인 흐름)

이러한 감정들은 우리에게 더 높은 감정적 상태로 나아갈 수 있는 동력을 제공하며, 실제로 감정적 건강이 신체에 전달되도록 만든다. 감정적 건강은 신체적 건강에 직접적인 영향을 미친다. 감정적 장애물을 해소함으로써, 우리는 몸이 암에서 치유되는 과정에 필요한 모든 것을 수행할 수 있는 힘을 느낄 수 있게 된다. 이러한 더 높은 격정의 감정 속에서, 우리의 몸은 치유 과정의 근본적 요소인 '사랑'이라는 해결책을 받아들이게 될 것이다.

## 부정적 감정을 제거하고 긍정적 감정을 심어주기 위한 두드리기 어구 예시

매번 두드리기 세션마다 긍정적인 감정을 심어주기 전에 부정적인 감정을 먼저 해소하는 것이 가장 좋다는 것을 기억하라(먼지를 카펫 아래에 쓸어 넣어 덮어도, 먼지는 그대로 있는 것과 마찬가지다). 긍정적인 감정만을 심어보려고 할 수도 있지만, 그러면 일부에서만 효과가 있고 대부분의 사람들은 자신이 말하는 긍정적인 내용을 "믿지" 않고 있음을 발견한다. 이는 긍정적인 내용을 믿고 싶지 않은 것이 아니라, 무의식적인 신념이 믿음을 방해하기 때문이다. 따라서 불가능하다고 믿게 만드는 잠재적 신념을 제거하는 것이 필요하다. 그러면 새로운 가능성을 받아들일 수 있게 된다.

예를 들어, 회복을 위해 "나는 100% 건강하다"고 말한다 하더라도, 동시에 통증을 느끼거나 자신의 몸을 싫어하거나 어떤 이유로 자신을 미워하고 있다면, 건강을 회복할 수 있다는 믿음을 방해할 가능성이 크다. 먼저 부정적인 감정, 생각, 신념을 해소한 후 새로운 긍정적 신념을 심어주어야 한다.

다음은 시작하는 데 도움이 될 만한 두드리기 어구들이다. 필요에 따라 자신의 신념에 더 잘 맞도록 문장을 수정하라.

## 부정적 감정을 제거하기

- 나는 비록 매일 긍정적인 감정보다 부정적인 감정을 더 많이 느끼지만, 나는 이 비율을 바꿀 수 있음을 받아들일 것입니다.
- 나는 비록 매일 스스로에게 수많은 부정적인 말을 하고 있지만, 이런 나 자신을 사랑하고 받아들입니다.
- 나는 비록 부정적이고, 회의적이며, 분노, 좌절, 질투, 역겨움, 무관심, 증오, 자기 혐오, 자기 비난과 같은 부정적인 감정들로 가득 차 있지만, 변화를 위해 이러한 감정들을 있는 그대로 받아들입니다.
- 나의 잠재의식 속에는 많은 부정적 프로그램이 자리 잡고 있다.
- 어떤 날은 슬픔, 의심, 걱정, 불안감, 죄책감, 비관주의, 무관심, 우울, 배신감, 지루함 같은 부정적인 감정들로 자동 반응한다.
- 다른 날에는 두려움, 좌절, 분노, 화, 조급함, 질투, 증오, 복수심, 피해의식, 무력감 같은 부정적인 감정들로 자동 반응한다.

  (주의: 지금 이러한 감정들을 느끼고 있다면, 각각에 대해 두드리기를 시행하여 가능한 0이 될 때까지 SUD 점수를 떨어뜨려라.)
- 나는 회복을 방해하는 부정적인 생각, 말, 행동을 하고 있다.
- 나는 이런 식으로 생각하고 행동하고 싶지 않은데도, 습관에 의해 부정적으로 반응한다.
- 나는 그것에 대해 전혀 생각하지 않지만, 내가 자동으로 반응하면 이 모든 부정적인 감정들이 한꺼번에 쏟아져 나온다.
- 나는 거의 매일 이러한 많은 부정적 감정 반응들을 반복한다.
- 내가 새로운 일을 시도하거나 회복하려고 할 때 꽉 막힌 느낌이 드는 것도 당연하다.

- 나는 오랫동안 반복해온 이 수많은 부정적 감정들에 의해 갇혀 버린 것 같다.
- 나는 새로운 선택을 할 수 있으니 이 감정 패턴에 진짜 갇힌 것은 아니다.
- 나는 이러한 부정적 감정의 강도를 낮추기 위한 방법으로 두드리기를 사용할 수 있다.
- 나는 두드리기를 통해 이러한 부정적 감정을 해소하고 평온한 상태로 돌아갈 수 있다.
- 나는 두드리기를 통해 이 오래된 패턴에서 벗어나 평화로움을 느끼고 더 나은 결정을 내릴 수 있다.
- 오래된 부정적 감정들이 다시 스멀스멀 기어 나올 수 있지만, 나는 그것을 제거하기 위해 끈기 있게 노력할 것이다.
- 나는 꾸준히 두드리기를 하면서 부정적인 잠재의식 속 프로그램들을 새롭게 바꿔 나가고 있다.
- 이것은 나의 정서적 안녕과 회복을 돕는 좋은 과정이다.

## 긍정적 감정을 심어주기

- 나는 비록 지금까지 부정적인 감정과 패턴들을 지속적으로 제거해 왔지만, 이제는 건강한 감정과 패턴들을 내 안에 심고 싶습니다.
- 나는 비록 건강한 패턴들을 심을 수 있기 위해 오래된 잠재의식 속 감정 패턴들을 제거하는 데 계속 시간을 소비했지만, 이런 나 자신과 변화의 여정을 사랑하고 받아들입니다.
- 나는 이제 많은 감정 장애물들을 제거했으므로 건강한 반응을 내면화 하기 위해 두드리기를 사용할 준비가 되었다.
- 나는 건강한 반응들을 내면화 하는 노력을 지속하여 그것들이 나의 잠재의식 속 프로그램과 회복의 일부가 되도록 할 것이다.
- 나는 잠재의식 속 장애물을 제거하고 건강한 반응을 내면화하여 나 자신과 회복을 지원한다.
- 나는 내가 생성하고 싶은 것을 선택한다. 그리고, 자기 사랑, 자기 돌봄, 자기 연민과 같은 고양된 감정을 더해 간다.
- 나는 내가 원하는 것에 집중하고 고양된 감정을 느끼기로 선택한다.

- 나는 진심 어린 감정을 선택하여 나의 에너지를 고양시킨다.
- 나는 사랑, 기쁨 그리고 행복감과 같은 건강한 감정을 선택한다.
- 나는 유쾌함과 행복, 기쁨, 사랑을 선택한다.
- 내가 행복함을 더 느낄수록, 내 몸도 그 기쁨을 더 깊이 느낄 수 있다.
- 행복을 느끼면, 내 몸 역시 좋은 상태가 된다.
- 나는 나를 행복하게 만드는 소소한 것들을 찾아, 내 마음을 가득 채우고 내 가슴을 열 수 있도록 허락한다.
- 나는 나를 기분 좋게 만들고 내게 이로운 긍정적 감정을 선택한다.
- 나는 지금 그대로의 내 몸을 사랑하기로 선택한다.
- 나는 내 병과 내 몸에 대해 가졌던 모든 혐오, 좌절, 증오를 대체하여 내 몸 전체에 흐르는 사랑을 느낀다.
- 나는 사랑이 내 몸 전체에 흐르도록 하여 평온함과 기쁨, 사랑을 가져온다.
- 나 스스로 자신과 몸을 향해 사랑하도록 허용하는 것은 내 몸의 회복을 촉진한다.
- 나는 내 마음과 몸에 긍정적인 감정을 불어넣는 생각, 감정, 행동을 선택한다.
- 긍정적인 생각을 하고, 긍정적인 감정을 느끼는 것은 내가 기분 좋고 건강하게 살아가기를 원한다는 메시지를 내 몸에 보내는 것이다.
- 나는 차분함과 평온함, 낙관, 사랑을 내 안에 심을 수 있기 때문에 더욱 힘이 난다.
- 나는 내 몸에 건강하고 행복한 감정을 공급하기로 선택한다.
- 나는 기쁨, 평화, 사랑을 느끼면서 내 몸이 영양을 공급받는 것 같아 너무 좋다.
- 나는 새로운 생각과 감정을 내면화하는 과정에서 나 자신을 부드럽게 대하기로 선택한다.
- 나는 내가 원하는 새로운 프로그램을 단순히 생각만 하는 것이 아니라, 그것이 이미 내면화되어 작동하고 있는 것처럼 느낄 필요가 있다.
- 나는 진심이 담긴 고조된 감정을 느낄 때마다 건강한 새 프로그램이 영구적으로 자리잡는 데 한 걸음 더 가까워지고 있다.
- 내 몸은 회복하는 법을 알고 있으며, 나는 긍정적인 생각과 긍정적인 감정을 통해 그 회복을 돕는다.

## 치유의 장애물을 제거하는 추가적인 이득

과학적인 연구에 따르면, 두드리기, 명상, 심장 집중 호흡(heart-focused breathing)과 같은 기법들은 신체의 스트레스 호르몬을 감소시키고 신체가 회복 상태로 들어가도록 돕는다. 이러한 기법을 실천하면 유전자 발현도 변화한다. 유전자 발현은 단백질과 호르몬을 생성하여 질병을 유발하거나 건강을 증진한다. 이러한 기법들은 건강에 해로운 물질을 생성하는 유전자 발현을 줄이고, 건강을 증진하는 물질을 생성하는 유전자 발현을 증가시킨다.

신체 안팎의 변화에 따른 유전자 발현의 변화를 연구하는 분야를 후성유전학(epigenetics)이라고 한다. 생물학자 브루스 립튼(Bruce Lipton) 박사는 "후성유전학이란 말 그대로 '유전학 이상의 제어(control above genetics)'를 의미하며, 이는 우리가 삶을 제어하는 방식에 대한 이해를 근본적으로 변화시킨다"고 설명한다(Lipton, 2005). 유전자 변화를 일으킬 수 있는 안팎의 변화에는 독성 물질 제거, 더 나은 식습관 선택, 자신에게 해로운 직장이나 관계에서 벗어나는 것, 건강에 해로운 감정·신념·트라우마를 해소하고 건강한 감정으로 대체하는 것, 그리고 일상적인 감정 상태를 안도감, 평온, 기쁨, 연민, 사랑으로 바꾸는 것 등이 있다.

감정은 유전자 발현을 조절하는 역할을 할 수 있다. 감정적 장애물을 제거하고 감정을 잘 다스리면 유전자 발현이 변화하고, 이를 통해 자신의 삶과 신체를 스스로 통제할 수 있는 강력한 힘을 가지게 된다.

일란성 쌍둥이는 동일한 유전자를 가지고 있음에도 불구하고 환경에 대한 서로 다른 반응으로 인해 건강 상태가 달라질 수 있다. 즉, 일상에서 신체적, 감정적, 정신적, 영적 경험이 다르면 건강의 결과도 달라진다. 이는 우리가 주변 세상과 내면 세상에 어떻게 반응하는가에 따라 유전자 활동을 조절할 수 있음을 보여주는 예시이다.

브루스 립튼 박사는 동일한 유형의 세포를 서로 다른 페트리 접시에 배양하고, 그 배지를 변경하는 실험을 진행했다. 그는 세포 주변의 배지가 달라짐에 따라 세포 내에서 변화가 일어난다는 사실을 발견했다. 즉, 세포를 둘러싼 환경이 세포의 변화를 유도한 것이다. 이는 우리도 마찬가지다. 생각, 감정, 물리적 환경을 바꾸면 건강과 삶이 달라진다.

우리를 둘러싼 환경은 어떠한가? 행복, 건강, 사랑을 느끼게 하는 사람들과 그런 상황에 둘러싸여 있는가? 아니면 스트레스, 두려움, 분노, 부정적 감정을 유발하는 사람들과 그런 상황에 둘러싸여 있는가? 스트레스 많은 직업과 재정적 부채를 가졌는가? 뉴스가 두려움이나 분노를 유발하는가? 소셜 미디어의 유해한 정보에 중독되어 있는가? 아니면 감사한 일, 웃음과 행복을 주는 가족 및 친구 관계, 주변의 도움이 충분한가? 우리는 단지 생존만을 위해서가 아닌 창조적으로 살아가는 법을 배울 수 있다. 우리는 외부 환경의 희생자가 아니다. 스스로 힘을 되찾아 건강과 행복을 창조할 수 있다.

에너지는 정보다. 감정도 정보다. 통증도 정보다. 질병도 정보다. 우리는 이러한 정보를 통해 무엇을 해결하고 해소하며 바꿔야 하는지에 대한 단서를 얻을 수 있다.

우리는 외부 세계의 희생자가 아니다. 우리의 생각과 감정을 활용한 의식적인 선택이 생물학적 변화를 만들어낸다. 지식은 우리가 원하는 건강을 창조하는 힘이 된다. 그리고 사랑은 건강을 창조하도록 도와주는 매개체다. 따라서 자신에 대한 부정적인 생각과 감정을 재구성하는 것이 무엇보다 중요하다.

## 프로그래밍을 변화시키는 다른 방법들

EFT 외에도 프로그래밍을 변화시키는 데 도움이 되는 몇 가지 다른 방법들이 있다.

- **접지**(Grounding) **또는 어싱**(Earthing): 이것은 자연으로 돌아가 지구와 그 안의 모든 생명체와 연결되는 것이다. 맨발로 흙이나 잔디 위를 걷거나, 민물이나 바닷물에 들어가는 것만으로도 신체의 균형을 회복하는 데 도움이 된다. 어싱은 신체를 손상시키는 활성산소를 땅으로 방출하도록 돕는다. 자연에 있는 동안 EFT를 할 수도 있고, 명상을 하거나, 호흡법을 실천하거나, 춤을 추거나, 감정적·영적 균형을 회복하는 데 도움이 되는 다른 기법을 활용할 수도 있다.
- **마음챙김**(Mindfulness): 순간을 인식하고 매 순간 자신이 생각하고 행동하는 것

을 자각하는 연습이다. 과거의 트라우마나 미래에 대한 걱정이 아니라 현재에 집중하도록 돕는다. 생각을 늦추고 의식적으로 행동할 수 있게 한다. 이를 통해 자신의 패턴을 보다 명확히 인식할 수 있게 되고, 다른 기법을 사용하여 그 패턴을 변화시킬 수도 있다. 생각은 감정에 의해 강화되므로, 마음챙김을 긍정적인 감정과 결합하면 그 효과가 더욱 커진다.

- **명상**(Meditation): 자신에게 맞는 방법을 선택하라. 명상의 본질적인 목적은 분석적인 사고를 넘어 자동화된 프로그램이 존재하는 잠재의식의 영역에 도달하여, 제한적인 패턴을 보다 생산적인 패턴으로 변화시키는 것이다. 명상을 지속적으로 연습하면 신체를 정적으로 유지하면서도 정신을 우주/더 높은 힘/깊은 직관/양자 장(이 중 어떤 용어를 사용해도 좋다)과 연결하도록 훈련할 수 있다. 명상은 뇌를 재구성하는 데 도움이 된다.
- **심장-뇌 조화**(Heart-Brain Coherence): *마음은 극성이 있다*. 분석적인 마음은 선/악, 옳음/그름, 긍정/부정, 과거/미래, 남성/여성, 건강/질병 등 대조적으로 생각하는 경향이 있다. 스트레스 호르몬이 분비되면 뇌가 지나치게 분석적이 되어 생존 상태라고도 하는 고베타(High Beta) 뇌파 상태로 전환된다. 우리는 실제적이거나 인지된 위협에서 살아남기 위해 최악의 상황에 대비하게 된다. 이때 스트레스 호르몬의 생존 대비 상태에서 벗어나 이완 및 재생 상태로 전환하는 것이 필요하다. 우리 몸은 이완 상태에서 실제 회복에 도움이 되는 호르몬을 생성할 수 있다. 여기서, 심장과 뇌를 함께 활용한다면 보다 생산적인 사고가 가능해진다. *심장은 극성이 없다*. 현재 이 순간에 존재하는 성질을 가지고 있다. 따라서 마음을 안정시키고 심장에 집중하는 기법을 익히는 것이 중요하다. 심장에는 약 4만 개의 뉴라이트(Neurites)가 존재하며, 이는 '심장의 뇌' 역할을 한다. 이 뉴라이트는 심장뿐만 아니라 뇌와도 소통한다. 심장과 뇌 사이에 정보가 오고 간다. 정확히는, 심장에서 뇌로 전달되는 정보가 뇌에서 심장으로 전달되는 정보보다 더 많다. 이러한 정보 교환이 이루어질 때, 심장, 정신, 감정이 동기화되는 최적의 조화(coherence) 상태를 만들어낸다. 이 조화로운 상태는 심박변이도(heart rate variability, HRV)를 향상시키고, 호흡과 혈

압을 균형 있게 유지하며, 신경계를 진정시켜 잘 기능할 수 있게 한다. 심장이 조화로운 상태로 들어가면, 뇌 역시 이에 따라 조화를 이루게 된다. 이 두 가지가 조화를 이루면, 잠재의식 속 프로그램이 만들어지는 동안 몸이 학습했던 자동 반응인 자율신경계(autonomic nervous system, ANS)가 재설정된다. 마치 걷는 법을 배우는 것처럼 몸은 조화와 균형을 학습하게 되며, 이는 자동으로 조화를 만들어내는 새 프로그램을 설치한 것과 같다. 하트매스 연구소(HeartMath Institute, 2021)는 느린 호흡이 심장뿐만 아니라 정신에도 미치는 영향을 연구해 왔다. 하트매스의 '심장-뇌 조화 호흡법(Heart-Brain Coherence Breathing)'에 대한 자세한 지침은 다음 웹사이트에서 확인할 수 있다. https://www.heartmath.com/quick-coherence-technique.

잠재의식 속 프로그램을 포함하여 치유를 방해하는 장애물을 제거하는 데는 시간과 노력이 필요할 수 있다. EFT와 건강을 증진시키는 다양한 실천들을 일상 속에 통합하면 최상의 결과를 얻을 수 있을 것이다. 다음은 한 소녀에 대한 사례 연구로서, 10년 이상의 꾸준한 두드리기가 장기적으로 어떤 이득을 제공하는지 보여준다. 그레이스(Grace)의 치료 과정과 결과들은 긍정적 태도를 유지하고 병을 이겨내는 그녀의 능력을 시험하는 것 같았다. 그레이스가 그 장기간의 투병 과정에서 EFT를 통해 어떤 효과를 경험했는지 확인해 보자.

## 꾸준한 두드리기의 장기적인 효과

**by 데보라 D. 밀러(Deborah D. Miller)**

그레이스의 사례는 두드리기를 꾸준히 실천한 암 환자들이 장기적으로 어떤 효과를 경험하는지 보여준다.

2009년 그레이스가 10살이었을 때 왼쪽 무릎 아래에 골육종(뼈암)이 생겼다는 진단을 받았다. 나는 그때 처음으로 그녀를 만났다. 나는 소아 병동에서 암에 걸린 아이들이 감정을 조절할 수 있도록 EFT를 적용하는 일을 하고 있었다. 그레이스는 극심한 두려움에 사로잡혀 있었다. 그녀는 암이라는 현실에 대해 두려움을 느꼈을 뿐만 아니라, 자신에게 일어날 것이라고 상상하는 일들에 대해서도 두려워했다. 그녀의 상상 속 공포는 그녀의 몸과 주변에서 실제로 벌어지는 일보다 훨씬 더 심각했다. 그녀는 치료 과정, 가족, 검사 결과, 예후 등에 대해 일어날 수 있는 모든 일과 전혀 일어날 수 없는 것들까지 끊임없이 걱정했다. 이것은 그녀의 건강에 매우 해로운 패턴이었다. 스트레스와 두려움은 면역 반응을 저하시켜 암을 포함한 모든 질병에서 회복을 방해하기 때문이다.

우리는 먼저 그레이스의 두려움을 EFT로 다루기 시작했다. 그녀는 두려움에 너무 압도되어 자신의 감정을 말로 표현하는 것조차 어려워했다. 나는 그녀가 더 스트레스를 받지 않도록 하기 위해 그녀에게 자신의 두려움에 대한 설명을 요청하는 대신, 시각 자료를 활용하여 부드럽게 두려움을 해소하기로 했다. 시각적 이미지는 감정에 집중하면서도 이를 상징적으로 풀어낼 수 있는 훌륭한 방법이다. 특히 자신이 느끼는 상황이나 통증, 감정을 설명하기 어려워하는 어린이들에게 효과적이다. 또한, 뇌의 우반구는 기호와 상징을 처리하는 기능을 담당한다는 점에서 더 효과적이다. 상징을 활용하면 감정을 부드럽게, 심지어 재미있는 방식으로 완화시키고 완전히 해소할 수도 있다. 이처럼 부드럽게 감정을 풀어주는 과정은 특히 병원에 있는 소아 환자들에게 중요하다. 병원에서 이미 충분히 무섭고 고통스러운 경험을 했기 때문이다.

나는 그레이스에게 자신의 두려움을 상상 속 풍선 안에 넣어 보라고 했다. 그리고 그 풍선이 그녀 앞에 떠 있다고 상상하게 했다.

나는 그녀에게 다음과 같은 질문을 던졌다.

- 네 풍선은 무슨 색이야?
- 크기가 작아, 아니면 커?
- 풍선은 한 가지 색이야? 아니면 줄무늬, 별, 물방울, 구름 같은 무늬가 있니?

그녀가 선택한 색깔이나 무늬가 우리가 사용할 이미지이다. 나는 그레이스에게 두려움이라는 감정에 집중하도록 한 뒤, 그녀로 하여금 풍선이 두려움으로 점점 채워지는 모습을 상상하게 하면서 두드리기를 진행했다(참고로 이것은 상상의 풍선이다. 실제 풍선을 눈앞에 둘 필요는 없다).

내가 어린이들과 작업하기 위해 만든, 다음의 EFT 가이드를 적용했다. 이 가이드는 나의 저서 『*사랑의 불꽃을 내뿜는 용: 중증 질환을 앓는 어린이들의 삶의 질 향상을 위하여*(*Dragon with Flames of Love: Helping Children with Serious Illness Improve the Quality of Their Lives*)』에 수록되어 있다.

## 1 라운드

- 손날(SH) 타점 두드리며 말하기:
  - 나는 비록 너무나 두렵지만, 난 정말 멋진 아이입니다.
  - 나는 비록 내게 일어나는 일이 두렵지만, 나는 멋진 아이입니다.
  - 나는 비록 내 머릿속에 가득한 무서운 것들이 두렵지만, 나는 기분이 나아지고 싶습니다.
- 눈썹(EB): 너무 무서워. 어떻게 해야 할지 모르겠어.
- 눈 옆(SE): 너무 두려워. 이 두려움이 너무 커!
- 눈 아래(UE): 이 모든 두려움을 어떻게 해야 하지?
- 코 아래(UN): 두려움이 내 머릿속에 있어.
- 턱(Ch): 두려움이 내 마음과 생각 속에 있어.
- 쇄골(CB): 두려움이 내 몸속에 있어.
- 팔 아래(UA): 너무 무서워.
- 정수리(TH): 이 두려움이 너무 커!

## 2 라운드

- 눈썹(EB): 눈 옆(SE): 나는 상상력이 뛰어나니까, 이 두려움을 없앨 방법을 생각해낼 수 있어.
- 눈 아래(UE): 맞아! 이 두려움을 상상의 풍선에 넣고 날려버리면 돼.
- 코 아래(UN): 나는 크고 파란 풍선을 가지고 있어. 내 두려움을 그 커다란 파란 풍선 안에 넣을 거야
- 턱(Ch): 후- 후- 후- 하고 계속 불어서, 내 모든 두려움을 커다란 파란 풍선 안에 넣을 거야.
- 쇄골(CB): 내 두려움이 풍선에 가득 차면서, 파란 풍선이 점점 더 커지고 있어.
- 팔 아래(UA): 풍선이 내 모든 두려움으로 가득 차면, 나는 단단히 묶을 거야.
- 정수리(TH): 그리고 풍선을 놓아주면, 하늘 높이 떠올라 사라져버려! 예~!!!

## 3 라운드

- 눈썹(EB): 기분이 훨씬 좋아졌어.
- 눈 옆(SE): 내 마음이 한결 조용해졌지만, 아직 아주 작은 두려움이 남아 있어.
- 눈 아래(UE): 그것도 없애고 싶어. 두려운 건 싫으니까.
- 코 아래(UN): 나는 상상의 분홍색 풍선을 꺼내. 예쁜 소용돌이 무늬가 있는 분홍색 풍선이야.
- 턱(Ch): 후- 후- 하고 계속 불어서, 남아 있는 두려움을 전부 풍선 안에 넣을 거야.
- 쇄골(CB): 남아 있던 모든 두려움을 풍선으로 불어넣으니, 풍선이 점점 뚱뚱해져.
- 팔 아래(UA): 이렇게 풍선 안에 두려움을 넣을 수 있어서 정말 좋아.
- 정수리(TH): 아주 작은 두려움까지 하나도 빠짐없이 전부 분홍색 풍선 안에 넣고, 단단히 묶은 다음 하늘 높이 날려 보낼 거야.

## 4 라운드

- 눈썹(EB): 이제 정말 훨씬 더 기분이 좋아. 더 이상 두려움이 없어.
- 눈 옆(SE): 나는 내 두려움을 없애기 위해 필요한 모든 풍선을 가지고 있어.
- 눈 아래(UE): 그래서 정말 안전하다고 느껴.
- 코 아래(UN): 빨간색 풍선, 하얀색 풍선, 분홍색 풍선, 보라색 풍선, 노란색 풍선, 초록색 풍선, 주황색 풍선, 줄무늬 풍선, 꽃무늬 풍선, 별과 점이 그려진 풍선—내가 원하는 어떤 풍선이든 다 있어.
- 턱(Ch): 내 모든 문제들을 풍선 안에 넣고 하늘 높이 날려 보내서 사라지게 하는 것은 정말 쉬워.
- 쇄골(CB): 이렇게 나를 기분 좋게 만들어 주는 풍선이 있어서 정말 좋아.
- 팔 아래(UA): 이제 나는 홀가분하고 자유롭고 행복해!
- 정수리(TH): 풍선이 나를 행복하게 해.

풍선이 그녀의 두려움으로 가득 차면, 우리는 계속해서 두드리기를 하며 그녀가 그것을 묶어 상상 속에서 날려 보내는 과정을 떠올리도록 했다. 이 과정을 반복한 끝에 그녀의 두려움은 사라졌다. 두려움을 해소한 후, 그녀는 삶을 선택하는 쪽으로 한 걸음 나아갔다. 그녀와 가족들은 표준 화학요법 치료도 계속 받기로 결정했다.

암을 겪으며 마주하는 두려움이나 어려움은 단 하나가 아니라 수없이 많다. 우리는 EFT를 통해 그 순간 그녀의 두려움을 해소했지만, 일부 두려움은 다시 생겨났고, 새로운 두려움이 나타나기도 했다. 그러나 이것은 문제가 되지 않았다. 오히려 정신적인 신념이 완전히 해소될 때까지 이는 자연스러운 일이었다. 우리는 감정과 두려움이 생길 때마다 EFT를 시행했다. 이렇게 두려움을 줄여주는 EFT를 지속적으로 사용하는 것은, 평온함을 유지하면서 그레이스의 영혼과 삶의 의지를 북돋우는 열쇠였다.

그녀는 결국 다리뼈를 대신하는 내부의 티타늄 기둥을 보철물로 삽입하게 되었다. 수술은 성공적이어서 그녀는 걸을 수 있었고 의사들도 바로 걷기 시작할 것을 권장했다. 그러나 그녀는 한 걸음을 딛는 것이 두려웠다.

그녀에게 용기를 북돋아 주기 위해 부모님은 선명한 핫핑크색의 무릎까지 오는 테니스화를 사주었다. 이는 일반적인 운동화보다 부츠에 가까웠으며, 종아리부터 무릎 바로 아래까지 끈으로 조여 신을 수 있는 디자인이었다. 무엇보다, 이 신발은 그녀에게 삽입된 보철물 전체를 감싸는 역할을 했다. 그녀는 이 신발을 무척 좋아했다. 그러나 핑크색 테니스화를 신었음에도 불구하고, 그녀는 여전히 한 걸음 내딛는 것을 두려워했다. 우리는 그녀의 두려움을 해소하기 위해 EFT를 시행했다. 우리는 다음과 같은 어구를 말하며 두드렸다.

- 나는 비록 새로운 보철물을 삽입했지만, 한 발짝도 내딛기가 두렵습니다.
- 비록 의사들이 내가 걸을 수 있다고 말하지만, 나는 여전히 두렵습니다.
- 비록 의사들이 내가 걷기를 바라지만, 나는 두렵습니다.
- 내 다리가 나를 지탱하지 못할까 봐 두렵다.
- 넘어질까 봐 두렵다.
- 넘어지는 것이 무섭다.
- 다칠까 봐 두렵다.
- 한 걸음을 내딛는 것이 너무 두렵다.
- 내 다리가 지탱할 거라 믿어지지 않는다.
- 내가 한 발 앞으로 나아갈 거라 믿어지지 않는다.
- 이 두려움을 해소하고 싶다.
- 이 두려움이 나를 붙잡고 있다.
- 이 두려움이 나를 걷지 못하게 막고 있다.
- 그래서 또 하나의 상상 속 풍선을 꺼낸다.
- 걷는 것에 대한 모든 두려움을 풍선 안에 불어넣는다.
- 내 안에 있는 두려움을 해소하여 풍선 안에 담아 둔다.
- 내 다리가 지탱하지 못할 거라는 두려움을 내려놓고, 풍선 안에 넣어준다.

- 넘어질 것 같은 두려움을 해소하여 풍선 안에 넣어준다.
- 다칠 것 같은 두려움을 내려놓고, 풍선 안에 넣어준다.
- 한 걸음을 내딛는 것을 두려워하는 마음을 해소하여 풍선 안에 넣어준다.
- 내 모든 두려움을 풍선 안에 넣는다.
- 이 두려움들은 나에게 아무런 도움이 되지 않는다.
- 이 두려움들은 나를 붙잡고 있다.
- 나는 이 두려움을 놓아주기로 선택한다.
- 걷는 것에 대한 모든 두려움을 내쉬며 풍선 안에 불어넣는다.
- 모든 두려움을 풍선 안에 담은 후, 풍선을 묶어 날려 보낸다.
- 나는 내가 얼마나 특별한 존재인지 상기시켜 줄 나의 핫핑크 운동화를 신는다.
- 이 신발은 내가 계속 걷고 싶다는 마음을 떠올리게 해준다.
- 이 신발을 볼 때마다 나는 한 걸음 내딛고 싶다.
- 나는 작은 걸음부터 내딛기로 선택한다.
- 나는 한 걸음부터 시작한다.
- 그 첫걸음이 다음 걸음을 위한 자신감을 준다.
- 한 걸음씩, 차근차근.
- 나는 앞으로 한 걸음 내딛는다.
- 그것은 성공이다.
- 한 걸음씩 성공할 때마다, 나는 더 많은 걸음을 내딛을 수 있다는 확신을 갖게 된다.
- 걸을수록 내 자신감이 커진다.
- 걸을수록 내 다리가 강해진다.
- 보철물을 심은 내 다리는 충분히 강하다.
- 내 다리는 나를 지탱할 것이다.
- 내 다리는 나를 걷게 해 준다.
- 내 다리는 나를 곧게 세워준다.
- 걸을 때마다 내 다리가 나를 지탱한다는 증거를 확인한다.
- 나는 걸을 수 있다는 증거를 가지고 있다.

- 그것은 하나의 승리다.
- 나는 스스로 가뿐하게 걷는 모습에 도전한다.
- 단지 연습이 필요할 뿐이다.
- 나는 걸을 준비가 되었다.
- 자유롭게 돌아다닐 수 있다는 것이 좋다.
- 다시 자유롭게 걸을 수 있음을 사랑한다.
- 다시 걸을 수 있게 되어 너무 행복하다.
- 걷는 자유가 주는 즐거움이 좋다.
- 다시 걸을 수 있다는 것은 축복이다.

그녀가 걷기 시작하는 모습은 정말로 놀라웠다. 그녀는 너무도 자랑스럽게 걸어 다녔다. 사실상 거의 달리다시피 하며, 그녀는 다시 걷게 된 기쁨을 만끽했다.

수술한 다리는 몇 년 동안 그녀를 지탱했고, 이내 자연스러워졌다. 하지만 14살이 되었을 때, 그녀의 왼쪽 다리에 부종과 통증이 생겼다. 불행히도 암이 재발했고, 결국 그녀는 고관절 아래로 다리를 절단해야 했다. 대부분의 사람들에게 이런 일은 절망적이고 감당하기 힘든 충격일 것이다. 하지만 그녀는 절망하거나 포기하는 대신, 열심히 살아 가기로 결심했다.

이러한 결심은 그 자체로, 병을 앓고 있는 사람이나 그녀처럼 신체의 일부를 잃은 사람에게 있어서 중요한 첫걸음이다. 삶을 계속 살아가고자 하는 의지는 그녀가 자신의 감정 상태를 책임지고 다스리도록 이끌었고, 이는 결국 그녀의 신체 상태에도 긍정적인 영향을 미쳤다.

그레이스는 현재 상황에서 EFT를 어떻게 활용할 수 있을지 추가적인 조언을 얻기 위해 나를 찾아왔다. 그녀는 더 이상 병원에 있지 않았기 때문에 나는 그녀의 집에 들러 함께 두드리기를 하면서 다리를 잃었음에도 어떻게 삶의 방향을 바꿀 수 있을지 이야기하곤 했다.

그녀는 이미 두려움을 다루기 위해 EFT를 사용할 줄 알았지만 이번에는 새로운 도전이었다. 다리 없이 어떻게 삶을 살아갈 수 있을까? 어떻게 돌아다닐까?

학교에 가려 해도 대중교통조차 이용할 수 없는데, 공부는 어떻게 할까? 게다가, 건강을 잘 유지할 수 있을지에 대한 의심도 있었다. 그녀는 앞으로 무엇을 하며 살아야 할지 막막했다.

이처럼 막대한 도전에 직면한 그녀는 EFT를 어떻게 활용해야 할지, 혼자서 제대로 할 수 있을지 확신이 서지 않았다. 올바른 어구들을 잘 찾아낼 수 있을지, 정말 도움이 될 만한 방식으로 스스로 두드리기를 할 수 있을지 의구심이 더해 갔다. 그녀는 깊은 외로움을 느꼈다.

나는 그레이스에게 신, 신성한 존재, 우주적 힘과 같은 더 높은 존재를 믿는지 물었다(그녀의 신념을 존중하기 위해 이렇게 표현했다). 그녀는 믿는다고 말하며 그것을 '영(spirit)'으로 생각한다고 했다. 나는 그녀에게 이 영이 항상 그녀와 함께하고 있기에 결코 혼자가 아니라는 점을 상기시켰다. 그녀가 해야 할 일은 그 신성한 지원을 요청하는 것뿐이며, 그러면 그것이 함께할 것이라고 말해 주었다. 나는 그녀에게 이 도움을 요청할 수 있다고 믿는지 물었고, 그녀는 자신이 그렇게 할 수 있다는 사실을 잊고 있었다고 답했다. 그녀는 이제 "영적 치유자(Spiritual Healer)"에게 도움을 청하기로 결심했다. 이제 그녀는 더 이상 혼자가 아니었다. 꼭 혼자 스스로 치유해야 하는 것은 아니다. 그녀는 이제 가장 강력한 지원자가 있음을 깨달았다.

나는 그녀에게, 만약 그녀가 압도당하거나 혼자서 두드릴 수 없다고 느낄 때, 영적 치유자를 초대하며 두드릴 수 있음을 상기시켰다. 그녀는 스스로 두드리기를 하더라도 모든 것을 혼자 감당해야 한다는 부담을 느끼지 않게 되었다. 영적 치유자가 그녀를 지원하고 치유를 돕고 있기 때문이다. 이렇게 함으로써 그녀는 자신을 돌보는 동안 지지와 보살핌을 받는다는 느낌을 받으면서 몸의 요구에 더 세심하게 귀를 기울일 수 있었다.

나는 그녀가 영적 치유자의 지원을 요청하면서 두드리기를 잘 시작할 수 있도록 몇 가지 어구를 제시했다.

- 나는 비록 두렵고 외로운 느낌이 들지만, 실제 그렇지 않다는 것을 깨닫습니다. 영적 치

유자가 항상 나와 함께하고 있습니다.

- 나는 비록 다시 두려움이 생기지만, 영적 치유자가 나를 돕고 있으며 내 모든 걸음을 함께하고 있음을 기억합니다.
- 나는 비록 두드리기를 할 때 어떤 어구를 사용할지 확신이 없지만, 영적 치유자가 나의 말과 행동을 인도해 줄 것임을 압니다.
- 나는 이제 영적 치유자를 불러 도움을 요청하기만 하면 된다.
- 나는 마음으로 영적 치유자와 연결된다.
- 나의 사랑하는 영적 치유자와 연결되면, 내 몸과 마음이 이완된다.
- 그러면 내 몸이 필요로 하는 것을 들을 수 있다.
- 그러면 영적 치유자가 전하는 말을 들을 수 있다.
- 두드리기를 하면서, 내가 무엇을 말하고 행동해야 할지 영적 치유자에게 도움을 구한다.
- 내 몸과 마음에는 두려움이 가득하다.
- 나는 영적 치유자에게 이 두려움을 놓아버릴 수 있도록 도와 달라고 요청한다.
- 영적 치유자의 도움으로, 나는 다리를 잃었다는 두려움을 내려놓는다.
- 암이 다시 돌아올지도 모른다는 두려움을 내려놓는다.
- 살아남지 못할까 봐 두려워하는 마음을 내려놓는다.
- 이제 어떻게 살아가야 할지 모른다는 두려움을 내려놓는다.
- 어떻게 움직이고 다녀야 할지 모른다는 두려움을 내려놓는다.
- 내 삶을 어떻게 살아가야 할지 모른다는 두려움을 내려놓는다.
- 나는 지금 살아 있다는 사실에 집중한다.
- 나는 지금 여기 있다.
- 나는 혼자가 아니다.
- 나는 영적 치유자의 지지를 받고 있다.
- 나는 앞으로 나아갈 수 있다.
- 나는 그렇게 할 만큼 충분히 강하다.
- 나는 항상 이러한 지원을 받고 있다는 것을 알게 되어, 훨씬 더 기분이 좋다.
- 그것은 나를 강하게 해준다.

- 그것은 내 몸을 위해 현명한 선택을 하도록 도와준다.
- 그것은 내 몸이 필요로 하는 것을 들을 수 있도록 해준다.
- 그것은 나를 편안하게 해준다.
- 나는 인도받고, 지지를 받는 느낌이다.
- 나는 영적 치유자의 인도를 받는다.
- 나는 매일 두드리며 영적 치유자에게 현명한 결정을 내릴 수 있도록 도움을 요청한다.
- 나는 두드리며 좋은 것들에 집중하기로 선택한다.
- 나는 여전히 여기 있음을 기억한다.
- 나는 여전히 살아 있다는 사실에 집중한다.
- 내 몸은 치유되고 있다.
- 나는 긍정적인 태도를 선택한다.
- 나는 어떤 상황에서도 행복하기로 선택한다.
- 나는 좋은 인생을 만들어 나갈 것이다.
- 나는 내 인생에서 어떤 놀라운 일을 하게 될지 기대된다.

그레이스를 만날 때마다 그녀는 더욱 긍정적이고 결연한 모습이었다. 그녀는 이동할 때 보행기나 휠체어를 사용해야 했다. 이러한 이동의 제약 때문에 온라인 강의를 통해 학업을 이어가야만 했다. 학교에 가기 위해 버스를 탈 수 없었기 때문이다. 때때로 그녀는 자신의 건강과 인생에 대해 슬퍼하고 낙담하기도 했지만, 끝까지 포기하지 않았다.

2017년 8월, 나는 17세의 그레이스를 만나기 위해 그녀의 집을 방문했다. 그녀는 2주 전에 새로 받은 의족을 착용하고 당당하게 나를 향해 걸어왔다. 의족을 구입할 자금이 부족해 이를 기다리는 데만 1년 반이 걸렸다. 이 또한 그녀의 끈기를 보여주는 예시였다. 이제 그녀는 달리기 대회에 출전하기 위해 운동선수용 의족을 갖는 것을 목표로 삼고 있었다.

휠체어를 사용하는 장애인 활동에 참여하면서 그녀는 큰 도움을 받았다. 처음에는 휠체어 농구를 시작했고, 이후 휠체어 경주 대회에도 출전하기 시작했다.

그녀는 몇 개의 금메달을 땄는지 신나게 이야기하곤 했다. 또한, 휠체어 자전거도 타기 시작했다. 나는 그녀가 한쪽 신발에 자전거 클립을 부착해 이륜 자전거를 타려고 시도하는 모습을 본 적이 있다. 그녀는 꽤 잘 해냈지만, 결국 더 편한 휠체어 자전거로 바꾸었다.

2020년, 그레이스는 브라질에서 열리는 패럴림픽 자전거 경기에 참가하기로 했으나, 대회가 연기되었다. 하지만 그녀는 다음 기회가 찾아오면 반드시 참가하겠다는 결의를 다지고 있다.

## 그레이스, 다른 사람들에게도 영감을 주다

그레이스는 무릎 위까지 다리를 절단한 한 소녀를 도왔다. 그 소녀는 우울감에 빠져 있었고, 사람들이 자신을 쳐다볼까 봐 외출하기를 꺼려했다. 그레이스는 자신도 처음에는 두려웠지만, 두려움을 떨쳐내고 자신을 믿기 위해 두드리기를 활용했던 경험을 이야기해 주었다. 그녀의 이야기는 그 소녀에게 용기를 주었고, 결국 사람들의 시선을 걱정하지 않고 밖으로 나갈 수 있도록 만들어 주었다.

과거에 내가 보았던 그레이스의 두려움은 이제 완전히 사라졌다. 그녀는 밝고, 결단력 있으며, 스스로 자신의 미래를 만들어 가고 있다. 그녀는 암 재발로 왼쪽 다리를 잃었음에도 두드리기를 통해 두려움을 극복하고 자신감을 키웠다. 운동에서의 성공에 더해, 그녀는 고등학교 학업을 온라인으로 완수했다. 현재는 친환경 주택을 설계하는 것을 목표로 건축학을 공부하기로 결심했다.

그레이스는 진정한 영감의 원천이다! 그녀는 내면의 아름다움과 결단력으로 나의 마음과 영혼을 감동시킨다. 그녀는 끈기가 어떤 결과를 가져오는지 몸소 보여주었다. 여러분도 두드리기를 포함한 삶의 모든 면에서 그레이스의 끈기 있는 모습을 보고 영감을 얻기 바란다.

* * *

## 참고문헌

Dispenza, J. (2014). You are the placebo: Making your mind matter (p. 133). Carlsbad, CA: Hay House.

HeartMath Institute. (2021). Quick Coherence Technique. Available at: https://www.heartmath.com/quick-coherencetechnique/

Lipton, B. H. (2005). The biology of belief: Unleashing the power of consciousness, matter, and miracles. Carlsbad, CA: Hay House.

Liu, Y. Z., Wang, Y. X., & Jiang, C. L. (2017). Inflammation: the common pathway of stress-related diseases. Frontiers in Human Neuroscience, 11, 316. doi:10.3389/fnhum.2017.00316

Chapter 11.

# 어린이의 암에 대하여

## : 데보라 D 밀러 박사

Children with Cancer by Deborah D. Miller, PhD

지금까지 우리는 이 책에서 성인의 암에 대한 정서적, 신체적 반응에 초점을 두고 이야기를 진행했다. 이번 장에서는 어린이의 암을 주제로 다루고자 한다. 우리는 암에 걸린 어린이와 부모, 형제자매들에게 EFT가 어떻게 도움이 될 수 있는지 살펴볼 것이다. 먼저, 어린이에게 암이 발생하는 몇 가지 잠재적인 이유를 살펴보자.

### 신체적 요인

1. 유전: 어린이들은 윗세대로부터 암에 대한 유전적 소인(素因)을 물려받을 수도 있고, 암을 발생시키는 유전자의 돌연변이를 가질 수도 있다. 한 연구에 따르면, 암의 10% 미만(어쩌면 1% 미만)이 유전적 요인에 의해 발생하는 것으로 나타났다. 즉 유전은 가능성이 낮은 원인 중 하나이다. 또한, 후생유전학적인 연구 결과를 고려한다면 암 유전자가 있다고 해서 꼭 암이 발현되는 것도 아니다.

2. 생활양식: 성인들이 잘못된 생활 습관으로 건강 상태가 열악해지면, 그들이 임신하는 아이에게도 영향을 준다. 예를 들어, 잘못된 식습관, 운동 부족, 음주, 약물 오남용, 트라우마 그리고 축적된 스트레스는 성인의 감정과 신체에 영향을 미친다. 생활 양식에는 평소에 만나는 사람들의 유형, 일상적인 활동, 그리고 인간관계에서의 상호 작용이 포함된다. 이러한 생활이나 상황들이 세포에 미치는 영향을 살펴보면, 잘못된 생활 양식을 가진 여성의 난자와 남성의 정자가 건강한 사람보다 튼튼하지 않을 것이라고 결론지을 수 있다. 건강하지 않은 난자와 정자로 태어난 아이는 암, 당뇨병, 비만 또는 기타 질환에 대한 소인을 가질 위험이 더 높다. 우리가 일생을 살아가는 방식은 성인이 되었을 때 유전자가 발현될지 여부에 영향을 미치며, 결과적으로 후대에게도 전달될 수 있다는 점을 기억하라.
3. 환경: 우리가 살고 있는 환경은 건강에 영향을 미치며, 특히 아직 작고 성장 중인 어린이들은 이러한 영향에 더욱 취약하다. 우리의 환경은 점점 더 독성을 띠고 있다. 토양에는 영양분이 고갈되어 음식의 영양소도 결핍되고 있다. 유전자 변형 식품, 살충제, 제초제, 플라스틱, 전자파(EMF), 수질오염, 자연으로부터 떨어진 삶 등은 모두 아이의 건강에 영향을 미칠 수 있다.

## 감정적 요인

아이가 자라는 감정적 환경은 아이의 감정뿐만 아니라 신체적 건강에도 막대한 영향을 미친다. 10장에서 설명했듯이 아이의 뇌는 세타파 상태에서 작동하는데, 이 상태에서는 모든 것을 마치 진실인 것처럼 받아들인다. 이 시기의 모든 아이들이 주변에서 발생하는 사건으로 인해 감정적으로 상처를 받게 될 것이라는 뜻은 아니지만, 감정과 신체의 건강에 영향을 주는 신념을 배우게 되는 시기라고 할 수 있다. 예를 들어, 아이는 자신이 하지 않은 일에 대해서도 죄책감이나 슬픔을 느낄 수 있다. 어린이들은 그들이 사랑하는 사람들이 불안, 두려움, 분노, 증오를 보여주거나, 심지어는 무관심하게 행동할 때도 죄책감과 슬픔을 느낄 수 있다. 아이들은 주변에서 일어나는 일과 아무런 관련이 없음에도 불구하고 자신들이 어떠한 행동을 했기에 이런 일이 벌어졌는지 궁금해할 수 있다. 아이가 조금 더 나이를 먹으면, 희망도 미래도 없다는 신념과 가정 내의 학대, 알코올 중독, 음식 부족 등의 상황을 해결할 수 없다는 좌절감을 가질 수도 있다.

감정적 스트레스, 두려움, 절망, 분노, 그리고 증오는 호르몬 분비의 변화를 일으키고 몸의 면역계를 약화시키는 근본적인 감정이 된다. 따라서 가정이나 학교, 사회 등 아이가 속한 정서적 환경이 아이가 스트레스, 도전, 충격 등에 어떻게 반응할지를 결정짓는 데 중요한 역할을 한다. 어떤 경우에는 이러한 과정이 암과 같은 질병으로 이어지기도 한다. 부정적이거나 두려운 사건을 경험하는 아이들이 그것을 마음속에 얼마나 담아둘지 정확히 예측할 수는 없지만, 그것은 우리가 말하는 감정적 트라우마의 일부가 될 수 있다. 두드리기와 같은 기법을 활용하면 아이가 트라우마를 해소하고 감정을 관리하는 새로운 방식을 익히며 건강하게 성장하도록 도울 수 있다.

모든 아이들은 안전함을 느끼고 싶어 한다. 따라서 안전한 환경은 단지 신체적으로 안전한 공간을 제공하는 것뿐만 아니라 감정적으로도 안정감을 주어야 한다. 만약 아이가 자신이 안전하고 사랑받고 있다는 감정적 신념에 맞지 않는 환경에서 자라면, 질병을 통해서라도 자신이 필요로 하는 관심을 받을 수도 있다. 이러한 무의식적인 스트레스는 아이가 겉으로 보기에는 행복한 삶을 살고 있는 것처럼 보이더라도 내면적으로는 정서적 고통을 겪고 있음을 의미한다.

아이들은 아플 때, 특히 암에 걸려 입원했을 때 더 많은 관심을 받는 경향이 있다. 그들은 지속적인 관심을 받는다. 주사와 검사처럼 그것이 부정적 관심일지라도, 누군가가 지속적으로 그들을 확인하고 있는 것이다. 병원에 입원하거나 아프게 되면 가족 내 역학 관계에 변화가 생긴다. 그것은 긍정적일 수도 있고 부정적인 변화일 수도 있다. 가족들은 병원에서 아이를 돌봐야 하므로 자연스럽게 병원에 함께 머무르게 된다. 분명한 것은 관심에 대한 욕구가 아이가 암에 걸리도록 한 것은 아니다. 하지만 건강해지면 더 이상 관심을 받지 못하고 자신의 욕구도 충족될 수 없다고 믿는 신념이 있을 수 있다. 그래서 그 관심에 대한 욕구가 암을 지속시키는 데 기여할 수 있다는 것이다. 이전에 논의되었던 것처럼 이는 '이차이득'이라 불리는 것으로, 부정적인 상황에서 얻어지는 이득이다.

암은 가족 구성원 모두에게 주의를 환기시키고 긍정적인 변화를 만들 수 있는 기회일 수 있다. 아이의 암은 가족 내의 변화의 계기가 될 수 있다. 예를 들어 내가 함께 작업했던 한 아이의 경우 그의 가족은 문제가 많았고 몇몇은 알코올 중독이었지만, 그 아이가 암에 걸렸다는 사실을 알아차리자 가족 전체가 그를 지지하기 위해 변화했다. 그들은 습관을 바꾸고, 음주를 끊고, 아이를 위해 최선을 다해 힘을 합쳤다. 이러한 환경 속에서 아이는 눈에 띄게 회복되었으며, 가족 또한 여러 면에서 치유되었다. 이처럼 암은 가족 전체가 긍정적으로 변화할 수 있는 계기가 될 수 있다.

우리는 아이들의 감정 상태에 주의를 기울임으로써 암을 예방하거나 효과적으로 대처할 수 있도록 도울 수 있다. 실제로 아이들이 자신의 신체적, 정신적 안녕을 위협하는 실제 또는 인지된 위협을 해소하면 그들의 신체에도 많은 변화가 일어나고 회복을 촉진할 수 있다.

## 영적인 요인

어떤 경우에는 아이들의 순수한 영혼이 암을 통해서 자신의 성장을 이루고, 가족들에게 가르침을 줄 수도 있다. 영적 차원에서의 배움은 깊은 성장과 이해, 연민을 낳으며, 내면과 가족의 상처를 치유하는 데 기여할 수 있다. 또한 가족 간의 친밀함을 강화하고, 용서를 가능하게 하며, 깊은 사랑을 만들어낼 수도 있다.

이러한 영적 여정을 걷고 있는 아이들을 지켜보고 돕는 것은 하나의 특권이 될 수 있다. 이 과정은 관련된 모든 사람에게 깊은 영적 성장을 가져오기도 한다. 나는 암에 걸린 아이 주변의 사람들이 조건 없는 사랑을 실천하는 역할을 맡게 되면서, 그들 역시 성장하게 된다고 믿는다.

## 암을 가진 어린이와 EFT 하는 방법

나는 아이들과 두드리기를 하는 것을 좋아한다. 아픈 아이들도 재밌게 놀고 싶어 한다. 아이들은 그저 더 나아지고 싶고, 사랑받고 싶어 할 뿐이다. EFT는 아이들이 평화롭고 차분하고 이완되고 웃으며 놀고 사랑받는다고 느끼도록 도와주는 즐거운 방법이다. EFT를 하는 것은 재밌다. 두드리기는 아이들에게 힘이 있다고 느끼게 한다. 아이들은 단순히 불쾌하고 고통받거나 치료를 견디는 것이 아니라, 자신의 감정 상태를 바꾸고, 치료와 질병에 대한 신념을 바꾸며, 치유된 자신을 상상하고, 건강을 만들어가는 과정으로 두드리기를 사용할 수 있다.

아이들과 함께 두드리는 것은 빠르고 쉬울 수 있다. 아이들은 그들의 감정을 빨리 놓아주고 다음으로 넘어가려는 경향이 있다. 아이들과 함께 두드리면서 내가 두드리던 방식에 변화가 생겼다. 때로는 아이가 수술을 받거나 치료를 받으러 가기까지 몇 분밖에 시간이 없어서 융통성 있게 EFT를 해야 할 때도 있었다.

아이들은 종종 두드리는 것을 거부하기도 한다. 그럴 때는 나 자신을 두드리면서, 아이가 두드리고 싶어하지 않아도 얼마나 훌륭하고 사랑스러운 아이인지 말해준다. 또한 아이가 나와 함께 두드리고 싶어하지 않더라도 나는 멋진 사람이라고 스스로 말하면서 나를 두드린다. 어떤 경우에는 내가 한 라운드를 두드리기도 전에, 아이는 나와 함께 두드리고 있었다. 때때로 아이는 그냥 두드리고 싶어 하지 않는다. 그럴 때는 아이에 대한 사랑스러운 생각과 소망을 아이가 들을 수 있을 정도로 큰 소리로 말하며 몇 번 두드려준다. 대부분의 경우 그 정도로도 충분하다. 나는 절대로 두드리라고 강요하지 않는다. 그리고 아이들은 개인적인 이야기를 지키고 싶어서 혼자 두드린다는 사실을 알게 되었다. 또한 타점이 표시된 곰 인형인 틸 쉴링(Till Schilling)의 태피베어(TappyBear)를 사용한다. 아이들은 태피베어를 좋아하며, 말을 걸고 두드리기를 해준다. 그것만으로도 아이들은 안도감을 느낀다.

두드리기를 좋아하거나 그 가치를 알아보는 아이들은 더욱 적극적으로 감정적 신체적 문제들이 무엇인지에 대해 이야기한다. 아이가 무엇을 느끼는지, 어디가 아픈지, 그 아픔이 어떤 느낌인지, 어떤 감정과 기분이 드는지, 살면서 마음이 아팠던 적이 있었는지 물어본다. 현재 건강이나 질병의 근본적인 이유에 대한 단서를 찾고, 그런 이유를 해소하기 위해 두드리고, 그들이 진정으로 원하는 것을 이루기 위해 긍정적인 것에 초점을 맞추고 두드린다.

어린이와 함께 두드리는 것은 성인보다 훨씬 간단하다. 두드리는 문구에 좋아하는 색상, 문양, 힘이 센 동물, 천사 또는 슈퍼 히어로를 연결하면 아이들이 즐거워한다. 아이가 어떤 색이나 동물, 히어로를 선택하더라도 그것을 그대로 사용한다. 예를 들어, 어떤 아이는 말을 엄청 좋아했다. 아이에게 말이 무슨 색이냐고 물었더니 "파란색"이라고 대답했다. 어른이다 보니 나는 순간적으로 파란 말은 없다고 고쳐주려 했지만, 이것이 그 아이만의 힘센 동물이므로 원하는 어떤 색이든 될 수 있다는 것을 깨닫게 되었다. 파란 말이 아이에게 어떻게 힘이 되어 주었고 아이를 자유롭게 만들어 주었는지 두드리면서 이야기하는 동안, 아이는 상상 속에서 파란 말을 타고 다녔다.

자신만의 아군이 도와주고 있다는 생각은 아이들이 더 안전하다고 느끼는 데 도움이 된다. 그 아군은 전적으로 아이 스스로가 만들어낼 수 있다. 아이가 아군을 만들기까지 어른으로서 몇 가지 아이디어나 예시를 제안할 수 있지만, 아이들은 더 다양한 경우에서 신, 천사, 강아지, 용, 초록색 방패, 토끼, 사자, 엄마, 아빠, 또는 가장 좋아하는 히어로를 선택할 수도 있다. 게다가 두드리기가 더 재미있고, 유쾌하며, 더욱 상상력을 풍부하게 할수록 아이는 더 많은 기쁨을 느낀다. EFT는 아이들이 감정과 고통을 스스로 조절할 수 있는 힘을 가질 수 있게 하는 훌륭한 방법이다. 또 다른 장점은 아주 어린 아이(2-3세)조차도 혼자서 두드리기를 할 수 있다는 점이다.

EFT를 하면서 상징과 상상을 함께 사용하면, 아이들은 자신이 어떤 암에 걸렸는지 이해하고, 암을 제거하거나 치료할 수 있는 방법을 시각화하며, 자신의 몸과 아픈 부분까지 사랑하는 모습을 상상한다. 그리고 결국 미래의 건강한 모습을 시각화할 수 있다. 이런 과정을 통해 아이는 자신이 치유되는 이미지에 집중하게 되고 행복하고 오래 사는 자신을 상상하게 된다. 또한, EFT에서 상징을 사용하면 아이들이 암의 근본적인 감정적 원인을 찾는 데 도움이 된다.

대부분의 아이들은 감정적 원인이 무엇인지 인식하지 못한다. 하지만 가정이나 주변 환경에서 일어나는 일에는 매우 민감하다. 자신도 모르게 주변에서 일어나는 스트레스, 걱정, 두려움이 몸에 쌓일 수 있다.

골육종을 앓고 있는 10대 초반의 소년은 마을에서 벌어지는 불화를 보는 것이 얼마나 "아팠는지" 깨달았다. 많은 형제자매들 중 장남이었던 한 소년은 부모님이 자신에게 많은 시간을 할애하지 못해서 더 많은 관심을 원했다. 그는 병에 걸리면서 집중적인 관심을 받게 되었지만, 또한 부모님이 얼마나 많이 자신을 사랑하는지, 그리고 그 사랑을 형제자매들과 어떻게 나눌 수 있는지를 배울 수도 있었다. 또 다른 소년은 너무나도 자기 비판적이었는데, 신장에 종양이 생겼다. 한 소녀는 아버지가 어머니와 이혼 후 재혼을 하며 더 많은 자녀를 가졌는데, 이 사실에 고통스러워하고 백혈병을 앓기도 했다. 그 소녀는 아버지에게 전혀 사랑받지 못했다고 느꼈다.

비록 이 이야기들은 슬프지만 아이들은 근본적인 이유를 발견할 수 있었고, 그것에 얽매이지 않고 놓아줄 수 있는 기회로 삼았다. 그러면서 아이들은 신념을 바꾸고 때로는 상황 자체를 변화시키기도 했다. 가장 중요한 것은 자기 자신에 대해 긍정적으로 느껴서 질병 대신 건강을 만들어내는 현명한 결정을 내릴 수 있었다.

## 병원에서 어린이들과 EFT 사용하기

2007년에 나의 인생을 바꿀 만한 소중한 기회를 얻었다. 멕시코 와하카(Oaxaca)의 한 병원에 있는 암 병동에 초청되어 아이들과 함께 EFT를 사용하게 된 일이었다. 그곳에서 함께 나누었던 경험과 지금까지 이어지고 있는 영향력은 나의 상상 이상으로 훨씬 커졌다. 처음에는 몇몇 아이들과 함께 두드리며 무슨 일이 일어날지 지켜보자는 생각으로 시작했다. 1년 조금 넘는 시간 동안 지내면서 135명의 아이들과 500명 이상의 가족 구성원 그리고 많은 병원 직원들과 EFT를 함께 했고, 전체 직원들에게 EFT를 가르쳐 달라고 공식적으로 요청받기도 했다. 이렇게까지 일이 커질 줄 누가 상상이나 할 수 있었겠는가?

이런 과정을 경험하며 병원은 크게 변했다. 모든 사람들에게 영감과 희망을 주고 싶어서 이 이야기를 공유한다.

이 아이들에게 EFT를 가르치고 그들과 함께 했던 것은 내 인생에서 가장 놀라운 경험이었다. 이런 경험을 통해 개인적으로 성장했을 뿐만 아니라, 나의 인식과 패러다임이 여러 면에서 변화했고, EFT 전문가로서도 더욱 성장할 수 있게 되었다.

처음 병원에서 EFT를 시작했을 때 한정된 조건과 상황에서 이 일이 어떻게 진행될지 의구심이 있었다. 약간의 용기와 인내가 필요한 시간이 지나가면서 점차로 무슨 일이 일어나고 있는지 그 규모가 얼마나 큰지 깨닫기 시작했다. 아이들은 신체적으로 더 나아졌을 뿐 아니라, 통증과 메스꺼움이 줄어들고, 발열이 감소하며, 면역 체계의 회복도 빨라졌다. 또한 깊은 감정적 변화도 있었다. 특히 주사, 간호사, 의사, 질병에 대한 두려움을 떨쳐내고 아이들 스스로 자존감과 자기가치를 향상시켰다.

함께 두드렸던 어떤 아이들은 누가 가르쳐주지 않았는데도 삶의 지혜를 스스로 배우는 장면을 목격하기도 했다. 아이들은 존엄성을 되찾았고, 그들의 아픔을 새로운 시각에서 받아들이기 시작했다. 아이들은 병을 자기 것으로 받아들이고, 치유받을 권리를 되찾았으며, 실제로 몸에서 치유가 시작되도록 허용했다.

어떤 아이들은 스스로 두드리기를 하고, 태피베어와 함께 EFT를 하며, 부모님에게도 같이 하자고 말하는 모습을 볼 수 있었다. 그들은 최악의 상황에서도 더 나아지기를 선택했고, 현재 긍정적인 것들에 집중하며 행복을 되찾기 시작했다. 아이들은 미소와 기쁨을 되찾았다.

이 아이들의 삶의 질은 극적으로 향상되었고, 결과적으로 부모님, 병원 직원, 의사 그리고 내 삶의 질도 함께 나아졌다.

이 아이들은 정말 놀라운 영혼들이었고, 그들과 함께 치유작업을 할 수 있었다는 것은 큰 영광이었다.

### 병원의 아이들과 EFT를 시작하게 된 과정

병원의 소아암 환자들과 이렇게 큰 EFT 프로젝트를 진행하게 된 과정에 대해 이야기해 보겠다. 이 모든 일은 지역 공원에서 열린 "소아암 환자를 위한 기금 모금 행사"에 초대되면서 시작되었다. 나는 그 자리에 태피베어를 가지고 가서 아이들의 반응을 보고 싶었다. 그날은 단지 "얼마 안 되는 시간이더라도, 아이들이 조금이라도 기분이 좋아지면 좋겠다. 어떻게 될지 한번 지켜보자"라는 생각으로 참석했다. 이런 단순한 생각이 나의 인생 프로젝트의 발전으로 이어졌고 나를 사랑으로 충만하게 했다.

행사 당일, 공원의 임시 텐트 밑에 설치된 유아용 침대에는 연두색 가운을 입고 머리카락이 거의 없는 아이들이 누워 있었다. 일부는 차분해 보였고, 일부는 매우 약해 보였고, 일부는 수액을 맞고, 일부는 침묵하고, 일부는 멍하게 멀리 바라보고 있었다. 그 모습은 적잖이 충격적이었다.

그날 네 명의 아이들과 함께 EFT를 했다. 첫 번째 아이는 한쪽 눈이 보이지 않지만 신중한 성격의 둘스(Dulce)였다. 그녀는 EFT에 호의적이었고 특히 태피베어를 사용하는 방법에 재미를 느꼈다. EFT 이후 그녀의 기분은 훨씬 편안해졌고, 불편함도 줄어들었다. 이렇게 의미 있는 시작을 할 수 있어 기뻤다. 다른 아이들과도 여러 가지 성과가 있었다. EFT를 잘 따라줬던 한 아이는 백혈병에 걸렸다는 사실에 큰 충격을 받아 힘들어했지만, 부모님과 함께 두드리면서 어느 정도 안정감을 되찾았다. 그날의 네 번째 아이는 조금 수줍은 성격이었다. 그러나 모든 아이들이 나름의 방식으로 편안해졌다. 모든 상황에서 태피베어는 아이들에게 부드럽고 친근한 접근 방법이 되어 주었고, 병원에서 겪는 주사나 약물 치료와는 완전히 다른 경험을 선사했다.

이것을 지켜본 암 병동의 담당 의사는 병원에서도 EFT를 시도해볼 수 있겠냐는 제안을 했다. 우리는 이 아이디어를 진지하게 고민해야 했고, 다시 만날 때까지 두 달이 걸렸다. 우리는 EFT에 대해서 이야기하고, 신체적인 치료 외에 아이들에게 꼭 필요한 것이 무엇인지 이야기를 나눴다. 담당 의사는 EFT로 할 수 있는 모든 것을 시도해도 좋다고 허락해주었다.

나는 아이들과 매일 직접 접촉하는 간호사들에게 EFT를 가르치고 보여주는 것부터 시작하기로 했다. 내가 무엇을 하려는지 간호사들이 알고, 우스꽝스럽게 보일 수 있는 두드림과 태피베어에 놀라지 않기를 바랐기 때문이다. 간호사들에게 EFT를 몇 라운드 진행하면서 우리는 웃고 하품을 하면서 편안해졌다. EFT로 아이들을 부지런히 돌보는 간호사들과 친밀한 관계를 맺을 수 있었다. 처음 그들을 만났을 때, 아이들을 보살피는 일로 심한 스트레스를 받고 피로에 지쳐 있다는 것을 느낄 수 있었고, 아이가 살아남지 못할 경우 감정이 더욱 폭발한다는 것을 알게 되었다. 간호사들과 친밀한 관계를 맺는 것이 성공의 핵심 중 하나라고 확신한다. 그들이 내가 아이들과 함께 자유롭게 작업할 수 있도록 허락해주었기 때문이다.

소아암 병동에 도착해서 처음 만난 아이는 놀랍게도 둘스였다. 둘스는 나와 태피베어를 보고 기뻐하며 말했다. 그녀는 어떻게 EFT를 하는지 기억하고 있었고, 아빠에게 EFT 방법을 알려주고 같이 해보기도 했다고 신나게 말했다. 지난 행사에서 10분간 같이 두드리고 나서 아이가 EFT의 가치를 알아보고 사용하고 있었으며 다른 사람에게도 가르칠 수 있었다는 것은 정말 놀라운 일이었다. 그녀는 태피베어의 첫 번째 수혜자였고, 그 순간부터 나는 더 많은 태피베어가 필요하다고 느꼈다(태피베어 제작사가 많은 지원과 도움을 주어서, 2년간 80명 이상의 소아암 환아들에게 태피베어를 선물할 수 있었다). 태피베어를 선물할 때마다 다른 아이들은 자신도 저 인형을 받을 차례가 되기를 바라며 나를 바라보는 것이 느껴졌다. 모든 아이들에게 이 인형을 나누어주고 싶은 마음이 굴뚝같았다.

## 병동의 첫 인상

소아암 병동에는 최대 25명의 부모와 아이들이 치료를 기다리는 대기실과 침대가 있는 두 개의 병실이 있었다. 한 병실에는 침대 3개, 다른 병실에는 침대 6개가 있었다.

처음으로 암 병동에 들어섰을 때 나는 감정의 벽에 부딪힌 듯한 느낌을 받았다. 그곳을 가득 채운 슬픔, 고통, 절망, 두려움이 마치 한꺼번에 나를 덮쳐 오는 듯했다. 방 한쪽 구석에서 한 어머니가 아이를 꼭 끌어안고 있었다. 방 안에는 비슷한 상태의 30여 명이 더 있었다. 그들은 비참하고 외로운 듯 보였다. 그런 외롭고 고립되고 우울한 풍경을 보면서 나는 깊은 슬픔에 빠졌다.

둘스와 태피베어 덕분에 긴장이 풀리기 시작했고, 모두가 지켜보는 가운데 앉아서 그녀와 함께 두드리며 시작하자 나의 모든 의심은 사라졌다. 둘스가 보여준 미소는 이제 모든 것이 잘 될 것이라는 증거로 충분했다.

내가 EFT를 사용하기 시작하자 함께 두드렸던 아이들과 부모들은 많은 안도감을 느끼기 시작했다. 점점 더 많은 아이들과 부모들이 EFT를 배우면서 병동 전체의 분위기가 점점 바뀌었다.

내가 깨닫게 된 변화는 다음과 같다.

어느 날 아침, 네 명의 아이들이 부모님들과 아침 식사를 하며 웃고 있었다. 이것은 꽤나 놀랄 만한 일이었고, 의사도 이것을 알아차리고 내게 말할 정도였다.

또 다른 날 병원을 찾아갔을 때, 아이들이 여럿이 함께 또는 혼자서 놀이를 하고 있었다. 서로 웃으며 이야기하고, 퍼즐을 맞추고, 그림을 그리며 색칠하고 있었다. 공을 가지고 놀거나 레고를 가지고 무언가를 만들고 있었다.

또 다른 변화는 부모들이 대화하고 경험을 공유하며 서로 돕게 되었다는 것이다. 한 어머니는 EFT를 배우기 전에는 남을 도울 여력이 없었다고 했다. 그 어머니는 자신의 아이를 돌보기도 벅찼고, 다른 아이를 돕기는커녕 무슨 일을 겪고 있는지 생각해볼 여유도 없었다고 했다. 지금은 아이의 암을 차분하고 안정되게 바라볼 수 있게 되면서 강인해졌다고 했다. 이제는 다른 아이들과 부모들을 돕기 위해 기꺼이 나설 수 있게 되었다.

다음으로 놀라운 변화는 아이들이 간호사나 치료를 덜 두려워하게 된 것이다. 덕분에 간호사들이 더욱 편안하게 아이들과 소통하고 이 과정을 기쁘게 여길 수 있게 되었다.

우연의 일치일지는 모르겠지만 흥미롭게도 병원 전체에서 유일하게 페인트칠을 새로 한 곳은 소아 암 병동뿐이었다. 칙칙한 회색 벽과 어두운 남색 문에서 산뜻하고 매력적인 색상으로 변신했다. 부드러운 연노랑에 인형 장식이 더해지고, 바다 풍경이 담긴 밝은 하늘색이 조화를 이루었다.

부모들은 불안이나 두려움의 강도가 눈에 띄게 줄어들었고, 자녀들과 좀 더 편안하고 즐거운 시간을 보낼 수 있었다.

가장 좋은 점 중 하나는 의사와 간호사가 아이들에게 약을 복용시키거나 치료하거나 주사를 놓을 때 아이들의 순응도가 높아졌다는 것이다. 그 덕분에 모든 사람의 삶이 더 편해졌다.

이제 암 병동에서 더욱 편안하고 가벼운 분위기를 느낄 수 있었다. 물론 항상 존재하는 질병의 심각성은 여전히 있었지만, 그것에 대한 극심한 두려움이나 통제 불능 상태에 빠지는 상황은 더 이상 없었다. 이제는 종종 병동에서 웃음소리도 들을 수 있게 되었다.

병원에 EFT를 도입하며 이러한 선물 같은 변화들이 찾아왔다.

### EFT 챔피언, 로돌포(Rodolfo)

11세 소년 로돌포는 복부와 옆구리에 통증을 느껴서 다시 병원에 입원했다. 그는 오른쪽 신장에 석회화된 종양 덩어리가 있다는 진단을 받았다. 나는 아이와 함께 두드리며 초기 통증을 완화시켰다. 그리고 병원에 있는 동안 사용할 수 있도록 태피베어를 남겨두었고, 아이는 매일 인형을 안고 자며 두드렸다.

로돌포는 신장의 종양을 제거하는 수술을 받을 예정이었다. 아이는 수술을 무서워했고 그런 두려움을 없애기 위해 두드렸다. 루이스 헤이(Louis L. Hay)는 자신의 저서 『*치유: 있는 그대로의 나를 사랑하라*(*You Can Heal Your Life*)』에서 신장 문제가 자기 비판적 태도와 관련이 있다고 언급한다. 나는 아이에게 신장은 자기 비판적 태도를 상징한다고 말해주었다. 그러자 아이는 스스로 자신에게 매우 비판적이라고 인정했다.

우리는 다음과 같은 어구로 두드렸다.

- 나는 나 자신에게 너무 비판적이다.
- 나는 항상 나 자신이 얼마나 나쁘고, 얼마나 형편없는지 스스로에게 말한다.
- 나는 나 자신을 깎아내린다.
- 나는 석회화된 덩어리처럼 나 자신에게 엄격하다.
- 나는 다른 사람을 비난한다.
- 나는 다른 사람들에게도 딱딱하게 대한다.

- 가족들도 나를 비난한다.
- 가족들도 내게 딱딱하게 대한다.
- 내 신장에 이렇게 딱딱한 덩어리가 있다는 것은 당연하다.
- 나는 다른 사람들이 나의 말이나 행동을 싫어할 때 상처받는다.

또한 다음과 같은 어구로 두드렸다.

- 나는 나 자신에게 친절해지기로 선택한다.
- 나는 착한 소년이다.
- 나는 멋진 아이고 재능이 넘친다.
- 나는 나 자신과 다른 사람들에게 좋은 말을 해줄 수 있다.
- 나는 가치 있는 사람이다.
- 나는 내가 잘했을 때 나 자신을 칭찬해주기로 선택한다.

우리는 신장의 석회화된 종양 덩어리를 다루어 보기로 했다. 먼저 그 덩어리를 상상하며 시작했다. 그것은 자몽 만한 크기였다. 암이 되기 전단계의 세포들이 빛으로 둘러싸여 자몽의 껍질처럼 나타났다. 여기서, 이 세포 덩어리들을 없애기 위해 어떻게 하면 좋을지를 로돌포에게 상상해 보라고 했다. 그는 "칼로 베어 버릴 거예요"라고 말했다. 그것은 마법의 검이었다.

우리는 다음과 같은 어구로 두드렸다.

- 나는 마법의 검을 사용하여 그 덩어리를 다섯 조각으로 잘라버렸다.
- 나는 그 나쁜 세포들을 재가 될 때까지 태워서 날려버린다.
- 나는 그 나쁜 세포들을 좋은 세포들로 바꿀 것이다.
- 설령 의사가 신장을 제거해야 한다고 해도 괜찮다.
- 그것은 나 자신을 비난하지 않으면서 다시 시작할 수 있다는 뜻이다.
- 나는 사랑스러운 소년이다.

- 나는 나 자신에게도 사랑스럽게 대한다.
- 나는 남의 말을 감정적으로 받아들이지 않는다.
- 무엇이 나와 관련된 일이고, 무엇이 그렇지 않은지를 잘 안다.
- 나는 내 일에 대한 책임은 지지만, 다른 사람의 일까지 떠안지는 않는다.

이렇게 하고 나서, 더 이상 수술을 두려워하지 않게 되었다. 우리는 다음과 같은 어구로 계속 두드렸다.

- 나는 내 안의 깊은 두려움과 그것을 숨기려 하는 욕구를 내려놓고, 더욱 굳건해진다(두드리면서 아이는 하품을 했고, 그것은 이완되었다는 신호였다).
- 나는 나쁜 아이가 아니라 좋은 아이이다.
- 나는 두려움을 활력으로 바꾼다.

다음으로는 수술이 처음부터 끝까지 어떻게 진행될지를 상상하면서 두드리기를 진행했다. 다음과 같은 어구를 활용했다.

- 나는 간호사, 의사들과 함께 웃고 있다.
- 그들은 나에게 정말 잘 해주려고 한다.
- 그들은 나를 잘 보살펴준다.
- 나는 걱정 없이 잠든다.
- 나는 의사가 최선을 다해 수술하고 있다는 것을 알고 있다.
- 나는 나 자신과 의사, 간호사들을 도와주는 다섯 수호천사와 함께 한다.
- 나는 수술 후에 내 방으로 돌아와서 기분이 괜찮다고 느낀다.

그는 이러한 이미지를 떠올리며 만족스러워했다. 수술하러 갈 때 두려움이 느껴지면 두드리겠다고 했다. 수술이 연기되었는데, 이것은 로돌포가 더 두드릴 수 있는 기회가 되었다.

로돌포는 태피베어 인형이 없어도 하루에 두 번씩 두드렸고, "마법의 검"을 사용해서 계속 강인해지고 보호받는 느낌을 유지했다. 이제 결과는 분명해졌다. 다시 그를 봤을 때, 그는 얼굴색이 좋았고, 의사를 만나야 하는 약속을 기다리는 중에도 입이 귀에 걸리듯 웃고 있었다. 병원에 있을 때 자주 겪던 복통도 사라졌다. 평소와 달리 감기에 걸리지도 않았다.

나는 기부받은 태피베어 중 하나를 로돌포에게 주었다. 그 아이에게 줄 수 있는 최고의 선물 중 하나라고 생각했다. 그는 태피베어 인형을 받으면서 크게 미소를 지었고, 이제 매일 두드릴 것이라고 약속했다.

로돌포는 약속한 것 이상으로 더욱 열심히 했다. 매일 부모님과 두드렸고, 여동생과 형제, 숙모와 삼촌, 사촌과 친구들에게도 두드리는 방법을 알려주었다. 친구 두 명은 매일 학교가 끝난 후 찾아와 함께 두드렸다.

이제 로돌포를 보면 그가 얼마나 잘 지내고 있는지 한눈에 보인다. 머리카락이 풍성하게 자랐고, 키도 컸고, 믿을 수 없을 정도로 맑은 미소를 지니고 있다. 무엇보다도 가장 눈에 띄는 변화는 아이에게서 평온함이 흘러나온다는 것이다. 그의 눈을 보면 더욱 분명히 알 수 있다. 이러한 이유로 나는 로돌포가 진정한 EFT 챔피언이라고 생각한다.

## 혈액 검사할 때 두드리기

아이의 혈액을 채취해야 할 때 아이가 소리 지르고 움직이며 저항하는 상황에서 의료진이 얼마나 스트레스를 받을지 상상해보라. 나는 두 명의 소년들이 진정되도록 도와주었고, 혈액 샘플을 채취하는 과정에서 인턴이 긴장을 풀 수 있도록 도와주는 멋진 경험을 했다.

인턴이 크리스토퍼(Christopher)의 혈액을 채취하려고 할 때 나는 그 아이와 함께 두드리기 시작했다. 아이는 혈액 채취를 원하지 않는다고 울고 소리 질렀다. 타점을 두드리는 동안, 아이는 점점 진정되고 덜 울게 되었다. 심지어 몇 번은 우는 것도 잊어버렸다가 "바늘로 찌르면 우는 게 당연하잖아" 라며 스스로 울어야 한다고 상기시키기도 했다.

우리는 다음과 같은 어구로 두드렸다.

- 인턴 선생님은 좋은 사람이고 최선을 다할 거다.
- 내가 편안해지면 더 쉽게 혈액을 뽑아갈 거다.
- 인턴 선생님은 너무 능숙해서, 순식간에 끝날 거다.
- 심지어 그다지 아프지도 않다.
- 모든 일이 순식간에 일어났고, 나는 너무 편안하다.

아이를 계속해서 두드려주었고, 점점 더 편안해졌다. 아이가 깨닫기도 전에 혈액이 채취되었다. 팔에 피도 나지 않았다. 우리는 혈액을 채취하기 전과 마찬가지로 다른 이야기를 이어가기 시작했다. 모든 것이 끝났고 잊혔다. 몇 분 후, 아이는 잠들었다.

그 인턴은 에두라도(Eduardo)라는 소년의 혈액도 채취해야 하는데, 이 아이에게도 두드려줄 수 있는지 물어왔다. 나는 에두라도의 방에 도착해서 인턴이 채혈 준비를 하는 동안 아이를 두드려주었다. 아이는 엄마를 찾으며 울기 시작했지만 두드리기 시작하자 마음이 편해지고 조금만 울게 되었다. 아이는 인턴이 가운, 마스크, 장갑을 착용하는 장면을 지켜보면서 마음이 불편해지기 시작했다.

우리는 다음과 같은 어구로 두드렸다.

- 선생님은 모든 것이 깨끗하게 유지되도록 가운과 마스크를 착용하고 있다.
- 선생님은 모든 부분을 꼼꼼하게 살피는 훌륭한 인턴이다.
- 선생님은 모든 일이 잘 되기를 바라고 있다.
- 선생님은 일을 완벽하게 해낼 거다.
- 겁먹을 필요가 없다.
- 나는 긴장을 풀고 침착함을 유지한다.

그런 다음 아이는 인턴이 피부를 소독하기 위해 괴상한 색깔의 요오드 거즈를 들고 있는 것을 보았다. 아이의 얼굴은 당황한 표정이었다.

우리는 다음과 같은 어구로 두드렸다.

- 이것은 피부를 깨끗하게 해주는 액체일 뿐이다.
- 이것은 그저 비누와 비슷한 것일 뿐이지만, 색깔이 이상할 뿐이다.
- 이것은 내게 해를 끼치지 않는다.
- 이것은 피가 아니다.
- 이것은 비누와 같다.
- 이제 선생님이 비누를 씻어내기 위해 물을 묻히고 있다.
- 선생님은 너의 팔을 깨끗하게 만들고 싶어한다.

아이는 이제 편안해졌다. 인턴이 혈액을 채취할 때 좀 아파서 울기도 했지만, 채혈을 하자마자 즉시 마음이 편해졌다.

우리는 다음과 같이 두드렸다.

- 나는 용감한 소년이다.
- 나는 긴장을 풀었고, 모든 것이 금방 끝날 거다.
- 팔의 긴장을 풀었더니 덜 아프게 느껴진다.
- 나는 착한 소년이다.

채혈이 끝났을 때, 그는 정말로 긴장을 풀고 있었다. 다시 다음과 같이 두드렸다.

- 이제 다 끝났으니 완전히 긴장을 풀 수 있다.
- 모든 것이 끝났고 내 팔을 편하게 쉬게 한다.
- 이제 더 이상 고통받지 않아도 된다.
- 나는 착한 소년이다.
- 이제 기분이 나아졌다.

에두라도의 어머니가 어땠는지 물었고, 그는 별로 아프지 않았다고 말했다. 3살이라는 어린 나이에도 불구하고, 그는 이전에 경험했던 것과는 뭔가 다르다는 것을 알았다. 아이에게서 그것이 무엇인지 알아내려고 노력하는 호기심 어린 눈빛을 볼 수 있었다.

나중에 그 인턴은 고맙다고 인사를 전하며, 아이들이 훨씬 더 차분해진 덕분에 수월하게 일을 할 수 있었다고 말했다. 아이들을 두드리며 편안해지는 것을 보는 것과 함께 인턴도 편안해지고 자신감이 생기는 모습을 볼 수 있었다. 사실, 아이들을 위해 두드리는 만큼 마음속으로는 인턴을 위해서도 두드리고 있었다. 결국 아이들과 인턴 모두에게 도움이 되는 결과를 만들 수 있었다.

## 요추 천자 중 발생하는 통증과 감정에 EFT를 사용하기

암에 걸린 어린이에게 가장 두렵고 고통스러운 경험 중 하나는 요추 천자를 하는 것이다. 이 시술은 얇은 바늘이 등을 뚫고 척추에 도달하여 척수액을 빼내는 것이다. 아이들은 이 시술을 하는 전반에 걸쳐 어떻게 대처해야 할지 몰라 긴장하고, 두려워하고, 눈물을 흘리며 때때로 비명을 지르기도 한다.

나의 목표는 요추 천자와 같은 고통스러운 치료를 받아야 할 때도 더 나은 경험을 할 수 있도록 아이들을 강인하게 만드는 것이다. 그러기 위해 먼저 치료가 어떻게 이루어지는지 알려주고, 몸을 진정시키고, 심호흡과 EFT를 사용하여 두려움을 극복하고 긴장과 통증을 줄이는 방법을 가르친다. 이 과정에서 두드리기는 매우 중요하다. 나이에 상관없이 아이들은 이 기술을 사용하여 더 차분해지고 통증을 관리할 수 있다.

대니(Danny)는 완벽한 예시다. 대니가 처음으로 요추 천자를 받게 된 후에 함께 EFT를 할 기회가 생겼는데, 그때 대니는 겨우 3살 반이었다. 요추 천자 후에 화나고, 속상하고, 아파했기 때문에 우리는 함께 두드리기를 시작했다. 두드리는 과정만으로도 치료를 강요당했다는 분노와 좌절감을 줄이는 데 효과적이었다. 또한 그로 인한 통증도 사라졌다.

아이에게 두드리기를 할 수만 있다면, 별다른 대화가 없어도 타점을 계속 두드려주면 좋다. 각자 자기 몸을 두드려도 된다. 두드리는 행위만으로도 감정이 풀리기 시작하고 아이가 차분해진다. 그렇게 몇 번 두드리고 나서는 아이가 느끼는 감정에 대해 말을 하면서 그 감정들을 풀어준다. EFT를 하면 통증이 줄어들고, 충분히 오래 두드리면 통증이 없어진다. 심지어 바늘에 찔렸던 통증도 없어진다.

대니와 나는 각자 자기 몸을 두드리며 다음과 같은 어구로 두드렸다.

- 나는 화가 난다.
- 아프다.
- 의사가 와서 찌르는 게 싫다.
- 그건 정말 아프다.
- 그러면 나는 정말 화가 난다.
- 그러면 진짜 울 것 같다.
- 저 사람들이 나를 이렇게 만든다.
- 나는 이것들이 싫다.
- 나는 화가 난다.
- 너무 많이 아프다.
- 나는 아프고 싶지 않다.

대니가 느꼈던 감정을 두드리기만 해도 분노의 강도가 낮아졌다.

아이들은 물론이고 성인과 EFT를 할 때도, 그들이 느끼는 감정을 색깔이나 상징으로 표현하는 것은 자신의 감정을 더욱 쉽고 즐겁게 알아차리고 다룰 수 있는 방법이다. 대부분의 아이들은 자신의 감정을 잘 모르는 경우가 많다(그리고 어른들은 자신의 문제를 직시하거나 말하고 싶어 하지 않는 사람들이 많다). 게다가 아이들은 상황을 분석하기보다는 있는 그대로 느낀다.

우뇌는 상징, 색, 전체적인 이미지를 사용하여 상황을 표현하는 반면, 좌뇌는 단어와 세부 사항에 집중하여 이를 설명한다. 이러한 뇌의 타고난 기능을 활용하면 아이의 색과 관련된 감정적 트라우마를 부드럽고 쉽게 해소할 수 있다. “색”은 아이의 마음속에 자연스럽게 떠오르는데, 이는 의식이 왜 그 색깔을 선택했는지 이해하지 못하더라도 잠재의식에서는 그런 답을 내놓을 뿐이다. EFT를 하는 동안, 감정과 색에 대해 각각 또는 함께 이름을 붙이곤 한다. 또한 감정이 몸의 어느 부분에 위치하고 있는지를 물어본다.

대니에게 분노의 색깔이 무엇인지, 분노가 몸의 어디에 있는지 물어보았다. 아이는 자신의 분노가 녹색이고 배에 있다고 말했다. 우리는 분노를 빨간색으로 생각하는 경향이 있지만, 아이가 어떤 색깔을 말하든지 상관없이 EFT에 사용할 수 있다. 대니의 경우, 그의 잠재의식은 분노를 표현하기 위해 녹색을 마음에 떠올린 것이다. 이어서 다음과 같이 두드렸다.

- 내 분노는 녹색이다.
- 그건 내 뱃속에 있다.
- 이 초록색이 엄청 크다!
- 아주 거대한 초록색이다.
- 내 뱃속에 녹색 분노가 많이 있다.
- 내 뱃속에 녹색 분노가 너무 많다.
- 나는 내 뱃속에 있는 녹색이 싫다.
- 뱃속에 있는 녹색을 꺼내고 싶다.
- 녹색 분노를 없애고 싶다.

대니에게 뱃속에 있는 녹색을 어떻게 꺼내면 좋을지 물었다. 아이는 던져버리고 땅에 밟아버리고 싶다고 답했다. 이어서 다음과 같이 두드렸다.

- 나는 그 못생긴 녹색 분노를 땅에 던져버린다.
- 나는 땅에 떨어진 녹색 분노를 짓밟는다.
- 나는 그것이 없어질 때까지 그것을 밟는다.
- 나는 모든 녹색 분노를 땅에 던져버린다.

- 그것이 모두 없어질 때까지 밟고 밟고 밟아버린다.
- 이제 뱃속에 있던 녹색 분노가 사라져서 기분이 좋아졌다.

대니의 뱃속에 녹색이 아직도 있는 느낌인지 물었다. 아이가 답하기를, 녹색은 없고 이제 핑크색이 있다고 했다. 아이에게 핑크색은 차분하고 편안한 느낌을 주고 있었다.

대니의 분노와 좌절감을 해소한 후, 우리는 요추 천자를 받을 때 느꼈던 통증과 상처 그리고 그로 인해 생긴 감정들이 차분해질 때까지 두드렸다. 이어서 다음과 같이 두드렸다.

- 몸이 아프다.
- 내 등이 아프다.
- 바늘이 꽂힌 곳이 아프다.
- 나는 아프고 싶지 않다.
- 이 아픔을 멀리 던져버리고 싶다.
- 멀리 보내 버리고 싶다.
- 다 지나갔으면 좋겠다.
- 치료가 끝났다.
- 모든 것이 끝났다.
- 기분이 더 나아질 수 있다.
- 고통을 놓아버릴 수 있다.
- 나는 호흡하며 편안해진다.
- 나는 강하다.
- 나는 이겨냈다.
- 나는 통증을 내려놓았다.
- 나는 호흡하며 편안해진다.
- 나는 아플 필요가 없다.

- 나는 이제 편안해진다.
- 나는 강해지기로 선택한다.
- 나는 강한 소년이다.
- 나는 힘이 넘친다.
- 나는 할 수 있다.

대니가 EFT로 통증을 해결하자 이제 관심사가 자신이 경험했던 것에서 치료가 끝난 후에 자신이 느끼고 싶은 감정으로 바뀌었다. 아이는 차분해졌고 몸 전체의 통증이 누그러들었다. 통증이 마지막으로 사라지는 곳은 바늘이 삽입된 지점이었다. 이어서 다음과 같이 두드렸다.

- 이제 기분이 나아졌다.
- 통증이 사라지고 있다.
- 바늘에 찔렸던 통증조차 이제 지나갔다.
- 나는 통증을 놓아버릴 수 있다.
- 바늘이 나를 찔렀던 곳조차.
- 나는 호흡하며 편안해진다.
- 바늘에 찔렸던 곳의 통증조차 사라졌다.
- 나는 그 통증을 멀리 보낸다.
- 나는 긴장을 풀고 통증이 사라지게 놔둔다.

이때 대니는 편안하고 차분해져서 통증 없이 잠들었다.

시간이 지나고, 다음 요추 천자에 대비하여 대니에게 호흡하고 몸을 이완하는 방법을 가르쳤다. 우리는 과거의 요추 천자에서 느꼈던 특정한 감정과 통증을 제거하기 위해 두드리기를 했다. 아이는 자신의 몸에게 그것들을 이제 잊으라고 말할 수 있게 되었고, 이렇게 해서 아이의 몸이 다음 요추 천자에 대비해 과도하게 경계할 필요가 없어졌다.

또한 요추 천자에 대비해서 두드리는 방법을 보여주고, 요추 천자가 끝난 후에도 두드려서 몸의 긴장을 풀어야 한다고 말해주었다.

대니가 병원 침대에 있을 때, 우리는 치료에 관련된 모든 단계를 상상하고 그와 관련된 감정에 대해 두드렸다. 요추 천자를 해야 한다는 사실만으로도 떠오르는 두려움에서 시작했다. 우리는 치료에 대한 두려움이 사라질 때까지 다음과 같이 두드렸다.

- 무섭다.
- 내 등에 바늘을 꽂는 게 싫다.
- 나는 의사가 찌르는 것을 원하지 않는다.
- 그것은 나를 아프게 하고 화나게 한다.
- 나는 주사가 싫다.
- 너무 무섭다
- 화가 난다.
- 아프다.
- 의사가 나를 아프게 하는 건 싫다.
- 이러고 싶지 않은데, 저 사람들이 나를 이렇게 만든다.
- 그들은 이렇게 해야 좋아진다고 말한다.
- 그러나 너무 아프다.
- 나를 미치게 한다.
- 나는 화가 난다.
- 화가 나면 몸이 긴장한다.
- 그러면 바늘이 더 아프게 느껴진다.
- 더 아프고 싶지 않다.
- 또 요추 천자를 받고 싶지 않다.
- 내 몸이 편안해진다면 더 나아질 텐데.
- 나는 호흡하고 이완되기로 선택한다.

- 그것이 나에게 힘을 준다.
- 나는 호흡하며 내 몸의 긴장을 푼다.
- 나는 호흡하고 긴장을 풀어서 더 나아지게 만들 수 있다.
- 나는 요추 천자를 기다리면서도 차분하게 있을 것을 선택한다.

이렇게 하자, 대니는 앞으로 요추 천자를 또 받는다는 말을 듣더라도 차분하게 있을 수 있게 되었다. 아이에게 시술을 받으러 치료실로 들어가는 것을 상상해보게 했다. 그리고 두려움이 사라질 때까지 다음과 같이 두드렸다.

- 치료실에 들어가는 것을 생각만 해도 두렵다.
- 나는 거기에 들어가고 싶지 않다.
- 나는 벌써부터 무섭다.
- 나는 이미 겁먹었다.
- 하지만 나는 괜찮아지기로 선택한다.
- 나는 호흡하며 침착해질 수 있다는 것을 안다.
- 나는 강하기에, 괜찮아질 것이다.
- 나는 두려움을 놓아준다.
- 나는 호흡하며 긴장을 푼다.

이제 대니는 치료실에 들어가는 순간까지 차분해질 수 있다고 상상할 수 있었다. 이제 아이에게 치료실에 누워 있는 모습을 상상해보게 했다. 대니가 차분해질 때까지 다음과 같이 두드렸다.

- 치료 테이블에 앉아 있는 것을 생각만 해도 내 몸이 긴장된다.
- 나는 거기 있는 게 아니다.
- 나는 여전히 내 침대에 있다.
- 벌써 아프다.

- 아직 찔리지도 않았는데 아프다.
- 이건 현실이 아니다.
- 나는 괜찮다.
- 나는 긴장할 필요가 없다.
- 나는 내 몸에게 힘을 빼라고 말한다.
- 나는 안전하다.
- 나는 괜찮다.

이제 대니는 치료실에 누워있어도 차분한 모습을 상상할 수 있게 되었다. 이어서 아이에게 요추 천자 치료를 받는 상황을 상상해보게 했다. 치료를 받는 동안 차분해질 수 있도록 다음과 같이 두드렸다.

- 나는 차분해지기로 선택한다.
- 나는 내 몸을 어떻게 다루고 힘을 빼는지 알고 있다.
- 나는 깊게 숨을 쉰다.
- 나는 몸을 편하게 한다.
- 내가 차분해 보이면 의사도 마음이 편할 것이다.
- 의사는 나를 다치게 하고 싶지 않다.
- 의사는 내가 나아지기를 원한다.
- 나는 빨리 끝내기 위해 이완한다.
- 나는 이 치료를 어떻게 받아들여야 하는지 알고 있다.
- 나는 어떻게 호흡하고 이완해야 하는지 안다.
- 나는 내 몸과 대화하여 기분을 좋게 만드는 방법을 안다.
- 나는 괜찮다.

이제 아이는 치료를 받고서도 용감하고 차분한 모습을 상상할 수 있게 되었다. 이어서 아이가 병실로 돌아가는 모습을 상상해보게 했다. 그 장면에서 드러나는 분노, 좌절, 슬픔, 상처 또는 통증과 같은 감정이 사라지도록 다음과 같이 두드렸다.

- 이 치료를 받아야 한다는 사실에 여전히 좌절감을 느낀다.
- 나는 그래도 괜찮아지기를 선택한다.
- 내가 느끼는 모든 분노, 두려움, 좌절, 슬픔을 놓아준다.
- 나는 차분해지기로 선택한다.
- 나는 내 감정을 제어한다.
- 나는 차분하고 평화롭게 지내기로 선택한다.
- 나는 강하다.
- 나는 나를 돌보는 방법을 안다.
- 나는 기분이 좋아질 때까지 호흡하며 두드린다.

치료가 끝나고 침착하게 병실에 돌아온 모습을 상상한 후에, 우리는 실제로 요추 천자를 받고 와서 통증을 잊어버리기 위한 단어, 색깔, 이미지를 활용하는 방법을 복습했다.

이 모든 단계는 대니가 다음 요추 천자 시술에 대비하게 했고, 이전의 경험했던 고통스러운 신체의 기억을 해소하는 데 도움이 되었다.

대니의 이야기 중 다음과 같은 부분이 가장 좋았다.

어느 날, 대니는 요추 천자를 받을 차례를 기다리면서 혼자 두드리고 있었다. EFT를 사용하지 않는 그의 부모님이 아이에게 왜 혼자 두드리고 있냐고 물었을 때, 대니는 아이만이 할 수 있는 천진난만한 표정으로 "덜 아프니까요"라고 대답했다.

대니는 두드리기가 코티솔 수치를 낮추는 과학적 원리를 알 필요가 없었다. 그저 이렇게 하면 덜 아프다는 것만 알면 되는 것이었다. 그것만으로도 대니가 스스로 EFT를 할 수 있는 동기 부여가 되었다.

대부분의 소아암 환자들이 자기 통제가 안 되고 무력감을 느끼는 상황에서, EFT는 암에 걸린 아이들을 덜 아프게 하고, 스스로의 감정을 관리할 수 있도록 도와주는 큰 선물과도 같은 것이다.

대니는 요추 천자뿐만 아니라 자신의 분노에 대해서도 두드리면서, 어린 나이에도 불구하고 자신의 경험을 스스로 조율하고, 더 나은 결과를 만들어낼 힘을 가지게 되었다.

## 아이에게 두드리기 전에 스스로 먼저 해보기

보통 부모는 아이에게 먼저 집중하는 경향이 있다. 이것은 자연스러운 반응이지만 암에 걸린 아이를 잘 돌보려면 부모의 감정을 먼저 돌보는 것이 필수다. 나는 아이가 암에 걸리면 부모들이 극심한 스트레스와 두려움을 느끼는 모습을 수없이 보았다. 이것은 너무나도 당연한 반응이지만 부모의 두려움은 아이에게 그대로 전달되며, 아이의 불안 역시 더욱 커지게 된다. 결국 모두의 두려움과 스트레스를 증가시키는 악순환을 만들게 된다.

이 악순환은 부모가 EFT를 사용하여 자신을 진정시키고 더 평온함을 느낄 때 긍정적인 방향으로 전환된다. 자녀는 부모의 평온함을 느끼고 함께 평온해진다. 부모 또는 보호자가 아이와 소통하는 과정에서 감정을 관리하기 위해 EFT를 사용하는 것은 모두에게 유익하다.

암에 걸린 자녀를 둔 부모가 EFT를 활용하여 자신이 경험하는 모든 감정을 다룬다면 상황은 훨씬 더 나아질 것이다. 부모는 두려움, 좌절, 분노 등을 관리할 수 있게 되어 자녀를 위해 더욱 현명한 결정을 내릴 수 있다. 또한, 아이가 경험하는 다양한 감정 상태를 더 효과적으로 다룰 수 있다. 자녀와 함께 EFT를 하면 서로 함께 노력하게 되면서 치료과정 동안 큰 지지가 될 수 있는 더 깊은 유대감을 형성하게 된다. 그리고 자녀와 함께 하면 EFT를 더욱 즐겁게 할 수 있다.

두드리기는 암에 걸린 자녀를 포함하여 관련된 모든 사람을 보살펴주는 사랑의 기법이다.

## 조나단(Jonathan), 평화와 사랑 속에서 떠나다

조나단을 처음 만났을 때 그는 15살이었다. 그는 모든 사람들과 거의 말을 하지 않았다. 그는 세상에 대해 분노하고 좌절하며 혐오감을 느꼈다. 백혈병이 주는 비참함, 고통, 괴로움의 세계 속에 자신을 고립시켰다.

조나단이 나와 대화하고 싶어 하지 않더라도, 그에게 찾아가서 이야기도 하고 그가 지켜보는 동안 EFT를 해주었다. 그는 아주 가끔은 무언가를 말해주기도 했다. 나는 조나단의 누나들 중 한 명과 친해졌고, 그녀와 함께 조나단을 위해 두드리기를 해주었다. 그녀는 조나단이 8남매 중 막내이며, 8살 때 아버지가 돌아가셨고, 어머니는 가족을 부양하기 위해 일하느라 바빠서 조나단은 사실상 부모 없이 혼자 자랐다고 말해주었다.

어느 금요일, 조나단의 몸 상태가 몹시 좋지 않았다. 나는 마음속으로 아이와 대화를 나누며, 아버지가 떠나고 어머니가 돌봐 주지 않았다는 사실에 그가 화가 날 만하다고, 그것을 이해한다고 말해주었다. 그가 세상에 대해 화를 낼 이유가 충분하다고 공감해 주었다. 그리고, 이제 두 가지 선택지가 있다고 말해주었다. 사랑의 마음으로 여기 남아서 치유받거나, 세상을 떠나서 영혼이 되는 것이다. 어느 쪽이든 괜찮고, 선택은 그에게 달려 있다고 말했다. 나는 그날 병원을 떠나면서 다음에 올 때 그가 살아 있지 않을 수도 있겠다는 예감이 들었다. 그러나, 월요일에 병원에 도착해보니 그는 훨씬 좋아 보였고, 가족들도 많이 찾아와 함께 있었다.

몇 달 후, 조나단은 완전히 다른 사람이 되어 있었다. 그는 미소를 짓고, 대화를 나누며, 마음을 열었다. 그는 내가 방문할 때마다 함께 EFT를 했다. 아무도 없을 때는 스스로 태피베어를 사용했다. 조나단의 누나들과 어머니도 함께 그의 상처와 아픔, 치유에 대하여 두드렸다. 조나단이 인생에서 가장 원했던 것은 사랑받는 느낌이었다. 그는 EFT를 통해 사랑을 받는 데 방해가 되는 많은 장애물을 해소했다.

마지막으로 조나단을 봤을 때, 그는 병원을 떠나면서 진정으로 행복하고 만족스러워 보였다. 그의 눈을 보면 평화로움이 가득했다. 그는 떠나기 직전에 다른 아이의 어머니에게 자신의 몸이 회복될 수 없다는 것을 알지만, 평화롭고 좋은 기분이라고 말했다. 조나단의 몸은 몇 달 동안 어떤 치료에도 반응하지 않았다.

조나단은 몇 달 후 세상을 떠났지만, 그동안 많은 것을 바꾸었다. 그는 세상에 대한 분노 대신 평화를 찾았고, 그의 삶에서 가장 원했던 가족의 사랑을 느끼며 자신과 가족을 치유했다. 그가 남긴 선물은 오랫동안 많은 사람들의 마음속에 살아 있을 것이다.

조나단은 정말 아름다운 영혼이었다. 내가 아이들의 암이 스스로 치유되도록 돕는데 항상 성공할 수는 없겠지만, 조나단은 내게 마음과 영혼의 치유라는 더 큰 가치가 있다는 것을 깨닫게 해주었다.

### 태피와 함께 춤추는 카렌(Karen)

카렌은 백혈병에 걸린 4살 소녀였다. 아이의 얼굴은 붉은 반점으로 가득했다. 나는 카렌에게 태피베어를 보여주고 함께 두드렸다. 처음에는 좀 부끄러워했지만, 금방 흥미를 갖기 시작했다. 태피베어를 사용해서 처음 아팠을 때 느꼈던 두려움에 대해 두드렸다. 카렌의 질환에서 첫 번째 증상은 발열이었고, 약 2주마다 다시 나타났다. 그녀에게 두려움의 색깔은 빨간색이었다. 우리는 두려움을 날려버리는 두드리기를 했다. 또한 백혈병 자체를 날려버리는 두드리기를 했다. 이렇게 두드리기를 한 후에 그녀의 얼굴은 거의 붉어지지 않았다.

카렌은 매우 어렸지만, 놀라울 정도로 똑똑하고 기억력이 좋았다. 그녀의 훌륭한 기억력을 염두에 두고, 처음에 왜 아팠던 것인지 기억하는지 물어보았다. 그녀는 "내가 아팠을 때 아빠가 돌아왔어요. 아빠는 멀리 있었어요"라고 말했다. 우리는 다음과 같이 두드렸다.

- 내가 아파야지만 아빠가 집에 온다.
- 내가 아프면 아빠가 집에 온다.
- 아빠가 나를 돌보러 집에 왔다.
- 내가 아파야 아빠가 집에 온다.
- 나는 착한 아이이고 아프지 않아도 아빠가 집에 올 수 있다.
- 나는 건강해질 수 있다.

건강해지는 것이 안전한 것이라고 말해주었을 때, 아이는 갑자기 피곤한 기색을 보였다. 마치 그 신념을 내려놓는 것이 힘든 것 같았다.

다음 날, 카렌과 또 다른 소녀와 함께 EFT를 했다. 모두 태피베어를 하나씩 가지고 있었다. 나는 태피베어의 타점을 두드렸고, 아이들은 내 말과 행동을 따라 했다. 우리는 어제 카렌과 했던 EFT를 계속 이어갔다.

- 우리는 다음과 같이 두드렸다.
- 나는 아프든 건강하든 사랑받는다.
- 나는 아프지 않아도 아빠가 집에 있을 수 있다.
- 나는 건강해지고 부모님의 사랑을 받을 수 있다.
- 나는 훌륭한 소녀다.
- 나는 치유될 수 있다.
- 내 몸은 치유된다.
- 나는 가치가 있다.
- 나는 사랑받는다.
- 나는 천사다.
- 나는 사랑이다.

그들은 "나는 사랑이다"라고 말하며 두드릴 때, 내면의 무언가가 바뀌었다. 그들은 마치 처음으로 진실을 깨달은 것처럼 눈이 커졌다. 그리고 그들은 일어나 태피베어를 머리 위로 올리고 암 병동을 돌아다니며 춤을 추기 시작했다. 아이들의 춤에는 기쁨이 가득 차 있었다. 이렇게 순수한 기쁨의 춤을 이 병동에서 그 누구도 본 적이 없었다. 순수하게 기뻐하는 아이들을 바라보며 모든 사람들이 미소 지을 수 있었다.

카렌은 이렇게 말했다. "나는 태피베어를 만지는 게 너무 좋아, 너무나도 사랑스러워."

## 에미그디오(Emigdio)의 두려움

에미그디오는 백혈병을 앓고 있다. 아이를 처음 만났을 때 병원 침상에 혼자 누워 있었고, 얼굴은 창백하고 슬퍼 보였고 힘이 하나도 없어 보였다. 내가 태피베어를 들고 들어가자 아이의 눈에는 호기심이 가득했다. 이 사람은 누구지? 왜 곰 인형을 들고 있지? 하는 것 같았다. 아이에게 마법 손가락 사용법을 배우고 싶은지 물어보았다. 아이는 고개를 끄덕였다. 에미그디오에게 혹시 슬프거나 아픈지 물어보았는데, 기운이 없다고 대답했다. 우리는 태피베어를 사용하여 활력을 주제로 두드리기 시작했다. 그의 얼굴색이 좋아졌고, 일어나 앉을 수 있었다.

다음번에 아이를 봤을 때, 얼굴색은 여전히 좋았고, 힘이 많이 생겼고 덜 피곤하다고 말했다. 아이가 활짝 웃으며 말하는 모습에 너무 기뻤다.

아이에게 혹시 두려운 마음이 있는지 물어보았다. 그는 잠시 생각하더니, 있다고 말했다. 그 두려움의 색깔이 무엇인지 물었더니 색깔이 없다고 말했다. 그렇다면 두려움이 어떤 형태나 모양을 하고 있는지 물었더니 동물 모양이라고 말했다. 아이에게 눈을 감고 어떤 동물인지 말해달라고 했다. 잠시 생각하더니 개라고 말했다. 그 개가 사나운 개인지 물었을 때, 아이는 힘차게 고개를 끄덕였다.

우리는 다음과 같이 두드렸다.

- 내가 가진 두려움은 개처럼 생겼다.
- 그것은 못된 개다.
- 사납고 검은 개다.
- 그 개는 나를 무섭게 한다.
- 나는 그 개가 싫다.
- 나는 그 개가 두렵다.
- 그 개가 나를 다치게 할지도 모른다.
- 나는 그 개가 나처럼 관심을 원한다고 생각한다.
- 그 개도 사랑이 필요할지도 모른다.
- 내가 그 개에게 잘 해주면 바뀔 수 있을 것 같다.

- 나는 그 개에게 먹을 것을 주어 기분이 좋게 해줄 것이다.
- 나는 그 사나운 개를 좋은 개, 애완견, 친근한 개로 바꾼다.

나는 아이에게 다시 눈을 감고 그 개를 떠올려 보라고 했다. 아이는 눈을 감고 다시 개를 떠올린 후, 갑자기 눈을 크게 뜨며 놀란 표정을 지었다. 아이는 그 개가 나쁜 개가 아니라 좋은 개라고 말했다. 그는 활짝 웃고 있었다. 그는 병실에 혼자 있었기 때문에, 가족이 보고 싶은지 물어봤다. 그는 당연히 보고 싶다고 했다. 나는 그가 마음속으로 가족을 바라보고 그들이 항상 가까이 있다고 생각할 수 있도록 두드리기를 했다. 두드리기가 끝났을 때, 아이는 더 이상 혼자라고 느끼지 않았고 가족이 바로 옆에 있는 것처럼 느꼈다.

다음 날, 간호사는 태피베어로 두려움을 없앤 방법에 대해 에미그디오가 흥분해서 말했다고 내게 말해주었다.

두려움을 없애고 치유하는 방법을 알게 되어서 이 어린 소년이 얼마나 기뻐했는지를 듣고 보니, 나도 가슴이 뭉클해져서 눈물을 흘렸다.

몇 주 후, 에미그디오는 장 감염으로 중환자실에 들어갔다. 아이는 그 염증이 못생긴 초록색이라고 말했다. 우리는 태피베어를 사용하여 이 이미지를 없앴다. 두드리기를 하면서 그는 그 못생긴 초록색을 태우기로 결정했다. 시간이 좀 걸렸지만, 결국 사라졌다. 우리는 그것이 사라진 자리에 치유의 "에너지"를 채워 넣었다.

에미그디오와 여러 번 두드리기를 함께 하면서 신뢰가 두터워졌기에 그에게 처음 아팠을 때를 기억하는지 물었다. 그는 주저 없이 3년 전 그의 남동생이 아팠을 때라고 말했다. 그는 많이 무서웠고, 그 두려움은 나쁜 개들 같았다고 했다. 우리는 그 두려움과 나쁜 개들을 없애기 위해 두드리기를 했다.

그에게 혹시 다른 것이 있는지 물었다. 그는 남동생이 아플까 봐 두려워서 자신이 아프겠다고 약속했다고 말했다. 나는 내 귀로 그 말을 듣고서도 믿을 수 없었다. 얼마나 놀라운 약속인가? 그렇게 강력한 약속을 한 에미그디오를 어떻게 치유할 수 있을까?

우리는 다음과 같이 두드리기를 했다.

- 나는 남동생이 아플까봐 두려워서 대신 아프기로 했다.
- 그는 나았지만, 나는 계속 아팠다.
- 나는 동생을 낫게 하기 위해 내가 좋은 일을 하고 있다고 생각했다.
- 나는 그가 스스로 나을 줄 몰랐다.
- 그 후로 나는 계속 아팠다.
- 나는 착한 아이다.
- 나는 남동생을 너무 사랑해서 아프겠다고 약속했다.
- 나는 남동생을 위해 아프기로 선택했지만, 이제는 그럴 필요가 없다.
- 이제 나는 남동생이 스스로 나을 것이고 나도 나을 수 있다는 것을 안다.
- 나는 그를 위해 아프겠다는 약속에서 나 자신을 놓아준다.
- 이제 나는 나을 수 있다.

두드리고 나서 아이는 두려움이 사라졌다고 말했지만, 얼굴 표정을 보니 무언가 남아 있다고 느꼈다. 그래서 다시 아이의 병을 바라보게 했다. 왼쪽 가슴과 심장에 통증이 있었다. 아이에게 죄책감을 느끼는지 물어보았고, 아이는 그렇다고 했다.

우리는 다음과 같이 두드렸다.

- 나는 남동생이 나을 수 있도록 내가 아프겠다고 약속했기 때문에 죄책감을 느낀다.
- 나는 최선을 다 했던 착한 아이다.
- 나는 더 좋은 방법이 있는지 몰랐었지만, 이제는 치유될 자유가 있다.

그는 매우 편안해져서 잠을 자고 싶어했다. 깊은 감정 해소를 경험하면 몸이 자연스럽게 휴식을 원한다.

다음에 아이를 봤을 때, 행복하고 건강해 보였다. 아이의 아버지는 아이가 잘 지내고 있다고 했다.

## 의도의 역할

많은 사람들이 EFT를 할 때 어떤 단어를 사용해야 할지 고민한다. 개인적으로 나는 단어를 가지고 실험하는 것을 좋아하며, 나의 직관과 과학적 배경 덕분에 자연스럽게 적절한 어구가 떠오른다. 나는 최대한 구체적으로 표현하는 것을 선호한다. 그러나 세티(Seti)와의 경험을 통해서 어구보다 더욱 중요한 것이 있다는 것을 깨닫게 되었다. 그것은 오로지 나의 의도였다.

세티는 3살이었다. 아이는 스페인어도, 영어도, 병원에서 사용되는 어떤 언어도 할 줄 몰랐다. 딱 봐도 아이는 몹시 겁에 질려서 매일 울었고, 누가 다가가기만 해도 울음을 터뜨렸다.

한동안 아이와 친해지기 위해서 손을 흔들고 웃으면서 다가갔다. 그리고, 아이의 옆에 서서 아이 대신 내 몸을 두드리는 대리 EFT를 하면서 우리는 친구가 되었다. 아이에게 찾아가서 나 자신에게 두드리기를 했고, 그러는 나를 보며 웃는 아이를 지켜보곤 했다. 나중에는 아이에게도 조금씩 두드리기를 할 수 있었다. 그래서, 아이에게 태피베어를 선물했다.

어느 날, 세티의 침대 가장자리에 잠깐 앉아 있었는데, 아이는 태피가 들어 있는 파란 가방을 열어 조심스럽게 태피를 꺼내서 나에게 내밀었다. 아이는 함께 두드리기를 하고 싶어 하는 것 같았고 나는 기꺼이 그렇게 했다. 나는 두드리기를 해주며 세티가 얼마나 착한 아이인지 스페인어로 말하자 아이는 웃었다. 내가 두드리기를 할 때 아이는 태피의 타점을 두드리거나 인형 자체를 두드렸다. 그것은 우리가 함께 EFT를 하는 방식이었다. 그런 다음 아이는 태피를 꼭 안아주었고, 나에게 크게 웃어주었다. 그 모습에 내 마음이 녹아내렸다. 그것은 그동안 내가 보여주었던 미소, 관심, 의도, EFT, 사랑스러운 태피 인형에 대한 아이의 감사함을 표현하는 방식이라는 것을 알 수 있었다.

세티는 관심 받는 것을 좋아했다. 나와 아이의 에너지가 연결될 수 있었던 것은, 아이를 돕고자 하는 나의 의도가 있었기 때문이다. 아이는 매일같이 울고 두려움에 떨던 아이에서 편안하고 만족스럽고 장난기 많은 어린 소년으로 변했다. 이 변화는 아이의 몸이 치유되는 능력에 긍정적인 영향을 주었을 것이다.

내가 생각하기에 EFT를 할 때, 의도는 매우 중요한 역할을 한다. 나는 EFT를 할 때 상대방에게 최선이자 최고의 이익이 되기를 바라는 의도를 항상 담아준다. 가능하다면 최대한 구체적인 단어를 사용한다. 그렇지만 세티의 사례처럼 그것이 가능하지 않은 경우에는, 나의 의도로 무대를 만든다. 그리고, 그 안에서 아름다운 상호작용과 그 어떤 종류의 정화라도 일어날 수 있도록 한다.

아이들과 두드리면 마음속 깊은 떨림과 감동을 받는다. 암과 싸우는 아이들을 도와줄 수 있다는 사실만으로도 영광스럽다. 나의 선생님이 되어주는 아이들에게 감사하고 항상 축복이 함께하기를 기도한다. 그들은 어떤 강의나 전문가보다도 EFT를 사용하는 방법을 내게 더 많이 가르쳐 주었다. 아이들은 암과의 싸움을 간단하고, 쉽고, 재미있고, 사랑으로 가득 채우는 방법을 알고 있다. 왜냐하면, 그렇게 하는 것이 암으로 인한 삶과 경험을 더 편안하게 만들기 때문이다.

두드리기를 재미있게 하는 것은 어른들에게도 중요한 교훈이다. 대부분의 사람들은 그들이 암이든 다른 무엇을 경험하든 간에 이 순간을 살아가면서 재미와 기쁨을 느끼는 방법을 잊어버렸다. 아이들을 마주할 때마다, 이러한 사실을 다시 상기하게 된다. 자기 자신이나 암에 걸린 사랑하는 사람이나 아이와 함께 두드릴 때 우리는 아이들로부터 이런 점을 배워야 한다. 쉽고, 재미있고, 사랑으로 가득한 방식으로 두드리기를 하는 것은 큰 도움이 될 것이다.

EFT는 암에 걸린 아이와 가족들에게 축복이 될 수 있다. 아이들은 자신이 받는 치료의 이유, 몸이 치료에 어떻게 반응하는지, 왜 병원에 머물러야 하는지, 암이 무엇을 의미하는지에 대해 성인과 같은 수준의 이해를 하지 못한다. 두드리기는 아이들이 느끼는 감정과 그들이 받는 치료를 관리하는데  도움이 되는 부드러운 방법이다. 또한, 아이들에게 암을 겪는 동안 힘을 실어주고 긍정적인 선택을 할 수 있도록 도와준다.



### 어린이를 위한 두드리기 어구 예시

아이들과 함께 두드리면 아이와 부모 모두에게 평온함을 가져다준다. 아이들이 느끼는 감정, 부모에게 바라는 것, 그리고 아이들의 기분이 나아지도록 돕는 방법. 위의 세 가지를 다음의 두드리기 어구 예시에서 찾을 수 있다. 아이들이 가질 수 있는 두려움, 경험할 수 있는 통증, 그리고 행복하고 건강한 자신의 모습을 상상하는 데 사용할 수 있는 두드리기 어구들이다. 첫 번째 두드리기 어구 예시는 아이들이 사용할 수 있도록 구성되었으며, 부모에게 보내는 아이들의 메시지를 담고 있다. (부모와 보호자에게 남긴 저자의 메모: 이 첫 번째 어구를 작성하면서, 내가 함께 했던 아이들의 목소리가 들리는 듯했다. 그들이 부모에게 전하고 싶어 했던 말들을 담아냈다. 이 글을 쓰며 눈물을 흘렸다.)

### 아이들이 부모에게 전하는 말

- 나는 비록 무슨 일이 일어나고 있는지 잘 모르겠지만, 나는 착한 아이니까 나를 사랑해 주세요.
- 나는 비록 모든 것이 변하고 있어서 무섭지만, 나는 멋진 아이니까 나를 사랑해 주세요.
- 나는 비록 암에 걸리고 싶지 않았고, 암은 나를 기분 나쁘게 만들지만, 나는 사랑받을 가치가 있는 아이예요.
- 나는 비록 병원 치료가 싫어서 암이 싫지만, 그래도 나는 훌륭한 아이예요.
- 엄마 아빠가 나를 걱정하는 것을 알지만, 너무 많이 걱정하지는 말아주세요. 그냥 저를 사랑해 주세요.
- 나를 너무 걱정하지 마시고, 함께 있어 주세요.
- 나를 위해 고통받지 마시고, 나를 사랑해 주세요.
- 내 옆에 있어 주고, 내 손을 잡아 주고, 나를 위로해 주세요.
- 내가 울고, 화내고, 슬퍼하고, 때로는 행복해져도 괜찮다고 말해주세요.
- 나에게 무슨 일이 일어나고 있는지 최대한 이해하기 쉽게 설명해주세요.
- 나는 부모님이 생각하는 것보다 더 많이 이해할 수 있어요.
- 몸과 연관된 내 내면의 지혜를 존중해주세요.
- 나는 내 몸이 어떻게 느끼는지 알고 있어요.
- 나는 내 몸이 나아지기를 원해요.
- 나는 단지 사랑받기를 원해요.

- 나를 사랑하는 모습을 보여주세요.
- 나를 사랑한다고 말해 주세요.
- 지금 이 순간도 괜찮아지도록 도와주세요.
- 나는 부모님이 생각하는 것보다 강해요.
- 내가 얼마나 강한지 보여줄게요.
- 어떻게 하면 강해질 수 있는지 알려주세요.
- 함께 두드려서 우리 모두 기분이 좋아지게 해 주세요.
- 치료를 받기 전에 나와 함께 두드려서 내가 차분해지게 해 주세요.
- 치료 후에 나와 함께 두드려서 아픔을 잊고 다시 웃을 수 있게 해 주세요.
- 부모님이 나를 위해 함께 있어 주기를 원해요.
- 부모님이 나를 그냥 사랑해 주기를 원해요.
- 우리는 함께 이겨낼 수 있어요.

**두려움**

- 나는 비록 무슨 일이 일어나고 있는지 몰라서 무섭지만, 나는 좋은 아이예요.
- 나는 비록 의사와 병원, 그리고 그곳에서 일어나는 모든 것이 두렵지만, 나는 강해요.
- 나는 비록 몸이 아파서 무섭지만, 나는 강하기 때문에 다시 좋아질 수 있어요.
- 나는 걱정돼요.
- 몸에서 무언가가 변했기 때문에 너무 무서워요.
- 무엇이 변했는지 모르겠지만, 내 주변의 모두가 두려워하고 있어요.
- 나는 모두의 두려움을 느끼고, 그것이 나를 더 무섭게 만들어요.
- 사람들이 슬픈 눈으로 나를 보는 것이 싫어요.
- 무슨 일이 일어나고 있는지 나에게 설명해주었으면 좋겠어요.
- 모두의 침묵은 나를 더 두렵게 해요. 정말 나쁜 일이 일어날 것 같기 때문이에요.
- 무슨 일이 일어나고 있는지 모르겠고, 아무도 나에게 알려주지 않아서 무서워요.
- 내가 혼자 남겨진 것 같아서 더 무서워요.
- 내 주변의 모든 두려움을 느끼기 때문에 더 무서워요.

- 모두가 나를 위해 최선을 다하고 있다고 믿을 수밖에 없는 상황이 무서워요.
- 무슨 일이 일어나고 있는지 알고 싶어요.
- 사람들이 생각하는 것보다 나는 이 상황을 더 잘 이해할 수 있어요.
- 내 몸에 대한 일이니까, 나도 같이 이야기하게 해주세요.
- 무엇이 잘못되었는지 모르겠지만, 느낌이 좋지 않아요.
- 내 몸이 이상하게 느껴지고, 그것도 나를 무섭게 해요.
- 내 몸은 치료를 받고 있는 중이에요.
- 무슨 일이 일어나고 있는지 간단하게라도 알려주세요.
- 내 몸이 회복하는 과정에 나를 포함시켜줘요.
- 내 몸의 치유 과정에 참여해야 하는 사람은 바로 나예요.
- 이건 내 몸이고, 나는 내 몸을 돌보는 방법을 배워야 해요.
- 이건 내 몸이니까 부모님, 간호사, 의사들이 나에게 무슨 일이 일어나고 있는지 알려줬으면 좋겠어요.
- 사람들의 두려움은 나를 치유하지 못해요. 하지만, 그들의 사랑은 나를 위로하고, 내가 더 나아지기 위한 힘을 줄 거예요.
- 나는 그냥 괜찮아지고 싶어요.
- 내가 나아지는 과정에 내가 참여하고 싶어요.
- 나는 깊게 숨 쉬는 방법을 배워서 몸이 이완될 수 있도록 할 수 있어요.
- 나는 매일 깊게 숨쉴 수 있어요.
- 나는 두드려서 두려움을 없애고 다시 기분이 좋아질 수 있어요.
- 나는 두려움에 대해 두드려서 몸이 더 좋아지도록 도울 수 있어요.
- 나는 내 몸이 이완되도록 두드릴 수 있어요.
- 나는 강하고 용감해지기 위해 두드릴 거예요.
- 나는 강하고 용감해요.
- 나는 강한 사람이에요.
- 나는 놀라운 사람이고 내 몸도 그래요.
- 내 몸과 나는 나아질 수 있어요.

- 내 몸도 강하고 나아질 수 있어요.
- 내가 마음을 강하게 먹을수록, 몸도 강해질 거예요.

**통증**

- 나는 비록 몸이 아프지만, 나는 강하고 힘이 있어요.
- 나는 비록 아픈 게 싫지만, 나는 강하고 용감해요.
- 나는 비록 통증을 느끼는 게 싫지만, 나는 극복할 거예요.
- 가끔은 너무 아파요.
- 나는 아픈 게 싫어요.
- 나는 아프고 싶지 않아요.
- 나는 병원에 머무는 대신 집에 가고 싶어요.
- 나는 이 곳이 싫어요.
- 병원은 무서워요.
- 내가 싫어하는데도 여기저기 찌르고 만져서 아파요.
- 주사로 찌를 때 아파요.
- 나는 통증이 싫지만, 용감하게 이겨내요.
- 나는 강하고 용감해요.
- 나는 통증을 줄이기 위해 깊게 숨 쉬는 법을 알아요.
- 나는 치료를 받기 전에 두드려서 몸을 이완되게 해요.
- 나는 치료 중에도 몸이 계속 이완되도록 두드려요.
- 나는 치료 후에 생긴 통증을 놓아줄 수 있도록 두드려요.
- 내 몸이 아프다면, 두드리기가 통증을 줄이는 데 도움이 된다는 걸 알아요.
- 때로는 두드리기를 하면 통증이 완전히 사라지기도 해요.
- 내 몸의 통증을 변화시킬 만큼 내가 힘이 있다고 느끼는 게 좋아요.
- 나는 강해요, 그리고, 깊게 호흡하고 두드려서 내 몸을 더 좋아지게 만들 수 있다는 걸 알아요.
- 나는 내 몸이 느끼는 통증을 없애도록 도와주겠다고 결심했어요.

- 나는 내 몸을 도울 만큼 강력하다는 게 좋아요.
- 나는 기분이 좋아지는 것을 선택해요.
- 나는 강하고, 더욱 좋아질 수 있다고 내 몸에게 알려줘요.
- 나는 내 몸이 더 나아지도록 도와줘요.

### 몸이 더욱 좋아지게 하는 이미지 만들기

- 비록 모두가 내 암에 집중하더라도, 나는 나의 건강한 모습을 상상하고 싶어요.
- 나는 비록 병이 있더라도, 앞으로 건강해지는 것에 집중할 거예요.
- 비록 누구도 강한 감정에 집중할 때 얼마나 강력해질 수 있는지 가르쳐주지 않았지만, 나는 미래에 생길 기분 좋은 감정에 집중할 거예요.
- 나는 상상력이 풍부해요.
- 나는 상상력을 사용해서 좋은 기분에 대해 상상하기로 선택했어요.
- 나는 기분 좋게 웃고 노래하고 춤추며 뛰어노는 모습을 상상해요.
- 나는 내 몸에게 더 좋아질 수 있다고 알려주는 것이 즐거워요.
- 내 몸 구석구석에 사랑이 흐르는 것을 느낄 수 있도록, 내 몸에 사랑을 보내는 모습을 상상해요.
- 내 몸이 나의 사랑을 느낄 때, 정말 기분이 좋아요.
- 나는 내 몸을 안아주고 사랑한다고 말해요.
- 내가 얼마나 좋아지고 싶은지 몸이 느낄 수 있도록 나는 웃고 노래해요.
- 나는 또한 내가 도움을 받고 있다는 걸 상상할 수 있어요.
- 나를 강하게 느끼게 해주는 동물, 슈퍼히어로, 천사, 신, 또는 어떤 존재든 떠올리면서 도움받는 모습을 상상해요.
- 나는 도움을 요청할 수 있고, 그것이 나를 강하게 느끼게 해서 좋아요.
- 나는 강력한 동물이 나에게 곰처럼 강하고, 사자처럼 포효하며, 치타처럼 달리고, 돌고래처럼 수영하며, 용처럼 불을 내뿜으라고 이야기해주는 것이 좋아요.
- 나는 슈퍼히어로가 나를 돌보아주고, 내 몸이 나아지도록 내 힘을 사용하는 방법을 보여주는 게 좋아요.

- 나는 천사들이 나를 날개로 감싸 안고 내가 날 수 있도록 도와주는 게 좋아요.
- 나는 신이 항상 나와 함께하며 내가 얼마나 사랑받고 있는지를 보여주는 게 너무 좋아요.
- 나는 매일 도움을 요청하며, 강하고 단단하면서도 사랑과 친절을 가지고 살아가는 것이 얼마나 좋은지 즐겨요.
- 내가 내 몸을 사랑한다는 걸 알도록 내 몸에게 친절하게 대해요.
- 내 생각과 감정은 강력해요. 나는 그것을 사용해서 내 몸이 얼마나 강한지를 알게 해줘요.
- 내 몸 안팎에서 무슨 일이 일어나든, 나는 그것보다 더 강해요.
- 나는 내가 아는 것보다 더욱 강해요.
- 나는 내면의 힘을 사용해 건강하고 행복한 몸을 만들어요.
- 나의 내면은 훌륭하고, 강력하며, 놀라워요. 그리고 사랑으로 가득 차 있어요.
- 나는 내 몸을 이 훌륭하고 강력한 사랑으로 감싸요.
- 나는 행복하고 건강하며 성장하는 나를 상상해요.
- 나는 하루하루 얼마나 즐거울 수 있을지 궁금해요.
- 나는 내 몸이 얼마나 놀라운지에 대해 이야기하는 게 즐거워요.
- 나는 힘차고, 사랑 넘치고, 착한 내가 좋아요. 그래서 나는 행복하고 건강해요.

# Chapter 12

# 암을 겪는 여성과 남성의 특별한 문제들

Special Issues Women and Men with Cancer Face

이 장에서는 성별에 따른 특정 암, 그리고 그것과 관련된 신체와 감정의 요인들을 살펴볼 것이다. 생식 기관이나 생식 기능을 하는 조직에 암과 같은 건강 문제가 발생할 경우, 그 이면에는 근본적으로 호르몬 문제가 작용하고 있을 가능성이 있다. 이와 마찬가지로 생식 기관이나 그 기능을 대하는 태도도 암에 영향을 미칠 수 있다. 예컨대 특정 신체 부위를 표현하는 방식이나 그것이 문화적으로 받아들여지는 방식과 같은 것이다. 이러한 태도는 개인의 삶에서 겪은 경험이나 트라우마와 함께 작용하여 자신이 남성 또는 여성으로서 느끼는 정체성에 큰 영향을 미치고, 이는 다시 신체에 영향을 미칠 수 있다.

생식 기관에 영향을 미칠 수 있는 몇 가지 신체적, 감정적 요인들을 살펴보자.

## 신체적 요인

신체적 차원에서 보면 환경적 요인이 암 발병의 주요 원인이 된다. 예를 들면 살충제, 농약, 중금속, 음식과 물에 포함된 독소 그리고 유전자 변형 식품이 그것이다. 현재 신체에 축적되는 독성 물질은 과거에 비해 몇 배나 더 많아졌다. 가공식품, 고당분, 고지방 위주의 미국식 식단은 독성 부담을 더욱 가중시킨다. 우리의 신체는 강력한 전자기장에 밤낮으로 둘러싸여 살아가도록 설계되지 않았다. 또한 정적인 생활에 맞춰져 있지도 않다. 신체는 움직이고 땀을 흘리도록 만들어졌고, 이것은 독소를 배출하는 데 도움이 된다. 건강하지 못한 생활 방식과 주기적으로 독소를 비울 수 없는 생활 여건은 신체에 독소가 축적되는 결과를 만들었다. 이러한 독소들은 특히 생식기관에 축적될 수 있는데, 이 기관들이 독소에 민감한 경향이 있기 때문이다.

## 감정적 요인

직장 스트레스, 가족 스트레스, 가족과 생활하는 시간의 감소, 타인과의 갈등 그리고, 특히 어린 시절에 겪은 외상성 경험이나 인생에서 겪은 큰 트라우마 같은 감정적 요인은 건강 문제와 관련이 있을 수 있다(Hay, 2005; Shapiro, 2006). 흔히 우리는 신체적 학대나 전쟁 참전 같은 "큰" 트라우마만이 깊은 정서적 상처를 남긴다고 생각할 수 있다. 하지만 타인에게는 사소하게 보일지라도 당사자에게는 트라우마로 느껴지는 사건들 또한 상처가 될 수 있다. 트라우마를 겪었다고 해서 반드시 질병으로 이어지는 것은 아니다. 그러나 그런 경험과 관련된 감정이 해소되지 않고 신체 안에 저장되어 건강에 해로운 습관, 신념, 반복되는 패턴이 형성되면 이로 인해 질병이 생길 수 있다. 이러한 반복되는 건강에 해로운 신념은 우리 몸의 생화학적 반응에 영향을 주어 장기적인 건강에 악영향을 미칠 수 있다(Hay, 2005; Shapiro, 2006).

여기에 남성과 여성에게 기대되는 고정관념이 더해지면(예: 남자는 울면 안 된다, 여자는 약하다, 남자는 지배적이다, 여자는 지나치게 감정적이다) 잠재적인 트라우마가 한층 더해질 수 있다. 성 역할을 바꾸거나 유지하려는 과정에서 과도한 보상 행동이나 저항이 발생한다. 그리고 그 결과는 정서적으로 해로울 수 있다. '남자는 울면 안 된다' 같은 말은 어린 소년에게 매우 무력감을 주는 표현이다. 이것은 '감정을 표현하지 말라'는 의미이다. 그 결과 감정이 몸 속에 갇히게 되어 질병이나 신체 장애로 나타날 수 있다. 여성의 신체나 행동에 대한 성적인 발언은 그녀 자신이 무가치하거나 존중받지 못한다고 느끼게 만들 수 있고, 이것 또한 질병이나 장애로 나타날 수 있다.

생식 기관과 성에 관련된 감정은 매우 복잡할 수 있다. 우리는 가정, 개인적인 경험, 사회적 가치관을 통해 남성과 여성 각각에게 성적으로 허용되는 것과 허용되지 않는 것을 배운다. 성에 대한 불안, 어린 시절의 트라우마, 성별의 무가치감 또는 과거의 성적 경험, 낙태, 불임, 성적 학대와 관련된 죄책감과 수치심이 있다면, 이러한 감정적 패턴이 생식기관의 건강에 영향을 줄 수 있다.

만성 질환은 정서적으로 안전하지 않은 느낌, 변화에 대한 저항, 미래에 대한 두려움과 관련이 있는 경우가 많다. 암은 오래된 마음의 상처, 오래된 분노, 깊게 감춰진 비밀, 자신을 해치는 슬픔, 자신이나 타인에 대한 증오와 관련이 있을 수 있다. 게다가 신체, 특히 생식 기관에 대해 개인적인 낙인, 굴욕, 부정적인 신념을 가지고 있을 수 있다.

앞으로 특정 생식 기관과 관련된 감정적 경향을 살펴보겠지만, 먼저 두 가지 사례를 소개하고자 한다. 이 사례들은 유방암과 관련되어 있지만, 그 내용은 남성과 여성 모두에게 해당된다.

첫 번째 사례는 불안, 우울증, 통증, 질병, 트라우마를 전문적으로 다루는 EFT 전문가인 주디 팀페론(Judy Timperon)의 사례이다. 그녀는 한 내담자의 어린 시절 트라우마와 세 번의 유방암 발병 전에 각각 발생한 충격적 사건들을 해결하도록 도와주었다. 주디는 이러한 트라우마를 질병의 전조가 될 수 있다고 보았다. 그리고 EFT를 통해 트라우마를 해소하여 정서적, 신체적 건강을 향한 길을 열어주었다.

# 유방암 발병에 앞선 외상성 충격들

by 주디 팀페론(Judy Timperon)

캐롤(Carol)은 50대 초반의 심리학자이다. 많은 사람들이 내게 EFT를 받고자 찾아오는데, 캐롤도 그중 한 명이었다. 내가 공부하고 임상에서 사용하는 기술은 EFT, 매트릭스 리임프린팅(Matrix Reimprinting), 라이프 코칭, 라이프라인 요법(lifeline therapy), 균형 요법(Equilibration), 레이키(Reiki) 등이 있다. 내가 가진 모든 전문성과 경험을 활용하지만, 내가 주되게 사용하는 기술은 두드리는 것이다. EFT는 언제나 효과적이면서도 유의미한 결과를 만들어내기 때문이다.

대부분의 내담자들은 친구나 지인, 물리치료사, 자연요법사, 가끔은 대체요법을 전문으로 하는 의사의 추천을 통해 나를 찾아온다. 내담자에게 EFT를 사용하면 그들은 변화를 경험한다. 그것은 예상 밖의 변화를 만들 수도 있고, 종종 극적인 변화가 일어나기도 한다.

캐롤은 대체요법을 할 만한 시간적 여유도 경험도 거의 없었지만, 마지막 동아줄을 잡듯 나를 찾아왔다. 그녀는 "뭐든 해보겠다"는 마음으로 나를 찾아왔다. 당시 그녀는 세 번째 유방암을 겪고 있었고, 기존의 현대의학적 치료로는 원하는 결과를 얻지 못하고 있었다. 그녀는 자신의 생명이 위태롭다고 느끼고 있었다. 그녀는 화학요법을 받고 있는 중이었지만, 마지못해 대체요법에 대한 회의적인 태도를 접어두고 나와 함께 치료를 시작해보기로 한 것이다.

캐롤과 상담을 시작하면서, 어린 시절에 형성되어 현재까지도 무의식적으로 반복되고 있는 기억, 감정, 신념과 화해하는 것이 중요하다고 설명했다. 우리는 이러한 기억과 신념이 무의식적으로 저장되어 있다가 순간적으로 재활성화될 수 있고, 종종 싸움-도피-얼어붙기 반응으로 나타날 수 있다는 것에 대해 이야기를 나누었다. 이것은 그녀의 과거 불행한 기억들에 대해 질문을 던지는 계기가 되었다.

그녀에게 UDIN이라는 개념을 소개했고, 이것이 어떻게 질병의 전조 단계가 되는지 설명했다. UDIN은 네 가지 특징을 가진 트라우마 경험이다. 이것은 예상치 못한(Unexpected), 극적인(Dramatic), 고립된(Isolating), 그리고 대처 전략이 없는(No strategy) 것이다.

캐롤은 암의 원인이 될 수 있는 요소들을 쉽게 알아차렸고, 각각의 암 발병 전에 겪었던 세 가지 주요 트라우마를 나열할 수 있었다.

첫 번째 기억은 성인이 된 그녀의 딸이 그녀를 죽이려고 했던 사건과 관련이 있었다. 이 기억에는 여러 양상이 있었고, 이것을 해결하는 데 여러 차례의 상담 과정이 필요했다. 우리는 공격으로 이어진 경위, 실제 공격 상황 그리고 가족 내에서의 갈등을 포함한 후폭풍에 대해서 함께 다루었다. 그녀의 딸은 정신적 문제가 있었고, 앞으로 딸과 함께할 수 없을지도 모른다는 현실을 받아들이게 되었다.

이 사건은 첫 번째 암이 발병하기 약 1년 전에 일어났다.

두 번째 트라우마는 딸이 동성애자임을 밝힌 일이었다. 이것은 캐롤에게 큰 충격이었고, 자신과 주변 사람들에게도 받아들이기 어려운 일이었다.

그녀의 두 번째 유방암은 이 사건 이후 발생했다.

세 번째 암은 또 다른 충격 이후 발생했다. 그녀의 아들도 동성애자라고 밝힌 것이다. 그것은 할머니가 되고 싶다는 그녀의 희망을 무너뜨리는 일이었고, 그녀는 이 사실을 매우 심각하게 받아들였다.

세 번째 유방암은 이 트라우마를 겪은 이후 1년 이내에 발병했다.

캐롤은 오랜 시간 동안 감정을 억눌러왔지만, 그녀 안에는 어린 시절의 경험들로 인하여 수많은 분노, 원망, 속상함, 소외감이 깊이 자리 잡고 있었다.

그녀는 종종 사람들을 밀어내왔고, 그로 인해 스스로 더욱 버림받은 듯한 기분을 느꼈다. 이것은 그녀가 어린 시절 겪었던 트라우마로 인해 특히 민감했던 부분이었다. 어린 시절 그녀는 보살핌이나 사랑을 받는다고 느껴본 적이 없었다. 성인이 된 후 그녀는 이러한 정서적 지지를 해줄 수 없는 남성과 결혼했다. 그는 학자였고, 누구의 감정에도 관심을 가질 여유가 없는 사람이었다. 그녀는 그를 "자폐 스펙트럼이 있는 사람" 같다고 표현했다. 그는 감정을 확실히 표현하지 않았고, 그녀는 그와 정서적으로 연결되기 어려웠다. 이로 인해 그녀는 자주 깊은 외로움을 느꼈다.

캐롤은 자신이 가정의 기둥이며 가정을 지탱해야 한다고 믿었기 때문에 자신의 삶에 스트레스가 많았음에도 불구하고 강한 모습을 유지해야 했다. 그녀는 슬퍼하거나 감정을 표현하는 것을 어려워했다. 그녀는 많은 부정적 감정을 내면화했고, 행복한 감정을 표현하는 것조차 꺼려했다.

각 세션마다 나는 캐롤의 동의를 받아 그녀가 치료에 집중할 수 있도록 EFT 타점을 두드려주었다. 고통스러운 기억의 양상들이 더 이상 감정적 반응을 유발하지 않을 때까지 두드렸다.

딸이 자신을 죽이려고 했던 그 사건에 대해 우리는 캐롤이 그 기억 속에서 보고 들은 것, 경험하고 느낀 모든 것을 두드렸다. 우리는 각 감정의 SUD가 0이 될 때까지 함께 두드렸다. 그녀가 느껴왔던 수많은 감정들도 다루었다. 분노도 그중 하나였는데, 우리는 그녀가 분노를 내려놓을 수 있을 때까지 두드렸다. *"이 모든 분노… 너무 불공평해… 내 분노는 정당해… 이제 내가 이것을 내려놓으면 내 몸이 더 편안해지고 평화로워질 거야."*

이 모든 감정을 해소한 후에 캐롤의 무의식에 그녀가 초기 상담에서 말했던 내용을 바탕으로 더 행복한 미래의 가능성을 채워 넣었다. 두드리기 전에 나는 내담자에게 그들의 삶에서 무엇이 잘못되었다고 생각하는지 묻고, "그럼 그 대신에 무엇을 느끼고 보고 듣고 싶나요?"라고 묻는다. 또한 그들에게 암과 두려움과 고통이 없어진다면 그들의 삶이 어떤 모습이기를 바라는지 묻는다. 나는 그들이 이 질문들에 대답한 단어와 어구들을 적어 둔다. 그리고 그들이 원하지 않는 것들을 두드려서 제거한 후에 긍정적인 시각을 "그들의 마음에 채워 넣기 위해" 두드린다. 이때, 내가 생각한 말이 아닌 반드시 그들이 실제로 한 말을 사용하도록 한다. 그 단어들은 그들이 평화롭고 이완된 상태에 도달하고 그것을 유지하도록 도와준다. 그렇게 치유가 시작되는 것이다.

캐롤에게 적용한 다른 한 가지 방법은 그녀가 딸과 "입장을 바꿔 보는 것"이었다. 그 끔찍한 순간에 그녀의 딸이 어떤 생각을 하고 있었을지를 상상하게 하는 것이다. 이 과정에서 연민과 용서를 느끼게 되었다.

용서란 행동을 정당화하는 것이 아니다. 하지만 내담자를 "갉아먹던" 분노, 원한, 쓰라림으로부터 자유로워지게 해준다.

이런 과정을 통해 캐롤은 새로운 깨달음을 얻게 되었다. 그것은 딸의 행동을 그냥 눈 감아주는 것이 아니라, 그 행동을 용서하면서 앞으로 나아가는 것이었다. 그녀는 이것이 자신을 위해 꼭 필요하다는 것을 알았고, 이것은 그녀의 강력한 동기 부여가 되었다.

우리는 상담 시간의 대부분을 함께 두드리는 것에 사용했는데, 암과 관련된 기억과 어린 시절 트라우마를 포함해서 불행했던 기억 목록을 사용하여 가능한 많은 기억들과 화해했다.

나는 의사의 진단이나 예후 그리고 다른 사람들로부터 들은 암울한 이야기들에서 오는 감정적 충격도 해소하는 것이 중요하다고 믿는다. 이러한 말들과 그로 인한 신념이 귓가에 맴도는 상황에서 치유가 이루어지기란 쉽지 않다. 내 경험상 감정적 부담을 제거하는 가장 효과적인 방법은 당연히 두드리기라고 할 수 있다. 내담자들은 희망과 가능성을 원한다. 나는 어떤 약속도 하지 않지만 항상 상대방에 대한 연민을 품고 긍정적인 태도를 유지한다.

캐롤은 진지하고 전문적인 임상적 접근 태도를 유지하는 사람이었지만 마지막으로 내 사무실을 나설 때 나를 꼭 안아주고 미소를 지어주어서 매우 기뻤다. 내가 아는 한 캐롤은 여전히 건강하게 잘 지내고 있다. 이 치유 과정으로 인하여 캐롤의 건강과 행복감에 많은 변화가 생겼다. 우리는 그녀의 현재 상황과 어린 시절 경험 사이에 무의식이 만들어낸 수많은 연결 고리를 발견할 수 있었다. 그녀는 과거의 고통스러운 기억들과 화해했으며, 최근의 세 가지 트라우마뿐만 아니라 어린 시절의 불행했던 기억들과도 화해했다. 그리고 그녀는 자신의 미래에 펼쳐질 새로운 가능성을 창조해냈다.

나와 치유 과정을 함께 한 모든 내담자가 암을 이겨낸 것은 아니지만, 그들의 공통점은 평화를 찾았다는 것이다.

내담자들과 함께 두드리는 것은 내 치유 방법의 중요한 요소이다. 이 방법은 신체에서 트라우마를 해소하고 마음에 평화를 가져오는 가장 효과적인 방법이다.

* * *

다음 사례에서 산드라 팩클러(Sandra Fackler)는 EFT를 스스로에게 적용하고, 공인된 EFT 전문가의 도움을 받으며 유방암을 관리했던 과정을 소개한다. 그들은 산드라의 신체에 암이 생기게 된 원인이라고 느꼈던 정서적 트라우마와 스트레스를 해소하기 위해 함께 노력했다.

## 유방암 치유에서 EFT의 역할

**by 산드라 팩클러(Sandra Fackler)**

유방암 진단을 받고 두 차례의 수술을 받은 후, 나는 일반적인 항암치료인 화학요법과 방사선 치료를 거부했다. 그러자 나의 종양내과 전문의는 데이비드 서반-슈라이버(David Servan-Schreiber) 박사가 쓴 『*항암: 새로운 삶의 방식*(*Anticancer: A New Way of Life*)』이라는 책을 소개해 주었다. 나는 내 면역 체계를 강화하기 위한 보조제를 사용하여 암의 크기를 줄여야겠다고 결심했다. 그 외에는 어떻게 해야 할지 막막했다.

종양은 다행히 시기적절하게 발견되었지만, 병리 검사 결과에서는 또 다른 유형의 유방암이 발견되었고, 암세포가 이미 혈액과 림프계에 퍼져 있었다.

그 책에서 알게 된 사실은 몸의 치유 체계를 저해하는 주요 요인 중 하나가 감정적으로 오래된 상처라는 것이다. 그래서 가족들과 문제로 인해 지속적인 스트레스를 받아 온 상황을 해결하기 위해 몸과 마음의 에너지 치유 작업을 하기로 결심했다.

나는 이미 EFT에 익숙했고 가끔 두통이나 근육통을 효과적으로 해결하는 데 사용하기도 했지만, 좀 더 많은 효과를 얻기 위해 전문가의 도움을 받는 것이 좋다고 생각했다. 혼자서 EFT를 할 때는 감정적으로 막힌 부분을 해소하는 과정을 끝까지 해내지 못하고 집중이 흐트러지는 때가 자주 있었다. 내 상황에서는 EFT를 자주, 그리고 제대로 하는 것이 절실했다.

인터넷을 검색해서, 아이다호(Idaho)주에 있는 벌리(Burley) 도시의 EFT 전문가인 윌리엄 “빌” 젠슨(William “Bill” Jensen)을 알게 되었다. 그의 사무실을 찾아가 두 번 정도의 EFT 세션을 가졌다. 그리고 이후 2년 동안 일주일에 한 번 전화로 치유에 대한 상담을 진행했다. 각각의 세션마다 가족이나 인간 관계에 대한 현재의 스트레스에 대해 이야기하고 그 주제에 대해 두드렸다.

두드리기를 하는 동안 나는 종종 강한 직관을 얻을 수 있었다. 그것은 내 삶에서 긴장을 완화하고, 바꿀 수 없는 것들로부터 평온해지기 위해 내가 할 수 있는 구체적인 행동이나 생각의 방식에 대한 것이었다.

평생 동안 책임감을 모두 짊어지고 살아왔지만, 점차 그 생각을 바꾸었다. 실제로 나는 내가 할 수 있는 수준을 설정하고, 죄책감 없이 ‘아니오’라고 말할 수 있게 되었으며, 내 삶에서 나 자신과 건강을 우선시하는 법을 배울 수 있었다. 2년 후 마침내 종양 전문의는 나의 암이 관해 상태에 도달했으며, 신체 어디에서도 암이 발견되지 않는다고 말해주었다.

빌과 EFT를 하며 많은 것을 배울 수 있었다. 73년간 살아 온 삶 중에서 그 어느 때보다 내 삶이 내 뜻대로 움직이고 있다고 느낀다. 여전히 매일의 삶에서 많은 스트레스가 있지만, 다행히 하루하루를 차분히 받아들이고 있다. 나는 다시 나의 창조적인 면을 되찾았고, 지금은 시와 수채화를 담은 두 번째 책을 집필하고 있다.

나는 계속 건강을 유지하고 있으며, 앞으로 더 좋은 날이 올 것이라고 믿는다.

내 몸을 치유하고 생각을 변화시키기 위해 EFT를 활용하는 데 있어서 빌의 훌륭한 안내와 그의 지원, 우정에 깊이 감사하고 있다.

* * *

## 여성

여성의 생식 기관은 생명의 중심이다. 이곳은 생명이 잉태되고, 아이가 양육되고 자라는 자리이다. 이 신체 부위에는 많은 감정이 얽혀 있을 수 있다. 자신이 여성이라는 사실, 엄마가 되고 싶은지 아닌지, 혹은 실제로 엄마인지 아닌지에 대한 감정 등이 그렇다. 여성이 되는 것을 받아들이거나 부정할 수도 있고, 남자아이가 아닌 여자아이로 태어났다는 이유로 부모에게서 받은 실망감이 있을 수도 있다. 임신한 것 또는 임신하지 못한 것에 대한 죄책감이 있을 수 있다. 여성은 생명의 중심을 품고 있지만, 그들 중 상당수는 언어적, 신체적, 혹은 다른 어떤 형태의 성적 학대에 의해 상처를 받아 왔다.

자궁과 관련된 많은 죄책감, 수치심, 갈등, 의심, 분노, 두려움, 상처, 외로움, 양육 불능의 감정 등 여러 겹의 감정들이 있을 수 있다.

자궁 적출술은 여성다움의 본질을 제거하는 것으로 해석될 수 있으며, 여성은 자신이 여성성을 잃었고 더 이상 매력적이지 않다고 느낄 수 있다. 반대로 그 부위가 평생 문제였던 경우라면 안도감을 줄 수도 있다.

다음 이야기에서, 상담사이자 심리학자인 다마리스 드루리(Damaris Drewry) 박사는 집중적인 EFT(intensive EFT)를 통해 파괴적인 신념을 해소하고 암을 회복하는 방법을 찾은 자신의 경험을 공유하고 있다.

## 집중적 EFT 사용 후 자궁암의 회복

by 다마리스 드루리(Damaris Drewry)

2006년의 크리스마스 때였다. 당시 50대 초반이었던 나의 몸 상태는 다음과 같았다. 에스트라디올 패치를 이용한 호르몬 대체요법을 받았으나 프로게스테론이 충분하지 않아 에스트로겐 우세 상태가 몸 안에 형성되었고, 그 증거로 부정출혈이 있었다. 나는 1년쯤 지나 의사를 찾아갔고, 초음파 검사를 받았지만 명확한 결과는 나오지 않았다.

그 시기에 내 삶과 인간관계에서 일어난 일련의 위기 상황들이 갈등(Conflict), 혼란(Confusion), 무질서(Chaos)한 감정 상태를 만들었다. 심신 관계로 생각해보면, 이 세 가지 상태(Conflict, Confusuion, Chaos)는 암(Cancer)을 일으킬 수 있는 세 가지의 'C'라고 생각한다. 홀름스와 레이(Holmes and Rahe, 1967)의 스트레스 척도 (이혼, 이사, 이직, 사랑하는 사람의 죽음 등등)에서 나는 고위험 기준인 300점을 훌쩍 넘어 600점 이상이었다.

출혈은 계속되었다. 어느 날 아침에 깨어났을 때 난소암이나 자궁암 중 하나일 것이라고 직감했다. 그날 의사에게 전화를 걸어 초음파 검사를 받았고, 며칠 후에는 자궁내막 소파술을 받았다. 부인과 의사는 자궁 용종이 비정상적으로 크다고 했지만, 의사의 경험상 대부분 악성은 아니므로 심각하게 걱정하지 않아도 된다고 했고, 자궁내막 소파술로 문제가 해결될 것이라고 했다.

10일 후에 의사가 놀란 목소리로 전화를 걸어왔다. 검사 결과는 100% 암이었다. 실험 결과서에 정확히 이렇게 적혀 있었다: "자궁내막 선암, 2등급, 자궁내막 소파술로 진단됨. 자궁 적출술 및 양측 난관-난소 절제술을 권고함."

나는 20년 넘게 상담을 해왔으며, 2002년에 심리학 박사 학위를 받았다. EFT는 2000년에 열린 에너지 심리학(Energy Psychology) 학회에서 처음 접했다. 그때 나는 "에너지 치유에서의 인간의 목소리(The Human Voice in Energetic Healing)"라는 주제로 발표를 했는데, 이 기법은 말이 있든 없든 간에 목소리를 활용해 핵심 문제를 재구성하는 방식이다. 나는 이미 많은 심리적 문제 아래에 깔린 핵심 문제를 잘 찾아내는 능력을 갖추고 있었다. 나는 핵심 문제를 재구성하고 중화시키기 위해서 카후나(Kahuna) 기도와 정교한 언어 구성법(신경언어프로그래밍, NLP)을 통한 말의 힘을 사용했다.

나는 암, 즉 사람들이 두려워하는 'C 단어'가 실제로는 신체가 주의를 끌기 위한 방식이라는 것을 알고 있다. 실제로 신체의 한 부분에서 세포가 과도하게 증식하여 혼란을 일으키며 암시적으로 *"이제 감당이 안돼! 도와줘!"*라는 상징적인 구조 요청을 보내는 것이다.

암 진단을 받기 전 1년 동안 나는 사람들과 새로운 관계에서 어려움을 겪고 있었다. 그 관계에서 좋은 친구가 되기 위해 애쓰면서 감정적, 영적으로 위축되고 있었다. 자궁은 여성의 창조성을 상징하지만 나는 너무 오랫동안 나의 예술적, 음악적, 자연에서 비롯된 샤머니즘적 자아를 무시해왔다. 그 이유는 1995년에 남편의 갑작스러운 죽음으로 슬픔에 사로잡혀 있었고, 그의 죽음 이후 나는 박사 학위를 따기 위해 학교로 돌아갔기 때문이다(연구 주제는 죽음 이후의 소통에 관한 것이었다).

박사 학위를 마친 후에 몹시 지쳐 있었고, 몇 년 동안 조용히 지내고자 했다. 2002년에서 2006년 사이에 나는 연달아 두 번의 실망스러운 인간관계를 경험했다. 암을 진단받기 6개월 전에는 억울한 소송으로 법정에 서게 되면서 스트레스가 극에 달했다(결과적으로 내가 승소했다).

암 진단을 받았을 때 당연한듯 공황 상태에 빠졌다. 특히 암 진단, 소송, 의미 있는 관계의 상실이 동시에 일어나며 나는 너무나도 무력하다고 느꼈다. 나는 샤머니즘적 치유사로서 나의 주파수 패턴을 변화시켜야 하며, 암세포를 궤멸시키기 위해서는 이 작업을 빨리 서둘러야 한다는 것을 알고 있었다. 또한 새로운 암세포가 생성되지 않도록 즉시 나 자신과의 관계를 바꿔야 한다는 것도 알고 있었다.

다행히도 나는 내게 필요한 기술들을 알고 있었다. 나는 거실에 앉아 있었고, 그곳에서 친구들이 나를 둘러싸고 있는 것처럼 T세포들이 모든 암세포를 둘러싸고 있다고 상상했다. 그리고 나의 고차원적 자아에게 내 몸과 연결되어 암세포를 만들어낸 감정적, 영적 문제들을 해소할 수 있게 해달라고 요청했다. 나는 떠오르는 모든 것에 대해 EFT로 두드렸고, 친구들도 나와 함께 대리 EFT를 해주었다. 나는 나를 위태롭게 만들었던 관계를 끝냈다. 그 문제들은 모두 사적인 것이었고, 친구들과의 신뢰는 절대적이었다.

6일 후, 병리학자가 검사한 결과 적출된 장기에서 암은 전혀 발견되지 않았다. 그리고 수술 후 18개월 동안 나는 어떤 암 치료도 필요하지 않았다. 그 이후로 개인적인 업무, 워크숍, 책 쓰기, 노래 부르기에 집중하면서 나는 나의 기쁨에 따라 살아가고 있다. 다음은 성인이 되어 발병한 암을 제거하기 위해 EFT를 사용할 때 내가 사용한 몇 가지 어구들이다.

- 지금은 내가 죽을 때가 아니다! (두려움에 맞서기)
- 내 몸이 강인하고 건강하며, 나에게 큰 자유와 기쁨을 경험하게 해준 것에 감사하다! (

감사와 인정)

- 나는 몸이 보내준 경고 신호를 더 일찍 알아차리지 못한 것에 대해 사과한다. (진실 말하기)
- 내 자궁이 암을 완전히 가두고 내 몸 전체를 구하기 위해 희생한 것에 감사한다. (구체적으로 감사하기)
- 내 모든 감정이 타당하며, 그 당시 내가 가지고 있던 정보에 근거해 내가 내린 선택들에는 정당한 이유가 있었음을 이해한다. (자기 수용)
- 진실은 이렇다. 무질서, 혼란, 갈등으로 인해서 나는 내 몸을 통제할 수 없게 되었고, 내 몸은 그렇게 내 주의를 끌어 내 삶의 방식을 바꾸기 위해 암을 만든 것이다. (진실을 말하기)
- 진실은 이렇다. 내가 내 몸을 즉시 치유할 수 있는 권리, 특권, 그리고 힘을 가지고 있다는 것이다. (자신의 힘을 되찾기)
- 내 몸을 치유하는 방법을 알고 있는 고차원적 자아에게 지금 당장 치유 과정을 시작하고 끝날 때까지 멈추지 않도록 요청한다. (도움을 요청하기: 문제가 만들어진 동일한 수준에서 온전히 해결할 수 없다.)
- 내 몸의 모든 시스템이 최적의 기능 수준으로 돌아가고 있다. (원하는 결과를 요구하기)

위의 예시 외에도, 공유하기에 너무 사적인 세부 사항들에 대해서 수백 가지의 어구로 두드렸다.

500번 이상의 세션에서 사용한 타점은 간단하다. 손 옆면, 눈썹, 눈 옆, 광대뼈, 코 아래, 턱 위, 쇄골 아래, 팔 아래, 머리 위, 그리고 손목 맥박 지점이다. 뇌조율 과정은 사용하지 않았다.

* * *

## 자궁과 월경

자궁은 생명이 창조되는 곳이지만, 월경은 생명이 창조되지 않았다는 것을 의미한다. 월경 주기가 시작되는 것은 임신을 원하지 않을 때는 축하할 일이지만, 임신을 간절히 원할 때는 벌을 받은 것 같이 느껴질 수 있다. 많은 여성들이 여성으로서 살아가며 겪는 고통에 대해 불가피하다는 신념을 가지고 있는 것처럼, 여성의 생리는 초경부터 폐경 때까지 매달 어쩔 수 없이 견뎌야 하는 고통과 출혈을 상징하기도 한다.

이와 관련된 문제를 다음과 같이 표현해볼 수 있다.

- 나는 여자가 되고 싶지 않다.
- 여자가 된다는 것은 피를 흘려야 한다는 뜻이다(비유적으로나 실제로나).
- 가족을 위해 피를 흘려야 한다.
- 여성이 된다는 것은 고통스럽다.
- 여성은 희생하고 피를 흘려야 한다.
- 사람들은 내가 죽을 때까지 피 흘리게 한다.
- 여자가 된다는 것은 고통받는 것이다.

## 자궁내막증

자궁내막증은 자궁 내부를 덮는 조직 층인 자궁내막과 유사한 세포들이 자궁 외부에서 자라는 상태를 말한다. 내부에 있어야 할 것이 밖으로 탈출하거나 넘쳐난 것이다. 자궁내막증은 감정적으로 좌절, 실망, 자신과 타인에 대한 비난, 불안전한 느낌 그리고 자기 사랑의 부족과 관련될 수 있다.

EFT 전문가이자 작가인 에일린 노블스(Aileen Nobles)는 감정이 질병에 어떻게 영향을 주는지를 보여준다. 다음 사례 연구에서 그녀는 내담자가 자신의 목소리와 호흡을 찾도록 도우며, 건강에 영향을 미쳤던 억눌린 감정과 행동을 해소하도록 돕는 것을 볼 수 있다.

## 자궁경부암을 위한 EFT

by 에일린 노블스(Aileen Nobles)

클로에(Chloe)가 내게 연락했을 때, 그녀는 완전히 공황 상태였다. 그녀는 숨을 쉴 수 없어서 일주일 동안 두 번이나 응급실에 갔었다. 몇 달 전에 자궁경부암과 질암 진단을 받았고, 그녀는 세상이 무너지는 것 같은 느낌에 제정신이 아닌 듯했다. 그녀는 항암 치료를 피할 수 있는 방법이라면 무엇이든지 시도할 의향이 있었다.

클로에는 동양인 가정에서 자랐으며, 자기 목소리를 낼 수 없다고 느끼며 살아왔다. 그녀는 모범생이 되고자 노력했지만, 청소년기에 접어들면서 점점 모범생과는 거리가 멀어졌다. 대학에 진학할 무렵에는 "마약, 섹스, 록앤롤"의 세계에 완전히 빠져들 준비가 되어 있었다. 그녀는 꽤 자유분방한 삶을 살았고, 자신의 성적 욕망을 한껏 누리며 살았다.

결혼 생활 동안에도 그녀는 여러 번 외도를 했고, 나에게 연락했을 당시에도 외도를 하고 있었다. 그녀는 영국인 남성과 결혼했지만, 그들은 서로의 감정에 대해 이야기 나누지 않았다. 어떤 친밀한 대화도 하지 않았고, 부부간의 성생활에 대해서도 별다른 대화가 없었다.

그녀와 대화를 나누는 동안 그녀가 의식적으로 생각하는 것이 잠재의식과 일치하지 않을 수 있다는 느낌을 받았다. 나는 그녀가 지난 수년간의 성적 경험들을 무의식에서는 어떻게 처리하고 있는지 알아야 했다. 잠재의식은 우리의 삶의 95%를 통제하기 때문이다.

의식적으로는 그녀가 자신의 선택에 만족하고 있었지만, 그녀의 고차원적 자아와 접촉했을 때, 그녀는 두려움, 분노, 수치심, 무시당하는 느낌, 더러워졌다는 감정을 가지고 있었다.

상담을 받기 이틀 전에 그녀가 응급실에 갔었기 때문에 우리는 먼저 호흡 문제를 해결하기 시작했다. 평소에도 숨이 얕고 힘들었지만 응급실에 갈 때는 훨씬 더 심각했다.

클로에의 잠재의식은 호흡 곤란의 주요 감정이 두려움이라고 말해주었다. 그녀가 그 생각만 해도 두려움의 강도는 8을 기록했지만, 실제 상황에서는 10 이상으로 치솟았다.

우리는 다음의 문구로 두드리기 시작했다.

- 내가 비록 암 진단을 받았을 때 공황 상태에 빠졌지만, 나는 나 자신을 사랑하고 받아들입니다.
- 내가 비록 공황에 빠졌고 그것이 사형 선고처럼 느껴졌지만, 나는 나 자신을 완전히 받아들입니다.
- 내 안에는 암으로 죽을지도 모른다는 두려움이 가득하다.
- 내 안에 두려움이 너무 많아서 숨 쉬는 데에도 악영향을 미친다.
- 숨을 쉴 공기가 부족하다. 나는 마치 죽어가는 것 같다.
- 충분한 공기를 들이쉴 수 없고 내 안에는 너무 많은 두려움이 있다.
- 나는 아무렇지 않은 척하려고 하지만 잘 되지 않는다.
- 나는 이 두려움을 억누르고 그것에 대해 말하지 않아야 한다.
- 나는 평생 동안 감정을 억눌러왔다.
- 내 안이 너무나 답답하고 조여온다.
- 나는 엇나가는 기분이 들지만, 그래도 그동안 내 감정을 숨기는 데 능숙했다.
- 내 안의 일부는 암을 사형 선고처럼 느꼈지만, 다른 일부는 그렇지 않다는 것을 알고 있다.
- 내가 숨을 쉴 수 없었던 것은 두려움 때문이고, 내 폐는 실제로 괜찮다는 것을 안다.

몇 차례의 EFT 두드리기 후, 강도가 약 4 정도로 줄어들었다.

- 나는 편하게 숨을 쉬고 싶다.
- 나는 완벽하게 숨을 쉴 수 있다.
- 이렇게 해야 나의 영혼이 온전해질 것이라는 것을 안다.
- 두려움은 자연스러운 것이지만 그것이 나를 건강하게 만들지 않으니, 두려움을 붙잡고

있을 필요가 없다.

- 나는 나의 감정을 재구성하고, 깊게 숨을 들이쉬어 내 세포가 산소로 가득 차고 치유가 쉽게 이루어지게 한다.

클로에의 두려움은 0으로 줄었고, 그녀는 편안하게 숨을 쉴 수 있었다.

그녀는 가슴이 열리고 맑아진 느낌을 받았지만, 이제는 목구멍이 막힌 느낌이 들었다. 고차원적 자아에 연결해서 그녀의 잠재의식을 검사했을 때, 그녀는 스스로 목소리를 내지도 못하고, 남들이 들어주지도 않는다는 것에 "예"라고 반응했다.

- 나는 비록 평생 동안 이 모든 고통과 분노를 억눌렀지만, 이런 나 자신을 온전히 받아들입니다.
- 어릴 때 내 말은 아무도 들어주지 않았고, 단지 예쁘게 보여야만 했다.
- 나는 조용히 해야 했고, 그렇지 않으면 매를 맞아야 했다.
- 나는 모든 분노와 절규를 목구멍에 억눌러 두었다.

우리는 모든 분노와 고통을 해소했고, 이후에 그녀는 부모를 용서할 수 있었다. 그녀의 목구멍에 막힌 느낌은 이제 완전히 사라졌다.

다음 세션에서 우리는 그녀가 과거부터 현재까지의 성적 행동에 대해 어떻게 느끼고 있는지를 다루기로 했다.

그녀의 잠재의식을 검사한 결과, 그녀는 여성의 생식 기관에 생긴 암으로 자기 자신을 벌하고 있다는 것에 '예'라고 반응했다. 기억할 점은 그녀가 의식적으로는 자신의 행동에 편안하다고 생각했다는 것이다.

- 나는 비록 어렸을 때 내 삶을 통제할 수 없었지만, 이런 나 자신을 온전히 받아들입니다.
- 내가 청년기에 반항하고 통제 불능이 된 것은 당연하다.
- 나는 실제로 남자들을 통제하기 위해 섹스를 사용했다.
- 그것은 나에게 강한 힘을 느끼게 했고, 여전히 그렇다.

- 하지만 이제는 더이상 통제력을 잃을 필요도 없고, 다른 사람을 통제할 필요도 없다.
- 이제는 나에게 달려있고, 나는 내가 선택한 대로 말하고 행동할 자유가 있다.
- 나는 비록 어릴 때 문란한 성생활과 마약으로 통제 불능이었지만, 여전히 이런 나 자신을 온전히 받아들입니다.
- 나는 내가 왜 그랬는지 이해한다.
- 내가 젊었던 1970년대에 오늘만 살 듯이 즐겁게 놀았지만, 그때 내 행동을 스스로 심판하지는 않는다.
- 나는 내 안에 수치심을 가지고 살지 않기로 선택한다.
- 나의 감정이 신체 증상을 통해 나에게 말하고 있다는 것을 알기에, 이제 나는 그것에 귀 기울인다.
- 나는 내 몸이 암과 호흡 곤란이라는 증상을 통해 나에게 말을 하려는 것을 알고, 이제 그것을 들을 준비가 되었기에, 더 이상 질병을 가질 필요가 없다.
- 이제 나는 내 몸을 사랑하고, 내 몸과 친해진다.
- 이제는 수치심을 내려놓을 때다.

클로에는 의식적으로는 수치심이 해소되었다고 느꼈지만, 그녀의 잠재의식을 다시 검사해보니 여전히 수치심을 붙잡고 있었다. 그녀의 수치심과 내적 갈등은 현재 애인으로부터 비롯된 것이었다. 그녀는 이 관계를 지속하고 싶어 했다. 우리는 남편에게 솔직하게 털어놓는 것이 어떨지 의견을 나누었고, 그녀는 좋은 생각이라고 답했다. 그녀와 남편은 수년 동안 성관계가 없었다. 그래서, 그가 이런 사실을 알아도 그냥 외면할 수 있겠다고 생각했지만, 그래도 실제로 그에게 말을 하면 기분이 더 나아질 것 같았다.

우리는 다음을 주제로 두드렸다.

- 나의 불륜을 남편이 알게 된다고 하더라도, 나는 수치심을 느끼지 않기로 선택한다.
- 남편과 나는 사랑하지 않지만, 좋은 친구가 될 수 있고, 그도 그 정도의 관계로 지내고 싶어한다.

- 나는 모든 수치심을 내려놓고, 나 자신이 완전히 치유되는 것을 선택하고 허용한다.

몇 달 후 검진에서, 클로에는 완전히 건강하다는 결과를 받았다. 더이상 호흡 문제도 없었고, 수년 만에 가장 행복하다고 느꼈다.

* * *

## 난소

난소는 여성성의 또 다른 핵심 부분이다. 여성으로서 존재하는 것 그리고 생명을 잉태하는 난자에 대해 가지고 있는 가장 깊고 근원적인 신념과 갈등을 살펴보아야 한다. 난소의 문제는 종종 자녀를 가지고 싶은지 여부, 자녀 혹은 사랑하는 사람을 잃는 등의 깊은 상실감과 연관이 있다. 또는 다른 유형의 상실과도 관련이 있을 수 있다. 누군가를 갑작스러운 사고로 잃었었는데, 그 사람과 연락하지 않았거나 갈등을 해결하지 못한 상태였다면, 그로 인한 자책감이 난소암의 감정적 요인이 될 수도 있다.

## 낭종, 섬유종, 그리고 암

대부분의 낭종은 양성이지만, 때로는 악성일 수도 있다. 낭종은 슬픔, 상실감, 분노, 좌절, 두려움 같은 억눌린 감정이 갇혀 있는 장소로 작용할 수 있다. 비유적으로 표현하자면 그런 감정이 매듭지어져 있는 것이다. 섬유종은 현재 또는 과거의 배우자로부터 받은 상처나, 여성으로서의 자아가 받은 상처, 유방에 억눌린 좌절과 분노에 반복해서 집착하는 것과 관련될 수 있다. 모유 수유를 원하지 않았거나 할 수 없었던 여성들은 분노나 수치심을 품고 있을 수 있다. 성적 학대를 당한 여성들은 자신의 유방이나 다른 신체 부위에 대해 부정적인 시각을 가질 수 있다. 이런 여성들은 유방을 가지고 있는 것이 안전하지 않다고 느끼며, 그런 에너지가 유방에 갇혀 낭종이나 암으로 나타날 수 있다.

## 유방

20명의 여성에게 자신의 유방에 대해 어떻게 생각하는지 물어보면, 개인적 신념과 사회적 시각에 따라 20가지의 제각기 다른 대답을 할 것이다. 유방은 여성성, 양육, 성적 매력, 욕구를 상징하며, 여성성의 본질을 나타낸다. 유방은 너무 크거나 작거나, 너무 높거나, 쳐지거나, 쭈글쭈글하거나, 무겁다고 비난받기도 한다. 유방의 이미지는 유방과 아무 관련 없는 상품을 판매하는 데 사용되기도 한다. 유방은 음란한 시선이나 추행의 대상이 되기 쉽고, 음란물에서 집중적으로 다뤄지기도 한다. 유방을 들어올리고 더 섹시해 보이게 하려는 목적으로 불편한 브래지어를 착용하기도 한다. 유방은 성관계와 사랑의 한 부분을 차지한다. 유방은 또한 아이를 양육하는 데 사용된다. 일부 여성들은 유방이 아이를 돌보는 역할과 배우자나 애인을 자극하는 역할을 동시에 수행해야 한다는 것을 힘들어한다. 유방의 상징성과 유방에 대한 사회의 많은 기대를 생각하면, 마치 이 신체 부위가 여성 자신이 아니라 사회 전체의 소유물인 것처럼 보인다.

여기에 각 여성이 유방과 관련해 개인적으로 겪은 경험들까지 더해진다. 수치심을 느꼈거나, 음흉한 시선을 받았거나, 놀림받았거나, 만져졌거나, 그보다 더한 나쁜 일을 당했을 수도 있다. 이러한 감정적 트라우마는 유방에 에너지 형태의 흔적을 남길 수 있다.

유방암은 자신이 여성이라는 생각 또는 느낌과 연관되어 나타난다. 유방이 어머니 역할과 양육을 상징하기 때문에, 유방암은 자신을 돌보지 못하거나 타인을 과도하게 돌보는 것과 관련이 있을 수 있다. 여성으로서, 일하는 사람으로서, 연인으로서, 어머니로서의 역할에 대한 갈등이 있을 수 있으며, 인생 후반에는 지혜로운 여성이 되거나 할머니라는 꼬리표를 달게 되는 것에 대한 갈등도 생길 수 있다. 여성은 살면서 겪는 다양한 역할로 인해 혼란을 겪을 수 있다. 연인/배우자/파트너로부터의 갈등, 거절, 학대, 또는 수유를 할 수 없거나 하고 싶지 않다는 이유로 느끼는 수치심이나 혐오감, 양육했던 자녀에게 거절당한 감정, 여성/배우자/엄마로서 실패했다는 느낌, 주는 것(지지, 양육, 사랑)은 많은데 받는 것은 적다는 부당함, 과잉 보호하는 엄마가 되려는 경향, 또는 돌봄 받지 못하고, 사랑받지 못하고, 인정받지 못한 것에 대한 분노와 억울함이 뒤섞일 수 있다.

예를 들어, 유방암을 앓는 여성들은 지나치게 남을 돌보려는 경향이 있다. 그들은 자신의 시간과 에너지, 관심을 다 쓸 때까지 계속해서 베풀다가 결국 자신에게는 아무것도 남아 있지 않게 된다. 유방은 나눔의 상징이지만 결국 질병의 장소가 되는 것이다. 여성이 균형을 잃고 자신이 필요한 것을 어떻게 요구해야 할지 모르고, 받을 자격이 없다고 느끼거나 주고받는 적절한 균형을 어떻게 맞춰야 하는지 모른다면, 유방 조직은 이렇게 모든 것을 주느라 지쳐버린 감정을 에너지적으로 붙잡게 된다. 이러한 감정들을 해소하고 주고받는 균형을 회복하는 것이 유방암을 회복하는 중요한 부분이다.

다음 이야기에서 EFT 전문가 프랑소와즈 바슈(Francoise Vache)는 복잡한 문제도 한 번에 하나의 양상을 차례로 두드려서 해결해 나갈 수 있음을 보여준다. 그녀의 표현에 따르면 이런 방법은 “한 번에 나무 한 그루씩 베어낸다”는 것과 같다고 한다.

## EFT로 접근한 복잡한 유방암의 변화 과정

by 프랑소와즈 바슈(Francoise Vache)

나는 EFT라는 훌륭한 치유 방법 덕분에 얼마 전 심각한 건강 문제와 개인 문제들에 직면했던 49세의 친구 리사(Lisa, 가명)를 도울 수 있었다.

리사와 나는 이미 수년간 그녀가 겪어온 심한 편두통과 함께 저혈압, 만성 변비에 대해서 EFT를 하고 있었다. 그런데 얼마 지나지 않아 그녀는 전염성 뇌수막염 진단까지 받게 되었다. 나는 그녀와 일주일에 여러 차례 만나 EFT를 함께 하자고 제안했다. 그 무렵에 그녀는 유방암 진단까지 받게 되었다.

그녀는 이미 식습관을 바꾸었고 침술과 에너지 치유 전문가를 찾아갔다. 의사들은 당장 수술을 하려고 했지만, 그녀는 심장 섬유막에 염증(심막염)도 있어서 수술이 불가능했다.

이처럼 심각한 건강 문제들이 한꺼번에 몰아닥치고, 그녀의 삶 전체가 멈춘 듯한 상태가 되었다. 그래서 우리는 "한 번에 나무 한 그루씩 베어 내는" 방법으로 즉시 치유 작업을 진행하기로 했다.

우선 NLP(신경언어프로그래밍) 코치로 훈련받은 리사는 건강한 세포들에게 권투 글러브, 부츠, 헬멧, 칼 그리고 총을 쥐어 주고 그것들이 암세포를 제거하는 상상의 시나리오를 마음속에 그려냈다. 그녀는 매일 머릿속에서 이 영화를 재생하면서 건강한 세포들이 늘어나 악성 암세포를 이겨내는 장면을 상상했다.

그녀는 의사들과 협의해서 9월까지 화학요법이나 방사선 치료 없이 지켜보기로 했다. 의사들은 이에 동의했지만 병의 진행 상태를 확인하기 위해 정기적으로 검사를 받자고 했다. 몇 주가 지나 우리가 "한 번에 나무 한 그루씩 베어 내는" 치유 작업을 하는 동안 암세포가 현저히 감소하자 의사들은 놀라면서도 당황했다.

리사는 지난 15년간 수많은 어려움을 겪어왔다. 이혼, 국제 회사에서 관리직으로 일하다가 실직, 큰 재정적 손실, 이전의 자궁암, 죽음에 가까운 상황의 체험(임사체험), 조현병 딸을 혼자 키우며 겪은 슬픔 등 인생의 수많은 문제가 그녀에게 쌓여 있었다.

세션이 진행되면서 우리는 그녀의 험난했던 어린 시절에 대해 두드리기 시작했다. 어린 시절부터 아버지의 농장에서 일하고 우울증이 심한 어머니를 대신하여 여동생을 돌봐야 했던 어린 소녀의 모습과 연결되자, 많은 슬픔이 올라왔다. 10살 때 그녀를 성폭행하려 했던 아버지와의 관계에 대해서도 치유 작업을 했다. 우리는 영화관 기법을 사용하면서 아버지가 남자아이는 절대 불평을 하지 않기 때문에 여자아이보다 낫다고 말하는 장면을 떠올렸다. 아버지는 그녀가 남자아이처럼 "납작 가슴"을 가졌다고 놀렸었다. 이 기억이 현재의 유방암 및 양쪽 유방 절제 위협과 깊이 연결되어 있음을 그녀는 쉽게 인식할 수 있었다.

몇 달 후, 그녀의 전반적인 상태가 개선되고 건강한 세포들이 눈에 띄게 늘었다. 의사들은 당황하면서 예정된 유방 수술을 두 달 연기했다.

까다롭고 요구사항이 많았던 남성(그녀의 아버지와 비슷한 나이였다)과 지난 10년 동안 결혼 생활을 했던 리사는 더 나아지기 위해서 현재 가정 환경보다 더 활기차고 치유적인 환경이 필요하다는 것을 깨달았다.

그래서 우리는 그녀가 감당할 수 있는 요양 시설을 찾기 위해 두드렸다. 이것은 그녀의 어려운 재정 상황으로는 쉽지 않은 일이었다. 그녀가 적절하고 감당할 수 있는 요양 장소를 찾을 자격이 있다고 며칠 동안 두드린 후에 우주의 기적이 펼쳐지기 시작했다. 그녀의 보험 회사가 갑자기 그녀에게 두 달 동안 머물 수 있는 장소를 제공하겠다고 한 것이다.

리사는 현재 훨씬 더 나아졌다. 의사들은 그녀의 오른쪽 유방을 제거했지만 수술은 몇 달 전 계획했던 것보다 훨씬 덜 심각했고, 그녀는 놀라울 정도로 빠르게 회복하고 있었다. 리사는 오랫동안 잃어버렸던 에너지와 활력을 되찾았다. 그녀의 두통은 사라졌으며 그녀의 자신감과 긍정적인 모습은 주변 사람들을 놀라게 했다.

비록 그녀에게 여전히 많은 문제들이 남아 있지만, 이제는 감당할 수 있게 되었다. 어느새 그녀는 천하무적이 된 듯했다. 누구도 빼앗을 수 없는 마법 지팡이를 든 피터팬 같은 존재가 된 것이다. 그녀는 매일 EFT를 사용하며 나무를 한 그루씩 베어 내듯 문제를 해결해 나가고, 자신의 공간을 점점 더 넓혀 가고 있다. 그녀는 이제 억압적인 남편으로부터 벗어나 새로운 삶을 준비할 에너지와 목표를 갖게 되었다. 나는 그녀가 반드시 성공할 것이라고 확신한다!

나는 내 친구 리사를 이렇게 깊이 있고 구체적인 방법으로 도울 수 있어서 너무나 놀랍고 기쁘다. 이제 그녀는 어떠한 어려움이 닥쳐도 극복할 수 있는 매우 강력한 도구를 자신의 것으로 만들었다.

## 추적 관찰

리사의 겨드랑이 아래 림프절이 붓기 시작했고, 의사들은 암일 가능성이 있어서 제거해야 할 수도 있다고 했다. 그래서 우리는 다시 다음과 같이 두드렸다.

- 비록 이 림프절이 나를 걱정하게 하지만…
- 나는 비록 이 림프절이 암일까 봐 두렵지만…

- 나는 비록 이 림프절을 치유할 수 있을지 확신이 없지만, 유방암을 치유했듯이 이 림프절도 멋지게 치유할 수 있다는 자신감을 가지기로 선택합니다.
- 나는 암세포를 죽일 수 있도록 K세포(자연 살해 세포)에게 헬멧, 부츠, 장갑, 총을 제공하기로 선택한다.

15일 후에 림프절의 크기가 충분히 줄어들었고, 의사들은 "당신의 암이 안정되었어요—계속 이대로만 갑시다!"라고 말했다(그들은 리사가 '뭔가 특이한 것'을 하고 있다는 사실을 알았지만, 그것이 무엇인지 묻지는 않았다).

* * *

일부 여성들은 BRCA 유전자가 가족 내에 있다는 이유로 유방을 절제하는 선택을 하기도 한다. 그러나 같은 BRCA 유전자는 난소암과도 관련이 있기 때문에, 유방 절제술로 암 발병의 가능성을 줄일 수는 있더라도 발병 가능성을 완전히 없앨 수는 없다. 예방적 유방 절제술을 받은 여성들을 비난하는 것이 아니라 다른 대안이 있는지 살펴보자는 것이다. 흥미롭게도 쓸모없는 DNA라고 여겨지던 것에서 많은 RNA 조각을 찾을 수 있었다. BRCA의 RNA 조각 중 일부는 생존에 유리하고, 심지어 유방암이 걸렸을 경우 생존 가능성을 높여 주기도 한다. RNA 조각이 실시간으로 체내 유전자 발현을 변화시킬 수 있으며, 체세포는 물론 난자와 정자에도 영향을 미쳐 변화를 일으킨다는 것이 밝혀졌다. 이런 정보는 지금 이 순간 우리가 무엇을 하느냐가 우리뿐만 아니라 미래의 모든 세대에 영향을 준다는 점을 깨닫도록 해준다.

기억해야 할 것은 만약 암이나 예방 차원에서 유방 절제술을 받았다고 해도, 그로 인해 여성스러움이 줄어드는 것은 아니라는 점이다. 유방은 신체의 일부일 뿐이며, 한쪽 또는 양쪽 유방이 없다고 해서 본연의 놀라운 여성성을 감소시키지는 않는다. 여성은 이 세상에 기여할 것이 정말 많다.

유방에 대해 이토록 많은 잠재된 신념들이 자리 잡고 있는데, 어떻게 해야 여성이 그것들을 사랑하고 자신의 일부로 온전히 받아들일 수 있을까? 이럴 때 EFT 두드리기와 다른 기법들이 중요한 역할을 한다. 이러한 기법들은 여성이 자신을 온전히 표현하지 못하게 하는 잠재된 신념들을 해소하여 만족감과 행복을 느끼고, 자기 자신과 타인에 대한 사랑으로 가득 찰 수 있도록 돕는다.



## 여성 암에 대한 두드리기 어구 예시

다음은 여성 암과 관련된 수용확언과 연상어구의 예시이다. 상황에 맞는 어구를 선택하거나 수정하여 사용할 수 있다.

- 나는 비록 왜 ______ 암에 걸렸는지 모르겠지만, 그 부위를 사랑하기 위해 최선을 다할 것입니다. (빈칸에는 암의 종류와 부위를 넣는다)
- 비록 여성의 몸에 대한 많은 선입견과 낙인이 나의 신념에 영향을 미쳤을지라도, 나는 나 자신과 내 몸을 사랑할 것입니다.
- 비록 사회가 여성을 부정적으로 묘사하고, 나도 그 부정성을 일부 또는 많이 받아들여서 내 몸에서 질병으로 간직해왔을지라도, 나는 내면의 아름다움과 지성을 알아차리기로 선택합니다.
- 비록 사회와 대중 매체가 획일화된 여성성을 강요하는 것처럼 보이고, 내가 그 기준에 맞지 않아서 내 몸을 미워했을지라도, 나는 나만의 아름다움과 재능을 받아들이기로 선택합니다.
- 나는 비록 암에 걸렸더라도 여전히 훌륭한 여성이며, 여성인 나에 대해서 사회가 규정하는 것을 더 이상 믿지 않기로 선택합니다.
- 여성이 무엇이 될 수 있고 무엇이 될 수 없는지, 무엇을 해야 하고 무엇을 하지 말아야 하는지에 대한 수많은 신념이 난무하기 때문에, 내가 혼란을 겪고 신체와 여성성에 관한 문제를 갖는 것은 당연하다.
- 여성에 대한 수많은 상충되는 신념들 속에서, 나는 내 몸을 혼란스럽게 느꼈고 혐오하기도 했다.
- 내 가족, 친구들, 그리고 다른 여성들과 남성들 역시 여성에 대해 왜곡된 관점을 믿었기

때문에, 어릴 때부터 성인이 될 때까지 내게 부족하다거나, 예쁘지 않다는 말을 해왔다.

- 여성이 어때야 하는지에 대해서 수 세기에 걸친 문화적 신념들이 나와 내 몸에 상처를 주었다.
- 내 몸이 평생 고통을 느꼈던 것도 당연하다.
- 나는 여성과 내 몸에 대한 많은 부정적 신념을 믿어왔고, 그 중 많은 것들을 고통, 상처, 그리고 질병으로 내 몸에 저장했다.
- 여성으로 살아오며 겪은 혼란스럽고 모순된 경험들로 인해, 나는 나 자신뿐만 아니라 내 유방, 배, 엉덩이, 그리고 여성이라는 사실 자체를 싫어하게 되었다.
- 나의 내적 갈등이 생식기관에 부정적인 에너지로 저장된다. — 아이를 갖고 싶지만 가질 수 없거나 어머니가 될 자격이 없다고 느끼는 것, 또는 아이를 원하지 않지만 여성이라면 당연히 아이를 가져야 한다고 느끼는 것, 혹은 성공적인 직장인과 전업주부를 원하는 것, 자유와 가족 안에서 안정감을 동시에 원하는 것. (자신에게 맞는 상황을 선택하면 된다.)
- 나는 내 몸과 성경험들로 인해서 하찮고, 무가치하고, 불필요한 존재라는 죄책감과 수치심을 느끼게 되었다. 그래서, 내 몸은 고통과 질병으로 그 경험을 저장했다.
- 나는 이런 거짓들을 가슴, 난소, 자궁에 내면화했다.
- 이러한 거짓들은 진정한 나를 감추게 하지만, 내 몸은 그것을 알지 못한다. 나 스스로 내 몸의 특정 부위나 여성이라는 사실이 싫다고 계속 반복해서 말하고 있기 때문이다.
- 나는 과식하거나 소식하거나, 잘못된 음식을 먹거나, 유행하는 다이어트를 따르거나, 운동을 전혀 하지 않거나 과도하게 운동하거나, 내 몸을 얼마나 싫어하는지 끊임없이 말하며, 내 몸을 비난하고 심지어 학대해왔다.
- 다른 사람들의 언어적, 신체적 학대는 나 스스로 여성인 것을 싫어하게 만들었고, 내 몸도 싫어하게 만들었다. 그 결과 내 몸에게 자기 자신을 미워하라는 말을 반복한 것과 같았다.
- 나는 내게 일어났던 끔찍한 일들이 수치스럽고 굴욕적이었기에 비밀로 간직했지만, 내 몸은 그것을 알고 있었고, 느꼈고, 그 고통을 암이라는 형태로 간직하고 있었다.
- 과거의 경험과 상충하는 신념들 때문에 내 몸이 안전하다고 느끼지 못했다. 그리고 이

제 암까지 겪으면서 내 몸이 더욱 안전하지 못하다고 느껴진다.

- 나는 변화를 두려워하고, 오래된 상처들, 분노와 원한을 놓아버리는 것을 두려워했다. 그 에너지는 내 생식기에 질병으로 저장되었고, 결국 암이 되었다.
- 거기에 독성 환경에 대한 좌절감과 특정 암 유전자를 가지고 있을지도 모른다는 두려움까지 더해졌다.
- 충격, 두려움, 수치심, 상처, 그리고 고통이 모두 내 몸 속에 갇혀 있다.
- 만약 나 자신과 내 몸에 대한 부정적이고 혐오스러운 신념을 내려놓는다면, 나는 어떤 사람이 될까?
- 나는 있는 그대로 나 자신으로 존재하며, 내 몸을 통해 나만의 개별적인 경험을 하고 있는 신성한 존재이다.
- 나는 나를 아프게 하고 암에 걸리게 한 신념을 찾아내고 그것을 내려놓기로 선택한다.
- 그런 신념들이 무엇인지 모르더라도, 나는 이것들을 내려놓기로 선택한다.
- 이 신념들이 무엇인지 구체적으로 파악할 수 없더라도, 나는 이 신념들을 내려놓기로 선택한다.
- 나는 내 몸을 해쳤던 어떤 신념이라도 내려놓기로 선택한다.
- 내가 가진 불편하고 해롭고 상처를 주는 신념들을 파악하여 그것들을 제거하고 건강한 신념으로 변화시키기로 선택한다.
- 나는 어린 소녀 시절부터 성장하는 동안 나를 아프게 하거나 상처를 준 생각, 감정, 경험들을 지우기로 선택한다.
- 나는 사회, 가족, 그리고 다른 사람들의 여성에 대한 신념들과 내가 여성이 되면서 겪었던 개인적인 트라우마를 내려놓기로 선택한다. 그래야 내 몸이 자유로워져 스스로 치유될 수 있기 때문이다
- 나는 나와 내 몸을 해치고 암으로 이어졌던 경험들을 해소하기로 선택한다.
- 나는 나 자신과 내 몸을 사랑하고 존중하기로 선택한다. 그러면 내 몸은 회복되면서 사랑받고 소중히 여겨지는 것을 느낄 것이다.
- 내 인생에서 내 몸의 기억 속에 갇힌 트라우마 경험들을 내려놓아도 괜찮다.
- 나는 내 몸에 저장된 감정적, 신체적 트라우마를 부드럽게 내려놓을 수 있도록 허용한다.

- 나는 내가 빛나고, 훌륭한 여성이 되는 것을 허락하며, 내 몸이 건강해지고 활기차게 될 수 있도록 허용한다.
- 나 자신과 내 몸을 받아들인다는 것은 너무도 사랑스럽게 느껴지고, 우리는 함께 활기차고 건강하며 사랑으로 충만해질 수 있다.

## 남성

남성도 여성처럼 남성성과 남자다움에 대한 고정관념에 시달려왔다. 남성은 전통적으로 가정, 직장, 정치, 종교에서 지배적인 역할을 해왔다. 남성은 성공해야 하고, 좋은 가장이자 남편이어야 하며, 활력 있고, 강인하고, 지적이며, 유능하고 때로는 전사가 되어야 한다는 신념이 있다.

남성의 개인적인 힘에 대한 자각은 종종 그의 성적 매력과 생식력에서 비롯된다. 남성은 자신의 성적 매력과 파트너를 만족시킬 능력에서 시험을 받고 있다고 느낄 수 있다. 남성의 성기는 기량, 힘, 권력, 남성성, 능력, 그리고 남자다움을 상징한다. 크기가 클수록 좋다는 생각은 성기뿐만 아니라 가슴, 팔, 다리 크기를 비교하면서도 나타난다. 또한, 큰 두뇌를 가졌거나 누가 가장 똑똑하고 유능한지에 대한 정신적 능력의 비교도 있을 수 있다. 이러한 비교는 스포츠, 군대, 직장, 그리고 사회관계에서 나타난다. 상징적으로, 남성은 정복자처럼 자신의 배우자나 파트너를 정복하고 싶어 하거나, 기량을 과시하기 위해 여러 파트너를 가지려고 하기도 한다. 이러한 비교와 경쟁을 긍정적으로 보면 좋은 동기가 될 수 있지만, 이러한 비교는 남성들이 자신의 신체와 성에 대한 감정적인 문제를 겪게 만들 수 있다.

배우자나 파트너는 남성이 자신을 만족시키고 안정감을 줄 것이라고 기대할 수 있다. 남성이 이 두 가지를 성공적으로 제공하지 못하면, 파트너는 상대에게 실망하거나, 심지어 감정적이고 주기적으로 비난할 수도 있다. 파트너가 자녀를 가지고 싶은 강한 뜻이 있는데, 남성이 자식을 갖게 해줄 수 없는 상황이라면, 이는 그들의 관계에 갈등을 일으킬 수 있다.

사회는 남성에게 무엇이 '남자다운 것'인지를 가르친다. 남성이 그 사회적 기준을 충족하지 못하거나 스스로 생각하기에도 그렇다면, 사회로부터 약하다고 평가받거나 스스로를 약하다고 여길 수 있다. 이것은 남성에게 엄청난 압박감을 준다. '남자답게 굴어라', '꾹 참아라', '남자답게 행동해', '남자는 울지 않는다' 같은 표현들은 남성이 느끼지 말고, 반응하지 말고, 그를 괴롭히는 모든 것들을 흘려보낼 수 있을 만큼 강해야 한다는 것을 나타낸다. 이런 기준에 부합하지 않으면 괴롭힘을 당할 수도 있는데, 이는 약하다고 여겨지면서 추가적인 공격에 노출되는 것이다. 많은 사회에서 남성에게 허락된 방식, 예를 들어 등을 치거나 엉덩이를 때리거나, 하이 파이브, 사나이의 우직한 포옹 같은 것들 외에는 섬세함이나 감정을 표현할 여지가 별로 없다.

여성들과 마찬가지로 사회적으로 제한된 성 역할과 내면화된 자기 비하는 남성의 건강에 악영향을 미칠 수 있다. 남성이 스스로 남성성의 고정관념에 부응하지 못한다고 느낄 때 감정적이나 에너지적으로 어떤 일이 벌어질까? 가족을 먹여 살려야 한다는 압박감 속에서, 나이가 들면서 신체적으로 약해지고 남성적 활력이 줄어들면 어떤 기분이 들까? 은퇴하거나 직장을 잃어 가족과 자녀를 부양할 수 없게 되면 어떤 일이 일어날 것인가? 이러한 상황에서 남성은 자신의 가치와 목적을 어디에서 찾을까? 이 모든 것이 건강과 삶에 영향을 미칠 수 있다.

성공하기 위해 애쓰거나, 살아남기 위해 안간힘을 쓰면서 자신에게 기대되는 역할을 잘 해내지 못한다면, 남성은 사냥과 가족 부양이라는 원초적인 역할에서 실패한 것처럼 느껴질 수 있다. 남성은 스스로를 실패자나 무능한 사람으로 여기며, 자기 자신을 의심하고, 결핍감을 느끼고, 심지어 포기할 수도 있다. 많은 노년의 남성들은 신체적인 문제뿐만 아니라, 자신이 성공하지 못한 사람이라고 느끼는 감정이 해결되지 않아서 암에 걸릴 수도 있다.

## 고환암

고환은 정자가 생성되는 곳으로 생명의 창조에 있어 남성 쪽의 절반이 시작되는 곳이다. 고환암은 남성성을 표현하거나 억압하는 것에 대한 두려움과 갈등, 자식을 기를 수 있는 역량, 아버지가 되는 것과 그에 따른 책임에 대한 두려움, 낮은 자존감과 자기 존중 부족, 과거 학대와 연관되어 있다. 또한, 고환암은 사랑하는 사람의 죽음과 같은 거절이나 상실과 관련된 깊은 갈등과 밀접한 관계가 있다. 사랑하는 사람의 죽음이 내적 갈등과 자기 비난을 촉발하면서 깊은 자기 부정을 일으킬 수 있다.

## 전립선

의료계에서는 남성이 나이가 들면서 전립선 비대증이 발생할 가능성이 높다고 말한다. 실제로는 전립선 비대증이 젊은 남성들 사이에서도 증가하고 있는 추세다. 전립선은 남성 생식 계통의 중요한 부분이다. 전립선의 가장 중요한 역할은 정액을 구성하는 액체를 생성하는 것이다. 전립선은 남성 정액의 3분의 1을 생성한다. 전립선은 또한 소변 흐름을 조절하는 역할을 하므로 전립선 크기의 변화는 소변 조절과 성기능에 영향을 미칠 수 있다. 전립선이 비대해지면 방광을 압박하여 밤낮을 가리지 않고 자주 화장실에 가게 하고, 요실금과 간헐적인 통증을 유발할 수 있다.

이 두 가지 전립선 기능, 즉 정액 생성과 소변 흐름 조절은 감정적으로 남성의 개인적인 힘, 통제력, 성적 능력 및 생식 능력과 관련될 수 있다. 남성이 나이가 들면서 전립선 문제가 발생하면, 이는 은퇴와 맞물리며 남성의 가치와 힘에 대한 감각이 감소되고 현재 관계에서의 권태감과 무감각을 증가시킬 가능성을 더할 수 있다. 많은 남성들은 자신이 늙어가고 있으며 신체가 변하고 있다는 사실을 인정하기 꺼린다.

전립선 암은 자기 표현과 자존감, 남성성의 상실과 관련된 문제들과 연관된다. 전립선과 관련된 문제는 남성성을 덜 느끼게 되거나 앞으로 그럴 것이라는 두려움으로 인해 죄책감, 포기, 성적인 능력에 대한 부담감을 초래할 수 있다. 이 모든 문제는 자신이 남자답지 못하다거나 남성으로서 약해졌다는 두려움에서 비롯된다. 따라서 전립선암은 남성의 자기 표현, 남성성, 그리고 자기 가치에 대한 갈등 문제와 관련될 수 있다.

상담가이자 EFT 및 매트릭스 리임프린팅 전문가, 그리고 암 생존자인 낸시 A. 모리스(Nancy A. Morris)는 암에 걸린 한 남성이 EFT를 사용해서 억압된 감정을 해소하고 그의 성적인 본능을 회복한 사례를 제시한다.

## EFT가 전립선암 환자의 성욕을 회복시키다

by 낸시 A. 모리스(Nancy A. Morris)

58세의 남성인 샘(Sam, 가명)은 감소된 성적 욕구를 개선하기 위해 찾아왔다. 첫 세션에서 알게 된 사실은 그가 혈액검사상 높은 PSA (Prostate Specific Antigen, 전립선 특이 항원) 수치가 나와서 생검을 해보니 전립선에 암이 발견되었다는 것이다. 그는 세 번의 생검을 추가적으로 받았다. 전립선 생검은 결코 유쾌한 경험이 아니며, 그 후 한동안 정액에 피가 섞여 나오는 경우가 많았다.

이 모든 것이 그의 성욕이 감소된 것을 설명하는 합리적인 이유였다. 다행히 샘은 자신의 상황에 대해 매우 개방적이었다. "비록 내 성욕이 낮지만…"으로 두드리기 시작하면서 점점 더 많은 정보를 얻을 수 있었다(나는 종종 내담자와 함께 일반적인 문제부터 두드리면서 세부적인 내용을 찾아간다). 샘은 오르가즘을 느끼기는 하지만 "사정할 때의 만족감이 부족하다"고 했다.

샘에게 "암에 걸리고 생검을 받기 전의 오르가즘 강도가 10이었다면, 지금은 0에서 10 중 몇 정도인가요?"라고 물었다. 샘은 현재 2점이라고 답했다. 성적 흥분의 강도나 고조되는 느낌이 줄었고 사정을 통한 해소감도 줄었으며, 정액의 양도 현저히 줄어들면서, 결과적으로 전체적인 성적 만족감이 현저히 떨어졌다. 샘은 "성관계 중의 체력, 집중력, 그리고 오르가즘에 대한 욕구를 조절하며 더 오래 지속할 수 있는 능력"이 크게 감소했다고 느꼈다. 우리는 다음과 같이 두드렸다.

- 비록 생검들이 나의 즐거움을 망쳐버렸지만…
- 비록 암 진단이 내 삶을 바꿔 놓았지만…

이 대목에서 샘은 감정적으로 북받쳐 올랐고, 우리는 암 진단, 그 소식을 들었을 때의 충격, 죽음에 대한 두려움, 전에는 느껴본 적 없는 취약함의 감정 등에 대해 여러 라운드에 걸쳐 두드렸다. 이러한 문제들에 대해 여러 번 두드리기를 진행하자, 각 문제에 대한 감정 강도는 0으로 감소했다. 그리고 그는 인생이 영원하지 않다는 것을 깨닫고, 우리는 그의 삶에서 이루어 낸 긍정적인 변화에 집중하기로 했다(샘은 그토록 원하던 요트를 샀고, 아주 많이 만족했다!).

상담이 끝나갈 무렵, 그가 집에서 숙제로 연습할 두드리기 어구들을 함께 만들었다. 나는 샘에게 자신만의 언어로 된 문구를 사용하는 것이 얼마나 중요한지 설명했고, 용기 내어 말할 수 있도록 격려해 주었다.

먼저 문제를 명확히 했다. 여러 이야기를 주고받은 끝에 다음과 같은 수용확언을 만들었다. 수용확언: *이 생검들이 내가 사정하는 쾌감을 제대로 느낄 수 없게 만들었지만…* 연상어구: *이 빌어먹을 생검, 사정하는 쾌감을 느낄 수 없다, 이런 젠장할, 멍청한 암덩어리와 생검.*

그런 다음 우리는 함께 선택확언을 만들기로 했고, 다음과 같은 생생한 문장을 생각해낼 수 있었다(이것은 내면의 진정한 속마음으로부터 나온 것이었다). *"나는 섹스를 하면서, 나 자신이 완전히 살아있으며, 동시에 거리낌 하나 없이 자유롭게 느끼는 것을 선택한다."*

마지막으로 샘이 몸에게 요청하는 확언을 만들기로 했다. 이 확언 또한 생생하고 매우 효과적이었다. 원래 문구는 "호르몬들이 자유롭게 흘러서, 내 성기에 아주 환상적인 쾌감을 만들어주도록 요청한다." 였지만, 샘이 크게 소리 내어 말해 보니, 좀 더 남성스러운 느낌이 더해졌으면 좋겠다고 생각했다. 그래서 우리는 다음과 같이 바꾸었다. *"내 전립선과 성기가 힘을 합쳐 폭발적인 사정의 쾌감을 만들어내기를 요청한다!"* 샘이 말했던 문제를 고려하면, 이 문구가 딱 맞아 보였다.

몇 주 후, 우리는 두 번째이자 마지막 세션을 가졌다. 샘의 생검과 암 진단에 대한 감정의 강도를 확인했다. 여전히 0점이었다. 그의 성적 쾌감이 개선되었는지 물어보았더니 조금 변화가 있었다고 했지만, "이제 흥분이 되고 아내와 성관계를 해보고 싶은 관심이 생겼는데, 어떻게 시작해야 할지 모르겠어서… 시도하기 쉽지 않아요"라고 말했다.

이 부분에 대해 더 깊이 다루기 위해 두드리기 시작하자, 샘은 아내의 속내를 잘 모르겠다고 했다. 아내는 샘이 EFT 치료를 받고 있다는 것을 알았지만, 잘되어가고 있는지, 어떻게 진행되고 있는지를 한 번도 물어보지 않았다. 샘은 자신이 부부의 성생활을 개선하기 위해, 즉 "우리 둘을 위해" 이 모든 것을 한다고 생각했지만, 아내는 관심이 없어 보였다. 샘은 이 문제에 대해 10점 중 8점의 외로움을 느꼈다. 우리는 다음과 같이 두드렸다.

- 비록 캐롤(Carol)이 내가 하고 있는 일에 관심이 없어 보이지만…
- 나는 비록 우리를 위해 이 일을 하고 있는데 캐롤은 전혀 관심이 없어서 슬프고 외롭지만…

곧이어 샘은 지금의 아내 캐롤이 첫 번째 아내와 너무 비슷하다는 느낌이 든다고 이야기하기 시작했다. 첫 번째 아내는 "당신을 응원한다"고 말하며 샘의 자기계발을 지지해주는 것처럼 표현했지만, 실제로는 자녀들에게 거짓말을 하며 샘이 어디서 무엇을 하는지 비하했다고 한다. 우리는 이런 오래된 문제들에 대해 두드렸고, 그 강도가 낮아지자, 진심으로 지지해주는 훌륭한 지금의 아내 캐롤과 전부인의 차이점을 떠올리게 했다. 두드리는 동안 그는 고개를 끄덕이며 동의했다.

감정이 더 가라앉자, 캐롤이 EFT에 대해 묻지 않은 이유에 대해 다시 생각하게 하며, 어쩌면 그녀는 샘이 먼저 말해주기를 기다리고 있을 수도 있다고 제안했다(이 모든 것은 두드리면서 이루어졌다). 샘은 즉시 "맞아요, 아마도 그녀는 나의 사적인 공간과 사생활을 존중해주고 있는 거예요"라고 말하면서 그의 얼굴에서는 안도감과 미소가 나타났다. 샘은 "나는 스스로 불쌍한 사람이라고 생각하지 않아도 돼요. 내 상황을 공유할 수 있고, 그녀가 물어볼 때까지 기다릴 필요가 없어요"라고 말했다. 우리는 이런 긍정적인 내용에 대해서 두드렸다.

우리는 숙제로 할 확언들을 다시 확인했는데 그것들은 샘에게 여전히 완벽해 보였다. 한 달이 지나고 샘과 대화를 나누었다. 그는 집에 돌아가서 자신의 EFT

치유 작업에 대해 이야기를 꺼냈고, 캐롤이 매우 관심을 보였으며 부부는 훌륭한 대화를 나눴다고 말했다. 샘은 캐롤이 전혀 관심이 없어 보였을 때는 "우리 둘을 위해" EFT를 하고 있다고 생각했지만, 그녀와 대화를 나누고 그녀가 보여준 깊은 관심을 알게 된 후에는 실제로 거의 대부분 자신을 위해 EFT를 하고 있다는 것을 깨달았다고 말했다(솔직한 통찰이었다).

무엇보다도 캐롤의 관심 덕분에 그의 분노가 사라졌다. 이전에는 감정적으로 모든 것을 억누르고 있었지만 이제는 모든 것이 자유롭게 풀려졌으며, 사정과 성적 쾌감도 더욱 원활해졌다고 샘은 말했다. 샘은 처음 세션을 받으러 왔을 때 오르가즘의 쾌감과 강도가 2였지만, 이제는 10점 중 9.5가 되었다고 말했다.

끝으로, 이 이야기는 샘에게 보내져 검토되었고, 게시되어도 좋다는 승인을 받았다. 샘에게 이렇게 답장을 받았다. "낸시, 완벽해요. 감사합니다! 어젯밤 느꼈던 오르가즘은 10점 이상이었어요. 아내와의 성관계는 정말 좋았어요. 당신에게 감사드려요. 앞으로도 잘 부탁드립니다. 샘."

정직하고 솔직하며 긍정적인 변화를 바라는 사람과 함께 치유작업을 하며 도움을 줄 수 있어서 너무나도 기쁜 경험이었다.

* * *

## 암에 걸린 남성을 위한 EFT 어구 예시

다음의 수용확언과 연상어구는 암, 건강, 그리고 남자다움에 대한 신념을 해소하기 위한 예시이다. 이 어구들은 필요에 따라 자신의 언어와 감정에 맞게 수정하여 사용하면 된다.

- 비록 남자다움에 대한 많은 신념들이 내 몸의 건강에 영향을 주었지만, 나는 이러한 건강하지 못한 신념들을 해소할 의지가 있습니다.
- 비록 남자다워야 한다는 기대감이 나의 본성과 맞지 않고, 내 몸이 이러한 기대를 받아들이지 않았지만, 나는 이런 내 몸을 잘 돌보기로 선택합니다.

- 비록 남성으로 산다는 것이 나에게 많은 것을 요구하지만, 나는 나 자신에게 친절해지기로 선택합니다.
- 비록 내 몸이 암에 걸렸지만, 나는 여전히 훌륭한 남성이고 건강해질 자격이 있습니다.
- 나는 가장의 역할을 해야 하고, 강인하고 유능한 사람으로서 사회, 가족, 다른 사람들이 바라고 있는 남성상에 맞춰야 하지만, 암 환자인 지금은 살아남는 것이 내 첫 번째 우선순위이다.
- 재정적으로 성공하고, 훌륭한 가장이며, 아이들에게 좋은 아버지가 되고, 좋은 배우자이자 애인이 되어야 한다는 신념은 매우 스트레스가 되며 내 몸에 많은 부담을 준다.
- 여러 세대를 거쳐 남자 사이에서 전해져 내려왔고, 아버지와 다른 남성들로부터 배워온 '남자다운 모습'이란 것은 나에게 많은 부담이 되었다.
- 이러한 신념들은 내가 진정으로 원하는 모습과 맞지 않으며, 내가 아닌 무언가가 되라고 나에게 압박을 주고 있기 때문에, 내 몸에 불협화음을 만들어내고 있다.
- 이런 많은 압박들이 내 몸을 아프게 하고 암이 생기도록 했는지 모른다.
- 이러한 오래된 감정과 경험들이 내 몸에 갇혀서 암이 자라도록 만들었다.
- 이러한 신념들은 내가 당연히 받아야 했던 존중, 보살핌, 자유, 건강, 사랑을 받지 못하게 막고 있다.
- 어린 시절의 고통스럽고 해결되지 못한 경험들이 내 몸에 저장되어 질병을 일으키고 있다.
- 내 안의 어린 소년이 느꼈던 감정적 불안, 두려움, 고통, 혼란은 내면 깊은 곳에 숨겨져 있었고, 그것들은 내 생각, 감정, 심지어 암으로 표현되고 있다.
- 내 암을 발생시킨 신체적, 정신적, 감정적 원인이 그 무엇이든 상관없이, 나는 암을 일으킨 근본적인 이유들을 해소하기로 선택한다.
- 성장 과정에서 나를 상처 입히거나 아프게 했던 것들을 제거함으로써, 이제 내 신념을 내가 주도적으로 다스리기로 선택한다.
- 사회, 가족, 그리고 다른 사람들이 가진 남성에 대한 신념과 남성으로서 경험했던 트라우마들을 내려놓기로 선택하여 내 몸이 자유롭게 스스로 치유할 수 있도록 한다.
- 불안하고 미워하고 해로운 신념들을 알아차려서 그것들을 제거하고, 건강한 신념으로

대체하여 나는 강인해지기로 선택한다.

- 나의 힘은 겉모습에서 오는 것이 아니라, 내 감정적 상처를 정면으로 마주하고 해결하려는 내면의 강인함과 용기에서 나온다.
- 나의 힘은 과거에 나와 내 몸을 아프게 했던 것들과 상관없이 지금 나의 선택으로 만들어진다.
- 나의 힘은 위로받고, 수용되고, 지지받고, 인도받고, 사랑받고자 했던 내 안의 어린 소년을 다정하게 대하는 데서 비롯된다.
- 나는 내면의 상처받은 어린 소년을 사랑하기로 선택하여 그가 자신의 고통을 내려놓고 자유로워질 수 있도록 한다.
- 나는 이해받지 못했던 내면의 소년과 남성을 지지하고, 우리가 함께 오래된 상처를 치유하여 나의 몸과 마음이 강해질 수 있도록 만든다.
- 나의 오래된 정신적, 감정적 상처를 직면하고 내려놓으려는 용기는 정서적 치유뿐 아니라 내 몸의 치유까지 도와준다.
- 암을 극복하는 것은 혼자 하는 것이 아니기 때문에, 나는 도움을 요청하고 지원받아도 괜찮다.
- 내 몸이 지지받고 있다고 느낄 수 있도록, 필요한 모든 도움을 받는 것을 스스로에게 허용한다.
- 몸과 마음이 회복하고 만족스러운 삶을 살 수 있도록 필요한 지원을 내게 선물한다.
- 내면을 성찰하여 진실된 나 자신을 발견하고, 그 모습에 맞게 살기로 선택한다.
- 해로운 신념들을 놓아줄수록 신체적으로 감정적으로 더 좋아진다.
- 나는 주도적으로 살아가고, 건강한 남성으로서 나 자신을 어떻게 표현할지를 내가 선택하는 것이 좋다.
- 나는 진실하게 살아가고, 말과 행동이 일치하며, 친절하고 존중할 줄 아는 나만의 삶을 사는 남자인 것이 좋다.
- 내가 진실된 남자가 되는 것은, 건강한 삶을 살아 갈 수 있는 힘을 준다.
- 나는 나 자신은 물론, 다른 남성들과 여성들에게도 힘이 될 수 있는 진실한 남성이 되기로 선택한다.

## 여성과 남성

남성과 여성이 가지고 있는 신념 중 얼마나 많은 것들이 세대를 거쳐 전해져 온 것일까? 남성과 여성의 전통적인 역할이 변화하고 있는 세상에서 이러한 세대 간의 신념은 어떤 갈등을 일으키고 있을까? 최근 몇 세대 동안 여성들은 이전에 남성에게만 한정되었던 전문 분야에 점점 더 많이 진출했다. 이제 남성이나 여성이 그들의 파트너보다 재정적으로 더 성공할 수도 있고, 또는 재정적인 부담을 똑같이 나누기도 한다. 남성들은 자녀를 돌보는 역할을 더 많이 맡거나, 배우자와 함께 가사 및 육아를 분담하고 있다. 이러한 변화들이 일어나고 있지만, 모든 고정된 신념이 바뀐 것은 아니며, 여전히 내면적인 갈등을 일으킬 수 있는 근본적인 패턴, 신념, 감정이 남아 있다. 이런 내적 갈등들이 암의 감정적 원인이 될 수 있다.

어떤 경우든 우리는 중요한 사실을 기억해야 한다. 우리에게 일어나는 일이 중요한 것이 아니라, 그것을 어떻게 극복해 나가느냐가 중요한 것이다. 따라서 EFT와 같은 감정 관리 기술, 전략, 도구를 갖추고 있다면, 어떤 갈등도 차분하게 극복하고 더 나은 상태로 회복할 수 있다.

EFT는 암의 발병과 회복에 영향을 미칠 수 있는 내면의 감정적 갈등을 치유하는 데 도움을 줄 수 있다. 모든 남성과 여성이 두드리기를 통해 성별과 연관된 갈등에서 자유로워진다면 세상은 지금보다 훨씬 더 건강해질 것이다.

다음 장에서는 대부분의 사람들이 두려워하는 주제, 즉 죽음에 대해 다룬다. 우리는 죽음을 맞이하는 사람과 남겨진 사람의 관점에서 죽음을 살펴보고, 각각의 연관된 감정을 다룰 것이다(추신: 이 장을 읽다가 마음이 불편해지면 두드리는 것을 기억하라). 하지만 죽음이라는 어려운 주제를 다루기에 앞서 암의 치유 과정에 영감을 줄 또 다른 사례를 소개한다.

노라 아불레네인(Nora Aboulenein)은 치료사이자 EFT 전문가로, 트라우마와 암 환자를 전문적으로 돕는다. 이 사례에서 노라는 EFT와 다른 기술적인 방법들을 사용해 자신의 유방암을 관리하는 이야기를 들려준다. 그녀의 구체적인 설명과 예시들을 읽으면서 많은 것을 배울 수 있을 것이다. 비록 이 사례는 유방암에 대한 것이지만, 노라의 접근 방법은 모든 종류의 암에 적용될 수 있다.

## 시간은 없다. 오직 변화만 있을 뿐

by 노라 아불레네인(Nora Aboulenein)

2016년 9월, 나는 49세의 나이에 삼중 음성 유방암 진단을 받았다. 이 암은 유방암 성장을 촉진하는 가장 흔한 수용체(에스트로겐, 프로게스테론, 그리고 HER-2/new 유전자)가 이 유형의 종양에는 존재하지 않기 때문에 그렇게 명명되었다. 그 결과, 삼중 음성 유방암은 이러한 수용체를 표적으로 하는 호르몬 치료에 반응하지 않는다. 삼중 음성 유방암은 표적 치료법이 적어 다른 종류의 유방암보다 더 공격적이며 예후도 나쁘다고 여겨진다. 연구에 따르면, 이 암은 다른 부위로 전이될 가능성이 더 크고, 치료 후 재발 가능성도 높다. 권장되는 치료는 수술 전 화학요법(neoadjuvant chemotherapy), 수술 그리고 방사선 치료이다.

나는 화학요법을 3회 받은 후(원래는 16회가 계획되어 있었다) 치료를 중단하고 남아 있던 종양을 제거하는 수술을 받았다. 그리고 방사선 치료는 거부했다. 의사들, 가족들, 친구들이 경악했지만, 그 이후로 자연요법 치료를 받아오고 있다. 통계적으로 보면 나는 이미 이 세상 사람이 아니었을 것이다.

나는 내 몸이 돌이킬 수 없는 상태까지 약해지는 것만큼은 피하고 싶었기에, 내 몸 그 자체와 면역 체계를 지지하기로 결정했다. 나의 치유 여정에 모든 책임을 내가 짊어지기로 결심하고, 이후로 다음과 같이 하고 있다.

나의 치료는 아래와 같은 방식으로 구성되어 있다.

- 고용량 비타민 C 주입
- 동종요법
- 침술

- 온열 치료
- 영양 최적화(나는 오래 전부터 채식주의자였지만, 진단 후 거의 완전히 유제품을 끊고 저탄수화물 식단으로 전환했으며, 많은 양의 야채 주스와 간헐적 단식을 추가했다)
- 비타민과 미네랄 보충제
- 정기적인 숲 속 산책
- 정기적인 유산소 운동과 근력 훈련
- 명상과 시각화
- 매일 내 문제들에 대해서 두드리기

나는 이러한 내 삶의 큰 도전을 극복하기 위해 책도 썼다. 책의 제목은 『*시간은 없다. 오직 변화만 있을 뿐(There is no time. Only Change)*』이다. 이 제목을 붙인 이유는 예후나 과거, 미래와 같은 시간 개념이 내게는 존재하지 않기 때문이다. 지금 이 순간과, 지금 할 수 있는 일들이 진정한 나의 현실이다.

## 나의 두드리기 프로토콜

지금까지 나에게 도움이 되었고, 여전히 사용하고 있는 두드리기 프로토콜은 다음과 같다.

### 1. 전통적 EFT

수용확언(손날 타점을 두드리면서):

- 나는 비록 이런 문제를 가지고 있지만, 이런 나 자신을 사랑하고 받아들이기로 선택합니다.
- 나는 비록 이런 문제를 가지고 있지만, 이런 나 자신을 사랑하고 존중하기로 선택합니다.
- 나는 비록 이런 문제를 가지고 있지만, 이런 나 자신을 깊이 온전히 사랑하고, 존중하며, 받아들이고, 용서하기로 선택합니다. 또한 이 문제에 연관된 모든 사람을 용서합니다.

연속 두드리기:

연속 두드리기 타점들을 두드리면서 문제에 이름 붙여본다. 브래드 예이츠(Brad Yates)의 훌륭한 영상을 참고하면 영감을 주는 문장을 만드는 데 도움을 받을 수 있다(www.bradyates.net).

### 2. Be Set Free Fast(브래드 예이츠의 방식)

수용확언:

- 나는 비록 이런 문제를 가지고 있지만(문제를 명확히 말할 것), 이런 나 자신을 사랑하고 받아들이기로 선택합니다.
- 나는 비록 이런 문제를 가지고 있지만, 이런 나 자신을 사랑하고 존중하기로 선택합니다.
- 나는 비록 이런 문제를 가지고 있지만, 이런 나 자신을 깊이 온전히 사랑하고, 존중하며, 받아들이고, 용서하기로 선택한다. 또한 이 문제에 연관된 모든 사람을 용서한다.

연속 두드리기:

- 눈썹(EB): 이 문제의 가장 깊은 근원에 있는 모든 슬픔과 트라우마를 지금 제거합니다.
- 눈 옆(SE): 이 문제의 가장 깊은 근원에 있는 모든 분노와 원한을 지금 제거합니다.
- 눈 아래(UE): 이 문제의 가장 깊은 근원에 있는 모든 두려움과 걱정을 지금 제거합니다.
- 코 밑(UN): 이 문제의 가장 깊은 근원에 있는 모든 당혹감을 지금 놓아줍니다.
- 입술 아래(Ch): 이 문제의 가장 깊은 근원에 있는 모든 수치심과 죄책감을 지금 제거합니다.
- 쇄골(CB): 이 문제의 가장 깊은 근원에 남아 있는 어떤 두려움과 걱정도 지금 놓아줍니다.
- 겨드랑이 아래(UA): 이 문제의 가장 깊은 근원에 있는 모든 낮은 자존감을 지금 놓아줍니다.
- 정수리(TH): 나는 몸과 마음과 영혼에서 나를 자유롭게 합니다.

### 3. 일기 기법

매일 밤 잠들기 전, 대화하듯이 일기를 쓴다 거나, 가장 친한 친구와 대화하고 있다고 상상하면서 그날 있었던 모든 일들(내 생각, 감정, 걱정, 두려움 등)을 이야기한다. 그날의 만남들은 잘 풀렸는가? 그렇지 않다면 왜 그랬을까? 무엇이 나를 도왔을까? 무엇이 부족했을까? 그날 하루를 최대한 구체적으로 돌아보고, 나 자신에게 이야기하면서 타점들을 계속해서 두드린다.

### 4. F2F (face-to-face) 두드리기

빈 의자를 내 앞에 놓고, 내가 말하고 싶은 사람들(실제로 그 자리에 있지 않은 사람들)을 초대하여 그 자리에 앉힌다. 어머니, 아버지, 형제자매, 자녀, 친구, 동료 등 마음속에 떠오르는 모든 사람들과 대화를 나눈다.

만약 아직도 나에게 영향을 미치는 상황이 있다면, 관련된 사람을 초대하고, 타점을 두드리면서 내가 상대방에게 하고 싶은 말을 모두 다 말한다.

또한, 그 의자에 나를 앉혀 두고서 내 삶을 돌아본다. 그때의 나를 어떻게 인식했고, 지금의 나를 어떻게 인식하는가.

이렇게 타인 또는 나 자신과 나누는 대화에서 그 관계의 좋은 점, 개선이 필요한 점, 내가 바라는 것이나 원하는 것들에 주목한다. 그리고, 솔직한 생각과 감정으로 다음 질문들에 대한 답을 찾기 위해 노력한다. 배워야 할 교훈이 있는가? 이 상황에서 성장 가능성은 어디에 있는가? 내가 여기서 끌어낼 본질은 무엇인가? 이 교훈을 통해 더 강해지기를 선택하는가? 아니면 그것에 휘둘려 고통받는 사람이 되기를 선택하는가?

F2F 두드리기의 예시

나는 한 친구와 의견 차이가 있었다. 내 앞에 의자를 놓고 그 의자에 친구의 이름이 적힌 종이를 붙였다. 그리고, 끊임없이 두드리면서 친구에게 나의 실망감, 분노, 슬픔에 대해 이야기했다. 이때 상대방을 판단하고 비난하지 말고, 전적으로 나의 관점만 이야기한다. 예를 들어 "내가 너를 이렇게 이해했어. 그리고 이 일에 대해 나는 이렇게 느꼈어. 너는 무슨 의도였는지 말해줄래?"와 같은 문구를 사용한다. 상대방을 비난하는 말은 하지 않는다. 상대방도 그렇게 행동한 이유가 분명 있을 것이기 때문에, 그 이유나 의도, 동기가 무엇이었는지 물어보는 것이 더욱 현명하다.

**5. Inner team 두드리기**

어떤 문제에 대해 결정을 내리지 못할 때, 내 내면의 여러 양상들을 회의에 초대한다. 각 양상들(화가 난 것, 슬픈 것, 부정하는 것, 트라우마가 있는 것 등)은 자신들의 행동 이유와 좋은 의도가 무엇이었는지 각자 설명한다. 그런 다음 최선의 결과를 위해 서로 협의하는 동안 계속해서 두드린다.

Inner team 두드리기의 예시

나의 상담실을 통합 의학 센터로 이전할 수 있는 기회가 생겼지만, 나도 모르게 망설이고 있었다. 그래서 이 경우에 나는 다음의 양상들을 초대했다.

- 그 센터에서 팀으로 함께 일할 수 없다고 생각하는 나
- 새로운 계획을 구상하기 위해 더 큰 조직의 일부가 되고 싶어하는 나
- 나와 또 다른 두 참가자를 위한 의자를 앞에 마련했다. 나는 두드리면서 그들의 우려를 듣고, 중간에서 만날 수 있는 지점에 대해서 물어보았다. 이렇게 두드리는 일련의 과정 끝에 타협에 도달한다면 그것이 가장 좋은 결과이다.

**6. 바디 스캔(Body scan) 두드리기**

몸의 긴장, 통증, 증상을 스캔하며, 영향을 받는 부위와 대화를 나눈다. 그저 관찰하며 계속 두드린다.

바디 스캔 명상의 무료 음성 파일은 www.freemindfulness.org/download에서 이용할 수 있다. 이 파일을 들으면서 두드린다.



**7. 신념 두드리기**

내 신념들의 목록을 만든다. 그것들이 언제 시작되었는지, 누가 관련되어 있었

는지, 왜 그 사람들을 믿었는지 등을 살핀다. 어쩌면 그들은 내게 전혀 도움이 되지 않았고, 당시의 상황이나 내게 적절하지 않은 사람들이었을지도 모른다. 나는 이 과정을, 그 주제에 맞는 긍정 확언을 하면서 두드리는 것으로 마무리한다.

신념 두드리기의 예시

선생님이 내게 그의 NLP 마스터 프랙티셔너 과정에서 보조 트레이너 역할을 맡아볼 생각이 있느냐고 물었다. 처음엔 기분이 좋았지만, 시간이 갈수록 점점 "내가 이 일을 해낼 만큼 충분한 사람일까?"라는 질문으로 바뀌었다. 그래서 나는 "나는 아직 부족함이 많다"라는 신념에 대해 전통적 EFT 프로토콜을 사용했고, 두드리면서 이 신념이 어디서 시작되었는지, 내가 부족하다고 말한 사람이 누구였고 왜 그 말을 믿었는지 찾아내려고 했다.

영감을 주는 문장은 브래드 예이츠의 자료를 참고할 수 있다. 나는 아무래도 그의 열렬한 팬이 된 것 같다.

### 8. 트라우마 두드리기

- 영화관에 들어가서 편안한 자리를 찾는 것부터 상상한다. 그리고 오래된 흑백 영화를 골라서 시청한다고 생각한다. 나는 트라우마 영화와 분리된 상태에서 내가 보고 있는 것을 큰 소리로 말하고 생각나는 모든 문제에 대해 두드리기를 적용한다.
- 나는 또한 세대 간 트라우마에 대해서도 두드린다. 나는 내가 조상들의 오래된 짐을 짊어지고 있다는 사실을 알고 있다.

**주의:** 트라우마 두드리기는 초보자나, 트라우마 치료에 경험이 없는 치료사들에게 권장되지 않는다. 반드시 자격을 갖춘 치료사와 함께 해야 한다.

### 9. 목표 두드리기

이루고 싶은 목표를 구체적으로 정하고, 오감(시각, 청각, 후각, 미각, 촉각)을 동원해, 그 목표를 이루는 장면을 상상하며 두드리기를 계속한다.

목표 두드리기의 예시

가까운 미래에 꼭 해보고 싶은 것 중 하나는 자연에서 자유롭게 사는 범고래를 보는 것이다. 그래서 나는 다음과 같이 상상하며 두드리기 시작했다.

- 범고래를 보러 어디로 여행을 갈지 결정하기
- 여행사에 가서 여행을 예약하기
- 여행 날짜가 다가왔을 때 짐을 싸기
- 공항으로 운전하기
- 체크인하기
- 목적지에 도착하기
- 바다로 나가는 배를 타고 범고래를 보는 것

**중요:** 두드리면서 장면을 시각화 할 때 모든 감각을 활용해야 한다. 시각화의 마지막 장면에서 배가 흔들리는 것을 느끼고, 파도가 배에 부딪히는 소리를 듣고, 피부에 닿는 햇볕의 따스함을 느끼고, 바닷바람의 냄새를 맡고, 고조되는 흥분을 느끼고, 심장이 뛰는 것 등을 모두 느껴야 한다.

### 10. 면역계 두드리기

면역계가 암세포를 감지하고 제거하지 못했다는 것은 면역력이 억제되어 있음을 의미한다. 두드리면서 떠오르는 내면의 이미지를 활용하여 면역 체계가 더 강해지는 것을 시각화 한다.

자신의 면역계와 연결하여, 현재 건강 문제를 극복하기 위해 면역계에(궁극적으로는 자신에게) 필요한 지원이 무엇인지 알아낸다. 면역계를 강화하는 시각화를 사용하고, 그 이미지를 떠올리며 두드린다.



면역계 두드리기의 예시

- 선박 위에서 큰 그물로 강을 청소하는 청소부들을 상상해보라. 일부는 흰색,

일부는 빨간색 옷을 입고 있다. 그들은 강에서 독소, 위험한 물질, 깨끗한 강에는 없는 이물질들을 제거하고 있다. 이 이미지는 혈액과 림프계의 청소를 비유적으로 나타낸다.

- 강한 햇빛(자신 내면의 빛)을 받으며 천천히 말라가는 포도나무를 상상해보라. 이것은 종양이나 전이된 세포가 시들어가는 것을 비유적으로 나타낸다.
- 자신의 면역계가 어떻게 작동하는지 잘 알아두고, 그것에 맞는 시각적 이미지를 찾아서 함께 두드린다.

### 11. 신경계 두드리기

스트레스와 트라우마는 신경계에 부담을 준다. 만약 싸움-도피 반응 상태에 있다면, 면역계와 소화 시스템 같은 일부 시스템들이 에너지 절약 모드로 전환된다. 신경계가 다시 조화를 이루는 내면의 이미지를 사용하여 두드리면, 긴장을 풀고 신경계가 건강한 상태로 돌아가는 법을 배울 수 있다. 유도된 이미지를 사용하여 교감 신경계(싸움-도피)와 부교감 신경계(휴식 및 회복) 사이의 균형을 회복한다.

신경계 두드리기의 예시

- 그네에 타고 있다고 상상해본다. 처음에는 천천히 그네를 타면서(부교감 신경계—긴장이 풀리고 편안해진 상태), 점점 더 높이 그네를 타본다(흥분을 느끼면서—교감 신경계). 너무 멀리 날아가지는 않는다. 다시 속도를 줄여본다(속도를 늦추는 중—부교감 신경계). 느림과 빠름을 몇 번씩 번갈아 가며 이 장면을 상상하며 두드린다.
- 자신에게 편안하게 느껴지는 비슷한 이미지들도 찾아내어, 두드리기와 함께 활용할 수 있다

### 12. 시각화 EFT

나를 더 좋아지게 만드는 상황을 시각화 할 때마다 두드리면 효과를 강화시킨다. 두드리면서 기분 좋게 만드는 상황이나 순간을 시각화하고, 감각을 활용하여 그 좋은 감정이 커지고 몸 전체로 퍼져 나가도록 한다.

두드리기를 통해 내가 선물받은 것과 도움받은 것:

- 엄청난 스트레스 해소
- 명료함
- 내면의 평화
- 내 삶을 정화하기
- 결정을 내리는 것이 쉬워짐
- 스스로를 더 잘 돌보는 법
- 나 자신과 타인에 대한 사랑과 용서
- 어느 때보다 나 자신과 가까워짐
- 오래된 트라우마를 해결하고 오래된 상처를 치유함

이런 치유 프로그램의 결과:

- 이렇게 좋은 기분을 느껴본 적이 없다.
- 그 어느 때보다 강인해졌다.
- 내 시간과 에너지를 어떻게 사용할지 더 현명하게 선택했다.
- 내가 하는 모든 일에서 더 솔직하고 진실해졌다.
- 나는 훨씬 더 자신감이 생겼다.
- 나는 나 자신에게 더 많은 관심을 가진다.
- 나는 나 자신을 우선순위 목록에서 가장 위에 올렸다.
- 나는 살아남기로 선택했다.
- 나는 매 순간을 최선으로 만들기로 선택했다.
- 나는 내 삶을 최선으로 살아가기로 선택했다.

건강 문제를 극복하며 내가 얻은 것들:

- 나의 가장 깊은 곳에 있는 강인함과 결단을 발견했다.
- 나의 가장 깊은 곳에 있는 신념을 발견했다.
- 자기 확신을 발견했다.

- 오래된 두려움, 트라우마, 고통을 해소할 수 있는 기회를 얻었다.
- 성장할 수 있는 기회를 얻었다.

암 진단을 받은 지 2년 반이 지났다. 3개월마다 정기 검진을 받고 있으며, 내 몸 어디에도 암을 찾을 수 없었다. 혈액 검사 결과도 훌륭하고, 종양 표지자는 기준보다 훨씬 낮으며, 초음파 검사에서도 모든 것이 양호하며 암이 없다는 것을 보여준다. 심장, 간장, 신장도 매우 건강하다. 의사들도 만족하고 있고, 나도 그렇다!

나는 나의 치유 여정을 계속해 나갈 것이며, 다른 사람들의 여정도 도울 것이다. 치료사이자 코치로서, 나는 두드리기를 나의 치유 방법에서 가장 기본적인 과정으로 여긴다. 나는 모든 내담자들에게 이 방법을 사용한다. 나는 주로 트라우마 환자 또는 암 환자들을 치유한다. 또한 나는 이완 훈련 강사로서, 이 두 집단 모두에게 있어 신경계를 싸움-도피 모드에서 벗어나 조화롭게 만드는 것이 얼마나 중요한지 잘 알고 있다.

다음은 내가 암과 싸우는 내담자들에게 주는 조언이다

- 전문가의 도움을 받아 자신의 영양 상태를 조절하거나 최적화하라.
- 전문가의 도움을 받아 자신의 몸이 비타민, 미네랄, 기타 보조제 중 어떤 것을 필요로 하는지 점검하라.
- 자신에게 적합하다고 믿는 치료법을 선택하라. 의사나 가족, 또는 친구들이 억지로 하도록 강요하거나 감정적으로 조종하려는 것에 휘둘리지 마라.
- 전문가의 도움을 받아 몸을 해독하라.
- 자신의 삶을 해독하라. 자신에게 해로운 모든 것과 모든 사람을 내려놓아라. 누군가가 당신에게 독을 따라 준다면 마시겠는가? 건강한 경계를 설정하는 것은 당신의 권리이자 의무이다.
- 규칙적인 신체 운동을 하라. 이미 하고 있지 않다면 지금 시작하라.
- 이완 기법을 배워라.
- 창의적인 예술을 배워라. 시 쓰기, 악기 연주, 도자기 만들기, 뜨개질 등 무엇

이든.

- 자신과 화해하라.
- 당신의 삶에 있는 사람들과 화해하라, 심지어 세상을 떠난 사람들과도.
- 자신에게 그리고 다른 사람들에게 항상 친절하라. 어느 누구도 오늘 깨달은 지혜를 어제의 행동에 적용할 수 없다:
  - 자신을 용서하라. 비록 충분하지 않았다고 느끼더라도, 당신이 최선을 다했음을 기억하라.
  - 다른 사람들도 용서하라. 비록 충분하지 않았다고 생각하더라도, 그들 또한 최선을 다했다는 사실을 기억하라.
- 숲에서 장시간 산책하라. 숲속 산책이 면역계를 강화한다는 것이 증명되었다. 이 방법이 어떻게 당신에게 도움이 될 수 있는지에 대한 자세한 내용은 숲 치유법에 대한 내용을 확인하라.
- 자신에게 다음과 같은 중요한 질문을 던져보라:
  - 내 건강 문제는 나에게 무엇을 하도록 요구하고 있는가?
  - 내 건강 문제는 내가 무엇을 하지 못하도록 막고 있는가?
  - 나는 어떤 사람이 되고 싶은가?
  - 내 삶을 어떻게 만들고 싶은가?
- 당신의 건강 문제는 내면의 갈등을 해결하려는 몸의 시도일 수 있다. 믿을 수 있는 전문가의 도움을 받아 그 갈등을 찾아라.
- '절대'나 '영원히' 같은 말들은 환상일 뿐이다. 현재의 순간에 머물러라. 과거는 지나갔고, 미래는 아직 오지 않았다. 당신이 진정으로 가지고 있는 것은 오직 현재뿐이다. 그러므로 당신이 지킬 수 없는 맹세나 약속을 하지 마라. 인생은 당신이 통제할 수 없기 때문이다.
- 감사하는 것이 원망하는 것보다 건강하다. 당신의 삶에서 좋은 점은 무엇인가? 그리고 당신은 그것에 대해 얼마나 감사하고 있는가?
- 당신은 매 순간 건강한 선택을 할 수 있다. 진정한 힘은 당신의 것이며 오직 당신에게서 나온다. 당신의 현실을 창조하는 사람이 되라. 그리고 피해자 역할을

내려놓아라. 삶은 남을 탓하는 게임이 아니다. 삶은 성장하고 스스로 책임을 지는 것에 관한 것이다.



## 참고문헌

루이스 헤이 저. 김문희 역. 힐 유어 바디 슈리크리슈나다스아쉬람; 2011.

Hay, L. L. (2005). Heal your body A-Z: The mental causes for physical illness and the way to overcome them (6th ed.). Carlsbad, CA: Hay House.

Holmes, T. H., & Rahe, R. H. (1967). The Social Readjustment Rating Scale. Journal of Psychosomatic Research, 11(2), 213-218.

Servan-Schreiber, D. (2017). Anticancer: A new way of life. New York, NY: Penguin.

Shapiro, D. (2006). Your body speaks your mind: Decoding the emotional, psychological, and spiritual messages that underlie illness. Boulder, CO: Sounds True.

Chapter 13.

# 죽음과 임종에 대하여

On Death and Dying

많은 사람들, 특히 서구 문화권에서는 죽음을 두려워하도록 배워 왔고, 그 두려움 속에서 죽음이라는 주제 자체를 회피하는 경향이 있다. 죽음이 두렵든 두렵지 않든, 암 투병 끝에 죽음을 마주하는 일은 이 여정에서 가장 어려운 부분일 것이다. 이 장을 읽으면서 마음이 괴로워진다면 두드리기를 하고, 필요하다면 지지해줄 수 있는 사람들에게 도움을 요청하기 바란다. 우리 모두는 결국 몸을 떠나게 될 날을 맞이하게 된다. 말기 질환이 있든 없든 마지막을 준비하는 것은 필요하다.

죽음이 반드시 끔찍한 경험일 필요는 없다. 몸을 떠나는 과정은 평온할 수 있다. 임사 체험을 겪은 사람들은 순수한 빛과 사랑을 경험했다고 말하기도 한다. 어떤 형태로든 영적인 믿음이 있는 사람들은 죽음을 더 자연스럽게 받아들이기도 한다. 하지만 그런 믿음이 있다고 해서 자동적으로 죽음을 쉽게 받아들이게 되는 것도 아니고, 평온한 죽음을 위해 믿음이 반드시 필요한 것도 아니다.

삶을 내려놓거나, 사랑하는 사람을 떠나보내는 것이 결코 쉬운 일은 아니지만, 두려움과 고통보다는 수용과 사랑이 함께 할 때 더 부드럽고 온화한 과정이 될 수 있다. EFT는 수용에 대한 저항, 고통에 대한 두려움, 죽음과 임종 과정의 모든 양상을 해소하는 효과적인 도구다. EFT는 죽음과 관련된 슬픔에도 도움이 된다. EFT가 슬픔 자체를 없애는 것은 아니지만, 그 강도를 완화시켜 주고, 죽음의 순간 찾아오는 은총을 느낄 수 있게 해준다. 그 자체로 큰 위안이 될 수 있다.

이 장에서는 죽음을 맞이하는 사람과 사랑하는 사람을 떠나보내야 하는 사람 모두의 입장에서 EFT를 어떻게 활용하여 도움을 받을 수 있는지 보여준다.

## 이 세상을 떠난다는 것

죽음을 앞두고 정신적으로, 감정적으로 떠날 준비를 어떻게 해야 할까? 죽음을 준비하는 과정은 개인의 여정이며, 스스로 죽음을 준비하든 하지 않든 그것은 각자의 몫이다. 그 개인적인 경험을 인정하고 자신의 바람을 존중하는 것이 평온한 이별을 만드는 데 중요하다.

몸을 떠나는 과정에는 정신적, 감정적 여정이 있으며, 이 여정은 사람마다 모두 다르다. EFT와 같은 기법은 그 전환 과정을 더 부드럽고, 더 존중받으며, 훨씬 더 평화롭게 만들 수 있다. 이는 결국 죽음을 어떻게 대하느냐, 그리고 자신과 사랑하는 이들을 얼마나 준비시키느냐에 달려 있다. 기회가 된다면 다음과 같은 것들이 도움될 것이다. 미처 끝맺지 못한 관계들을 정리하고 남아 있는 문제를 해결하며, 자신이 곧 몸을 떠나게 될 것임을 받아들이고 과거의 트라우마를 놓아주고, 자신과 타인을 용서하고 자신과 사랑하는 이들을 자유롭게 하며, 사랑과 연결짓는 것 등이다. 암은 다른 심각한 질병들과 마찬가지로 해결되지 않은 감정적 트라우마, 문제, 패턴, 신념들을 치유하도록 유도하고, 모든 것을 사랑의 상태로 되돌릴 것을 요구한다.

육체를 떠나 죽음을 맞이하는 준비는 어떻게 해야 할까? 역시나 이 여정에도 하나의 방식만 존재하지 않는다. 사람마다 몸을 떠나는 고유한 방식이 있다. 암의 경우 사고처럼 갑작스럽지는 않지만 때에 따라 빠르고 부드럽게 죽음을 맞이할 수도 있다. 또는 암의 진행 정도에 따라 더 긴 여정이 될 수도 있다. 어떤 길을 가더라도 그 길을 평화와 고요, 존엄과 사랑으로 채울 수 있다. 물론 아직 떠날 준비가 되지 않았는데 떠나야 하는 부당함에 대한 분노가 치밀어 오를 수도 있다. 어쩌면 시인 딜런 토머스(Dylan Thomas)의 말처럼 "그 밤으로 순순히 들어가지 않으리라"는 심정이 들 수도 있겠다. 두드리기는 그러한 롤러코스터 같은 감정을 다루는 데에도 도움이 된다.

겉으로 드러나는 육체적 여정은 마치 부드럽게 잠드는 것처럼 평화로워 보일 수 있다. 이 책의 두 저자 모두 사람과 동물의 임종을 지켜보며 이런 경험을 했고, 데보라의 경우에는 자신이 돌본 암 환아들의 임종에서 그러한 평화로운 순간을 여러 번 경험했다. 암으로 인해 많은 고통을 겪었던 사람도 떠나는 그 순간에는 대체로 평화롭다. 그렇게 되고자 의도하는 것만으로도, 누구나 그러한 경험을 할 수 있다.

지금 암으로 고통을 겪고 있다면 몸과 영혼이 쉬고 싶고, 안도하고 싶고, 해방되고 싶고, 사랑 안에서 떠나고 싶다고 느낄 수 있다. 그럼에도 영혼이 아직 몸을 놓아주지 않고 있다. 이렇게 아직 살아 있는 이유는 생존 의지와 해결되지 않은 무언가가 남아 있기 때문일 수 있다. 이유는 다양하다. 이 세상 저 너머에 무엇이 있을지, 아니면 저 너머의 세상이라는 게 존재하기는 할지에 대한 두려움 때문일 수 있고, 단순히 죽음 자체에 대한 두려움 때문일 수도 있다. 또, 사랑하는 사람들을 떠나고 싶지 않아서, 그들이 나 없이 어떻게 살아갈지 걱정되기 때문일 수도 있다. 떠나기 전에 마무리해야 할 일이 남아 있을 수도 있다. 때로는 사랑하는 사람들이 준비가 되고, 떠나도 된다고 허락해 주기를 기다리는 경우도 있다. 사람들은 스스로 떠나도 괜찮다는 사실을 확인하고 싶어 한다. 어떤 경우에는 사랑하는 이들에게 나를 놓아줘도 괜찮다고 허락을 해주는 쪽이 되기도 한다. 그 허락이 주어지는 순간, 평안히 안식을 취하며 저 너머로 건너갈 수 있다.

이러한 문제들을 가능한 한 많이 정리해 두는 것이 좋다. 그래야 죽음의 시간이 다가왔을 때 내면이 평화로운 상태에 있을 수 있다. 이 과정을 위한 지원을 요청하는 것이 좋다. 이 모든 것을 혼자 감당할 필요는 없다. 가족, 친구, 암 환자 지원 단체, 치료사, EFT 전문가 또는 기타 자격 있는 전문가에게 도움을 받을 수 있다. 스스로에게 이러한 안식과 자유를 선물하라. 그러면 그 여정이 평화롭게 될 것이다.

페타 스테이플턴 박사(Peta Stapleton, PhD)는 혁신적이고 근거 중심의 임상 심리학자이자 EFT 연구자이며 교육자이다. 이 사례에서 그녀는 한 여성을 도와 해결되지 않은 삶의 문제들을 정리하고, 잠재된 핵심 신념을 발견하도록 했다.

## 말기 암 환자와의 EFT

**by 페타 스테이플턴(Peta Stapleton)**

줄리아(Julia)는 지난 몇 년 동안 나와 동료들이 수행한 EFT 연구를 꾸준히 지켜봤다며 상담을 요청해왔다. 그녀는 말기 췌장암을 진단받았고, 앞으로의 삶이 몇 개월밖에 남지 않았다는 말을 들었는데, 몇 가지 인생 문제를 정리하고자 EFT를 활용하고 싶다고 설명했다. 그녀는 내 상담실에서 차로 20시간 떨어진 곳에 살고 있었지만, 가족 한 명과 함께 직접 차를 몰고 세션을 받기 위해 방문했다. 1월 어느 날이었다.

우리가 만났을 당시 줄리아는 50대 후반이었다. 그녀는 자신이 받은 진단과 현재 종료된 치료에 대해 간략히 이야기했고, 자신이 말기라는 사실과 앞으로 수개월 완화 치료만 받게 될 현실을 평온하게 받아들였다고 말했다.

하지만 줄리아는 여전히 자신을 괴롭히는 몇 가지 인생 문제들을 정리하고 평화를 찾고 싶어 했다. 그녀는 EFT를 알고 있었고, 수년 동안 명상과 기도를 실천해 왔다. 우리는 EFT의 기본 레시피와 작동 원리를 함께 살펴본 후, 줄리아에게 정리하고 싶은 문제들의 목록을 물어보았다. 그녀는 세 가지 중요한 문제를 가지고 있었다.

1. 10년 전 이혼의 충격을 전혀 극복하지 못했다고 느꼈다(남편이 다른 여자를 만나 그녀를 떠났다).
2. 20대에 대학에서 간호학 학위를 마치지 못했다. 당시 임신으로 학업을 중단

하고 가정을 꾸렸으며, 결국 다시 돌아가지 못했다. 그녀는 정식으로 면허를 받은 간호사로 일해 보지 못한 것을 평생 아쉬워하고 있었다.

3. 그녀의 아버지는 줄리아가 17세였을 때 어머니를 버리고 떠났다. 당시 그녀가 어린 나이는 아니었기에 그 이유를 어느 정도 이해할 수 있었지만, 그 사건을 감정적으로 제대로 처리하지 못했다고 느꼈다.

줄리아는 자신의 이혼 문제부터 다루고 싶어했다. 우리는 이야기 기법을 사용하여 남편이 침실로 들어와 헤어지자고 말한 바로 그 순간에 초점을 맞췄다. 그녀는 충격, 불신, 공포, 그리고 분노를 느꼈다. 우리는 이러한 감정의 양상들을 개별적으로 다루었다. 줄리아는 결국 그 순간의 이야기를 침착하게 말할 수 있게 되었고, 심지어 웃기까지 했다. 하지만 여전히 어떤 말로 설명하기 힘든 감정이 남아 있었다.

우리는 그 감정에 더 깊은 배경이 있는지 확인하기 위해 대학교 시절의 경험을 다루기 시작했다. 임신하면서 학업을 중단해야 한다는 사실에 대한 감정(분노, 불신, 공포, 불확실성, 두려움)에 대해 여러 번 두드리기를 하고 나서 그녀는 울면서 궁극적으로 자신이 성공이나 성취를 누릴 자격이 없다고 느낀다고 말했다. 줄리아는 또한 자신이 전 남편과의 관계에서 느꼈던 감정도 마찬가지였다는 것을 깨달았다. 부모님의 결혼 생활이 계속 이어지지 않았듯 자신도 행복한 결혼 생활을 누릴 자격이 없다고 느꼈다. 이 감정은 그녀의 아버지가 집을 떠난 사건과도 연결되어 있었다. 줄리아는 자신이 아버지가 떠나는 데 어느 정도 일조했다고 느꼈고, 그래서 다른 친구들처럼 행복한 가정 생활을 누릴 자격이 없다고 생각했다.

우리는 이 시점에서 여러 상황에 전반적으로 영향을 미치고 있는 핵심 신념, 일종의 '책상의 상판'을 발견했음을 알게 되었다. 우리는 마지막 기억을 두드려 작업하기보다는 여러 개의 다리를 가진 테이블을 그려놓고 그 위에 "나는 자격이 없다"라고 적었다. 그런 다음 나는 줄리아에게 자신의 인생에서 무언가를 누릴 자격이 없다고 느꼈던 모든 순간을 이야기해달라고 요청했다. 목록은 길어졌고, 기억은 점점 어린 시절로 돌아가 4살 때부터 시작되었다. 여동생이 태어나면서 가정 형편이 매우 어려웠다. 그해 부모님이 산타에게 받고 싶은 크리스마스 선물이 있는지 물어보았고, 줄리아는 자신의 목소리를 녹음할 수 있는 테디베어를 원했지만, 끌고 다니는 저렴한 플라스틱 장난감을 갖고 싶다고 말했다. 부모님은 그 선택에 놀랐지만 줄리아는 당시 어려운 집안 형편에 더 바랄 자격이 없다고 느꼈다고 했다.

우리는 이 기억에 대해 '영화관 기법'을 사용하여 줄리아가 차분하고 평온해질 때까지 치유 작업을 진행했다. 그녀는 어린 시절 자신이 충만함을 느끼는 모습을 상상할 수 있었다. 그 시점에서 우리의 상담 시간이 끝이 났다. 줄리아는 먼 길을 와야만 했기에 단 한 번의 상담만 받았지만, 그녀는 그 후 몇 달간 연락을 계속 이어갔다. 그녀는 혼자 EFT를 하면서 나머지 책상 다리에 해당하는 다른 문제들을 다루었고, 마침내 인생 처음으로 평화롭고 중심이 잡힌 느낌을 경험했다고 전해왔다.

* * *

## 임종을 위한 두드리기 어구 예시

다음은 임종 과정과 놓아주는 것을 위한 수용확언과 연상어구의 예시이다. 두드릴 때는 자신의 어구가 가장 효과적이므로, 필요에 따라 이 어구들을 자신의 상황과 감정에 맞게 수정하라.

- 나는 비록 내 몸이 세상에 오래 머물 수 없다는 것을 알고 있고 죽는 것이 두렵지만, 이런 나 자신과 내 몸을 사랑하고 받아들이기로 선택합니다.
- 나는 비록 아직 죽을 준비가 되어 있지 않지만, 이런 나 자신과 나의 여정을 받아들입니다.
- 나는 비록 더 이상 살아있지 못한다는 생각에 두렵지만, 오래된 트라우마와 원치 않는 감정을 놓아주고 평온하게 떠나기로 선택합니다.
- 앞으로 어떻게 될지 알 수 없어서 두렵다.
- 나는 아직 떠날 준비가 되지 않았다.

- 아직 해야 할 일이 많다고 느끼지만, 시간이 허락하지 않는다.
- 나는 고통받고 싶지 않다; 그것은 내가 원하는 삶이 아니다.
- 고통 속에서 살거나 괴로워하고 싶지 않다.
- 차분하게 있으면서 나 자신과 타인을 사랑하고 싶다.
- 나는 지금 여기에 있으므로 마무리하지 못한 일들을 정리할 기회가 있다.
- 나는 내가 잘못했다고 느꼈던 모든 일에 대해 나 자신을 용서할 수 있다.
- 나는 다른 사람들이 내게 한 잘못에 대해 용서할 수 있다.
- 그런 감정들은 더 이상 나에게 필요하지 않다.
- 나는 용서하고, 놓아주고, 잊기로 선택한다.
- 바로 지금, 나에게는 몸과 마음이 평온해지는 것이 너무 중요하다.
- 내가 가야 할 시간이 되면, 죽음을 받아들일 준비가 되어 있다.
- 지금은 받아들일 준비가 되지 않았지만, 그 시간이 오면 준비가 되어 있을 것이라 믿는다.
- 나는 준비되기 위해 할 수 있는 모든 것을 할 것이다.
- 심지어 받아들이고 싶지 않은 마음과 준비되지 않은 상황조차도 놓아주기로 한다.
- 그렇게 하는 것이 나와 나를 사랑하는 이들에게 중요하다는 것을 알고 있다.
- 나는 있는 그대로 나 자신을 온전히, 깊이 사랑하고 받아들이기를 원한다.
- 나와 내 주변의 관계가 더 깊은 사랑으로 연결되기를 선택한다.
- 나는 내면의 기쁨, 평화, 사랑을 되찾기로 선택한다.
- 사실 그것들은 언제나 내 안에 있었다.
- 내가 어디로 가든지 나는 기쁨과 평화, 사랑을 함께 가져갈 것이다.
- 그리고 나는 그 기쁨과 평화와 사랑을 이 세상에 남기고 갈 것이다.
- 나는 그것이 나 자신과 세상을 위한 나의 선물이 되기를 선택한다.



## 사랑하는 사람을 떠나보내기

암으로 죽어가는 사람을 떠나보내는 것은 대부분의 사람들에게 쉽지 않다. 자신의 죽음을 받아들이는 것과 마찬가지로, 사랑하는 사람이 떠나는 과정 또한 그 사람만의 고유한 여정이라는 점을 기억하는 것이 중요하다. 그들이 어떻게 그 과정을 겪을지는 본인이 스스로 결정할 일이다. 동시에, 그들을 떠나보내는 경험 또한 자신만의 여정이며, 마찬가지로 개별적이고 고유하다. 떠나보내는 사람의 역할은 사랑하는 이에게 자신의 욕심과 필요를 강요하지 않으면서 자신이 겪는 그 과정을 성찰하는 것이다. 떠나는 이의 경험을 존중하는 동시에, 소중한 사람이 세상을 떠난다는 현실을 받아들이는 자신의 경험 또한 존중받아야 한다.

사랑하는 이와 이별을 앞두고, 남아 있는 그와의 오랜 감정이나 두려움, 미해결 과제를 정리하는 작업은 꼭 필요하다. 때로는 오래전의 버림받은 감정이나 갑작스러운 배신감이 불쑥 떠오를 수도 있다(사랑하는 이가 일부러 그러는 것이 아님에도, 떠난다는 사실에 배신감을 느끼기도 한다). 이러한 감정은 스스로 다루어야 할 몫이며, 떠나는 이에게 이런 감정까지 감당하게 해서는 안 된다. 떠오르는 감정을 두드려서 처리하는 것은 이 여정을 헤쳐 나가는 좋은 방법이다. 이 과정은 죽음을 맞이하는 사람만큼이나 자신에게도 감정의 롤러코스터가 될 수 있다.

사랑하는 사람이 떠난다는 사실을 받아들이는 것은 피할 수 없는 과제이며, 그 방식은 사람마다 다를 수 있다. 그 사람의 죽음이 그 존재에게 최선의 길일 수 있다는 점을 받아들이는 것은 그에게 줄 수 있는 가장 큰 선물이 될 수도 있다. 그들의 여정을 받아들이고 떠날 수 있도록 허락해 준다면, 비로소 그들은 평온하게 세상을 떠날 수 있다. 우리의 역할은 그가 떠난다는 사실을 받아들이는 것이다. 마지막 순간 동안 사랑하는 이와 함께 온전히 사랑으로 존재할 수 있도록 감정의 정리를 충분히 해두어야 한다. 그렇게 그 시간을 축복으로 만드는 것이다.

사랑하는 이를 놓아주는 데 저항감이 들 수 있다. 아직 그 사람이 떠날 준비가 되어 있지 않다고 느낄 수도 있다. 왜 지금 이 순간 그 사람이 떠나야 하는지 이해되지 않을 수도 있다. 하지만 말기 질환을 앓는 이에게는 저마다 정해진 이별의 순간이 온다. 이 사실을 진실로 받아들이게 되면 마음이 차분해지고 그들이 떠나는 순간을 온전히 받아들일 수 있게 된다. 이 수용의 과정은 모두에게 최선이 된다. 때가 되면, 준비가 되었든 아니든 이별은 일어나기 때문이다. 우리가 붙잡고 있기보다는 그 사람이 떠날 수 있도록 허락하고 자유를 주는 것이 훨씬 좋다. 우리는 그렇게 그 존재를 기억하면서 삶을 계속 이어갈 것이며, 그 사람이 삶에 있었다는 사실을 사랑하게 될 것이고, 그것이 축복이었다는 것을 알게 된다.

다시 말하지만 이 모든 것을 혼자 감당할 필요는 없다. 가족, 친구, 전문가 그리고 슬픔을 나누는 어떤 모임이든 사랑하는 이를 잃는 과정에서 도움을 줄 수 있다. 그리고 우리의 손가락 끝에는 이별을 앞두고, 이별의 순간에, 이별 이후에 일어나는 감정을 다루는 데 도움을 줄 두드리기라는 도구가 항상 준비되어 있다.

호세 마누엘 호프만-메디나(Jose Manuel Hoffman-Medina)가 공유한 사례를 소개한다. 이 사례의 여성은 EFT를 통해 통증과 고통을 줄이고, 존엄성을 회복하여 평화롭게 죽음을 맞이할 수 있었다. 이러한 형태의 EFT는 임종을 맞이하는 사람에게도, 그 가족에게도 그리고 EFT를 시행하는 사람에게도 귀중한 선물이 된다.

## 말기 암 환자가 품위를 지키며 삶을 마무리하도록 돕는 EFT

by 호세 마누엘 호프만-메디나(Jose Manuel Hoffman-Medina)

오늘 나는 EFT와 관련해서 경험한 특별한 이야기를 전하고자 한다. 몇 달 동안 아픈 어머니를 모시던 친구가 찾아왔는데, 어머니의 병에 대해서 우리에게 정확히 알려주지 않았다. 그녀에게 어머니의 병에 대해서 물어볼 때마다 위궤양이거나 신장염이라고 대답했는데, 매번 병명이 달랐다. 그러던 어느 날, 그녀는 매우 상심해서 울면서 진실을 털어놓았다. 그녀의 어머니는 상당히 진행된 암을 앓고 있었고, 의사들은 더 이상 할 수 있는 치료가 없으니 집으로 모셔가 마지막을 준비하라는 말을 했다는 것이다.

이 친구는 내가 무료로 치료해 준 몇몇 친구들을 통해 두드리기에 대해 알고 있었다. 그들의 치료 결과가 매우 좋았기 때문에 내게 어머니를 치료해 달라고 부탁했다. 나는 솔직히 암을 다뤄본 적이 없어서 치료 효과를 보장할 수는 없었지만 어머니의 기분이라도 나아질까 싶어 만나기로 했다.

친구의 어머니를 알리시아(Alicia, 가명)라고 부르겠다. 친구와 내 아내와 함께 알리시아의 집에 도착했을 때 매우 심각한 상황을 마주했다. 알리시아는 다른 딸과 함께 침실에 있었는데 암과 화학요법 때문에 아주 왜소하고 수척해진 상태였다. 그녀는 진정제를 투여받고 있었지만, 그럼에도 심한 통증을 겪고 있는 것이 분명해 보였다. 알리시아는 며칠 동안 아무것도 먹지 못한 상태였고 탈수 증상이 있었다.

아내와 친구가 침대 양옆에 함께 한 채로 나는 알리시아를 두드리기 시작했다. 그녀는 약물 영향으로 거의 의식이 없는 상태여서 과연 효과가 있을지 의문이었고, 난 무엇을 말해야 할지도 몰랐다. 그녀 얼굴의 타점들을 짧게 두드리는 동안 나는 말없이 조용히 시작했는데, 곧 내면에서 다음과 같은 말들이 떠오르기 시작했다. *"이 고통이 지긋지긋해… 쉬게 해줘… 이 고통을 없애줘… 자유롭고 싶어… 어지러워… 화가 나."* 내면 깊숙이에서 올라오는 다른 말들도 나오기 시작했다. 나는 약 10라운드 정도 알리시아를 두드렸고, 그저 마음속 흐름에 따라 자유롭게 나오는 대로 진행했다.

두드리기를 멈추자, 알리시아는 눈을 떴는데, 우리가 도착했을 때처럼 흐릿하고 멍한 눈빛이 아니었다. 그녀는 "고마워요, 마누엘"이라고 말했다. 내가 좀 더 두드려도 될지 묻자, 그녀는 고개를 끄덕였고, 나는 건강 상태와 관련된 어구들을 사용해 두드리기를 이어갔다. *"몸이 좋지 않아… 어지럽다… 너무 힘이 없어… 목이 말라…"*

이때 알리시아는 고개를 끄덕였고, 나는 두드리기를 멈추고 물을 부탁했다. 친구는 원래 어머니가 물을 잘 삼키지 못해 입술만 축이는 정도였다고 했다. 물을 삼킨다고 하더라도 곧바로 토해 버리기 때문에 오히려 어머니가 매우 고통스러워할 것이라고 말했다. 그러나 알리시아는 빨대로 물을 몇 모금 마셨고 아무 일도 일어나지 않았다. 물을 마시고 10분 뒤에 그녀는 깊이 잠들었다.

우리는 친구의 집을 떠났고, 나는 알리시아가 오래 버티지 못할 것을 알면서도 마음속 깊은 평화를 느꼈다.

그다음 주 동안 나는 매일 알리시아 집을 방문해 10분에서 20분 정도 두드리기를 했다. 그 일주일 동안 그녀는 의식을 되찾고, 토하지 않고 음식을 먹었으며,

정신이 맑아졌다. 통증도 이제 충분히 견딜 수 있는 수준이 되었다. 알리시아의 딸들은 매우 기뻐했고, 어머니가 다시 회복할 거라고 생각하며 내게 고마워했다. 나는 그들이 행복한 순간을 충분히 누릴 수 있도록 조용히 지켜보았다.

알리시아가 죽기 전날, 그녀의 딸들 그리고 나와 아내가 그녀의 방에 함께 있었다. 알리시아는 우리 부부에게 두드리기 치료에 대한 고마움을 전했다. 두드리기 치료 덕분에 그녀는 품위를 되찾을 수 있었고, 마지막 순간에 사랑하는 딸들을 알아보고 입맞춤하며 평화롭게 죽음을 맞이할 수 있게 되었다고 말했다. 그녀는 우리를 축복해주고 잠들었다. 그날 밤 아내와 나는 집으로 돌아왔고, 다음 날 아침 알리시아가 세상을 떠났다는 전화를 받았다.

나는 슬픔과 함께 큰 평화를 느꼈다. 그녀는 평화롭게 떠났고, 이제 천국에서 EFT를 널리 알리고 있을 것이다.

이 경험은 내게 매우 큰 배움의 기회였다. EFT가 알리시아의 생명을 구하지는 못했지만, 그녀가 마지막 순간까지 품위를 유지하며 살 수 있도록 도와주었다. EFT 전문가로서 나는 한층 성숙해졌고, 이제는 EFT를 통해 내가 원하는 것을 이루려 하기보다는 EFT를 신의 손에 맡기고 그분이 나를 통해 일하시도록 하는 법을 배웠다. 나는 진정 기쁜 마음으로 "내 소임을 다하였습니다!"라고 외칠 수 있었다.

*이 글은 EFT Insights 스페인어판 번역팀의 베라 말바스키(Vera Malbaski)가 스페인어 원문을 번역한 것이다.*

* * *

### 사랑하는 사람을 떠나보내기 위한 두드리기 어구 예시

아래에 사랑하는 사람을 떠나보내는 과정에서 도움이 될 수 있는 수용확언과 연상어구의 예시를 준비했다. 자신만의 언어가 가장 효과적이므로, 필요에 따라 문구를 자신의 감정에 맞게 변경하여 활용하면 된다. 이 예시들에서는 상대방의 이름이나 대명사 대신 "사랑하는 사람"이라는 표현이 사용되었다. 원한다면 해당

부분을 사랑하는 사람의 이름으로 바꾸어도 좋다.

- 나는 비록 사랑하는 사람이 나를 떠나려 한다는 사실에 너무 슬프지만, 삶에는 각자의 정해진 주기가 있다는 것을 받아들입니다.
- 나는 비록 사랑하는 사람을 보내고 싶지 않지만, 그 사람을 위해 최선의 선택을 합니다.
- 나는 비록 사랑하는 사람과 나를 위하여 죽음을 좀 더 편하게 받아들일 방법을 모르지만, 나 자신을 사랑하기로 선택합니다. 그래야 그 사람도 사랑할 수 있습니다.
- 사랑하는 사람을 보내는 것이 힘들다.
- 나는 사랑하는 사람이 떠나는 것을 원하지 않는다.
- 이건 너무 불공평해서 소리 지르고, 화내고, 외치고 싶다.
- 왜 사랑하는 사람이 죽어야 하는가?
- 사랑하는 사람이 나와 함께 여기 남아 있었으면 좋겠다.
- 사랑하는 사람이 암으로 고통받지 않으면 좋겠다.
- 사랑하는 사람의 고통받는 모습을 보면 마음이 아프다.
- 사랑하는 사람이 평화롭기를 바란다.
- 화내고 슬퍼하는 것이 사랑하는 사람에게 아무런 도움이 되지 않을 것이다.
- 화내고 슬퍼하는 것이 오히려 사랑하는 사람을 더 슬프게 할 수도 있다.
- 나는 감정을 다스리고 진정할 필요가 있다.
- 나는 모든 슬픔, 괴로움, 두려움, 걱정을 다루기로 선택한다.
- 나는 심지어 불공평하다는 생각도 내려놓기로 선택한다.
- 이것은 사랑하는 사람의 여정이기에, 나는 사랑으로 그 사람의 곁에 있기로 선택한다.
- 그것이 사랑하는 사람과의 이별을 의미하더라도, 그 사람에게 최선인 것을 받아들이기로 선택한다.
- 사랑하는 사람이 떠나야 한다면, 떠날 수 있도록 허락하기로 선택한다.
- 나는 사랑하는 사람이 평화롭기를 바라기에, 나도 평화롭게 그 사람 곁에 있기로 한다.
- 많은 사람이 저편으로 잠시 넘어갔을 때 경험했다는 빛과 사랑에 집중하기로 선택한다.
- 사랑하는 사람이 빛과 사랑에 감싸일 것이라 믿기로 선택한다.

- 사랑하는 사람이 자유롭고, 기쁘고, 평화롭고, 행복하며, 사랑을 깊이 느낀다고 상상하기로 선택한다.

내가 떠나는 입장이든, 누군가가 나를 떠나는 상황이든, 스스로에게 부드럽고 친절해야 한다. 어떤 감정이 올라오더라도, 그것을 받아들이고 포용해야 한다. 슬픔, 괴로움, 분노, 두려움과 같은 감정을 느낀다면, EFT나 다른 기법을 활용하여 평온함을 되찾으면 된다. 나를 포함한 모든 사람이 각자에게 주어진 길을 받아들이는 것이, 이 순간에도 사랑을 선택할 수 있도록 도와줄 것이다.

가능하다면 사랑하는 이와 함께 하며 웃을 수 있는 일을 하라. 이야기를 나누고 서로를 안아주며, 서로와 함께 하는 순간을 소중히 여기며 사랑해야 한다. 자기 자신을 사랑하고 사랑하는 사람들을 사랑하라. 지금의 삶을 사랑하고 살아온 삶도 사랑하라. 삶과 사랑은 우리가 받은 축복이다. 삶의 모든 순간에서 사랑을 느끼는 것은 가장 중요한 감정 경험이다. 인생의 모든 시기를 품위와 은혜, 평화와 사랑으로 살아가라. 그리고 삶의 마지막 순간 또한 그렇게 될 수 있음을 기억하라.

이 장에서는 죽음을 준비하거나 사랑하는 사람의 죽음을 지켜보는 과정에서 겪게 되는 수많은 감정들 중 극히 일부만 다뤘다. 그 감정들은 광범위하고 다양하다. 요컨대 스스로가 죽음을 앞두고 있는 입장이라면 EFT를 통해 감정과 불편함을 다루고 이별을 준비하며 자신과 사랑하는 이들을 위한 과정을 부드럽고 사랑으로 가득 찬 경험으로 만들 수 있다. 사랑하는 이를 잃는 입장이라면 EFT는 슬픔의 강도와 지속 시간을 줄이고, 슬픔 속에서도 평화를 느낄 수 있도록 도와준다. EFT와 함께라면 사랑하는 사람을 잃은 고통 속에 머무는 대신 은총과 열린 가슴으로 그 사람을 기억하게 될 것이다.

Chapter 14.

# 간병인을 위한 자기관리

Self-Care for Caretakers

이 장은 간병인들을 위한 내용으로, 간병인들이 맡고 있는 중요한 역할을 다룬다. 전일제로 간병을 하는 경우든, 보조적인 지원을 제공하는 입장이든, 간병인 스스로가 자신을 돌보는 것이 얼마나 중요한지에 초점을 맞출 것이다. 어떤 형태의 간병이든 당연히 벅차고 지칠 수 있다. 돌봐야 하는 환자에게 더 큰 지지와 도움을 주기 위해서는, 무엇보다 자신을 먼저 돌보아야 한다.

사랑하는 사람을 돕고자 하는 마음은 누구나 가질 수 있는 가장 큰 바람 중 하나일 것이다. 특히 사랑하는 사람이 암에 걸렸다면 더욱 그럴 것이다. 암 환자에게 무엇이 필요한지 파악하고 그것을 제공하는 것이 중요하다. 여기에는 병원까지의 교통편 제공, 식사 준비 또는 청소, 심부름, 치료 중 함께 있어 주기, 포옹과 사랑 표현하기 등이 포함될 수 있다. 이 모든 것이 암 투병 중인 사람을 돌보는 데 있어 중요한 부분이다. 이러한 지지는 치유 과정에서 매우 소중한 역할을 한다. 간병하는 사람은 자신이 제공하는 돌봄과 헌신을 소중히 여기고 존중해야 한다.

가장 최선의 돌봄을 제공하면서도 자신의 건강을 지키기 위해서는, 사랑하는 사람에게 필요한 요소들뿐만 아니라 자신에게 필요한 것들도 함께 고려해야 한다. 너무 많은 것을 베풀어서 지치고, 피곤하고, 짜증나고, 화나고, 좌절하거나 그 외에 압도적인 감정이 동반된다면 누구에게도 도움이 되지 않는다. 이런 탈진과 그에 따르는 감정 상태는 보통 바람직하지 않은 감정 반응이나 행동으로 이어진다. 그리고 나면 결국 제대로 간병하지 못했다는 후회와 함께 죄책감까지 찾아온다. 누군가의 투병을 도울 때 압도당하고, 과로하고, 탈진하는 상황은 아주 쉽게 일어난다. 그러나 자신의 몸과 마음을 소모시키는 것은 결코 자신에게도 사랑하는 사람에게도 이롭지 않다.

특히 암에 걸린 자녀를 둔 부모는 아이에 대한 걱정으로 잠을 못 자고, 식사도 제대로 못하고, 스트레스를 과도하게 받으며, 감기나 독감에 걸리는 경우가 많다. 이는 간병하는 부모에게도 좋지 않을 뿐 아니라, 이미 면역력이 저하된 자녀에게 감염 위험을 높이게 된다. 다시 한번 강조하자면, 누군가를 진정으로 돌보기 위해서는 자신을 돌보는 것이 반드시 필요하다.

그러니 스스로에게 친절하자. 건강을 돌보고, 심호흡을 자주 하고, 감정과 신체 상태를 잘 살펴야 한다. 자신을 돌보는 데 신경을 쓴다고 해서, 간병의 질이 떨어지는 것이 아니라, 오히려 더 도움이 된다. 기분이 좋아지고, 필요로 하는 사람에게 빛이 되어 줄 수 있으며, 돌보는 데 필요한 모든 일을 해낼 수 있는 에너지도 유지할 수 있다.

주디 팀페론(Judy Timperon)은 매트릭스 리임프린팅과 출생 리임프린팅(Birth Reimprinting)[1]을 훈련받은 EFT 전문가다. 그녀는 불안, 우울, 통증, 질병, 트라우마 치료를 전문적으로 하고 있다. 이 사례 연구에서 그녀는 죽어가는 어머니를 간병하던 중 암 진단을 받은 한 내담자를 돕는다.



1 역자 주: 태아기 또는 출생 당시의 부정적인 감정 경험이나 트라우마를 다시 체험하고, 그것을 치유적이고 긍정적인 방식으로 재각인하는 과정이다.

# 자궁경부암:
# 엄마의 삶을 반복하다

by 주디 팀페론(Judy Timperon)

이지(Izzy)는 그녀의 표현으로 "기묘한 트라우마 시간"을 겪고 있다며 나를 찾아왔다. 그녀의 어머니는 자궁경부암과 말기 자가면역질환을 앓고 있었다. 의사들은 더 이상 희망이 없다고 말하며, "삶의 마지막 단계"에 접어들었다고 진단했다. 이지는 어머니와 함께 시간을 보내기 위해 다른 주에서 이사를 왔다.

이지 또한 최근에 자궁경부암 진단을 받았다. HPV 바이러스와 관련이 없는 유형이었고 자궁경부 내 더 위쪽 부위에 발생한 암이었다.

그녀는 이제 어머니를 돌보는 일과 자신의 건강을 챙기는 일을 동시에 해내야 하는 상황에 놓였다. 한 친구가 그녀에게 EFT를 해보라고 권유했고, 그녀는 기꺼이 시작했다.

『*형이상학적 해부학: 당신의 몸이 말하고 있다, 듣고 있는가?*(*Metaphysical Anatomy: Your Body Is Talking, Are You Listening?*)』의 저자 에벳 로즈(Evette Rose)는 자궁경부암 발병의 잠재 요인으로 다음을 제시했는데, 이는 모두 이지에게 해당되는 내용이었다.

- 남성에 대한 억압된 분노
- 자신의 권리나 발언권이 없다고 느낌
- '권위'로부터 침해당하거나, 권한을 박탈당하거나, 통제당한다고 느낌
- 자신의 입장을 고수할 권리가 없다고 여김
- 사랑에 대한 인식이 부정성, 죄책감, 침해와 혼재됨
- 어머니와의 관계 패턴이 현재의 인간관계에서도 반복됨

이지의 어린 시절 가정 상황은 매우 혼란스러웠다. 그녀의 아버지는 가족 모두를 정서적으로 학대했다. "아빠는 냉담하고 차갑고 사랑이 없었어요. 저는 고아

처럼 자랐어요"라고 이지가 말했다. "엄마는 그런 상황을 감당할 수 없는 온순한 분이셨어요."

이지가 6살 때 부모님은 이혼했다. 그 후 곧 새아버지가 생겼는데, 그는 정서적으로나 신체적으로나 더 학대를 일삼는 인물이었다.

혼란한 집안 분위기로 인해 이지는 19살에 해외로 나가 일하기로 결정했다. 그녀는 가족과 모든 것으로부터 벗어나고 싶었고, "가족 문제"와 관련해 감당해야 했던 모든 책임에서 벗어나고 싶었던 것이다. 쉽지 않은 결정이었지만, 가족과 거리를 두는 것이 최선임을 알고 있었다.

이지와 함께 작업하면서 우리는 그녀의 트라우마 기억과 그 시절 형성된 신념(더 이상 그녀에게 도움이 되지 않는)을 다루는 데 많은 시간을 할애했다. 이러한 기억의 대부분은 그녀의 가족과 관련된 것이었다.

나는 트라우마와 직접적으로 연관된 여러 가지 기법들을 활용했으며, 이야기 기법과 영화관 기법도 사용했다.

그녀가 기억하고 있던 내용들은 다음과 같다.

- 4살 때 가족에 의해 이지가 겪은 성적 학대
- 아버지로부터의 정서적 학대 - 이 '테이블'에는 많은 '다리'가 있었음.
- 새아버지가 엄마의 머리채를 잡고 길거리로 끌고 가는데, 이지가 그 모습을 보고 울고 있었던 기억. 이웃들은 모두 새아버지를 무서워해서 아무도 도와주지 않았다.
- 이지가 느끼기에 우리가 해결할 수 없을 거라 생각했던 기억 중 하나는 가족 반려견의 죽음이었다. 경찰관은 개를 총으로 안락사시킬 수밖에 없었는데, 새아버지가 입힌 부상이 너무 심각했기 때문이었다(우리는 두드리고 또 두드려서 이 기억에서 완전히 벗어났다).
- 12살 때 새아버지의 친구로부터 성적 학대를 당한 기억
- 새아버지로부터의 정서적, 신체적 학대
- 어머니의 잦은 병치레와 어린 시절 이지가 앓았던 여러 질병들 - 어머니와 딸

은 비슷했다.

- 이지가 어렸을 때 받아들여야 했던 책임감, 그리고 그녀가 해외로 떠날 때 그 책임이 남동생에게 떠넘겨졌을 때 느낀 죄책감
- 어머니와 너무나도 일치했던 이지의 암 진단과 예후
- 어머니의 죽음과 그에 따른 많은 어려움과 슬픔

현재 이지의 삶의 모든 패턴이 어머니의 삶을 그대로 비추는 거울 같았다. 그녀는 그동안 교제했던 사람이 많지는 않았지만, 모두 "딱딱한 성격, 냉소주의, 가혹함"을 지닌 그녀의 아버지 혹은 새아버지와 비슷했다. 그녀는 자신이 있는 그대로의 모습으로 인해 벌을 받고 있다고 느꼈는데, 이는 어머니가 겪었던 감정과도 같았다.

우리는 모든 기억 목록에 대해 두드리기를 시행했다. 기억들 모두 SUD 점수가 10점 만점에 10점이었다. 그러나 두드리기를 반복하면서 점차 SUD 점수가 낮아졌고, 결국 0에 도달했다. SUD가 상대적으로 낮았던 기억들 역시 이러한 주요 기억들을 해소하는 과정에서 함께 무너졌다.

우리는 암이라는 '테이블 상판'을 지탱하고 있던 '테이블 다리들'을 하나씩 무너뜨리고 있었다.

그 다음에 우리는 그녀가 실제로 겪었던 기억을, 그때 일어났으면 좋았을 장면으로 바꾸어 마음속에 다시 각인시켰다. 내가 이지에게 사용한 몇몇 기법들(예: 기억을 바꾸고 다시 각인하는 것)은 공식 EFT의 확장된 버전에서 가져온 것이다.

이 작업을 하는 동안 이지는 두 번의 자궁경부 수술을 받았다. 첫 번째 수술 후 그녀는 암의 예후가 좋지 않다는 소견을 들었다. 하지만 두 번째 수술 후, 그리고 두드리기 작업의 결과로(본인의 말에 따르면), 긍정적인 진단을 받았다. 다만 임신은 어려울 수 있다는 설명을 들었다.

여기서 확인할 수 있듯이 이지와의 작업은 "1분의 기적" 같은 것은 아니었다. 여러 차례의 세션을 거쳐야 했다.

이지는 말했다. "우리가 함께한 작업은 저의 건강과 행복에 정말 엄청난 영향

을 주었어요. 그리고 주디 선생님은 제가 멀리 떨어져 있을 때도 EFT를 활용할 수 있도록 스스로 두드리는 쉬운 방법을 알려 주셨어요." 이제 이지는 어머니의 삶의 패턴을 더 이상 반복하지 않는다.

초기 작업을 마친 후, 이지는 한 남자를 만나 현재 약혼 중이다. 그녀는 말했다. "그는 좋은 사람이에요."

2018년 말, 한동안 연락이 없던 이지에게서 다시 연락이 왔고 작업을 더 해달라는 요청을 받았다. 이번에는 그녀의 장 건강 문제에 대해 작업했다. 그녀는 자신이 다시 싸움-도피 상태에 빠진 것 같다고 말했고, 우리는 이와 관련된 기억을 찾아서 두드렸다. 대부분 아버지와 새아버지와 관련된 기억들이었다. 그녀는 새아버지를 두고 이렇게 말했다. "직설적으로 말하면 그는 우리를 고문했어요. 그는 정말 병든 사람이었죠."

몸은 결코 거짓말하지 않는다. 몸은 그녀에게 더 많은 치유가 필요하다는 메시지를 전하고 있었다. 그녀는 암을 이겨낸 생존자였고 어머니가 겪었던 고통을 지켜본 사람으로서, 이지는 더 깊은 작업을 할 준비가 되어 있었다.

우리는 아주 과거로 돌아가 그녀의 태아 시절과 출생에 대해 온전히 한 세션을 할애해 작업을 진행했다. 이 작업은 다른 EFT 전문가인 샤론 킹(Sharon King)에게서 배웠다. 지금은 많은 내담자와 함께 이 작업을 하고 있고, 다른 수련생들에게 가르치고 있다. 이 세션을 통해 우리는 과거 어머니의 불안과, 자녀를 원하지 않는다는 의사를 분명히 드러냈던 아버지의 무관심을 깨끗하게 정리했다.

2019년 2월에 이지와 다시 연락을 주고받았고, 그녀는 건강 상태가 매우 좋다고 전했다. 장 건강도 많이 개선되어 80% 이상 완벽하게 기능하고 있다고 말했다.

그녀는 최근 결혼을 준비하며 아기를 가질 수 있는지 알아보기 위해 전문의를 찾아가 진찰을 받았다. 이전에는 암으로 인한 손상 때문에 임신이 불가능하다고 진단을 받았지만, 지금은 가능하다는 의견을 들었다. 이지는 그녀의 출생에 대한 세션을 진행한 후 자신의 몸이 이제 아이를 가질 준비가 되었음을 느낀다고 말했다. 사실이건 아니건 간에, 그녀는 이 모든 변화가 우리가 함께한 치유 작업 덕분이라고 믿고 있었다.

흥미로운 점은 이 작업 이후 아버지와의 관계 또한 크게 개선되었다는 것이다. 이러한 부가적인 효과를 여러 번 목격해 온 임상가로서, 그리 놀랄 일은 아니었지만 난 매우 기뻤다.

* * *

다음 사례에서, EFT와 매트릭스 리임프린팅 전문가이자 암 생존자인 낸시 A. 모리스(Nancy A. Morris)가 한 남성을 도와준 이야기를 공유한다. 이 남성은 아내가 암에 걸렸고 그녀를 잃을지도 모른다는 극심한 두려움과 걱정에 사로잡혀 있었지만, EFT를 통해 평화와 차분함을 되찾을 수 있었다.

## EFT가 사랑하는 사람의 암으로 인한 마비될 듯한 두려움을 진정시키다

by 낸시 A. 모리스(Nancy A. Morris)

존(John)은 나에게 전화를 걸어 어떻게 해야 할지 모르겠다며 도움을 요청했다. 그의 아내 애니(Annie)는 유방암 진단을 받았고, 암이 척추로 전이되어 종양 제거를 위한 대수술을 받았다. 그 후 암이 퍼지는 것을 막기 위해 다양한 약물을 복용하고 있었다. 존은 최근 아내의 혈액 검사와 종양 표지자 검사 결과 암 진행이 멈추지 않고 수치가 지속적으로 상승하고 있으며, 그녀가 뼈의 통증까지 겪고 있다고 말했다. 그는 매우 걱정하고 있었고, 자신을 "불안하고 지나치게 예민한 상태"라고 표현했다.

존은 일상생활을 할 수 없을 정도로, 두려움과 걱정에 마비되어 있다고 느꼈다.

나는 존에게 내 말에 맞춰 두드리기를 따라하고 내가 말하는 내용을 반복하되, 자신의 "내면의 대화"와 가장 비슷하도록 어구를 변형하라고 말했다. 존은 자신의 두려움과 걱정을 0-10점 척도 중 9 또는 10 정도의 SUD 점수로 평가했다.

우리는 두드렸다.

- 나는 비록 죽을 만큼 겁이 나지만, 이런 나 자신을 깊이 온전히 받아들입니다.
- 나는 비록 정말 정말 두렵지만, 이런 나 자신을 깊이 온전히 받아들입니다.
- 나는 비록 너무 무서워서 견딜 수 없지만, 이런 나 자신을 깊이 온전히 받아들입니다.

우리는 존을 진정시키기 위해 몇 라운드에 걸쳐 두드리기를 진행했다. 나는 그가 걱정하고 두려워하는 것은 당연하다고 말했다. 그 감정이 완전히 사라지기는 어려워도(그의 아내는 다음 주에 더 많은 검사를 받을 예정이었다) EFT를 통해 그가 호소하는 과도한 감정, 즉 마비감과 집착(그는 아내로부터 어떤 징후이든 찾기 위해 매우 주의 깊게 지켜보고 있었다)을 완화하는 데 도움이 될 수 있다고 설명했다.

그에게 무엇이 두려운지 말해달라고 했더니 그는 "애니가 죽을까 봐 두려워요"라고 용기 있게 대답했다. 어디에서 두려움을 느끼는지 물었더니 뱃속 깊은 곳에 크고 단단하고 어두운 매듭이 있다고 했다. 그 매듭의 SUD 점수는 10점이었다.

우리는 다음과 같은 연상어구로 그의 내면에 있는 '두려움의 매듭'을 두드리기 시작했다.

- 이 두려움
- 이 불안
- 이 걱정
- 내 뱃속 안에 있는 매듭
- 나는 정말 두렵다.
- 나는 이 두려움 때문에 마비되는 기분이다.

여러 라운드를 거쳐 두드리기를 반복한 결과, 그 매듭의 SUD 점수는 10에서 6으로 내려갔다.

그리고 나서 우리는 존이 진정으로 바라는 것이 무엇인지에 대해 이야기했다. 존은 애니와 30년을 더 함께하고 싶다고 말했다. 그녀와 함께 더 많은 일을 하고, 그녀를 위해 무언가를 해주고, 은퇴 후의 시간을 함께 누리고 싶다고 했다. 다시 매듭에 대해 물었더니 그는 아직 10점 중 6점이라고 말했다.

우리는 다음과 같은 연상어구를 사용해 더 두드렸다.

- 이 두려움
- 이 매듭
- 이 불안감

그의 SUD 점수는 10점 중 3-4점까지 떨어졌다.

그런 다음 나는 이번에는 길고 자연스럽게 흘러가는 수용확언을 해 볼 것이라고 말하고, 그에게 손날 타점을 계속 두드리도록 했다. 내가 다른 타점으로 옮기라고 지시하기 전까지는 그곳만 계속 두드리라고 했다.

이렇게 진행되었다.

- 나는 비록 애니가 죽을지도 모른다는 생각에 너무 무섭지만, 이런 나 자신을 깊이 온전히 받아들입니다.
- 나는 비록 우리가 30년을 함께하지 못할까 봐 두렵고, 사실 우리 둘 다 예순이니 애초에 30년을 더 살 수 없을지도 모르고, 얼마나 시간이 남았는지 그 누구도 알 수 없지만, 이런 나 자신을 깊이 온전히 받아들입니다.
- 나는 비록 너무나 두렵고 마비될 것 같지만, 이런 나 자신을 깊이 온전히 받아들입니다.
- 나는 정말 애니와 더 많은 시간을 보내고 싶다.
- 나는 애니를 위해 더 많은 일을 하고 싶다.
- 나는 애니와 함께 즐거운 시간을 보내고 싶다.
- 이 모든 걱정과 두려움 때문에 그녀와 즐기지 못하고, 내 삶도 즐기지 못하고 있다.
- 나는 남은 소중한 순간들을 허비하고 있다. 우리가 예순인 지금 얼마나 시간이 남았는

지 아무도 알 수 없는데, 나는 그 시간들을 낭비하고 있다.

- 이 어리석은 두려움이 지금 애니에게 필요한 남자가 되는 것을 방해하고 있다. 나는 지금 이 순간, 우리의 시간을 즐기고 싶다.
- 나를 마비시키는 이 어리석고 과도한 두려움에 더 이상 시간을 낭비하고 싶지 않다.

이렇게 준비한 긴 수용확언과 연상어구로 여러 라운드에 걸쳐 타점들을 두드렸다. 존의 고통 지수는 10점 만점에 1점까지 떨어졌다. 세션 종료까지 몇 분밖에 남지 않은 상태였다.

나는 그에게 선택확언을 해 보자고 말하며, "나는 편안하고 안정감을 느끼며 매 순간을 즐기기로 선택합니다"를 제안했다.

그는 이 문장이 너무 좋다고 했다. 그래서 우리는 이 어구로 몇 번 반복하며 두드리기를 진행했다. 존에게 다시 강도를 물었더니 0이라고 했다.

나는 존에게 불안감이 고조될 때마다 스스로 두드리면 된다고 말해주었다.

5일 후, 존에게 다음과 같은 이메일을 받았다.

"말로 표현할 수 없을 정도로 감사한 마음을 전합니다. 두드리기 세션을 통해 경험한 성공적인 변화에 정말 놀랐습니다. 이번 세션을 통해 내면의 평화와 침착함을 되찾았습니다. 저는 여전히 침착함을 유지하고 있고, 앞으로도 함께 세션을 했으면 좋겠습니다. 또한, 두려움과 걱정 때문에 감정적으로 힘들어하는 애니도 함께 참여하게 하고 싶습니다. 두드리기가 애니에게도 큰 도움이 될 것이라고 확신합니다."

**참고:** 애니의 검사 결과에 따르면 "모두 안정적"인 것으로 나타났다. 아마도 두드리기가 그런 상태를 유지하는 데 도움이 되었을 것이다.

* * *

데보라 밀러(Deborah Miller)는 어린이와 그 가족들을 대상으로 작업한 경험을 바탕으로 타인을 돌보면서도 자신의 상태를 돌보는 것의 가치에 대해 다음과 같이 이야기한다.

암에 걸린 아이들을 도울 때 병원이라는 환경에서 아이들과 가족들을 진정으로 지원하기 위해서는 무엇보다도 먼저 나 자신을 돌보는 일이 중요하다는 사실을 배웠다. 내가 불안하거나, 슬프거나, 좌절하거나, 그들의 상황이나 내 개인적인 일들로 인해 화가 나 있으면, 그들을 효과적으로 지원할 수 있는 능력이 떨어졌다. 내가 그들에게 최선의 도움을 주기 위해서는 먼저 나 자신을 돌봐야 한다고 생각했다. 중심을 잡고, 평화롭고, 가능한 한 사랑이 충만한 상태를 유지하려고 했다. 나는 이 상황들에 대한 내 감정을 직접 다뤘다. 예를 들어, 어린아이가 암에 걸리는 것이 얼마나 불공평한지에 대한 분노, 아무 도움을 못 준다는 무력감, 의료 시스템과 치료 방식에 대한 좌절 그리고 환자와 가족이 압도되거나 두려움 때문에 아무것도 하지 않는 상황에서 느끼는 답답함까지 포함했다. 이 모든 장애물이 나를 방해하지 않도록 중심을 잡기로 더욱 결심했다. 그렇게 연습하다 보니 점차 그렇게 되었다. 그날 어떤 일이 닥치더라도 나는 그것을 품위 있게 다룰 수 있었다. 고통스러운 치료든, 아이의 감정 폭발이든, 두려움에 마비된 부모의 모습이든, 어떤 치료 반응이든 나는 모두 우아하게 감당해낼 수 있었고, 치유와 해방, 사랑이 일어나는 기쁨의 순간들을 온전히 경험할 수 있었다.

처음에는 이런 변화가 나에게 일어났다는 사실을 인식하지 못했지만 많은 간호사들이 내가 어린이 병원 구역에 들어갔을 때 아이들이 기분 좋아하고 부모님들이 편안함을 느끼며 간호사들도 힘을 얻는다고 말할 때 깊은 감동을 받았다. 내가 한 일은 그저 웃어주고, 함께 있어주고, 손을 잡아주고, 이야기를 나누고, 그들의 경험을 들어주는 것이 전부였다. 대부분의 시간에 나는 아이 또는 부모와 함께 스트레스와 감정을 해소하기 위해서 EFT를 했다. 우리는 EFT와 다른 기법들을 함께 활용하여 두려움, 좌절, 치료, 심지어 고통까지도 다루는 법을 배웠다. 우리는 EFT를 활용하여 미래를 그려 보기도 했고, 나는 병원에 들어갈 때마다 스스로 빛과 사랑의 광채를 내뿜는 존재가 되는 것을 상상하곤 했다.

다시 한번 말하고 싶다. 자신을 돌보는 것이 핵심이다. 그것은 필수적이다. 그럴 만한 가치가 있다. 그것은 도움을 주는 자와 도움을 필요로 하는 사람 모두에게 많은 것을 바꾸어 놓을 수 있다. 그것은 내가 아이들의 치료를 지켜보는 동안 내 안에 평화를 가져다주었다. 한 아이가 세상을 떠날 때에도 마음의 평온을 가져다주었다. 한 아이가 회복될 때에는 기쁨과 평화를 안겨주었다. 자기 내면의 평화를 찾고 만들어갈 수 있도록 허락하자. 그것은 아마도 자신과 사랑하는 사람에게 줄 수 있는 가장 소중한 선물 중 하나일 것이다.

* * *

다른 업무가 너무 많아서 자기 관리를 할 시간이 없다고 말할 수도 있다. 그러나 진실은 그럴 시간이 없어서는 안 된다는 것이다. 그것만큼 중요한 것은 없다. 몇 시간을 들여야 하는 것이 아니다. 중심을 잡고 평온해지는 데는 단 몇 분의 심호흡이나 몇 라운드의 EFT만으로도 충분할 수 있다. 하루의 과업을 수행하는 중 마음 챙김을 하는 것만으로도 평온함을 얻을 수 있다. 이런 안정 기법들을 하루 몇 차례만 시작해 본다면 잠시 중심을 잃는 일이 생겼을 때 다시 평화롭고 사랑이 깃든 상태로 빠르게 돌아오는 능력이 훨씬 더 강해질 것이다.

## 자신을 돌보는 방법

두려움, 걱정, 분노, 좌절, 탈진 등을 어떻게 관리하면서 자신을 잘 돌볼 수 있을까? 이 책 전반에서 암 환자들을 위해 소개했던 기법들은 간병을 하는 모두에게도 똑같이 유용하게 적용될 수 있다. EFT 한 라운드는 1분도 채 걸리지 않는다. EFT가 신체의 스트레스 반응을 어떻게 차단하는지를 이미 살펴보았다. 하루 중 틈틈이 시간을 내어 EFT를 실천하라.

잠시 호흡에 주의를 기울이는 것만으로도 마음의 평온을 되찾을 수 있다. 또는 HeartMath의 심장-뇌 동조 호흡(Heart-Brain Coherence breathing)(HeartMath Institute, 2021)과 같은 간단한 호흡법을 시도해 볼 수 있다. 손을 가슴에 얹고, 다섯을 세면서 숨을 들이마시고 다섯을 세면서 숨을 내쉰다. 이 호흡을 2-3분간 반복하는 것이다. 마지막 1분 동안은 감사한 일, 소중히 여기는 일, 마음이 가는 어떤 일에 집중해 보자. 감사할 무언가가 떠오르지 않는다면, 그냥 천천히 호흡하는 것으로도 충분하다. 이러한 호흡은 심장 에너지장(Heart field)을 확장시켜 몸 안에 더 많은 에너지가 흐르게 하고, 주변의 에너지 진동수를 끌어올린다. 이 기법은 스스로에게 그리고 돌보는 이에게 줄 수 있는 간단하지만 아름다운 선물이다. 이 호흡법은 여럿이 함께 수행할 수도 있다.

자신을 돌볼 때 어떤 감정에 집중해야 할까? 누군가를 돌보는 과정에서 자신이 겪는 감정과 그 반응을 관찰하는 것은, 스스로 어떤 감정을 치유할 필요가 있는지에 대한 통찰을 줄 수 있다. 그 감정은 바로 그 자리에서 EFT로 다룰 수도 있고, 나중에 따로 시간을 내어 다룰 수도 있다. 가장 먼저 다뤄야 할 감정은 자주 반복되며 즉각적으로 튀어나오는 감정들이다. 스스로에게 부드럽고 너그러워야 한다는 점을 기억하라. 자신이 항상 침착하고 중심을 잡을 거라는 기대는 하지 않아야 한다. 감정이 치밀어 오르는 순간을 스스로 허용하고 받아들여야 한다. 그런 다음 다시 중심을 잡으면 된다. 감정은 단순한 문제나 장애물이 아니라 중요한 정보다. 중심을 잃었던 그 순간에도 내면에 자리 잡은 오래된 신념이나 주제를 드러내 주는 귀한 실마리가 된다.

매일 무엇을 할 수 있을까? 순간순간 어떤 감정을 느끼는지 살펴보는 것부터 시작하라. 예를 들어, 이 단락을 읽으면서 피곤함, 스트레스, 두려움, 공황, 분노 등 어떤 감정을 느끼고 있는가? 그 감정을 파악하라. 그 감정이 몸의 어디에 있는지 알아보라. 그런 다음 심호흡과 같은 간단한 것부터 시작한다. 심호흡은 일관성을 유지하도록 돕고 몸과 마음, 정신을 조화롭게 한다. 그런 다음 EFT를 사용하여 감정을 줄이거나 해소하라. 동시에 신체의 스트레스 호르몬을 낮출 수 있다. 이렇게 하면 보다 편안한 상태에서 조화롭게 중심을 잡을 수 있고, 생각하고 결정을 내리고 앞으로 나아갈 수 있는 힘이 생긴다. 예전의 오래된 습관이나 패턴을 EFT로 해소하고 싶다면, 언제든 EFT 전문가에게 도움을 받을 수도 있다.

차분한 상태에서 사랑하는 사람이 암에 걸렸다는 사실을 떠올릴 때 어떤 감정이 드는지 관찰해 보라. 죄책감, 분노, 좌절감, 슬픔, 걱정, 혹은 다른 감정이 드는가? 이러한 감정을 파악한 후에는 더 이상 참을 수 없을 때까지 그대로 느껴 볼 수도 있고, 아니면 두드리기 시작해 감정을 완화하고 해소하여 다시 평온을 되찾을 수도 있다. 도움이 필요하다면 숙련된 EFT 전문가의 도움을 받는 것이 좋다. 간병인의 업무는 지원받을 자격이 있는 일이다. 그렇기 때문에 간병인을 위한 다양한 지원 단체들이 있고, 이들은 매우 소중한 자원이 된다.

간병이라는 역할을 성인, 배우자/파트너 혹은 부모와 같은 사람들만 맡는다고 생각할 수 있다. 그러나 실제로는 그보다 훨씬 더 광범위하다. 암 환자에게 어떤 종류의 지원이든 제공하는 사람이라면 누구나 자기 관리를 실천해야 한다. 암은 감정적으로 힘든 질병이며 주변의 모든 사람에게 다양한 문제를 일으킨다. 여기에는 가족, 고용된 간병인, 의료진, 사회복지사, 교육자, 심리상담사, 그리고 미화 직원을 포함한 모든 병원 직원이 포함된다. 암 환자 지원에 관여하는 모든 사람은 스스로를 돌볼 자격이 있다.

자기 돌봄을 배운다는 것은 곧 타인을 잘 돌보는 방법을 배우는 것이다. 스스로 건강을 챙기지 않는데, 어떻게 다른 사람에게 건강을 돌보도록 설득할 수 있겠는가? 자신의 감정을 관리하지 않는데, 어떻게 다른 가족 구성원의 감정 관리를 도울 수 있겠는가? 자기 관리를 하면 기분이 나아질 뿐만 아니라 다른 사람들에게 평온함을 찾는 본보기가 되어줄 수 있다. 그 자체로 이미 훌륭한 지지의 선물이 된다.

간병인에게 필요한 주의사항이 있다. "구세주 효과(savior effect)"라는 점에 주의해야 한다. 이것은 한 사람이 다른 사람을 "구하기 위해" 가능한 모든 역할을 맡으려는 것을 의미한다. 이것의 문제점은 간병인이 구세주의 역할을 하게 되면 끝없는 일을 떠안게 되고, 결국 지쳐 좌절감을 느낄 수 있다는 것이다. 실제로 간병하는 자가 도우려는 일의 대부분은 본인의 책임 영역이 아니다. 누군가를 구하는 것은 간병인의 역할이 아니다. 그렇게 하려는 태도는 오히려 병든 사람이 신체적으로, 감정적으로, 정신적으로, 영적으로 자신의 치유 여정을 온전히 따르지 못하게 만든다. 간병인의 역할은 도움을 주는 것이지 다 떠맡는 것이 아니다. 구세주 접근 방식은 대부분 사랑에서 비롯되지만, 의도한 대로 "구세주"가 될 수는 없다. 각자의 감정을 스스로 돌보고, 구원이 아니라 적절한 도움을 주는 것이 최선이며, 그래야만 모두가 치유될 수 있다.

EFT를 사용하면 침착함을 유지하고 두려움, 걱정, 분노, 좌절감을 해소하는 데 도움이 된다. 또한 상대방을 개입시키지 않고 혼자 두드려서, 두 사람 사이에 풀지 못한 문제를 해결할 수도 있다. 이는 두 사람 모두에게 큰 안도감과 선물이 될 수 있다. 자신을 돌보며 조화로운 상태를 유지하게 되면, 모든 일이 더 수월하게 흘러가고, 마치 시간이 더 생긴 것처럼 여유를 느낄 수 있다.

EFT는 사용법이 매우 간단해서, 가족 구성원을 더욱 가깝게 만드는 방법이 될 수 있다. 친구, 직장 동료, 간병을 하는 동료들에게도 효과가 있다. 시간을 내어 함께 두드리면 모두가 평온해지고 스트레스가 줄어들며 균형과 조화의 감각이 형성될 수 있다. 또한 이 방법은 암을 앓고 있는 사랑하는 사람을 돕는 방법이 되기도 한다. 그들과 함께, 그들을 위해, 또는 그들에게(허락을 받고) 두드리는 것으로 그들의 감정적, 신체적 치유를 지원할 수 있다. 두드리는 것은 치유 과정에 참여하는 모두에게 힘을 준다.

다음 사례 연구에서 EFT 전문가인 크리스틴 디상(Christine Disant)은 암에 걸린 친구를 만나는 것에 극심한 불안을 느끼는 내담자를 EFT로 도와준 사례를 공유한다. 구체적으로 제시된 두드리기 어구들은 암을 앓고 있는 사랑하는 사람을 돌보는 과정에서 올라오는 감정에 대한 일종의 "생존 가이드"로 활용될 수 있다.

## 암 투병 중인 친구를 돕기 위한 EFT 생존 가이드

**by 크리스틴 디상(Christine Disant)**

내담자 "샐리(Sally)"는 오랜 세월 깊은 우정을 나눈 "제니퍼(Jennifer)"라는 단짝 친구를 두고 있었다. 이제 중년기에 접어든 시점에서, 제니퍼는 유방암 진단을 받았다. 샐리는 제니퍼와 그 가족(어린 자녀 2명)을 돕기 위해 최선을 다하고 있었으며, 틈틈이 집안일을 돕기까지 했다.

마지막으로 샐리가 제니퍼를 봤을 때만 해도 상태가 괜찮았는데, 샐리가 휴가를 다녀온 2주 사이에 제니퍼의 상태가 크게 악화되었다. 샐리가 나와 통화했을 당시 그녀는 그날 오후 제니퍼를 만나러 갈 예정이었고, 극심한 불안을 느끼고 있었다. 제니퍼가 얼마나 안 좋은 상태인지 가늠할 수 없었기 때문이다.

평소 상당히 회의적인 성향이었던 샐리는 감정자유기법(EFT)에 대해 들어본 적은 있지만 별 관심 없이 넘겼었다. 하지만 그날은 불안이 너무 심해서 응급 구조대에 전화를 걸 뻔했고, 대신 내게 전화를 걸었다. 나는 그녀와 대면해서 직접 상담할까 했지만 클리닉에 방문해야 한다는 생각이 오히려 그녀에게 스트레스를 더 주는 것 같았다. 그녀는 상담 때문에 제니퍼에게 가는 시간을 놓칠까 봐 걱정했을 것이다.

나는 그녀와 통화 중에 현재 느끼는 불안감 강도를 물었다. 그녀는 "10점 중에 6점으로 약간 불안한 정도예요"라고 SUD 점수를 말했다.

그런 다음 샐리에게 제니퍼의 집에 있다고 상상해 보라고 했다. 말이 끝나기도 전에 샐리는 반응했다. "아 지금은 10점이에요!"

나는 항상 EFT를 시작하기 전에 *"이런 나 자신을 받아들입니다."* 라는 표준적인 수용확언이 내담자에게 적절하게 느껴지는지를 확인한다. 하지만 샐리는 이 확언이 잘 와닿지 않았다(인지 타당도 척도, Validity of Cognition scale에서 10점 만점에 5점이었고, 10점은 완전히 진실이라는 뜻). 그래서 우리는 샐리가 자신에 대해 진심으로 믿을 수 있는 수용확언을 찾기로 했고, 그 결과 선택된 확언은 "나는 좋은 친구다!"였다.

우리는 전화상으로 두드렸다.

- 나는 비록 이런 불안을 느끼지만, 내가 좋은 친구라는 사실에 감사합니다.

이후 연상어구를 통해 불안에 대한 인식을 점차 전환시켜 나갔다.

- 정말 너무너무 불안하다
- 이 모든 불안
- 숨이 가쁘다
- 곧 몸이 떨릴 것 같다
- 제니퍼의 집 문을 떠올리기만 해도 불안이 커진다
- 내가 과연 견딜 수 있을까
- 내가 불안하면 그녀에게 아무런 도움이 되지 않을 거야
- 하지만 난 그것을 제어할 수 없어
- 얼굴을 두드려서 불안이 가라앉는다고? (웃음)
- 솔직히 잘 믿기지 않는다.
- 그렇다고 안 할 이유가 있나?
- 지금 바로 불안을 내려놓을 수만 있다면, 그 가능성을 믿고 싶다.
- 내가 제니퍼를 돕기 위해 할 수 있는 일이 불안해하는 것은 아니다
- 우정에 깃든 사랑이 있다
- 그리고 사랑은 모든 것을 견딜 수 있다
- 적어도 그러길 바란다
- 내가 불안하면 그녀에게 아무런 도움이 되지 못한다
- 그런데 내 온몸이 불안으로 가득 차 있다
- 나는 이것을 정리하고 싶다
- 나는 내 모든 세포에게 이 불안을 놓아 버리자고 알리고 싶다
- 이 불안을 세포에서 깨끗이 씻어내라
- 나는 몸과 마음, 영혼이 평온해지기를 선택한다

샐리가 EFT를 사용한 것은 이번이 처음이었다. 그녀는 호기심에 가득 찬 표정으로 "뭔가 빠져나갔어요"라고 말했다. 하지만 그 문을 떠올릴 때 그녀의 불안감 SUD 점수는 여전히 5점이었다. 그녀는 "왜냐하면 내 뇌는 알거든요. 이건 심각한 일이니까요!"라고 말했다.

우리는 두드렸다.

- 비록 나의 뇌는 지금 내가 '무언가' 불안해하고 있다는 사실과 제니퍼 때문에 불안하다는 것을 '알고' 있고, 그녀를 위해 아무것도 해줄 수 없다는 '생각'이 들지만, 불안감이 줄어들고 있고 내가 좋은 친구라는 사실에 감사합니다.

또한 다음과 같이 관점을 재구성했다.

- 나의 뇌는 매우 똑똑하다.
- 나의 뇌는 내가 무언가를 불안해하고 있다는 것을 알고 있다.
- 나의 뇌는 내가 제니퍼 때문에 불안하다는 것을 알고 있다.
- 나는 제니퍼를 바라보면서 불안을 느끼지 않을 수 없다.
- 그것은 공정하지 않을 거야… 제니퍼를 보고 불안하지 않다니, 그건 불공평한 거야… 아니, 정말 그럴까?
- 궁금해진다… 내 불안이 정말 제니퍼에게 도움이 될까?
- 어쩌면 내 불안은 제니퍼를 위한 것이 아닐 수도 있다.
- 어쩌면 다른 무언가를 위한 것일지도 모른다.
- 어쩌면 오래전부터 존재해 왔을지도 모른다.
- 내가 아무리 안 좋은 감정을 느낀다 해도, 그게 제니퍼를 도울 수는 없다.
- 하지만 지금 내 기분이 정말 좋아지고, 내가 웃음과 행복을 제니퍼의 집에 가져갈 수 있다면, 그게 훨씬 더 도움이 될 수도 있다.
- 그녀는 빛이 필요하고 사랑이 필요하다. 나는 이것들을 충분히 가지고 있다. 이 불안은 내 삶의 장애물이며 나는 그것을 내려놓기로 선택한다. 나는 나의 뇌가 뭐라고 말하든, 마음이 이끄는 쪽을 선택한다.



샐리는 이제 훨씬 더 차분해졌다고 느꼈다. 그녀는 새로운 SUD 점수를 측정할 준비가 되어 있었고, 나는 다시 한 번 제니퍼의 집에 가는 것을 상상해 보라고 요청했다. 샐리는 이렇게 말했다. "괜찮아졌어요. 제 불안감은 그녀에게 도움이 되지 않아요. 3점 정도예요." 그리고 덧붙여 말하기를, 자신이 원래 불안한 사람이고 그런 상황에서 불편해지는 것은 당연하기 때문에 0점이 될 수는 없다고 말했다.

우리는 두드렸다.

- 나는 비록 이런 자동적인 불안 반응이 있지만, 그게 불필요한 일이라는 걸 내 안의 한 부분은 알고 있습니다. 이렇게 내면에 충돌이 있는 듯 하지만, 나의 마음은 사랑으로 가득 차 있고, 사랑 안에는 갈등이 없습니다.

연상어구는 이러한 '자동적인 불안 반응'에 의문을 제기하는 식으로 구성되었다.

- 내가 아기 때도 불안감을 느꼈을까?
- 내가 그것을 학습한 것이라면?

샐리는 이전까지 그런 식으로 불안을 바라본 적이 없었다. 나는 그녀의 뇌가 "흠, 정말 흥미로운데…"라고 생각하는 것이 보였다. 그런데 두드리기 라운드 중 바로 그 순간, 그녀의 휴대폰이 울렸고, 샐리는 깜짝 놀라며 전화를 끊고 휴대폰을 무음으로 한 뒤, 내게 사과했다. 우리는 이 예상치 못한 방해 요소를 작은 유머로 전환하여, 오히려 불안의 핵심에 접근하는 계기로 삼았다.

우리는 두드렸다.

- 나는 비록 자동적인 불안 반응을 학습해서, 전화가 울리면 불안하고, 제니퍼를 보면 불안하고, 뭐든 보면 불안해지지만! (웃음) 그래도 나는 좋은 친구입니다!

그리고 다음과 같이 관점을 재구성했다.

- 나의 마음 한 부분은 그럴 필요가 없다는 것을 안다.
- 만약 그 마음이 말을 한다면 뭐라고 할까?
- 나는 이 불안을 배웠지만, 어쩌면 더는 필요하지 않은 것 같다.
- 내가 내려놓을 수 있을까?
- 난 정말로 이 불안을 계속 안고 있어야 할까?
- 나는 내 몸의 모든 세포에 불안 대신 사랑을 채우고, 남아 있는 불안을 내려놓기로 선택한다.
- 전화벨이 울린다고 모든 사람이 불안해지는 것은 아니다. (더 크게 웃음)
- 죽음에 대해 누구나 불안해하는 이유는 잘 모르기 때문이다.
- 어쩌면 그렇게 나쁜 것은 아닐 수도 있다.
- 죽음은 분명한 것이고, 내가 그것을 어떻게 감당할 수 있을지 잘 모르겠지만, 불안이 도움이 되지 않는다는 사실을 잘 안다. '이제' 나는 완전히 내려놓기로 선택한다.

나는 샐리에게 불안이 그녀의 몸 어디서 느껴지는지 물어보려는 순간, 그녀의 눈이 마치 전구가 켜진 듯 반짝였다. 그녀는 신기한 듯 나를 바라보았다. "그게 방금 날아가 버렸어요! 보셨나요?"

그토록 극적인 변화의 순간을 알아차리지 못할 수는 없었다. 그녀의 얼굴이 밝아졌고 자세도 곧게 펴졌다.

우리는 방금 일어난 일에 대한 감사의 마음을 담아 마무리 두드리기를 진행했다.

- 남은 불안감이 사라져서 너무 감사하고 너무 재미있어요! 이 즐거움을 제니퍼와 함께 나누고 싶어요!

샐리는 웃음을 터뜨리며 말했다. "나는 세상에서 가장 회의적인 사람인데! 정말 신기하네요!"

다시 불안감이 정말 0으로 떨어졌는지 확인하기 전에, 나는 샐리에게 강한 유발 요인으로 인해 불안이 언제든 재발할 수 있으니, 스스로 매일 두드리기를 이어가는 것이 중요하다는 점을 설명했다.

그리고 나서 나는 그녀를 테스트했다. 제니퍼의 상태가 매우 나빠진 상황을 생생하게 묘사하면서, 샐리가 제니퍼의 집에 도착하는 장면을 상상하게 했다.

샐리는 이렇게 대답했다. "예전 같았으면 아마 무너져버렸을 거예요. 하지만 지금은 사랑으로 느껴져요."

나는 더 어둡고 힘든 상황으로 유도해 봤지만, 샐리는 여전히 괜찮다고 하면서 자신이 이렇게 평온할 수 있는 충분한 이유들을 조리 있게 이야기했다.

그녀는 그날 EFT 세션이 끝난 후 제니퍼의 집을 방문했고 다시 만난 친구와 즐거운 시간을 보냈다. 그녀는 나중에 이메일을 이렇게 보내왔다. "도움을 주셔서 정말 감사해요. 제니퍼와의 만남은 정말 좋았어요. 이제 왜 선생님이 항상 그렇게 평온해 보이는지 알겠어요!"

샐리는 그 이후로도 EFT 두드리기를 계속 활용했다. 한번은 스트레스로 인한 복통이 생겼는데, 두드리자마자 통증이 사라지고 즉시 안도감을 느꼈다고 한다. 그녀는 EFT가 늘 자신의 손끝에 있다는 사실이 매우 든든하다고 느꼈다. 실제로 그녀는 완전히 괜찮아졌고 매일 두드릴 필요도 없어졌지만, 필요할 때 자신이 무엇을 해야 하는지 알고 있다는 점이 큰 위안이 된다고 말했다.

* * *

## 자기 관리를 위한 두드리기 어구 예시

다음은 간병인으로서 자신을 돌보기 위해 두드릴 때 사용할 수 있는 몇 가지 수용확언과 연상어구 예시이다. 자신만의 어구를 사용하는 것이 가장 효과적이므로, 자신의 감정에 더 잘 맞도록 필요에 따라 수정해서 사용하면 된다.

- 나는 비록 암에 걸린 사랑하는 사람을 돌보는 것이 내 일이라고 느끼고, 해야 할 일이 너무 많아 벅차지만, 여하튼 이런 나의 감정을 온전히 받아들이고 나 자신을 사랑합니다.
- 나는 비록 암에 걸린 사랑하는 사람을 돌보고 싶지만, 무엇을 어떻게 해야 할지 몰라 좌

절감을 느낍니다.

- 나는 비록 최선을 다하고 싶고 항상 그럴 수 있다고 생각하지는 않지만, 이런 나 자신을 사랑하고 받아들입니다.
- 나는 사랑하는 사람을 최선을 다해 돌보고 싶다.
- 때로는 해야 할 일이 너무 많아서 에너지가 바닥나곤 한다.
- 사랑하는 사람을 위해 최선을 다하려다 보니 너무 지치고 스트레스를 받는다.
- 사랑하는 사람을 돕기 위해 해야 할 일이 너무 많아서 중압감을 느낀다.
- 모든 것을 다 할 수 없을까 봐 걱정된다.
- 그러다가 일을 잘 소화하지 못할 때 나는 자신에게 화를 낸다.
- 더 안 좋은 것은, 피곤하고 좌절하고 화나고 속상할 때 나 자신에게 화를 낸다는 것이다.
- 그저 사랑하는 사람이 편안하고 괜찮기를 바랄 뿐이다.
- 일을 잘 소화하지 못하면, 나 자신에게 너무 화가 난다.
- 나는 여전히 내가 돌봐야 할 책임이 있다는 것을 알기 때문에, 사랑하는 사람을 위해 해야 할 모든 일에 더 열심히 노력한다.
- 매일 해야 할 일이 너무 많아 벅차다.
- 최선을 다하고 싶지만 어떻게 해야 할지 잘 모르겠다.
- 나는 잠시 시간을 내어 심호흡을 하고 마음을 진정시키는 것을 선택한다.
- 사랑하는 사람을 잘 돌보기 위해서는 나 자신을 돌봐야 한다는 사실을 기억하기로 선택한다.
- 사랑하는 사람과 나 자신을 모두 돌보기에는 하루의 시간이 부족한 것 같다.
- 하지만 스스로를 돌보면 기분이 좋아진다는 것을 알고 있다.
- 내가 기분이 좋을 때는 해야 할 모든 일이 훨씬 더 부드럽게 흘러가고, 부담스럽지 않게 느껴진다.
- 가짜 미소가 아닌 진심 어린 미소를 지을 수 있도록 스스로를 돌보는 것이 중요하다는 것을 안다.
- 나는 사랑을 느끼고 싶다. 그래야 지금 나를 절실히 필요로 하는 사랑하는 사람에게 그 사랑을 나눌 수 있다.

- 내가 행동하고 말하는 모든 것에 사랑이 넘치도록 나는 나 자신을 돌보기로 선택한다.
- 나는 최고의 간병인이 되기 위해 스스로에게 자기 관리 시간을 선물하기로 선택한다.

"스스로를 너그럽고 부드럽게 대하자." 이는 자기 관리의 가장 중요한 교훈일 것이다. 주 간병인이든 보조 간병인이든 암 환자를 돌보는 것은 중요한 일이다. 도움을 주는 모든 사람은 그 자체로 하나의 선물이다. 그러니 감정적, 정신적, 육체적, 영적으로 최선을 다해 자신을 돌보며 스스로를 존중하라. 내면의 빛과 사랑이 자연스럽게 흘러나올 때, 그 존재 자체로 많은 이들에게 축복이 될 것이다.

## 참고문헌

HeartMath Institute. (2021). Quick Coherence Technique. Retrieved from https://www.heartmath.com/quick-coherence-technique

Rose, E. (2013). Metaphysical anatomy: Your body is talking, are you listening? Scotts Valley, CA: CreateSpace.

# 결론: 회복의 공통적 특징

Conclusion: The Common Characteristics of Recovery

우리는 암 치료와 관련된 신체적, 정신적, 감정적, 영적, 의식적 및 잠재의식적 측면들을 살펴보기 위해 각 장에서 많은 정보를 공유하며 여기까지 왔다. 대부분의 암은 하나의 사건으로 발생하는 것이 아니며, 단순한 식단 변화나 한 가지 의료 처치만으로는 부족하고 보다 복잡한 접근이 필요하다. 그렇다고 그 복잡성이 절망의 이유가 되지는 못한다. 우리는 이제 암이 신체에 발생하게 된 근본적인 원인을 체계적으로 탐색하고 그렇게 만든 요인들을 제거할 수 있는 도구를 가졌기 때문이다.

이 책에서는 습관과 행동 패턴이 어떻게 형성되고 어떻게 잠재의식에 고착되는지에 대해 과학적으로 통찰해보았다. 간략하나마 후생유전학(epigenetics)에 대해서도 살펴보았다. 이를 통해 암을 겪으며 마주하게 되는 다양한 감정들과 신체적 양상들을 관리하는 데 필요한 유용한 정보와 통찰, 선택지들을 정리했다. 이제 우리는 오래된 패턴, 문제, 트라우마를 해소하는 것이 암의 회복에 매우 유익하다는 사실을 알게 되었다. 이 책은 또한 가족, 친구, 지인들과 암에 대해 소통하는 방법과, 도움을 요청하고 받아들이는 방법을 안내했다. 우리는 이제 치유와 회복을 도울 수 있는 수많은 방법들을 알게 되었고, 그중 하나가 바로 우리 손끝에 있는 EFT인 것이다.

마지막으로, 독자 여러분의 건강한 미래를 기원하며 암의 완전한 회복 가능성에 대해 말해 보겠다. 이러한 회복이 반드시 일어난다고 단정할 수는 없지만, 의사들이 "자연관해(spontaneous remission)"라고 부르는 현상을 경험한 사람들에게 공통적으로 보이는 특징들이 있다. 이러한 공통점을 살펴보는 것은 분명 가치 있는 일이다. 자연관해라는 용어에는 의사들이 이런 회복이 왜 일어나는지 잘 모른다는 의미가 담겨 있기도 하다. 그 용어 대신, 캐릴 허쉬버그(Caryle Hirshberg)와 마크 이언 바라쉬(Marc Ian Barasch)는 "놀라운 회복(remarkable recovery)"이라는 용어를 사용해서, 이런 현상을 좀 더 정확히 설명하려고 했다. 그들의 저서 『*놀라운 회복, 그 특별한 치유가 건강 회복과 유지에 대해 알려주는 것*(*Remarkable Recovery: What Extraordinary Healings Tell Us about Getting Well and Staying Well*)』에서 저자들은 암의 회복을 경험한 사람들이 공통적으로 보이는 몇 가지 특징들을 조사했다. 그 공통점은 다음과 같다.

- 진단은 받아들이되, 예후는 받아들이지 않는다.
- 자신의 신념 체계와 일치하는 방식으로 치료 결정을 내린다.
- 배우자, 친구, 가족, 치료사 또는 다른 의료 전문가 등 치유를 위해 최소한 한 명 이상의 지원자가 있다.
- 감정을 억누르기보다는 마주하고 다룬다.
- 자존감, 자기 충족감, 기쁨, 창의성, 삶의 목표를 키우기 위해 노력한다.

다른 연구들 역시 이러한 발견을 뒷받침하고 있다. "급진적 관해(radical remission; 의료적 처치 없이 발생한, 혹은 의료적 치료만으로 설명하기 힘든 관해)"에 관한 한 연구에서는 다음 여섯 가지 요소가 회복을 이끈 원인일 것이라고 밝혔다. 식단 변화, 영성의 심화, 행복감 증진, 억눌린 감정의 해소, 보충제 섭취, 직관의 활용이 그것이다(Turner, 2014).

이 모든 연구들은 암으로부터 회복이 가능하다는 것을 말해준다. EFT는 이러한 놀라운 회복과 급진적 관해를 이루는 각각의 요소를 발전시키고 통합하는 모든 단계에서 도움을 줄 수 있다.

우리는 진단은 받아들이되 자신의 미래는 스스로 결정하겠다고 말하며 두드릴 수 있다. 절망감에 대해서도, 낙관에 대해서도 두드릴 수 있다. 자신의 핵심 신념을 확인하고 그 신념과 가장 잘 맞는 치료법이 무엇인지 파악하기 위해서도 두드릴 수 있다. 사람들과의 관계에서 발생하는 문제들을 해결하기 위해서도 두드릴 수 있다. 이것은 회복 여정에서 강력한 지지 기반을 만들어 주기도 한다. 두드리기를 통해 자신에게 필요한 지원을 불러올 수 있고, 필요한 지원과 원하는 지원을 명확히 표현할 수 있다. 그리고 우리는 건강을 지탱하는 식습관과 생활 방식에 변화를 주기 위해서도 두드릴 수 있다.

무엇보다도 가장 중요한 것은 EFT의 특별한 효과인 "감정적 자유(Emotional Freedom)"이다. 과거의 트라우마와 감정적 상처에서 자유로워지고 일상의 모든 불편한 감정들을 하나하나 돌보고 해소해 나가면, 우리는 몸과 마음, 영혼의 무거운 짐을 덜 수 있다. 이러한 해방은 문과 창을 활짝 열어 삶을 긍정으로 향하게 한다. 자신을 짓누르던 것들을 두드려 없애는 과정에서 자존감, 기쁨, 창의력이 샘솟는다. 우리는 이제 인생의 목적을 달성하고 성취감을 느끼며 살아갈 수 있다.

이 책을 읽고, 제공된 두드리기 어구를 따라 EFT를 실천해 주신 독자들께 진심으로 감사드린다. 이 책이 암을 겪고 있는 분들과 간병하는 분들에게 도움이 되기를 간절히 바란다. 여러분의 여정이 어디를 향하든 그 길을 함께 지탱해 줄 내면의 평화와 긍정 그리고 깊은 자기 사랑이 항상 곁에 있기를 기원한다.

## 참고문헌

Hirshberg, C., & Barasch, M. I. (1995). Remarkable recovery: What extraordinary healings tell us about getting well and staying well. New York, NY: Riverhead Books.

Turner, K. A. (2014). Spontaneous/radical remission of cancer: Transpersonal results from a grounded theory study. International Journal of Transpersonal Studies, 33(1), 7.

# 부록: EFT의 전체 기본 레시피

Appendix A: EFT's Full Basic Recipe

"전체 기본 레시피(The Full Basic Recipe)"는 EFT의 공인된 방식을 일컫는다. 먼저 단축 방식의 기본 레시피로 시작한 다음, 손에 있는 네 개의 포인트를 추가로 두드리고 눈을 움직이는 '뇌조율과정(9 Gamut Procedure)'을 포함한다. 그리고 다시 단축 기본 레시피를 반복하는 순서로 구성된다.

단순한 경우에는 단축 기본 레시피만으로도 SUD 점수를 낮출 수 있지만, 많은 경우 성공적인 치료를 위해 뇌조율과정을 포함한 전체 기본 레시피가 필수적일 수 있다.

## 손가락 타점

전체 기본 레시피에서는 단축 기본 레시피 시행 후 손가락의 타점을 두드리고 나서 뇌조율과정으로 넘어간다. 해당 타점은 다음과 같다.

- **엄지**(Thumb; Th) **타점:** 엄지 바깥쪽 끝, 손톱 뿌리와 나란한 위치에 있는 지점
- **검지**(Index Finger; IF) **타점:** 검지의 엄지 쪽 측면, 손톱 뿌리와 나란한 위치에 있는 지점
- **중지**(Middle Finger; MF) **타점:** 중지의 엄지 쪽 측면, 손톱 뿌리와 나란한 위치에 있는 지점
- **소지**(Baby Finger; BF) **타점:** 새끼손가락의 엄지 쪽 측면, 손톱 뿌리와 나란한 위치에 있는 지점

이 손가락 순서에 약지(네 번째 손가락)는 포함되지 않는다. 이는 이후 단계에서 해당 경락의 다른 지점을 두드리기 때문이다. 하지만 약지 하나만 생략하는 것이 오히려 기억하기 어려울 수 있기 때문에, 일부 사람들은 약지를 포함하여 두드리기도 한다. 이것이 효과에 영향을 주지는 않는다.

## 뇌조율과정(9 Gamut Procedure)

뇌조율과정을 시작하려면 먼저 손등 타점(Gamut point)을 찾아야 한다. 손등 타점은 약지와 새끼손가락 밑면 사이의 정중앙에서 반 인치(약 1.3 cm) 아래에 위치해 있다. 약지와 새끼손가락 밑면 사이를 잇는 가상의 선을 그리고, 그 선을 밑변으로 하는 정삼각형을 손목 방향으로 그린다고 상상하면, 그 삼각형의 꼭짓점이 바로 손등 타점이다.

두드리는 손의 검지손가락으로 해당 손등의 약지와 새끼손가락 밑부분 근처에서 약간 들어간 부위를 찾아본다. 이 지점에는 검지와 중지 끝으로 가볍게 두드릴 수 있는 공간이 있다.

이제 손등 타점을 계속 두드리면서 다음 아홉 가지 동작을 수행한다. 처음에는 눈 움직임으로 시작하여 마지막에는 허밍(콧노래)과 숫자 세기로 끝난다. 이러한 절차는 좌뇌와 우뇌를 모두 활성화하여 치유 효과를 통합하는 데 도움이 된다.

아홉 가지 동작의 순서를 변경할 수도 있지만, 마지막 세 가지(콧노래, 숫자 세기, 다시 콧노래)는 그 순서를 지키는 것이 좋다. 내담자와 시술자가 어떤 동작을 했는지 기억하려 애쓰지 않으려면, 여기 제시된 순서대로 하는 것이 더 수월할 것이다. 만약 노래가 부정적인 감정을 불러일으킬 수 있다면(예: "생일 축하합니다"가 불행했던 생일날의 기억을 떠올리게 하는 경우), 감정적으로 중립적인 노래를 선택하는 것이 좋다.

## 전체 기본 레시피 총정리

앞서 각각의 단계를 살펴보았고, 이제 전체 기본 레시피가 어떻게 수행되는지 정리해보자. 먼저, 단축 기본 레시피의 두드리기 타점을 사용하고, 이어서 손가락 타점과 뇌조율과정을 수행한 후, 두 번째 단축 기본 레시피를 다시 시행한다.

**단축 기본 레시피 #1**

**1단계:** 문제를 정의한다. 수용확언과 연상어구 설정에 맞게 문제를 표현한다. 해당 문제에 대한 괴로움의 정도를 0에서 10까지의 SUD 점수로 평가한다.

**2단계:** 다음과 같은 수용확언을 만들어 문제를 다룬다.

- "나는 비록 이 __________ 을 겪고 있지만, 이런 나 자신을 온전히 이해하고 받아들입니다."

이 수용확언을 세 번 말하면서, 손날 타점을 두드린다.

**3단계:** 각 단축 타점들을 두드리며 연상어구를 반복한다.

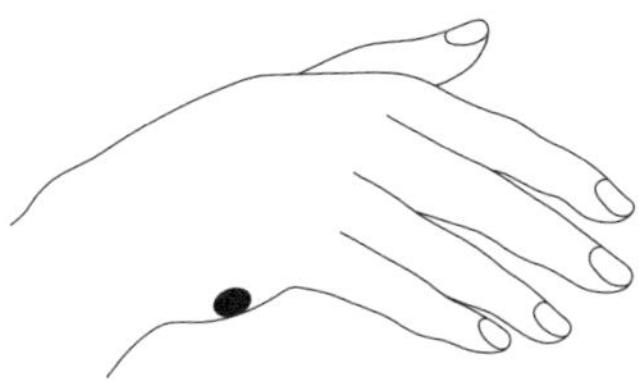

손날(SH) 타점

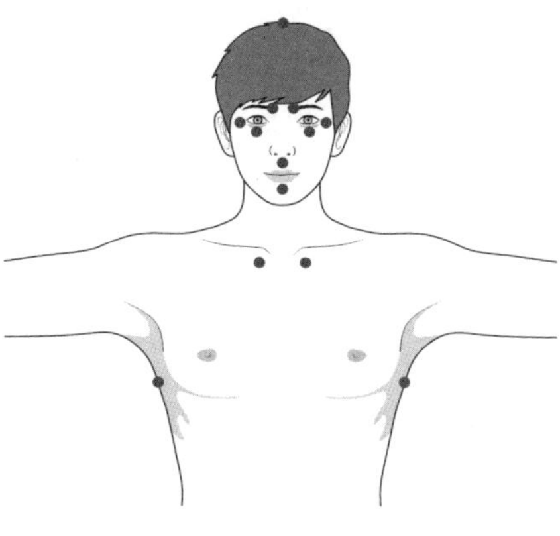

단축 기본 레시피 타점:
정수리(TH), 눈썹(EB), 눈 옆(SE), 눈 아래(UE),
코 아래(UN), 턱(Ch), 쇄골(CB), 팔 아래(UA)

**손가락 타점**

**4단계:** 손가락 타점을 두드린다.

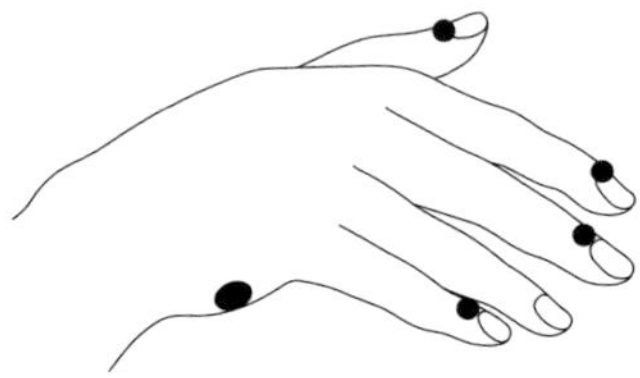

손가락 타점

**뇌조율과정**

**5단계:** 손등 타점을 계속해서 두드리면서 눈동자 움직임을 포함한 9가지 절차를 수행한다.

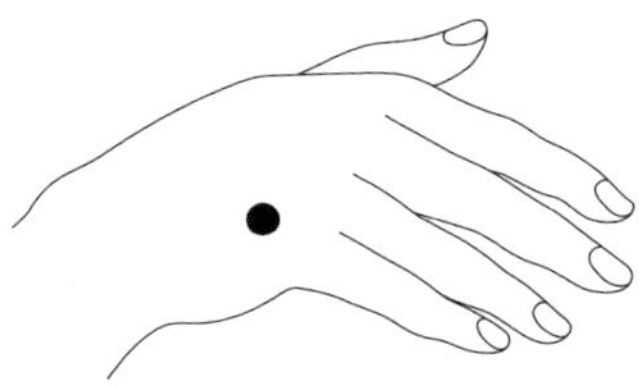

손등 타점

**9가지 절차는 다음과 같다.**

1. 눈을 감는다.
2. 눈을 뜬다.
3. 얼굴을 고정한 채 눈동자를 오른쪽 아래로 강하게 내린다.
4. 얼굴을 고정한 채 눈동자를 왼쪽 아래로 강하게 내린다.
5. 코끝이 시계의 중심이라 생각하고, 모든 숫자를 순서대로 보려는 듯 눈동자를 크게 한 바퀴 돌린다.
6. 눈동자를 반대 방향으로 크게 한 바퀴 돌린다.

7. 콧노래(생일 축하곡이나 애국가 등)를 약 2초간 흥얼거린다.
8. 하나부터 다섯까지 빠르게 센다.
9. 다시 한 번 약 2초간 콧노래를 흥얼거린다.

**단축 기본 레시피 #2**

**6단계:** 단축 기본 레시피를 한 번 더 시행한다. 손날 타점을 두드리면서 수용확언을 반복한다. 각 단축 타점들을 두드리면서 연상어구를 반복한다.

**7단계:** 마지막으로 EFT가 얼마나 효과 있었는지를 확인하는 단계이다. 다시 한 번 SUD 점수를 측정한다.

이 모든 단계가 처음엔 복잡해 보일 수 있지만, 곧 익숙해질 것이다. 이미 알고 있는 단축 기본 레시피를 먼저 사용하고, 중간에 손가락 타점들과 눈동자 운동을 샌드위치 속 재료처럼 넣은 뒤, 마지막으로 단축 기본 레시피를 한 번 더 반복하는 구성이라고 생각하면 쉽다.

### 그 외 두드리기 타점들

몸에는 350개가 넘는 경혈점이 있다. 이 중 EFT에서는 단축 기본 레시피에서 단 8개, 전체 기본 레시피에서는 단 13개만 사용한다. 실제 임상에서 몇 가지 다른 타점들이 유용하다고 알려져 있다. 다음과 같은 타점들이 자주 사용된다.

- 가슴 압통점(Sore Spot)
- 명치 옆(Below the Nipple, BN) 타점
- 손목(Wrist) 타점
- 허벅지(Thigh) 타점
- 발목(Ankle) 타점

가슴 압통점부터 하나씩 살펴보자.

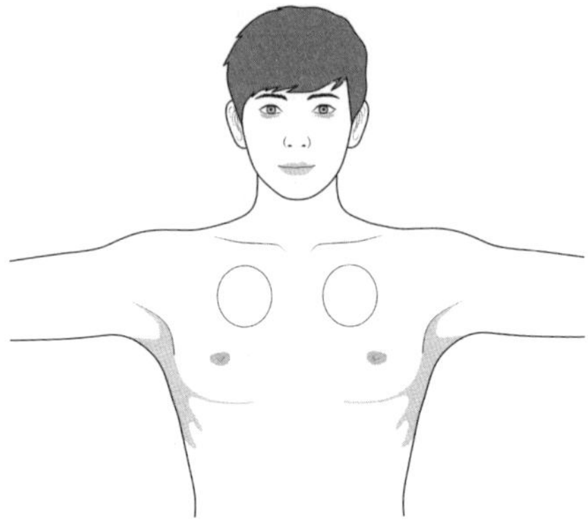

**가슴 압통점**

이 두 지점(흉골 양쪽에 각각 위치함)은 가슴 압통점이라 불리는데, 민감한 압통이 있는 경우가 많다. 이는 해당 부위 림프선에 울혈이 있기 때문이다. 며칠간 손끝으로 가볍게 마사지하면 울혈과 압통이 대개 완화된다. 심리학자 로저 캘러핸(Roger Callahan)은 심리적 역전(Psychological Reversal)을 교정하기 위해 처음에는 손날 타점 대신 가슴 압통점을 사용했으며, 이 타점은 여전히 많은 임상가들 사이에서 사용되고 있다. 가슴 양쪽 중 한쪽 또는 양쪽 모두를 문지르면 된다.

명치 옆 타점은 자주 사용되지는 않지만, 종종 큰 긴장 완화를 가져다주는 것으로 알려져 있다. 특히 가족 문제나 관계 문제에 유용한 타점으로 여겨진다. 위치가 어색해 EFT에서 잘 쓰이지 않는데, 가슴 아래 피부가 흉곽과 만나는 지점에 해당한다. 여성들에게는 브래지어의 와이어가 닿는 지점으로 "언더와이어" 라고 부르는 지점이다. 좀 더 접근하기 쉬운 대안으로는, 가장 아랫갈비뼈에서 약간 아래를 자극하는 방법이 있다. 그 위를 자극하더라도 같은 경락을 자극하여 효과는 비슷하다.

손목 타점은 손목 안쪽 주름 중간에서 두 엄지 너비 아래에 있다. 이 타점은 두드리거나 문질러도 되고, 양 손목을 마주 대고 문지르는 방법도 널리 사용된다.

허벅지 타점은 서 있을 때 손이 자연스럽게 다리 옆에 닿는 위치, 허벅지 바깥쪽이다. 손바닥으로 가볍게 톡톡 치는 방식으로 자극하면 된다.

발목 타점은 복사뼈 안쪽과 바깥쪽에서 각각 약 10 cm 위에 위치한다. 보통은 양손으로 한쪽 다리의 안쪽과 바깥쪽을 동시에 가볍게 두드리는 방식으로 자극하며, 이후 다른 쪽 다리로 넘어간다. 침술 전통에 따르면 이 타점은 임신 중이거나 임신을 계획 중인 여성에게 자극하지 않는 것이 좋다고 한다. 태아 발달 에너지 흐름에 방해가 될 수 있다는 이유 때문이다.

EFT를 규칙적으로 시행하면서 이러한 선택적 타점들을 실험해 볼 수 있다. 어떤 타점은 확실한 변화를 주기도 하고, 어떤 타점은 별다른 반응이 없을 수도 있다. 사람마다 에너지 시스템이 다르기 때문에, 시간이 지남에 따라 자신에게 더 잘 맞는 방법들을 발견할 수 있다.

# 저자 소개

About the Authors

**데보라 D. 밀러**(Deborah D. Miller)는 세포 및 분자생물학 박사 학위를 보유하고 있으며, EFT 트레이너이자 전문가이다. 또한 라이프 코치(Life Transformed Coach), 레이키 마스터(Reiki Master)이며, 세계적인 유명 작가로도 활동하고 있다.

데보라는 2007년부터 암을 앓고 있는 어린이들과 그들의 보호자들이 질병으로부터 비롯된 두려움, 불안, 스트레스, 통증을 완화할 수 있도록 돕는 일을 해왔다. 그녀는 기존의 치료법을 보완하는 방식으로 도움을 주었다.

그녀는 심각한 질병에 직면한 성인, 부모, 아이들이 평온함과 안정을 찾을 수 있도록 돕는 책 『*사랑의 불꽃을 내뿜는 용*(The Dragon with Flames of Love)』의 저자이다. 또한 식단에 건강한 채소를 더하는 정보와 레시피를 담은 『*그린 드링크 레드 드링크*(Green Drink Red Drink)』를 집필했다. 아동의 트라우마 예방과 치유를 위한 실용적이고 쉬운 기법들을 제공하는 책 『*아동을 위한 감정 응급처치*(Emotional First-Aid for Children)』의 공저자이기도 하다.

데보라는 개인 또는 그룹 세션을 대면 혹은 온라인으로 제공하며, 영어와 스페인어로 된 다양한 자료 제공 서비스를 운영하고 있다. 웹사이트: deborahmiller.org, oaxacaproject.com. 전화: 미국 +1 713 893 3440 / 멕시코 +52 951 112 6570

**스테파니 마론**(Stephanie Marohn)은 『*불안에 대한 자연의학 가이드*(The Natural Medicine Guide to Anxiety)』와 『*우울증에 대한 자연의학 가이드*(The Natural Medi-

*cine Guide to Depression)*』를 포함하여 자연의학에 관한 7권의 저서를 집필한 작가이다. 또한 『*동물들이 내게 가르쳐준 것들: 농장 동물 보호소에서의 사랑과 치유 이야기(What the Animals Taught Me: Stories of Love and Healing from a Farm Animal Sanctuary)*』, 그리고 『*대담한 노화(Audacious Aging)*』와 『*여신의 변화: 변화를 이끄는 여성들(Goddess Shift: Women Leading for a Change)*』이라는 두 권의 모음집을 저술했다. 1993년부터 그녀는 '엔젤 출판 서비스(Angel Editing Services)'를 운영하며, 정신-신체-영성 분야의 책을 전문적으로 작업하고 있다.

이 외에도 스테파니는 동물에 대한 소통 및 에너지 치유 분야에서 활동하고 있으며, EFT, 동물을 위한 힐링 터치(Healing Touch for Animals), 그 외 다양한 에너지 의학 기법들을 활용하고 있다. 그녀는 캘리포니아 북부에서 농장 동물들의 안식처인 '동물 메신저 보호소(Animal Messenger Sanctuary)'도 운영하고 있다. 웹사이트: stephaniemarohn.com

**사례를 공유해 주신 분들**

이 책에 수록된 사례들은 두 가지 출처에서 제공되었다. 하나는 이 책을 위해 특별히 작성된 사례들이며, 나머지 하나는 EFT Universe 아카이브에 보관된 사례들이다. 이 책에서 다양한 이야기를 공유해 준 데보라 밀러(Deborah Miller) 외에도 아래의 여러 분들이 사례를 제공해 주었다. 이 책에 소중한 기여를 해 주신 분들과, 아카이브에 암 관련 경험담을 나눠 주신 모든 분들께 감사드린다.

**노라 아불레네인(Nora Aboulenein)**은 독일 프랑크푸르트 지역에서 개인 클리닉을 운영 중인 치료사이며, 국제 공인 코치, NLP 마스터, EFT 전문가이다. 그녀는 내담자와 함께 매일 두드리기를 활용하며, 트라우마 및 암 환자를 돕는 데 열정을 쏟고 있다. 그녀의 목표는 사람들이 깊은 치유를 경험하고 삶에 대해 크고 분명한 "예!"를 외칠 수 있도록 돕는 것이다. 시와 산문, 사진, 산림 치유도 그녀의 또 다른 열정이다. 웹사이트: noraaboulenein.com

**알자 홉킨스(Alja Hopkins)**는 임상 사회복지사이자 공인 EFT 전문가로서, 호주의 공공 및 민간 영역 모두에서 활동하고 있다. 급성 트라우마 완화, 복합 트라우마 상담, PTSD, 슬픔과 상실, 신체 통증, 중증 질환, 영성과 함께, 태아·아동·청소년·가족 건강 분야를 전문으로 한다. 그녀는 사람들과 지역 사회가 고통에서 치유되고, 원하는 미래를 살아갈 수 있도록 돕는 일에 헌신하고 있다. 웹사이트: coherencepersonalcounselling.com

**페타 스테이플턴(Peta Stapleton) 박사**는 호주 퀸즐랜드에 있는 본드 대학교(Bond University) 심리학과의 부교수로서, 혁신적이면서도 과학적 근거에 기반한 임상 심리학자이자 EFT 트레이너로 활동하고 있다. 페타는 호주에서 EFT 연구를 주도하며, 세계 최초의 임상시험을 정기적으로 진행하고 있다. 웹사이트: petastapleton.com

**주디 팀페론(Judy Timperon)**은 남호주 애들레이드에서 활동하는 EFT 전문가다. 매트릭스 리임프린팅(Matrix Reimprinting) 및 출생 리임프린팅(Birth Reimprinting)을 수련했으며, 대면 세션뿐만 아니라 Zoom, Skype를 통한 세션도 제공하며 작업하고 있다. 그녀는 불안, 우울, 통증, 질병, 트라우마를 전문적으로 다룬다. 개인 상담 외에도 워크숍, 세미나를 진행하면서 다른 전문가들을 멘토링한다. 웹사이트: findingfreedom.com.au

**줄스 반더마트(Jules Vandermaat)**는 EFT 전문가이자 트레이너이며, 30년 가까운 상담/치료 경험을 가진 사회복지사다. 민간과 공공 영역 모두에서 활동하며, 성적 학대 트라우마, PTSD, 건강 문제, 아동 정서 문제를 전문으로 한다. 그녀는 특히 트라우마에서 회복하는 사람들을 돕는 일과, 건강 전문가들에게 EFT를 교육하는 일에 열정을 가지고 있다. 웹사이트: tappingwithjules.com.au